SpAT®

SprechApraxieTherapie
bei schwerer Aphasie
SpAT® in Kombination mit MODAK®

Karen Lorenz

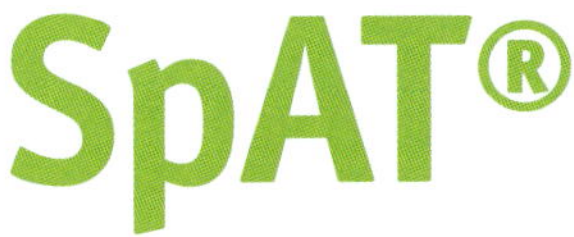

SprechApraxieTherapie bei schwerer Aphasie SpAT® in Kombination mit MODAK®

Sprechapraxie bei Erwachsenen Theoretische Grundlagen und Praxis

3., vollständig überarbeitete und erweiterte Auflage

ProLog

Anmerkung: Sowohl die in weiblicher Genusmarkierung gehaltenen Personenbezeichnungen als auch folgende Abkürzungen schließen grundsätzlich alle Geschlechter ein:
Ther. = Therapeut*in/Therapeut*innen
Pat. = Patient*in/Patient*innen

Bibliografische Information der Deutschen Nationalbibliothek
Die Deutsche Nationalbibliothek verzeichnet diese Publikation in der Deutschen Nationalbibliografie; detaillierte bibliografische Daten sind im Internet über https://dnb.de abrufbar.

ISBN 978-3-95-677140-8

3., vollständig überarbeitete und erweiterte Auflage

Layout und Satz: Sigrid Hecker, Eppingen

ProLog Therapie- und Lernmittel GmbH
Olpener Straße 59 51103 Köln www.prolog-shop.de

Vorwort

Was bedeutet es, plötzlich und dauerhaft mit einer schweren Aphasie und Sprechapraxie leben zu müssen? Eine Zäsur, ein Leben aus dem Gleichgewicht, aufgeteilt in *das Leben vor* und *das Leben nach* dem Schlaganfall bzw. Schädel-Hirn-Trauma, ein Leben mit gravierenden spezifischen Einschränkungen und Belastungen für die Betroffenen und mitbetroffenen Personen. Den Primärbetroffenen ist es aufgrund der Schwere der Sprach- und Sprechstörung nicht möglich, sich verbal oder schriftlich zu äußern. Ein besonderes Anliegen dieser Neuauflage ist es daher, mitbetroffene Angehörige zu Wort kommen zu lassen.

Die Therapie schwerer Aphasien in Kombination mit schweren Sprechapraxien stellt auch für Ther. in allen Phasen der Rehabilitation eine Herausforderung dar. Während in der Akutphase ggf. v.a. die Behandlung der Schluckstörungen im Fokus stehen muss, die zeitlichen Kapazitäten für zusätzliche Sprachtherapiesitzungen nicht immer vorhanden sind, die Belastbarkeit der Betroffenen mitunter noch sehr eingeschränkt ist und sich das klinische Bild täglich verändert zeigen kann, wird in der postakuten und chronischen Phase eine parallele und häufig langfristige Therapie schwerer Aphasien und schwerer Sprechapraxien notwendig. Das Ausmaß der Funktionsbeeinträchtigungen und der kommunikativen Auswirkungen auf die private, berufliche und soziale Situation der betroffenen Menschen und der mitbetroffenen Angehörigen sowie das Umfeld wird besonders im Verlauf der ambulanten sprachtherapeutischen Weiterbehandlung deutlich. Viele Behandelnde fühlen sich in Diagnostik und Therapie unsicher, folglich auch im Umgang mit den Betroffenen und ihren Angehörigen.

Die vorliegende 3. Auflage dieses Fachbuches wendet sich an Auszubildende und Studierende, Lehrende und Fachkräfte. Sie wurde vollständig überarbeitet und um wesentliche Aspekte erweitert: Sie vermittelt vertiefende theoretische Grundlagen zum Pathomechanismus ausgeprägter aphasischer und sprechapraktischer Symptome sowie zu den sie häufig begleitenden neuropsychologischen Einschränkungen. Die praktische Erfahrung zeigt, dass interdisziplinäre Kenntnisse unser Verständnis biopsychischer Regulationsprozesse erweitern und unsere sprachtherapeutische Kompetenz fördern, Symptome zu erkennen, angemessen zu interpretieren und eine personenbezogene, erfolgreiche Intervention durchzuführen. Dargestellt werden die Relevanz einer differenzierten Betrachtung sprechmotorischer und sprachlicher Übungsfrequenzen sowie die Berücksichtigung individueller Einflussfaktoren auf Lernprozesse. Therapieplanung und Therapievorgehen nach SpAT® sind umfassender beschrieben, durch viele Transferbeispiele, *häusliche Übungen* und praktische Tipps veranschaulicht.

Eine Neuauflage wurde notwendig, um detaillierte Durchführungshinweise für die SpAT®-Diagnostik anzubieten, eine *Kurzdiagnostik,* eine umfassendere *Erweiterte Diagnostik* sowie eine notwendige Schweregradeinteilung von Sprechapraxien zu veröffentlichen. Sie kann als einheitlichere Basis für den kollegialen Austausch und für Studienvergleiche dienen sowie die Wahl des geeigneten

Diagnostikums, Therapievorgehens und Therapiematerials erleichtern. Mit der 3. Buchauflage liegen nun mehrjährige Erfahrungswerte zur quantitativen Auswertung der *SpAT®-Diagnostik Lautbildung und Lautsynthese* vor, die als orientierende Vergleichswerte dienen können, auch wenn sie noch externer Validierungen bedürfen. Ein weiteres Kapitel beschäftigt sich mit den Notwendigkeiten und Möglichkeiten von Wirksamkeitsüberprüfungen des eigenen therapeutischen Handelns, zusätzlich zu den bisher veröffentlichten wissenschaftlichen Studienergebnissen.

Im Zentrum sprachtherapeutischen Handelns steht „Wachstum". SpAT® entwickelte sich, um bestmögliche sprachliche und sprechmotorische Reorganisationsbedingungen in diesem Sinne zu erreichen. Das Buch soll informieren, vorschlagen, anleiten, Fragen stellen, helfen, fördern, wertschätzen und ermutigen.

Ich danke Dr. Alexander Düren vom ProLog-Verlag für sein geduldiges Lektorat, Sigrid Hecker für ihre grafische Umsetzung. Für ihre beständige Unterstützung in vielerlei Hinsicht möchte ich Claudia Telthörster und Matthias Hagen herzlich danken. Esa-Lu Lorenz danke ich für so Vieles – merci! Henry und Angelika Büttner bin ich sehr dankbar für die Abdruckgenehmigung der Büttner-Karikatur. Marion Kagerer vom Schirmer/Mosel-Verlag danke ich für die Abdruckgenehmigung des Rossellini-Fotos und der Funke Medien Hamburg danke ich für die Genehmigung zur Verwendung des Fotos von Andreas Laible. Ich bin dankbar, meine Satz- und Bildideen allen Ther. zur Verfügung stellen zu können, dank Inga Ortmann-Röpckes schönen Illustrationen. Es war mir eine besondere Freude, mit Dietmar und Pedi Hasenpusch die wichtigen Lautgestenfotos zu erstellen. Für die Kooperation mit der Luxemburger Orthophonistin Claudine Sauber danke ich ihr. Danke Torben Iversen für Porträtfotos und Fotobearbeitungen. Barbara möchte ich danken für den herzlichen, kollegialen Austausch. Sandra und Julia, DANKE für euer Rückgrat, Inga und ihrem Team für ihre engagierte Arbeit. Besonders freue ich mich darüber, eines der beeindruckenden Kunstwerke von Anna C. Becker präsentieren zu dürfen: DANKE Anna und Elke Becker.

Ich freue mich über die mich stetig erreichenden E-Mail-Zuschriften mit therapeutischen Rückfragen und bestätigenden Rückmeldungen, die ich in diesem Rahmen leider nicht öffentlich machen kann.

Mein herzlicher Dank gilt den Angehörigen für ihr Vertrauen und ihre wertvollen Rückmeldungen, auch in dieser Buchauflage.

Mein besonderer Dank gilt allen Patientinnen und Patienten, die ich begleiten darf. Unser gemeinsamer Weg hat das SpAT®-Konzept und dieses Buch erst ermöglicht.

Ihre Beispiele sollen Ther. inspirieren, können vielen Betroffenen Mut machen und Angehörigen Orientierung geben.

Hamburg, im Januar 2024
Karen Lorenz

Vorwort zur 1. Auflage

Karen Lorenz ist eine hervorragende Einführung in die Diagnostik und Therapie der Sprechapraxie gelungen und gleichzeitig die dringend erforderliche und lang erwartete Vervollständigung des MODAK®-Konzepts.

Der Schicksalsschlag einer schweren Aphasie kann durch eine Sprechapraxie katastrophale Ausmaße annehmen. Wenn es nicht gelingt, die gestörte Lautsprache zu reorganisieren, bleiben die Betroffenen – und ihre Angehörigen – trotz intensiver Aphasietherapie von fast allen Bereichen des Lebens isoliert und geraten nicht selten in eine schwere Depression. Auch für die Sprachtherapeuten ist eine schwere Sprechapraxie in Kombination mit Aphasie eine große Herausforderung: Die bisher bekannten Therapiekonzepte einerseits für Sprechapraxie und andererseits für Aphasie lassen sich so schwer kombinieren, dass es häufig trotz aller Bemühungen kaum gelingt, den Betroffenen ein Minimum an Kommunikationsfähigkeit zu ermöglichen.

Karen Lorenz hatte den Mut und die Energie, sich dieser Herausforderung zu stellen. Sie entwickelte unter Einbeziehung wissenschaftlicher Forschungserkenntnisse ein Therapiekonzept, das über eine gründliche Diagnostik und Therapieplanung die Lautanbahnung und den weiteren Aufbau der Lautmuster ermöglicht und gleichzeitig kommunikative Reaktionen trainiert. Dabei ist Karen Lorenz den Vorschlägen des MODAK®-Konzepts gefolgt, hat aber ihr Vorgehen geschickt den begrenzten Möglichkeiten der Lautproduktion angepasst und MODAK® durch eine ganze Reihe neuer Ideen erweitert.

Wer sie mit ihren Patienten erlebt, erkennt, dass es ihr auf bewundernswerte Weise gelungen ist, die eigentlich „trockene" Kleinarbeit des Lautaufbaus in ein lebendiges Miteinander von Patient und Therapeutin umzuwandeln. Was ihr dabei hilft: Ihre große Sensibilität für die individuellen Nöte ihrer Patienten, ihr Gespür für alles, was jeden einzelnen interessieren könnte, und – ganz wichtig – ihr Humor.

Ich kenne nur wenige Darstellungen, die so umfassend, detailliert, mit klarem inhaltlichen Aufbau und dabei so verständlich in eine derartig komplexe Materie einführen. Das Bildmaterial – Zeichnungen und Fotos zur Lautanbahnung und neue Situationsbilder von Inga Ortmann-Röpke für die MODAK®-Therapie – wird nicht nur alle Therapeuten unterstützen, die diese Störung behandeln, sondern kann auch manchen Angehörigen, die zu Hause die angebahnten Lautmuster wiederholen möchten, eine große Hilfe sein.

Kurz, dieses Buch hätte ich gern schon vor 30 Jahren gehabt. Es ist schön, dass es jetzt da ist!

Luise Lutz, im März 2012

Nachruf

Dr. Luise Lutz, 1931–2022

Noch im Grundstudium lernte ich Luise Lutz an der Kölner Universität kennen. In einer Pause ihres begeisternden zweitägigen MODAK®-Seminars wurde ich ihr von meiner damaligen Kölner Professorin Dr. List vorgestellt: „Sie beide sollten sich vielleicht einmal kennenlernen." Luise Lutz lud mich nach Hamburg ein, wo ich sie nach einiger Zeit in ihrer Praxis in Rissen besuchte und sie mich in den Folgejahren bat, sie zu Seminaren zu begleiten und ihr zu assistieren. Ein wunderbarer Austausch entstand und Luise äußerte hartnäckig ihren Wunsch, mich nach Hamburg zu locken und mit mir zusammenarbeiten zu wollen. Nachdem meine Tochter schließlich alt genug und motiviert war, ich die passende Schule, Wohnung und neue Praxisräume für Luise und mich gefunden hatte, konnte der Neubeginn im Norden und die Praxisgemeinschaft für Aphasietherapie Dr. Luise Lutz & Karen Lorenz beginnen.

Luises fundiertes und interdisziplinäres Wissen, ihre lebendige Art der Vermittlung sowie ihre langjährige Erfahrung im Umgang mit Betroffenen und ihren Angehörigen inspirierten und lehrten mich Wesentliches über Aphasie. Viele von Luises Patient*innen zeigten durch die Therapie nach MODAK® gute Fortschritte im Sprachverständnis, Lesesinnverständnis und im selbstständigen Schreiben. Doch sie kamen nicht ins Sprechen. Luise vertraute mir diese Therapien an. Mangels passender Sprechapraxiediagnostik für schwerst und schwer betroffene Aphasiepatient*innen musste ich eigenes diagnostisches und therapeutisches Material entwickeln und ein Therapievorgehen erproben, verwerfen und ausfeilen, um diesen Menschen mit ausgeprägtem Leidensdruck artikulatorische Fähigkeiten zu ermöglichen. Luise Lutz bat mich bald, auch ihren Seminarteilnehmer*innen von meinen guten Erfolgen zu berichten. In Ulm führten wir unser erstes dreitägiges gemeinsames Seminar durch. Anschließend meldeten Therapeut*innen den Wunsch, mein Therapievorgehen nachlesen zu können. So entwickelte sich SpAT®.

Luise und ich ergänzten uns über 5 Jahre als Ther. in der Praxis und als Referentinnen. Auf ihr vermitteltes MODAK®-Seminarwissen konnte mein SpAT®-Seminar aufbauen. Glückliche Erinnerungen habe ich besonders an unsere Samstagnachmittage auf Luises Dachterrasse in Othmarschen, auf der wir gemeinsam mit unserer Mitarbeiterin Mari Grammatikdialoge entwickelten.

Luise Lutz wird für viele Menschen Vorbild und Inspiration bleiben.

Inhalt

1 Leben mit Sprechapraxie und Aphasie: Auswirkungen auf Aktivität und Teilhabe 13

2 Sprechapraxie bei Erwachsenen: Theoretische Grundlagen 19

2.1 Terminologisches 19

2.2 Sprechapraxie: Definition 20

2.3 Sprechapraxie: Ätiologie und Lokalisation 21

2.4 Sprechapraxie: Prävalenz und Pathogenese 22

2.5 Symptomatik der isolierten Sprechapraxie bei Erwachsenen 23

2.6 Sprechapraxie Schweregrade 26

2.7 Symptomatik der schweren Sprechapraxie und schweren Aphasie bei Erwachsenen 28

2.8 Gesunde Sprache, Aphasie und Sprechapraxie im Modell 32

2.9 Theoretische Aspekte 45

2.10 Lernen 51

2.11 Einflussfaktoren auf Lernprozesse 54

2.12 Einflussfaktoren Übungsfrequenz und Therapiefrequenz, Qualität und Leitlinien 56

2.13 ICF in der Sprechapraxietherapie 62

2.14 Konsequenzen für die Sprechapraxiediagnostik und -therapie 63

3 Sprechapraxie Diagnostik 68

3.1 Diagnostische Ziele und Leitlinien 68

3.2 Differentialdiagnostik 69

3.3 Diagnostische Verfahren 71

3.4 SpAT®-Diagnostik 74

3.4.1 Anamnese 77

3.4.2 Durchführungshinweise SpAT®-Diagnostik 79

3.4.3 Diagnostik Lautbildungsrelevante Bukkofaziale Bewegungen 81

3.4.4 Diagnostik Lautbildung 90

3.4.5 Diagnostik Lautsynthese 98

3.4.6 Diagnostik Blickfokussierung 107

3.4.7 Kurzdiagnostik und Erweiterte Diagnostik 111

4 Sprechapraxie Therapie 117

4.1 Therapieziele und Leitlinien 117

4.2 Therapieansätze 118

5 Sprechapraxietherapie in Kombination mit Aphasietherapie 120

5.1 SpAT®-Therapieziele und Therapieaufbau 120

5.2 SpAT®-Therapietechniken und SpAT®-Hilfen 123

5.3 SpAT®-Therapiematerial 130

5.4 SpAT®-Übungsfrequenz und Transfer 134

5.5 Das Aphasietherapie-Konzept MODAK® 137

5.5.1 Das MODAK®-Grundprogramm 140

5.5.2 Arbeit mit Texten 143

5.5.3 Arbeit mit Zahlen 145

5.6 MODAK® + SpAT®-Grundprogramm = modellgeleitete Therapie 148

6 SpAT®-Therapie: Durchführung 170

6.1 Therapieplanung aus den diagnostischen Ergebnissen 170

6.2 Planung des Therapiematerials 189

6.3 Einzelheitliche phonetische Enkodierungsroute: Lautanbahnung 194

6.3.1 Vokale 198

6.3.2 Umlaute 207

6.3.3 Konsonanten 210

6.3.4 Affrikaten und Konsonantenverbindungen 243

6.4 Ganzheitliche phonetische Enkodierungsroute: Lautsynthese 249

6.4.1 Erste Koartikulationen 249

6.4.2 Transfer: Kommunikation und *häusliche Übungen* 254

6.5 Kombination SpAT® und MODAK®: Grundprogramm 257

6.5.1 Artikulatorische Erarbeitung der Objektnamen Wortgruppe 1 259

6.5.2 Artikulatorische Erarbeitung der Objektnamen Wortgruppe 2 261

6.5.3 Artikulatorische Erarbeitung der Objektnamen Wortgruppe 3 263

6.5.4 Artikulatorische Erarbeitung der zweisilbigen Objektnamen 265

6.5.5 DIALOG 267

6.5.6 Transfer: *erweiterter DIALOG* und *häusliche Übungen* 269

6.6 **Kombination SpAT® und MODAK®: zahlreiche Techniken** **273**
6.6.1 Schlagzeilen 275
6.6.2 Schlüsselwörter 281
6.6.3 Karikaturen 287
6.6.4 Sätze legen 291
6.6.5 Zahlen 295
6.6.6 Transfer und *häusliche Übungen* 305

6.7 **SpAT®: verbale und nonverbale Kommunikation** **314**
6.7.1 Gesten 314
6.7.2 Zeichnen und TAGESSCHAU/WOCHENENDSCHAU 317
6.7.3 Therapeutisches Fragezeichen 322

6.8 **SpAT® – Artikulationstrainings und Kommunikative Übungen** **323**
6.8.1 STUFENSPRECHEN 323
6.8.2 Kommunikative Sprechapraxie-Dialoge 329

6.9 **Therapieverlauf und Therapiestufen** **331**

6.10 **SpAT®-Therapie im Videotherapie-Format** **335**

7 **Therapiebeispiele** **337**

7.1 **Beispiel 1** **337**

7.2 **Beispiel 2** **340**

7.3 **Beispiel 3** **342**

8 **Angehörige und soziales Umfeld** **347**

8.1 **Erfahrungsberichte von Angehörigen** **351**

9 **Evaluation** **354**

9.1 **Evaluation, Evidenz und Testgütekriterien** **354**

9.2 **SpAT® und MODAK® – Möglichkeiten der Qualitätskontrolle** **356**

9.3 **Evaluation durch Studien** **359**

10 **MODAK® + SpAT® auf Lëtzebuergesch** **365**

11 **Literatur** **369**

Anhang

Material zum Download **376**

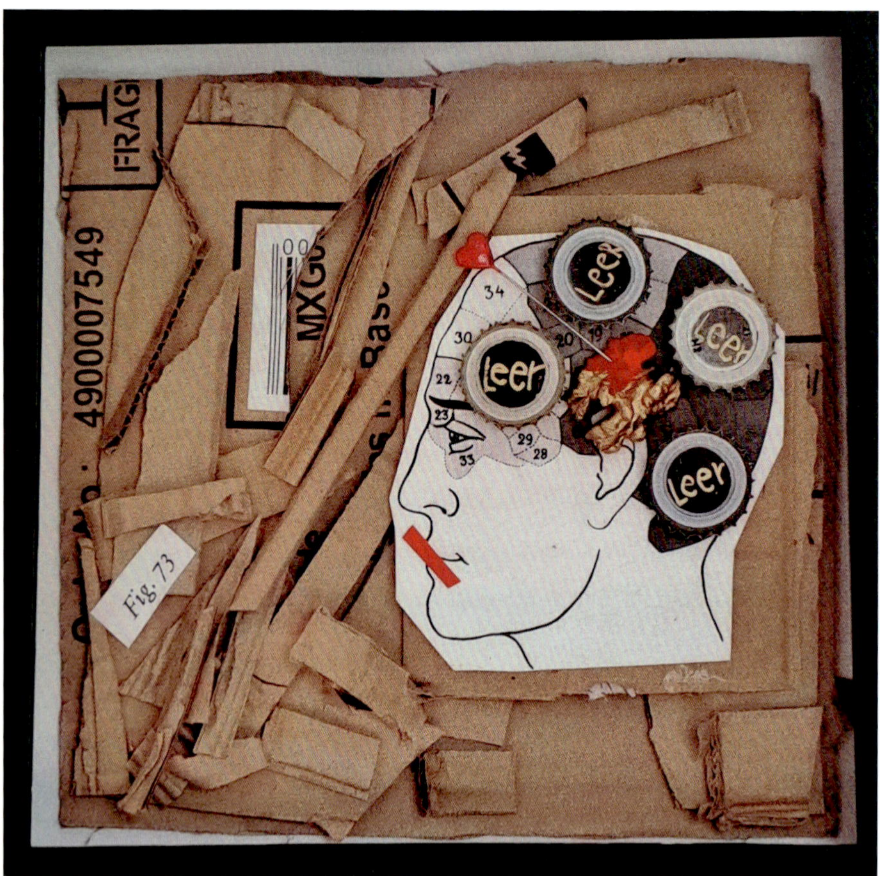

ABB. 1 *Anna C. Becker (2022)*

Plötzlich mit einer Sprech- und Sprachstörung zurechtkommen zu müssen, ist ein Schock und löst Ängste aus.
Längerfristig mit einer Sprechapraxie und Aphasie leben zu müssen, belastet dauerhaft und verändert alle Lebensbereiche der betroffenen und mitbetroffenen Personen.

1 Leben mit Sprechapraxie und Aphasie: Auswirkungen auf Aktivität und Teilhabe

Einflussfaktor Schweregrad der Sprechapraxie und Aphasie auf Aktivität und Teilhabe

Die emotionalen Reaktionen, Verhaltensweisen und Bewältigungsstrategien bei schwerwiegenden chronischen Erkrankungen sind vielgestaltig und individuell, so auch bei Sprechapraxie und Aphasie. **Das Ausmaß der Aktivitäts- und Teilhabe-Einbußen durch die kombinierte Sprech- und Sprachstörung hängt sehr vom Schweregrad der Sprechapraxie und dem Vorhandensein einer zusätzlich bestehenden individuell ausgeprägten Aphasie ab. Der Leidensdruck der betroffenen Personen (Primärbetroffener wie auch Mitbetroffener) korreliert jedoch nicht zwingend mit dem Schweregrad der Sprechapraxie.**

Eine als leicht einzustufende Sprechapraxie bedeutet mitunter schwerwiegende Auswirkungen auf die private und berufliche Lebensperspektive. *„So können z. B. gelegentliche ‚Versprecher' die berufliche Perspektive von Radio-Moderator*innen in Frage stellen, Zukunftsängste und Schamgefühle auslösen."* (Lorenz, 2021)

Andererseits kann es Menschen trotz ausgeprägt gestörter Körperfunktionen (schwerste und schwere Sprechstörung/Sprechapraxien) und gestörter Körperstrukturen (große Hirnläsionen nach Apoplex mit schwerer Aphasie) sowie den aus ihnen resultierenden gravierenden Einbußen in Aktivität und Teilhabe gelingen, eine hohe Lebenszufriedenheit zu erreichen, sich einen sinnerfüllten und geselligen Alltag zu gestalten, eine beglückende Partnerschaft/Elternschaft zu leben.

Die spezifischen Einschränkungen der prämorbiden Fähigkeiten in Abhängigkeit vom Grad ihrer Ausprägung haben jedoch übereinstimmende kommunikative Folgen in allen relevanten Lebensbereichen und für alle beteiligten Personen (vgl. Kap. 2.4–2.6, Symptomatik).

Auswirkungen einer leichten bis mittleren reinen Sprechapraxie auf Aktivität und Teilhabe

Menschen mit leichten bis mittleren rein sprechapraktischen Störungen können schriftsprachlich unbeeinträchtigt kommunizieren: Notizen, WhatsApps, Emails und Briefe werden problemlos verfasst und dekodiert; das Lesesinnverständnis ist intakt. Da die Verständlichkeit durch phonematische Paraphasien, phonetische Abweichungen und Sprechpausen herabgesetzt ist, müssen Gespräche und Telefonate meist mit Hilfe kompensatorischer Strategien und erhöhter Konzentration geführt werden. Die prämorbide Automatisiertheit und Leichtigkeit sind nicht mehr vorhanden, mündliche Anforderungen lösen leicht Stress, Minderwertigkeits- und Schamgefühle aus. Es entstehen subjektiv erlebte Zweifel an der eigenen kognitiven, beruflichen, partnerschaftlichen Kompetenz, ggf. auch im Hinblick auf die eigene Elternrolle.

> *Das veränderte Sprechen eines zuvor vertrauten Menschen irritiert und belastet beide Kommunikations-Beteiligten. Manchen Betroffenen fällt es auch schwerer, bestehende Kontakte zu pflegen sowie neue Kontakte zu knüpfen.* (Lorenz, 2021)

Die Teilhabe an Festen, Freizeitaktivitäten und kulturellen Veranstaltungen gelingt bei ausreichend förderlichen Kontextfaktoren, wenn auch nicht unbeschwert. Zu den förderlichen Kontextfaktoren zählen u. a. geduldige, verständnisvolle Gesprächsbeteiligte, hohe Motivation, Resilienz.

Berufliche Tätigkeiten könnten ausgeführt werden, wenn sie geringe mündliche Anforderungen stellen und der Arbeitsplatz entsprechend adaptiert wird. Individuelle Lösungen, z. B. ein eigenes geräuscharmes Büro sowie eine Tätigkeit ohne oder mit weniger Kontakt zur Kundschaft sowie unterstützendem Kollegium, ermöglichen ggf. einen beruflichen Wiedereinstieg (vgl. Lorenz, 2021). Berufe in den Bereichen Moderation, Beratung, Lehre, Schauspiel, Gesang u. a. können selten weiter ausgeübt werden.

Auswirkungen einer schwersten oder schweren reinen Sprechapraxie auf Aktivität und Teilhabe

Personen mit schwerster oder schwerer reiner Sprechapraxie können nur sehr eingeschränkt bis gar nicht mündlich kommunizieren, sondern müssen teilweise bzw. vollständig auf nonverbale oder schriftsprachliche Kommunikationsformen zurückgreifen. Mit Hilfe von handschriftlichen Notizen, Briefen, WhatsApps, Emails oder PC-Geräten mit Sprachausgabe ist ein autonomes Leben zwar generell möglich, erfordert jedoch meist unterstützende Angehörige oder eine persönliche Assistenz. Die Teilnahme an Gesprächen und Freizeitaktivitäten in Gruppen sowie an Arbeitssettings im Team ist sehr erschwert. Ein Austausch gelingt eher in Zwiegesprächen mit optimalem Aufmerksamkeitsfokus. Berufliche Tätigkeiten und Freizeitaktivitäten ohne artikulatorische Anforderungen sind hingegen uneingeschränkt realisierbar (vgl. Abb. 2). Das soziale Umfeld ist verunsichert und tendiert dazu, die kognitiven und schriftsprachlichen Fähigkeiten zu unterschätzen. Es besteht die stetige Notwendigkeit der Aufklärung der jeweils aktuellen Gesprächsbeteiligten.

Auswirkungen einer schwersten oder schweren Sprechapraxie und zusätzlich schwerster oder schwerer Aphasie auf Aktivität und Teilhabe

Menschen mit schwerster oder schwerer Sprechapraxie und zugleich schwerster bzw. schwerer Aphasie sind kommunikativ auf maximale Hilfen angewiesen, da sie sich weder verbal noch schriftsprachlich mitteilen können. Alle sprachlichen Modalitäten sind ausgeprägt bis maximal beeinträchtigt (vgl. Abb. 3).

Der zuvor vertraute Mensch reagiert aufgrund des eingeschränkten Sprachverstehens nicht adäquat und wirkt insgesamt fremd. Die zuvor selbstverständliche Vertrautheit der Begegnung besteht nicht mehr. Angehörige, Freundeskreis, ehemaliges Arbeitskollegium, Nachbarschaft sowie die weiteren Kontaktpersonen müssen alle ihre individuelle Form der Kommunikation mit der betroffenen Person entwickeln und diese mit ihnen. Diese **reziproke Aufgabe** verlangt eine erhöhte und längere Aufmerksamkeit von allen am Gespräch Beteiligten.

Die sehr eingeschränkt verständliche oder ausbleibende eigenaktive Sprache irritiert und zwingt sie dazu, die aktive Kommunikationsrolle im Alltag zu übernehmen. Die Kommunikation verläuft **nicht mehr paritätisch** (ausgewogen, gleichrangig).

Wie wirkt sich eine durch Sprechapraxie und Aphasie bedingte nicht paritätische Kommunikation aus?

Die aufgeführten Belastungen betreffen zumeist alle an der Kommunikation beteiligten Personen, sowohl die „primär Betroffenen" als auch die „Mitbetroffenen". U.g. Aufzählung nachteiliger Folgen schließt individuell erlebte positive Auswirkungen einer chronischen Sprach- und Sprechstörung für betroffene und mitbetroffene Personen keinesfalls aus. Ermutigende Beispiele sind im Kapitel 8 nachzulesen (vgl. Grohnfeldt, 2021).

Folgen und Belastungen für die primär betroffene Person

- Die wahrgenommene veränderte Kommunikationssituation und die mit dieser verbundenen Missverständnisse verunsichern den an Aphasie und Sprechapraxie erkrankten Menschen. Gespräche bedeuten daher mitunter eine mentale Kraftanstrengung; nicht selten sind sie mit Frustration verbunden und werden in Folge eher gemieden.
- Negative Reaktionen der Interaktionspartner können zu Sprechängsten und Gefühlen von Stigmatisierung führen (vgl. Cloerkes, 2017).
- Spricht die betroffene Person in unverständlichen *Automatismen* oder *Recurring Utterances* und nimmt diese selbst nicht als defizitär wahr, kann sie das verbale, gestische und mimische Feedback des Umfeldes nicht nachvollziehen und fühlt sich unverstanden und unfreundlich behandelt.

> *Vor allem in der ersten Zeit nach dem Schlaganfall nehmen schwer Betroffene ihre Verstehensdefizite und unverständlichen Äußerungen selbst unzureichend wahr und fühlen sich missverstanden.* (Lorenz, 2021, S. 5)

- Eine nicht sichere oder ausbleibende Verständigung über Interessen führt zu unerfüllten Bedürfnissen der Betroffenen: Ist die „Ja-Nein-Kommunikation" weder sprachlich noch nonverbal gesichert, obliegt es den Gesprächsbeteiligten, für die betroffene Person zu entscheiden, insbesondere wenn Ablehnung oder Zustimmung auch nicht mittels einer Geste, durch Mimik oder stimmlich-prosodischen Ausdruck vermittelt werden können.
- Dauerhaft einseitig getroffene Entscheidungen durch die Angehörigen bzw. Freundeskreis oder das soziale Umfeld im Allgemeinen bewirken mitunter Gefühle von Fremdbestimmtheit, fehlender Autonomie und Perspektivlosigkeit bei den Betroffenen.

- Schwere Sprechapraxien vereiteln zudem die Möglichkeit, sich artikulatorisch korrigieren zu können, da auch ein Nachsprechen nicht möglich ist. Gefühle der Ohnmacht und Wut entstehen und können wiederum nicht verbalisiert werden.
- Die Alltagsorganisation ist aufgrund von Missverständnissen erschwert: Dem primär Betroffenen misslingen Vorhaben. Termine werden durch eine unzureichende kommunikative Abstimmung verpasst.
- Eigenaktive Pläne (z. B. Konzertbesuch, Kinobesuch, Einladung von Menschen) können weder lautsprachlich noch schriftsprachlich formuliert werden.
- Es gelingt nicht, Wünsche und Ideen selbstständig zu notieren, damit aufrecht zu erhalten und zu erinnern. In Folge werden sie vergessen und nicht realisiert.
- Das Zusammensein mit mehreren Menschen überfordert die Verarbeitungsfähigkeiten vieler Betroffener bereits nach kurzer Zeit, sodass sie sich zurückziehen. Häufig erfolgt ein allgemeiner sozialer Rückzug.
- Aufgrund der massiven sprachlichen Einschränkungen droht das soziale Ansehen der betroffenen Person zu sinken: Das Umfeld nimmt den sprachlichen Kompetenzverlust wahr, stellt mit ihm mitunter auch die allgemeine kognitive Leistungsfähigkeit dauerhaft in Frage (Stigma).
- Die soziale Wertschätzung sinkt. Cloerkes (2017) spricht in diesem Zusammenhang von einer „Schein-Akzeptanz" und „Schein-Normalität" im Umgang mit einem sprachbehinderten Menschen.
- Prämorbid bestehende Freundschaften und berufliche Kontakte lösen sich, Einladungen zur Teilnahme an Veranstaltungen und Angebote zur Partizipation nehmen in Folge ab.
- Die Teilhabe am kulturellen Leben ist aufgrund mangelnden Sprachverstehens nur sehr eingeschränkt möglich und ein Austausch über kulturelle Erlebnisse bleibt aus (z. B. Theater, Kino, Vorträge, Lesungen, Vereine).
- Freizeitaktivitäten sind auf visuelle und akustische Angebote begrenzt, wie z. B. auf Bildbände, Illustrierte, Musik, musikalische Sendungen oder Naturfilme im TV, Konzerte, Kunstausstellungen, sprachfreiere Filme/Naturfilme im Kino.
- Betroffene Personen erleben die möglichen Aktivitäten subjektiv gefühlt allein, da kein wechselseitiger Austausch möglich ist.
- Bestehen begleitende neuropsychologische Defizite, Seh- oder Hörprobleme, führen Aktivitäten schnell zur Überforderung (Lorenz, 2021).
- Alltagsleben und Urlaube sind nur mit Hilfe einer Begleitperson möglich; die Sprach- und Sprechstörung bedeutet ein permanentes Abhängigkeitsverhältnis.
- Eine berufliche Reintegration von Menschen mit schwerster oder schwerer Sprechapraxie in Kombination mit schwerer Aphasie gelingt aufgrund der Sprach- und Sprechstörung selten, zumeist werden die Betroffenen früh verrentet, mit entsprechenden emotionalen, sozialen und finanziellen Folgen.

- Der Verlust gelingender „Resonanz"-Erfahrungen führt häufig zu depressivem Erleben. *„Die Patienten erleben sich als abgetrennt von der Welt, sie verlieren ihre Teilnahme am gemeinsamen interaffektiven Raum …"* (Rosa, 2020, S. 309)
- Depressive Phasen erleben viele von Aphasie und Sprechapraxie betroffene Menschen im Verlauf ihrer Rehabilitation: Bei länger anhaltenden negativen Gedanken, einer stark gedrückten und traurigen Stimmungslage sowie multiplen körperlichen Symptomen (vgl. Weikert, 2004) ist nicht selten eine medikamentöse Begleitung auf Zeit indiziert (u. a. auch zur Suizidprophylaxe).

Folgen und Belastungen für Angehörige und das soziale Umfeld

- Partnerschaft, Kinder und enge Vertraute sind von der Sprach- und Sprechstörung unmittelbar mitbetroffen und mitverantwortlich für jede kommunikative Situation.
- Die primär Verantwortlichen geraten fast immer an ihre Belastungsgrenzen; Überforderungen führen nicht selten zu eigenen chronischen Erkrankungen, wenn zu wenig Resilienz und personelle Ressourcen vorhanden sind und nicht ausreichend professionelle Hilfe verfügbar ist (vgl. Petzold, 2012).
- Partnerinnen/Partner erleben eine innere Zerrissenheit zwischen „Standhalten" und „Flüchten" (vgl. Grohnfeldt, 2021c): zwischen pflichtgemäßem Beistehen, Versorgen, Helfen und Zurückstellen eigener Bedürfnisse und dem existentiellen Wunsch nach mehr Eigenleben, Freiheit, Liebe und Glück.
- Sie fühlen sich besonders belastet durch häufige Missverständnisse, die Einseitigkeit der Gespräche, die Ungeduld der primär betroffenen Person und *„den hohen Zeitverbrauch, um sich zu verstehen"* (Hönig & Steiner, 2002, S. 26).
- Die Lebenspartner leiden unter dem Mangel an zwischenmenschlicher Nähe im Alltag. Ohne willkürliche Sprache fehlen ihnen bindungsrelevante Signale, besonders wenn körperliche, mimische und gestische Zeichen ausbleiben.
- Kinder von schwer Betroffenen nehmen die veränderte Sprache des erkrankten Elternteils als fremd bzw. befremdlich wahr. Auch kleinere Kinder bemerken die Kompetenzunterschiede und wenden sich dem sprachgesunden Familienmitglied zu (vgl. Schneckenburger, 2002).
- Kinder von Betroffenen benötigen je nach Alter umfassende organisatorische, schulische und seelische Unterstützung vom zweiten Elternteil oder nahen Verwandten/Vertrauten (u. a. sprachliches Vorbild während der Sprachentwicklung, vorgelesen bekommen, Begleitung, Hilfe bei Hausaufgaben, Organisation von Kontakten, Trost).
- Häufig erleben Kinder Unwohlsein und Ängste, wenn sie mit ihrem schwer sprechapraktisch-aphasischen Elternteil allein sind, sich für den Erwachsenen verantwortlich fühlen und Situationen nicht meistern können. Die Tochter einer Patientin konnte z. B. dem klingelnden Taxifahrer nicht ausreichend Auskunft geben, wohin die Mutter zu fahren beabsichtigte. Seitdem möchte sich das Schulkind nur in Begleitung des Vaters oder der Oma in der Wohnung der Mutter aufhalten.

- Wenn Kinder traumatische Situationen miterleben mussten, z. B. epileptische Anfälle ihres Elternteils, zusätzlich zu den belastenden Auswirkungen der Sprechapraxie und Aphasie, ist eine psychotherapeutische Begleitung indiziert.
- Ist keine Stimmgebung möglich, wirkt das Leben mit einem schwerstbetroffenen Familienmitglied im Alltag zudem sehr still: Die 7-jährige Tochter von Frau F. (Pat.-Beispiel) vertraute sich ihrer Tante mit der Rückmeldung an, es sei zu still beim Essen mit ihrer Mutter. Sie erarbeiteten die Lösung, sich beim Essen leise Musik anzuschalten.
- Geduld und Einfühlungsvermögen sind erforderlich, um die sehr reduzierte Sprache (z.T. Einzelwörter, „Telegrammstil" oder Automatismen) oder die ausufernde unverständliche Sprache zu entschlüsseln. Dennoch im Austausch und im emotionalen Kontakt zu bleiben, erfordert viel Engagement des sozialen Umfeldes.
- Die ungewohnte einseitige kommunikative Verantwortung strengt an und löst häufig Gefühle der Inkompetenz, Ohnmacht und auch Schuldgefühle aus.
- Interaktionsbeteiligte ohne Kenntnisse und Vorbereitung fühlen sich häufig unwohl und überfordert (vgl. Lutz, 2004).
- Angehörige übernehmen zumeist alle telefonischen, schriftlichen und mündlich-kommunikativen Aufgaben für die primär Betroffenen. Enge Familienmitglieder werden häufig erste und alleinige Ansprechpersonen von Ämtern, Versicherungen, Ärztinnen/Ärzten und Therapierenden (Clahsen, 2003).
- Die Fülle an kommunikativen Verpflichtungen benötigt viel Zeit und schränkt Angehörige in ihrer eigenen Tagesgestaltung und z.T. auch in ihrer Berufstätigkeit ein. Nicht selten entstehen körperliche und seelische Überbelastungen mit den Folgen gesundheitlicher Probleme.
- Eine einseitige Gesprächsverantwortung bindet viele Energien seitens der Kontaktpersonen. Der Freundeskreis lichtet sich, es kommt häufig zu einem „Zusammenbruch der Kontakte" (BREAK-Studie, Hönig & Steiner, 2002, S. 13ff.)
- Gravierende Sprachverständnisprobleme machen eine ganztägige vertrauensvolle Betreuung der betroffenen Person notwendig, um sie in ihrem Alltag zu unterstützen und diesen zu organisieren. Es bedarf zunächst einer gesetzlichen Vertretung durch eine ehrenamtliche Person aus der Familie bzw. dem engeren Umfeld oder einer hauptberuflich eingesetzten Rechtsperson, bis die Geschäftsfähigkeit zu einem späteren Zeitpunkt im besten Fall wieder ausgeführt werden kann.

Insgesamt bedeuten Sprechapraxien in Kombination mit Aphasien jeden Schweregrads eine deutliche psychosoziale Belastung trotz vieler individueller Coping-Strategien und positiver Aspekte für die Persönlichkeitsreifung. Als weiterführende Lektüre empfiehlt sich die Literatur von Weikert (2004) und Schneckenburger (2002) über psychosoziale Auswirkungen bei Aphasien und chronischen Erkrankungen im Allgemeinen.

2 Sprechapraxie bei Erwachsenen: Theoretische Grundlagen

2.1 Terminologisches

Die Literatur über Sprechapraxie und Neuropsychologie bedient sich einiger Begrifflichkeiten und Redewendungen zur Darstellung der Informationsverarbeitung des menschlichen Gehirns, die der digitalen Datenverarbeitung entlehnt sind.

Beispiele: *„Programmierungsstörung"* (Ziegler et al., 2020, S. 83), *„Online halten"* (Heidler, 2013, S. 1), *„Artikulations-Software"* (Lorenz, 2017a)

Dabei steht für die Autoren/Autorinnen außer Frage, dass die Funktionsweise menschlicher Gehirne nur bedingt mit der von Computern bzw. Computerprogrammen vergleichbar ist. Die Leistungsfähigkeit von Gehirnen lässt sich nicht adäquat auf Mega- oder Gigabitangaben reduzieren und die faszinierende Komplexität unseres menschlichen Gehirns können wir wohl niemals abschließend erklären. Es ist komplexer, kreativer und individueller – jedes Gehirn ist einzigartig.

Wie auch Begrifflichkeiten unterliegen Vergleiche zwischen neuronaler und digitaler Informationsverarbeitung gewissen zeitlich begrenzten Trends, werden missverstanden und voreilig mit Diskreditierungen belegt. Es lohnt sich jedoch, cerebrale und digitale Prozesse vergleichend zu beleuchten.

Eine der herausragenden Eigenschaften menschlicher Gehirne ist ihre **Adaptationsfähigkeit:** Nervenzellen und Synapsen können sich in Abhängigkeit von ihrer Aktivität in ihrer Struktur verändern. Diese lebenslange Lernfähigkeit, also Veränderbarkeit durch Einflüsse von außen, wurde erst Ende des 20. Jahrhunderts erkannt und wird als **Neuroplastizität** bezeichnet. Insbesondere nach dem kritischen Ereignis (z. B. Insult) unterstützt eine gezielte therapeutische Behandlung die Regeneration neuronaler Strukturen und kann noch über Jahre zu empirisch belegten sprachlichen Fortschritten führen.

Durch wiederkehrende elektrische Impulse (Input) und die durch sie ausgelösten neurophysiologischen Reaktionen entsprechender Synapsen (Aktivierung bzw. Hemmung) finden Umbauten und Stärkungen von Nervenzellverbindungen statt (vgl. Kap. 2.9, strukturelle Veränderungen an den Synapsen durch Speicherprozesse/Arbeitsgedächtnis).

Dabei geht die Forschung davon aus, dass Lerninhalte durch die Verknüpfung von Assoziationen gespeichert werden, während Computer Informationen ohne Kontext abspeichern. Kontextfaktoren scheinen demnach eine wichtige Bedeutung für das „Lernen" bzw. „Speichern" zu haben (vgl. Kap. 2.9) und ebenso für unser kommunikatives Handeln (vgl. Büttner, 2018, S. 64).

> *Im Gegensatz zu einem Computer ist es der „Hardware" Gehirn nicht gleichgültig, welche „Software" gerade läuft, denn die biologische Hardware passt sich der Software beständig an.* (Spitzer, 2000, S. 11)

Künstliche Intelligenz (KI) imitiert inzwischen menschliche kognitive Fähigkeiten und kann sich ebenfalls an die Umstände anpassen. Nach umfassenden Hirnläsionen ist es jedoch nur begrenzt möglich, defekte neuronale Strukturen vollständig wiederherzustellen – im Gegensatz zur Festplatte eines Computers, die austausch- und erweiterbar ist.

Eine offensichtliche Übereinstimmung **von Gehirn und Computer besteht z. B. auch hinsichtlich der Bereitstellung von Informationen:** Ein Computer lädt aus Effizienzgründen nur einen kleinen Teil seiner Festplatte in den Arbeitsspeicher, damit wir mit diesem arbeiten können. Auch unser Langzeitgedächtnis (vergleichbar mit einer Festplatte) ruft für eine geplante Äußerung lediglich die dafür wenigen nötigen Wörter aus unserem riesigen Lexikon ab und hält sie uns ein kleines Zeitfenster lang aufrecht. Diese *„Gedächtnisspuren"* zerfallen anschließend innerhalb von 1,5 bis 2 Sekunden (Heidler, 2013, S. 36; Baddley, 2003).

Der Vergleich zwischen neuronaler und digitaler Funktionsweise verweist also auf Fakten mit bedeutender therapeutischer Relevanz. Wie auch Modelle stellen bildhafte Vergleiche eine vereinfachende Veranschaulichung dar und können mitunter gerade dadurch in der Ausbildung von Fachkräften und in der Beratung von Betroffenen und mitbetroffenen Angehörigen hilfreich eingesetzt werden (vgl. Metapher, Definition Lorenz, Kap. 2.7 und Kap. 9).

2.2 Sprechapraxie: Definition

Sprechapraxie wird nach Jahren wissenschaftlicher Diskussionen inzwischen übereinstimmend als eigenständige Kommunikationsstörung anerkannt. Sie gilt als **erworbene, neurologisch bedingte Sprechstörung und betrifft die sprechmotorische Planung**, in Abgrenzung zu phonologischen Verarbeitungsstörungen bei Aphasien und zu sprechmotorischen Ausführungsstörungen bei Dysarthrien.

Unter Berücksichtigung verschiedener Aspekte entstanden **diverse Definitionen**: So gilt Sprechapraxie in Anlehnung an Code (1998) als artikulatorische Störung, bei der die sprechmotorische Programmierung beeinträchtigt ist. Vergleichbar charakterisierten Darley et al. (1975, S. 255) den Störungsmechanismus als Beeinträchtigung der Positionierung der Sprechmuskulatur für die willkürliche Produktion von Phonemen und Wörtern. Dem SpAT®-Konzept liegt die folgende Definition zugrunde (vgl. Lorenz, 2017a, 2018):

Sprechapraxie ist eine Störung der Artikulations-Software: Die Programmierung der räumlichen und zeitlichen Parameter zur Bildung von Lauten (Einzelphonemen) sowie von Lautsynthesen (Silben/Wörtern) ist betroffen. Bei maximaler Störung ist kein willkürlicher artikulatorischer Output möglich.

Andere Autoren/Autorinnen bezeichnen Sprechapraxie anhand der Lokalisation im Gehirn und der klinischen Merkmale (Leitsymptome). Ziegler et al. (2020, S. 64ff.) geben einen Überblick über die vorherrschenden Begriffsbestimmungen und teilen diese in **modellbezogene und symptombezogene Definitionen** ein. Modellbezogenen Definitionen liege demnach eine neurolinguistische Theorie der Entstehung und Abgrenzung zu anderen Störungen zugrunde, symptombezogene Definitionen verzichteten auf die Erklärung eines Störungsmechanismus und führten stattdessen charakteristische Symptome sowie die Lokalisation der Störung als Kriterien an (vgl. Kap. 2.3–2.5).

Festzuhalten ist: Die sprechmotorische Planungsstörung betrifft die willkürlichen Bewegungen der drei Funktionskreise: Mundraum (artikulatorische Muskulatur), Larynx (Phonations-Muskulatur) und der Atmungsorgane (respiratorische Muskulatur) hinsichtlich der **Programmierung ihrer zeitlichen und räumlichen Interaktion.**

Die **sprechmotorische Ausführung** jedoch ist bei reiner Sprechapraxie im Gegensatz zur Dysarthrie unbeeinträchtigt möglich.

2.3 Sprechapraxie: Ätiologie und Lokalisation

Als häufigste Ursache (Ätiologie) für Sprechapraxien gelten Schlaganfälle: ischämische Insulte und Hirnblutungen. Sprechapraktische Störungen sind bei wesentlich geringerer Auftretenshäufigkeit auch nach Schädel-Hirn-Traumen, Tumoren und entzündlichen Prozessen erwiesen (vgl. Ziegler, 2001). Beobachtet und diskutiert werden sprechapraktische Symptome ebenfalls verstärkt bei neurodegenerativen Erkrankungen, v. a. bei primär progressiven Aphasien (PPA) (vgl. Duffy et al., 2014).

Aufgrund der Beteiligung komplexer Prozesse in Netzwerken verschiedener Hirnregionen, der geringen Prävalenz reiner Sprechapraxien (vgl. Kap. 2.4) und der bestehenden Uneinheitlichkeit der Messverfahren ließ sich bisher keine gesicherte Zuordnung zu Läsionsorten festhalten. Diskutiert werden v. a. sprachrelevante Hirnareale des Versorgungsgebietes der *Arteria cerebri media*, in linkshemisphärischen Parietallappen, frontalen Rindenarealen, insbesondere des prämotorischen und primär-motorischen Kortexes, vermutlich auch in der Inselrinde und subkortikalen Strukturen, wie des Marklagers, der Basalganglien und des Kleinhirns, sowie beobachteter rechtshemisphärischer Lokalisationen (vgl. Miller, 2002; Lauer & Birner-Janusch, 2010; Ziegler et al., 2020).

Die Bedeutung der neuroanatomischen Lokalisation bleibt zum jetzigen Zeitpunkt jedoch vage (vgl. Ziegler et al., 2020).

Sprechapraxien in Kombination mit Aphasien treten nach übereinstimmenden Angaben der o. g. Literaturen v. a. bei ausgeprägten linkshemisphärischen Läsionen der mittleren Hirnarterie auf (Arteria cerebri media).

2.4 Sprechapraxie: Prävalenz und Pathogenese

Aussagen zur Auftretenshäufigkeit von Sprechapraxien (Prävalenz) müssen differenziert betrachtet werden:

Prävalenz isolierter (reiner) Sprechapraxien

In der Literatur existieren uneinheitliche Angaben zur Auftretenshäufigkeit isolierter Sprechapraxien im Verhältnis zur Gesamtheit aller Sprechapraxien: 4 % laut einer Studie von Duffy (2013), 10 % (vgl. Lauer & Birner-Janusch, 2010), 15 % (nach Wertz, 1985) und 36 % (nach Baldo et al., 2011, vgl. Ziegler et al., 2020).

Prävalenz von Sprechapraxien in Kombination mit Aphasien

Sprechapraxien treten in den meisten Fällen assoziiert mit Aphasien auf. Schätzungen gingen bisher davon aus, dass bei 25% bis 33% der Menschen mit chronischer, vaskulär bedingter Aphasie zusätzlich eine Sprechapraxie besteht. Die FCET2EC-Studie (Breitenstein et al., 2017) scheint diese Zahlen zu bestätigen (vgl. Ziegler et al., 2020, S. 71).

Pathogenese/Pathophysiologie

Zur genauen Entstehung bzw. Entwicklung von Sprechapraxien (Pathogenese) gibt es verschiedene Vorstellungen, die in diversen Modellen dargestellt und strittig behandelt werden.

Die auftretenden Symptome und Schweregrade von Sprechapraxien lassen sich nach SpAT® ursächlich mit gestörten Prozessen der synaptischen Informationsweitergabe, also mit gestörter neurophysiologischer Aktivierung, Hemmung und v. a. Parallelität innerhalb der sprechmotorischen Netzwerke, den gestörten „motorischen Schaltungen", erklären (Lorenz, 2012, 2018; vgl. Kap. 2.9). Diese zellulären Aktivierungs-, Inhibitions- und Parallelitätsprobleme lassen sich nach Lorenz auch auf der Verhaltensebene der Pat. während der phonetischen Planungsprozesse beobachten.

Ziegler et al. favorisieren aktuell (2020, S. 96) das „Hierarchische Gestenmodell der Sprechapraxie" als Erklärungsmodell, das von einer Störung der Koordination hochautomatisierter „artikulatorischer Gesten" ausgeht, die im Verlauf der Sprachentwicklung erlernt wurden. Diese definieren sie als „abstrakte phonologische Einheiten", deren Zugriff gestört sei.

Autor und Autorinnen des EKN weisen darauf hin, dass „die Unterscheidung zwischen Aktivierung/Initiierung, Planung und Ausführung auf Modellvorstellungen beruht und nicht auf gesicherten neurophysiologischen Kriterien" (2020, S. 52).

Es ist plausibel, dass gesunde Sprechende mittels hochautomatisierter ganzheitlicher Einheiten („artikulatorischer Gesten") artikulieren, nur ist genau das bei schwerer Sprechapraxie in Kombination mit schwerer Aphasie nicht möglich, da die motorischen Pläne nicht mehr vollständig aktiviert werden können und die Betroffenen auf eine segmentelle Steuerung „umschalten" müssen.

Gegensätzlich erscheinende neurophysiologische und phonetisch-motorische Grundgedanken müssen sich nicht dichotomisch gegenüberstehen, wie die Beschreibung der amerikanischen Professorin Yorkston und Kolleginnen/Kollege bereits 1999 verdeutlichte (Yorkston et al., 1999, S. 16):

Pathophysiologie der Sprechapraxie auf drei Ebenen:

1. Definition: „Interruption or interference of normal physiologic and developmental processes or structures"
2. Motor Speech Disorders: Alterations in the nervous system
3. Measures: Abnormalities at the cell or tissue level

So kann die pathogenetische Erklärung von Lorenz als Ergänzung zum Sprachverarbeitungsmodell von Levelt et al. (1999) genutzt werden. Die enge Assoziation von Sprechapraxien zu Aphasien lässt sich durch das Logogen-Modell von Patterson (1988) darstellen (vgl. Kap. 5.6).

Modellvorstellungen entwickeln sich, sind per se reduktionistisch und stellen zumeist *einen* Aspekt des Ganzen zentral heraus, ohne für sich allein die Komplexität der Realität erklären zu können (vgl. Kap. 2.8).

Möchte man die Pathogenese ausgeprägter Sprechapraxien in Kombination mit ausgeprägten Aphasien und häufig zusätzlich bestehenden neuropsychologischen Begleitstörungen erklären, bedarf es einer umfassenden und interdisziplinären Sichtweise.

2.5 Symptomatik der isolierten Sprechapraxie bei Erwachsenen

Eine „isolierte" Sprechapraxie wird auch als „reine" Sprechapraxie bezeichnet. Beide Begriffe dienen der Abgrenzung zu der o. g. weitaus häufiger auftretenden Entität „Sprechapraxie assoziiert mit Aphasie", die den Schwerpunkt dieses Buches darstellt.

Sprachther. haben in ihrem beruflichen Alltag eher selten mit der Behandlung einer isolierten Sprechapraxie zu tun. Fachliteraturen, Diagnostiken und Therapiekonzepte bezogen und beziehen sich bisher jedoch fast ausschließlich auf reine Sprechapraxien. Die wissenschaftliche Beschäftigung mit der isolierten Sprechapraxie ist zweifelsfrei notwendig, um diagnostische und differentialdiagnostische Erkenntnisse zu erlangen und den Störungsmechanismus zu verstehen (vgl. Kap. 2.4–2.7, 2.14). Die praktizierenden Ther. benötigen zur Behandlung einer schweren kombinierten Aphasie und Sprechapraxie jedoch v. a. auch ein konkretes Therapievorgehen und -material.

Eine isolierte Sprechapraxie wirkt sich als reine Sprechstörung auf die Modalitäten „Sprechen" und „Lautes Lesen" aus. Diese sprachproduktiven mündlichen Fähigkeiten können unterschiedlich stark eingeschränkt sein. Die auftretenden sprechapraktischen Symptome wirken sich individuell belastend auf Aktivität und

Partizipation der Betroffenen aus (vgl. Kap. 2.1, 2.7). Sprachverständnis, Lesesinnverständnis und Schreiben zeigen sich häufig intakt, sodass Betroffene im privaten und beruflichen Alltag schriftsprachlich problemlos kommunizieren und gehörte sowie geschriebene Sprache vollständig und mühelos dekodieren können.

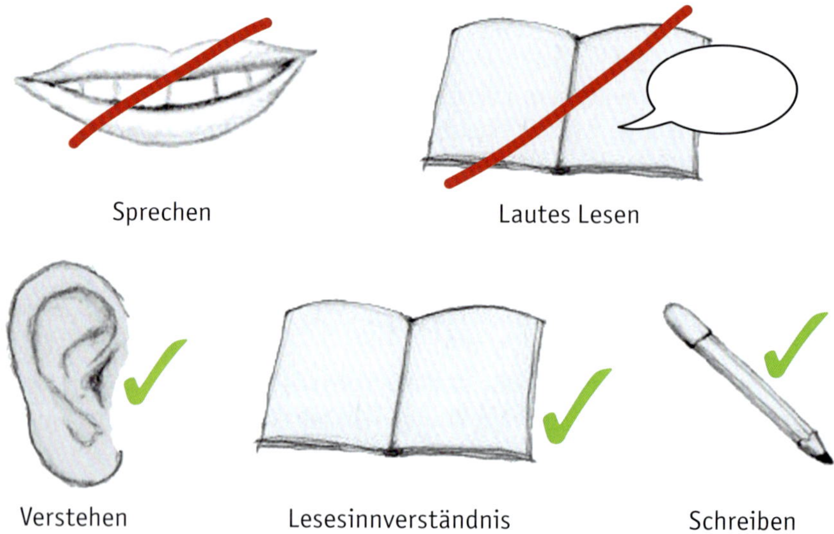

ABB. 2 *Gestörte und intakte Modalitäten bei isolierter Sprechapraxie (Lorenz)*

Zur Darstellung sprechapraktischer Symptome werden in diesem Buch die Begriffe „Symptome" und „Abweichungen" verwendet. Die in der Fachliteratur häufig benutzten Bezeichnungen „Fehler" und „Entstellungen" werden aufgrund ihrer defizitorientierten Konnotation vermieden.

Als Leitsymptome reiner sprechapraktischer Störungen gelten:

- **Artikulatorisches Such- und Korrekturverhalten**
  Suchbewegungen der Lippen, der Zunge und des Kiefers, um die korrekte räumliche Position einzunehmen bzw. zu korrigieren
- **Phonematische Paraphasien mit/ohne erfolgreiche Selbstkorrekturen**
  Lautersetzungen, Auslassungen, Hinzufügungen
- **Phonetische Symptome**
  Abweichungen von den intendierten Lautformen; keinem Laut zuzuordnen; dem deutschen Lautinventar nicht entsprechende Realisationen
- **Prosodische Symptome**
  gestörte Sprechinitiierung, intrasilbische Pausen, intersilbische Sprechpausen, verlangsamtes Sprechen, veränderte Betonung, Wortabbrüche und Neustarts, Selbstkorrekturen
- **Inseln störungsfreien Sprechens**
  unverständliche Redeanteile mit gelegentlichem Auftauchen eines verständlichen Wortes oder mehrerer verständlicher Wörter

- **Anstrengungsverhalten**
  Kompensationsmechanismen und Reaktionen auf das vom Betroffenen selbst wahrgenommene unzureichende Sprechen; in stärkerer Ausprägung als deutliche Sekundärsymptomatik

Beispiele für phonematische Abweichungen:

- Lautersetzung (Substitution): /Torf/ [toɐf] → [doɐf]
- Lautersetzung (Substitution) mit erfolgreicher Selbstkorrektur: /Boot/ [bo:t] → [mo:t] → [bo:t]
- Lautersetzung (Substitution) ohne erfolgreiche Selbstkorrektur: /Fuß/ [fu:s] → [fe:s] → [fi:s]
- Lautauslassungen (Elisionen): /Schrank/ [ʃRaŋk] → [ʃaŋk]
- Lauthinzufügungen (Additionen): /Eis/ [aɪs] → [aɪst]
- Lautvorwegnahmen (Antizipationen): /Kartoffel/ → [ta:tofl]
- Lautumstellungen (Metathesen): /Rosine/ → [Roni:sə]
- Lautwiederholungen (Perseverationen): /Mais/ → [maɪm]

Erfolgreiche Selbstkorrekturprozesse werden in der Literatur oft als „conduite d'approche" (Annäherung an die Zielform), nicht erfolgreiche Korrekturversuche als „conduite d'écart" (Entfernung von der Zielform) bezeichnet. Ziegler et al. (2020) weisen diesen jedoch aphasische Ursachen zu.

Beispiele für phonetische Abweichungen:

- /Haus/ → [x-R-haʊs] = Der initiale Laut [h] klingt räumlich und zeitlich ungenau programmiert, kaum erkennbar, als Kontinuum zwischen [xRh]. Phonetische Abweichungen können in unbegrenzten Variationen auftreten.

Beispiele für Anstrengungsverhalten:

- Stimmliche: gepresste, gedehnte oder laute Phonation; emotionale stimmliche Ausrufe
- Mimisch-gestische: stark überartikulierte Sprechversuche; Stirnrunzeln, Augenschließen, Augenpressen, Kopfschütteln, Zeigegeste zum Mund
- Körperliche Reaktionen: Anspannungen im Hals- oder Schulterbereich, in der nicht paretischen Hand; Schwitzen; Erröten, Kopfschütteln u. a.

Die o. g. Kardinalsymptome werden von Ziegler et al. drei Symptomebenen zugeordnet (2020, S. 108 ff.):

- einer segmentalen Ebene (Störungen der Lautbildung),
- einer Ebene des Sprechverhaltens,
- einer suprasegmentalen Ebene (Störungen der prosodischen Struktur).

Die als typische Kardinalsymptome für Sprechapraxie beschriebenen Parameter können bei schwersten und schweren Sprechapraxien in Kombination mit schweren Aphasien jedoch nicht auftreten, da kaum Lautsprache beobachtbar ist.

Kardinalsymptome sind bei Personen diagnostizierbar, die sich noch auf Wort- oder Satzebene zu äußern vermögen. Phonematische Paraphasien bedingen den

Abruf von Wörtern, *Inseln störungsfreien Sprechens* setzen Äußerungen auf Satzebene voraus und mit beiden überhaupt die Fähigkeit zur Phonation.

Artikulatorisches Suchverhalten zeigt sich bei schwersten Störungen eher selten, setzt es doch gespeichertes Wissen über Phonemprogramme voraus. Nur wenn Phonempläne (noch) existieren (Software), können sie auch gesucht werden (vgl. Lorenz, 2017b, 2018; Kap. 2.2, 2.5, 2.7).

Geschult im Erkennen der o. g. Kardinalsymptome von Sprechapraxien besteht die Gefahr, dass sich Sprachther. auf dieses Vorgehen stützen und die sprechmotorischen Planungsprobleme übersehen (Lorenz, 2018) und diese unbehandelt bleiben.

Sprechapraxien weisen ein **heterogenes Erscheinungsbild** auf, mit individuell ausgeprägten Symptomkombinationen und Schweregraden (vgl. Kap. 2.6). **Die Besonderheiten eines komplexen Störungsbildes von Sprechapraxie in Kombination mit Aphasie sind unbedingt zu berücksichtigen.**

Charakteristika Inkonstanz/Inkonsistenz

Zwei wesentliche Eigenschaften charakterisieren eine Sprechapraxie und differenzieren sie zugleich von einer Dysarthrie: **Inkonstanz und Inkonsistenz** der Abweichungen.

Sprechapraktische Symptome treten nicht zwingend immer auf, sondern sind *inkonstant*. Sie variieren zudem qualitativ, sind also *inkonsistent* (vgl. Kap. 2.5, 2.7, 3.2).

Dysarthrische Abweichungen sind persistent, da die sprechmotorische Ausführung ständig und konstant abweicht, also *konstant nicht* möglich ist.

Beispiel für inkonstante sprechapraktische Symptome:
Zielwort /Weg/ [ve:k]
Herr S. berichtet von seinem Weg zur Praxis (reine Sprechapraxie):
„Tschuldigung, ich bin zu spät, der Wiek war zu. Da hab ich den anderen Weg genommen."

Beispiel für inkonsistente sprechapraktische Symptome:
(reine Sprechapraxie)
Zielwort /Berge/ [bɛɐgə]
Frau R. erzählt vom Urlaub: *„Oh, das war so schön – die [bɛɐdn̩] – einfach toll – ich liebe [bɛɐʒé]."*

2.6 Sprechapraxie Schweregrade

Die Bedeutung des Schweregrads

Sprechapraxien treten in verschiedenen Ausprägungsgraden auf, die in der Literatur allgemein als *Schweregrade* bezeichnet werden. Bisher existieren jedoch keine übereinstimmenden Kriterien für die Schweregrad-Bestimmung von Sprechapraxien, obwohl diese in Leitlinien zur Diagnostik empfohlen wird (vgl. Kap. 3.1). Ziegler et al. verwenden z. B. die Begrifflichkeit *„Schweregrad-kontinuum"* (2020, S. 120).

Eine Einteilung in sprechapraktische Schweregrade hätte Vorteile: Der ermittelte Grad kann die Kommunikation zwischen Ther. und auch die interdisziplinäre Kommunikation im Arbeitsalltag erleichtern. Es lägen mit ihr Kriterien für die Auswahl des geeigneten Diagnostikums, Therapieverfahrens, Therapiematerials und ggf. der Therapiedidaktik vor (vgl. Kap. 3.3, 4.2). Auch ermöglichte sie eine einheitlichere Basis für Studienvergleiche, für die Beurteilung von Übungsfrequenzen und eine gemeinsame Gesprächs- und konstruktive Bewertungsgrundlage von Therapievorgehensweisen (vgl. Kap. 2.12, 9.1). Zudem schaffte sie Klarheit bei ausbleibenden typischen Symptomen und böte Abgrenzung zu ungünstigen Begrifflichkeiten wie „sprechapraktischer Mutismus" oder „funktioneller Mutismus".

Die folgende Übersicht schlägt daher eine **Einteilung von Sprechapraxien in vier Schweregrade** vor. Anhand zusammengefasster Symptome (gestörte Körperfunktion, vgl. Kap. 2.13, ICF) lässt sich der Grad der Ausprägung festlegen. Dieser Grad drückt zugleich die sprechmotorischen Fähigkeiten der jeweiligen Betroffenen aus und gibt Aufschluss über die mündliche Kommunikationsfähigkeit (vgl. Kap. 2.13). Auch die Fähigkeit zur Selbstkorrektur steht in einem Zusammenhang mit dem Schweregrad (vgl. Kap. 2.8, 2.9, *Selfmonitoring*).

Einteilung von Sprechapraxien in vier Schweregrade

Leichte Sprechapraxien

Leichte Sprechapraxien beeinträchtigen die Verständlichkeit gesprochener oder laut gelesener Sprache nur geringfügig. Es zeigen sich gelegentliche phonetische Abweichungen, phonematische Paraphasien und gelingende Selbstkorrekturen.

Mittlere Sprechapraxien

Mittlere Sprechapraxien weisen eine deutliche Zahl phonetischer bzw. phonematischer Paraphasien auf, die von den Sprechenden nur teilweise erfolgreich korrigiert werden können. Die Betroffenen zeigen Anstrengungsverhalten. Der Redefluss ist unterbrochen durch zahlreiche symptombedingte Pausen. Die Verständlichkeit ist für die Gesprächsbeteiligten aufgrund des unflüssigen Sprechens bzw. Lauten Lesens herabgesetzt.

Schwere Sprechapraxien

Schwere Sprechapraxien machen ein spontanes, willkürliches Sprechen und Lautes Lesen fast vollständig unmöglich. Die Betroffenen sind nur sehr eingeschränkt zu lautsprachlichen Äußerungen fähig. Auch im Nachsprechen können nur vereinzelte Silben und Wörter sowie nur wenige Einzelphoneme artikuliert werden. Die mündliche Kommunikationsfähigkeit ist hochgradig eingeschränkt.

Schwerste Sprechapraxien

Schwere Sprechapraxien machen ein spontanes, willkürliches Sprechen vollständig unmöglich. Die Betroffenen sind nicht zu lautsprachlichen Äußerungen fähig. Auch im Nachsprechen können keine Silben und Wörter sowie kein Einzelphonem artikuliert werden; eine Phonation ist weder spontan noch evoziert möglich. Die mündliche Kommunikationsfähigkeit ist maximal eingeschränkt.

In der Fachliteratur taucht der Begriff *„sprechapraktischer Mutismus"* auf, um diesen Zustand zu beschreiben. Ziegler et al. (2020, S. 120) verweisen in diesem Zusammenhang auf eine Studie von David und Bone (1984), nach der diese Diagnose auf vorübergehende Stunden oder Tage nach dem hirnschädigenden Ereignis beschränkt sei.

Die Verwendung der Begriffe *„sprechapraktischer Mutismus"* wie auch *„funktioneller Mutismus"* (Ziegler et al., 2020, S. 120) werden zurecht aufgrund differentialdiagnostischer Unschärfe sowie seiner Entlehnung vom eigenständigen Störungsbild des Mutismus kritisch hinterfragt. Sie sind irreführend und zu vermeiden, da sie Symptome schwerster Sprechapraxie „verschleiern".

Es bedarf keiner weiteren Terminologie zur diagnostischen Einordnung in dieser frühen Phase als die einer „schwersten Sprechapraxie in Kombination mit Aphasie".

2.7 Symptomatik der schweren Sprechapraxie und schweren Aphasie bei Erwachsenen

Bei schwersten und schweren Sprechapraxien sind die häufig beschriebenen typischen Kardinalsymptome der Sprechapraxie nicht beobachtbar (vgl. Kap. 2.5).

> *Artikulatorische Suchbewegungen, inkonstante phonematische Paraphasien, Inseln störungsfreier Sprachproduktion sind nämlich bei sehr schwer betroffenen PatientInnen mit Aphasie nicht beobachtbar.* (Lorenz, 2017b, S. 25)

Pat. mit schwerst ausgeprägten sprechmotorischen Planungsstörungen sind weder zu Laut- noch Silben-/Wortäußerungen fähig.

Im deutschen Sprachraum widmet sich dieser bedeutenden Betroffenen-Gruppe ausschließlich das Sprechapraxie-Konzept SpAT® (Lorenz, 2012, 2017a, 2017b, 2018) in Kombination mit dem aphasietherapeutischen Verfahren MODAK® (Lutz, 2009), auf das daher in den Kapiteln 2.4, 2.5 und 2.7 sowie in den Kapiteln zur Therapie schwerpunktmäßig eingegangen wird.

Bei großen linkshemisphärischen Läsionen sind häufig alle sprachlichen Modalitäten schwer beeinträchtigt, mit den zusätzlich zur Sprechapraxie entstehenden Folgen einer umfassenden Aphasie, auch als „Globale Aphasie" diagnostiziert und bezeichnet. Die sprachliche Symptomatik und mit ihr die kommunikativen Beeinträchtigungen unterscheiden sich daher gravierend von denen einer reinen Sprechapraxie, insbesondere bei kombinierten schweren Ausprägungen. Die folgende Abbildung veranschaulicht die betroffenen Modalitäten:

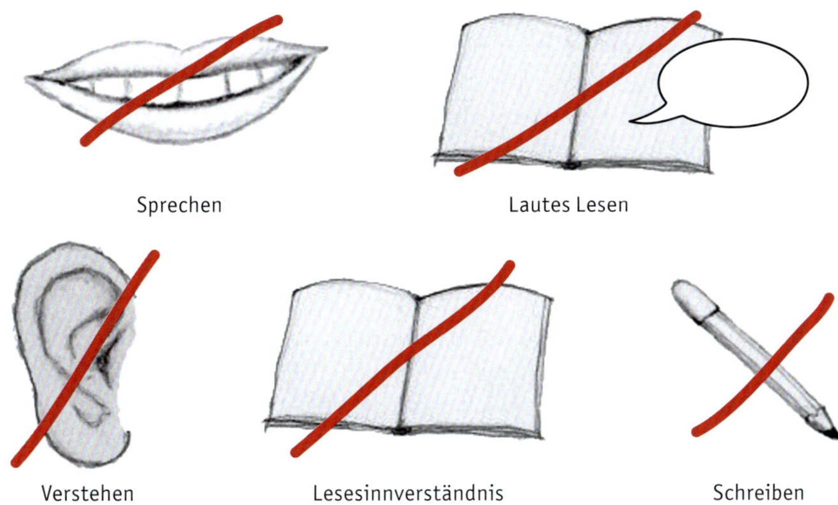

ABB. 3 *Gestörte Modalitäten bei (schwerster/schwerer) Sprechapraxie + (schwerster/schwerer) Aphasie*

Symptomatik schwerster/schwerer Sprechapraxie und schwerster/schwerer Aphasie:

Modalität Sprechen

Aufgrund umfassend gestörter semantischer, lexikalischer und syntaktischer Prozesse gelingt kein eigenaktives Sprechen (Spontansprache). Weder Sätze, Einzelwörter noch Einzellaute können willkürlich artikuliert werden. Diese sind auch nicht durch Satzergänzungen, Mitsprechen oder Nachsprechen evozierbar. Die in Kapitel 2.5 aufgelisteten „klassischen" sprechapraktischen Symptome sind nicht beobachtbar. Phonetische Abweichungen oder phonematische Paraphasien treten nicht auf, sondern:

- Schweigen ohne Artikulationsversuch
- Aphonie nach Artikulationsversuch, ggf. mit Anstrengungsverhalten
- Automatismen (Abruf sich wiederholender verständlicher Realwörter)
- Automatismen (Abruf sich wiederholender unverständlicher Silbenketten oder eines nicht existenten Wortes = Neologismus)
- *Recurring Utterances* (sich wiederholende verständliche Redewendungen; Abfolge von verständlichen Realwörtern)
- *Recurring Utterances* (sich wiederholende unverständliche Redewendungen; Abfolge von nicht existenten Wörtern = Neologismen)

Im klinischen beruflichen Alltag haben Sprachther. insbesondere auf Intensivstationen und in der Reha-Phase B häufig Pat. zu behandeln, die schweigen, bei denen keine Stimmgebung evozierbar ist oder Automatismen und *Recurring Utterances* die einzigen Äußerungen darstellen. Diese werden klassischerweise als typische aphasische Symptome der Globalen Aphasie zugeordnet. Damit entfiel häufig eine differentialdiagnostische Abklärung und Sprechapraxien blieben unerkannt und unbehandelt. Automatismen und *Recurring Utterances* „überlagern" scheinbar als einzige artikulatorische Äußerungen die sprechapraktischen Symptome, stellen jedoch typische Symptome für schwere kombinierte Störungen dar. Schwere sprechmotorische Planungsstörungen machen artikulatorische Realisationen unmöglich und blockieren eine willkürliche Artikulation, sodass sich Redeabsichten als Automatismus oder *Recurring Utterances* („Passe-Partout"-Wörter) ausdrücken. Auf die Entstehung von Automatismen wird in Kapitel 2.7–2.14 näher eingegangen.

Beispiel für Aphonie nach Artikulationsversuch:
Es zeigt sich eine (perseverierende) individuelle Realisationsform: z. B. Kieferöffnung, ohne Luftführung, ohne Stimmgebung und ohne Suchverhalten.

Beispiele für Automatismen und Recurring Utterances:
Diese werden von Pat. mitunter in ihrer Frequenz und prosodisch variierend geäußert:

- Automatismus (Realwort): „Himmel"; „Sushi – Sushi"; „okay"
- Automatismus (Neologismus): „doden"; „jaoa"
- *Recurring Utterance* (verständliche Redewendung): „das ist doch"; „ich weiß"
- *Recurring Utterance* (neologistisch-unverständliche Redewendung): „gedenke fia"

Modalität Lautes Lesen

Das Laute Lesen gelingt aufgrund der bestehenden Sprechapraxie nicht, Pat. lehnen Leseversuche ab oder brechen diese ab, andere lesen neologistisch.

Auch aphasiebedingt könnte die betroffene Person aufgrund einer gestörten Graphem-Phonem-Kongruenz und/oder einer gestörten ganzheitlichen Leseroute nicht laut lesen. Evtl. vorliegende Seheinschränkungen oder visuelle Verarbeitungsstörungen wie Hemianopsie, Neglect, Doppelbilder u. a. wirken sich zusätzlich limitierend aus.

Modalität Verstehen

Eine Person mit schwerster Aphasie kann weder gehörte (auditives Sprachverständnis) noch geschriebene Sprache (Lesesinnverständnis) verarbeiten. Handlungsaufforderungen werden nicht, nicht adäquat oder mit deutlicher Unsicherheit bzw. Ablehnung umgesetzt. Häufig ist auch das auditive Zahlenverständnis betroffen.

Modalität Schreiben

Menschen mit schwerster/schwerer Aphasie vermögen weder selbstständig noch nach Diktat zu schreiben, weder handschriftlich noch an einer Tastatur. Auch das Legen von Wörtern aus Anagrammen gelingt nicht oder nur mit deutlicher Unterstützung von Ther.

Symptomatik schwerste bzw. schwere Sprechapraxie in Kombination mit leichter bis mittlerer Aphasie

Ein Mensch mit leichter Aphasie, aber schwerster oder schwerer Sprechapraxie kann z. B. gut erhaltene Fähigkeiten im Situationsverständnis, im Verstehen kurzer Aussagesätze und ggf. im Verstehen von Zahlen im niedrigen Zahlenraum zeigen. Evtl. offenbaren sich rezeptive Defizite nur bei komplexeren Anforderungen.

Mitunter ist das Lesesinnverständnis für kurze Aussagesätze erhalten, nicht aber für linguistisch komplexere Satz- und Textstrukturen. Auch Zahlen im höheren Zahlenraum werden unzureichend dekodiert. Das Schreiben hochfrequenter Namen und Alltagswörter sowie kurzer Sätze gelingt sprachlich leichter betroffenen Pat. mitunter nach Diktat und eigenaktiv, wenn auch mit orthographischen, lexikalischen und syntaktischen Auffälligkeiten. Die lautsprachlichen Modalitäten Sprechen und Lautes Lesen sind jedoch sehr oder vollständig blockiert. Umfassende Erläuterungen der Auswirkungen auf Aktivität und Teilhabe sind im Kapitel 2.13 zu lesen.

Symptomatik leichte bis mittlere Sprechapraxie in Kombination mit schwerster bzw. schwerer Aphasie

Die in den Kapiteln 2.5 und 2.6 aufgelisteten Leitsymptome reiner leichter und mittlerer sprechapraktischer Störungen können auch bei Pat. hör- und sichtbar sein, die nach einem Schlaganfall zusätzlich an einer schwersten bzw. schweren Aphasie leiden. Entsprechend gelingt aphasischen Personen mit leichter bis mittlerer Sprechapraxie das Nachsprechen recht gut verständlich. Die eigenständige Wortfindung jedoch und mit ihr das spontane Sprechen können aphasiebedingt stark beeinträchtigt oder vollständig blockiert sein. Ursächlich wirken sich dabei semantisch-lexikalische Störungsanteile aus. Auch treten häufig phonologische Enkodierungsprobleme auf, die nicht eindeutig aphasischen oder sprechapraktischen Ursachen zuzuordnen sind (vgl. Levelt-Modell). In Folge dieser wird kein verständlicher willkürlicher Output möglich.

Die Symptomatik im Verlauf

Nach ausgeprägten Läsionen können die o. g. Indikatoren für bestehende schwerste Sprechapraxien in der Akutphase, postakut und in der chronischen Phase nach dem Insult auftreten. Sie sind mitunter begleitet von zusätzlichen motorischen Ausführungsproblemen (Paresen) sowie kognitiven Einschränkungen wie z. B. einer sehr reduzierten auditiven Merkfähigkeit (phonologischer Speicher), beeinträchtigter Aufmerksamkeitsfokussierung und/oder einer Antriebsminderung, häufig auch aufgrund einer depressiven Episode. In der chronischen Phase zeigen Pat. meist ein gebessertes Sprachverständnis, zunehmende orthographische Fähigkeiten und nonverbale Kommunikationsstrategien, während die o.g. ausgeprägten Symptome sprechmotorischer Programmierungsstörungen meist **persistent** sind. Nicht immer wird das stark abweichende Sprechen vom betroffenen Menschen selbst wahrgenommen: Dann besteht aufgrund eines eingeschränkten Störungsbewusstseins auch nur ein geringer bis kein Leidensdruck.

Im Verlauf der systematischen Sprach- und Sprechtherapie verbessert sich die Eigenwahrnehmung und in Folge nehmen Leidensdruck und mitunter Anstrengungsverhalten zu. Lorenz (2012, 2017a, S. 20) betont den Zusammenhang zwischen Schweregrad und dem Auftreten von sprechapraktischen Symptomen: Artikulatorisches Suchverhalten zeigt sich bei schwer betroffenen Pat. zunächst *nicht*, sondern entwickelt sich erst mit zunehmend reorganisierter einzelheitlicher phonetischer Enkodierungsroute und gebessertem Self-Monitoring (vgl. Kap. 2.5, 2.9).

Wichtig hervorzuheben ist, dass spracherzeugende und sprachverarbeitende Einschränkungen nicht zwingend alle Modalitäten betreffen müssen und nicht immer in homogenen Schweregraden vorliegen.

Bei leichten oder mittleren Aphasien und Sprechapraxien zeigen sich nicht selten individuell erhaltende modalitätenspezifische Fähigkeiten.

2.8 Gesunde Sprache, Aphasie und Sprechapraxie im Modell

Mit Hilfe der Erstellung von Modellen wird der Versuch unternommen, komplexe Sachverhalte vereinfacht zu veranschaulichen (vgl. Pathogenese, Kap. 2.4). Netzwerkmodelle z. B. werden heute in vielen Disziplinen (Informatik, Ingenieurwissenschaften, Physik, Biologie, Psychologie, Medizin, Linguistik) eingesetzt und kommen dann zum Einsatz, wenn ein Problem keinen klaren Lösungsweg hat (vgl. Spitzer, 1996, S. 7). Linguistische Modelle werden entworfen und genutzt, um sowohl die **gesunde** als auch die **abweichende Sprachverarbeitung bzw. Sprachproduktion zu visualisieren.** Tatsächlich verlaufen die Vorgänge im Gehirn mit bis zu 100 Milliarden Nervenzellen stets um ein Vielfaches vielschichtiger als jede schematische Ausführung abbilden kann.

Modelle werden mit neuen Erkenntnissen weiterentwickelt: So erfuhr das Logogen-Modell von Morton (1980) Veränderungen und Ergänzungen durch Patterson (1988). Auf Pattersons Modell wird im Kapitel 5.6 genauer Bezug genommen.

In diesem Teilkapitel sollen folgende Modelle der Vermittlung theoretischer Grundlagen über intakte und gestörte Sprachproduktionskomponenten dienen:

- das Sprachproduktionsmodell „Aphasie, reine Sprechapraxie, Dysarthrie, Selbstkontrolle, Arbeitsgedächtnis" – Gesunde und gestörte Sprache von der Konzeption zur Artikulation (Lorenz, 2021)
- das englischsprachige originale „Levelt-Modell" (1999)
- das von Aichert & Ziegler (2004) ans Deutsche adaptierte Levelt-Modell

Sprachproduktionsmodell „Aphasie, reine Sprechapraxie, Dysarthrie, Selbstkontrolle, Arbeitsgedächtnis" – Gesunde und gestörte Sprache von der Konzeption zur Artikulation

Im Modell von Lorenz wird das gesunde sowie gestörte Sprach- und Sprechsystem in seinen Planungsschritten veranschaulicht. Es verortet und benennt die von Aphasie, Sprechapraxie und Dysarthrie betroffenen Komponenten der mündlichen Sprache in Abhängigkeit von der Selbstkontrolle (Selfmonitoring) und vom Arbeitsgedächtnis (vgl. Kap. 2.9, 2.10).

Das Modell differenziert zwischen den selten auftretenden reinen Sprechapraxien und der vorherrschend auftretenden Störungskombination Sprechapraxie in Kombination mit Aphasie und ggf. Dysarthrie. Die sprechmotorische Planung wird als Kooperationsleistung einzelheitlicher und ganzheitlicher Steuerungsleistungen innerhalb der beiden phonetischen Enkodierungsrouten dargestellt. Eine wichtige Funktion innerhalb der Sprachproduktion und -verarbeitung erhält die von Levelt et al. (1999, S. 3) aufgeführte Komponente „Selfmonitoring", die durch die deutschen Begriffe „Selbstkontrolle: Selbstwahrnehmung, Selbstkorrektur" adaptiert wurde.

Zur besseren Nachvollziehbarkeit erscheinen die in der Realität viel komplexeren und parallelen neuronalen Verarbeitungsprozesse im Modell als serielle Abfolge sequentieller Komponenten.

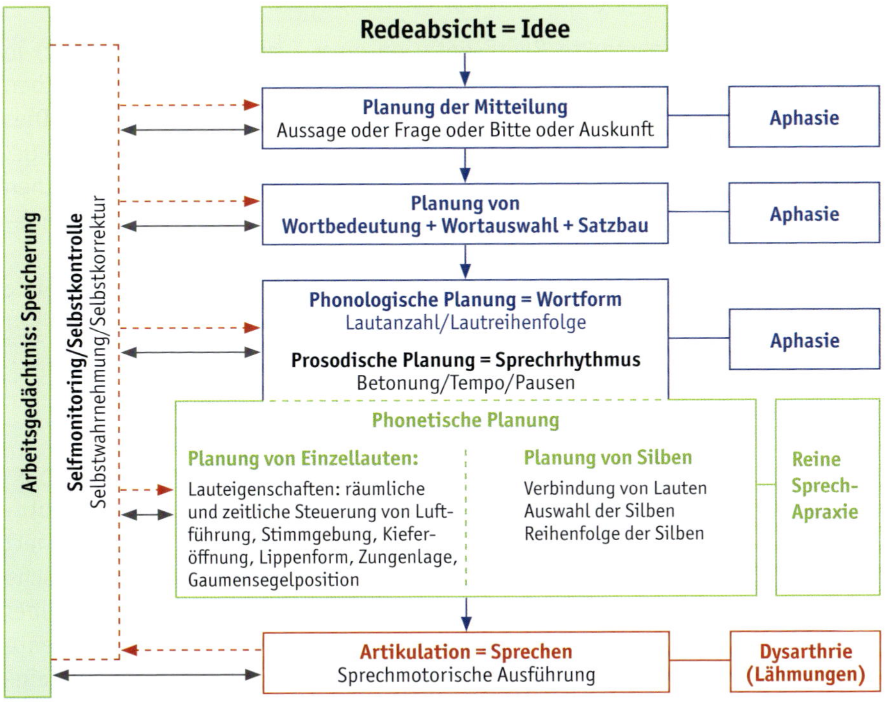

ABB. 4 *Sprachproduktionsmodell „Aphasie, Reine Sprechapraxie, Dysarthrie, Selfmonitoring, Arbeitsgedächtnis" – Gesunde und gestörte Sprache von der Konzeption zur Artikulation (Lorenz)*

Aufgrund der verwendeten vereinfachten Termini eignet sich das Sprachproduktionsmodell von Lorenz gut für beratende Situationen von und mit Angehörigen sowie Primärbetroffenen mit leichten semantischen Einschränkungen. Es kann für den interdisziplinären Austausch mit Ärztinnen/Ärzten, Neuropsycholog., Ergother., Physiother., Pflegedienstleitungen u. a. genutzt werden.

Lorenz' Modell wurde u. a. inspiriert durch das Levelt-Modell (1999) und das Grundmodell der Sprachproduktion (Tesak, 2006, S. 44).

Gesunde Sprache im Sprachproduktionsmodell von Lorenz

Eine Kommunikationsmotivation (**Redeabsicht**) führt unmittelbar zu einem Auswahlprozess zwischen den möglichen Mitteilungsintentionen: Aussage, Frage, Bitte oder Ausruf. Die sprechende Person plant ihre Mitteilung semantisch (**Semantik/Wortbedeutung**), trifft eine lexikalische Auswahl passender Wörter (**Lexikon/Wortfindung**), bereitet die Wortart und ihre Flexionsform vor (**Morphologie**) und erstellt eine serielle Abfolge als Satz (**Syntax**). Im folgenden Schritt wird die adäquate abstrakte Wortform programmiert (**phonologische Planung** / Enkodierung), in der die Anzahl der Silben mit ihrer jeweiligen Silbenstruktur (Art, Anzahl und Reihenfolge von Lauten) für den konkreten phonetischen Verarbeitungsschritt geplant wird (**phonetische Planung** / Enkodierung).

Phonologische Planung (Enkodierung) und prosodische Planung

Die phonologische abstrakte Repräsentation muss (vereinfacht formuliert) in einen konkreten motorischen Plan für die Artikulation von Lauten und Silben übersetzt werden, bevor schließlich die Artikulation initiiert werden kann. Dies umfasst die Wortform mit ihrer individuellen Phonemanzahl und -reihenfolge, Silbenanzahl und -reihenfolge sowie zusätzlich der Planung der prosodischen Realisation in der Kommunikation: Betonungsmuster, Silbengrenzen, Sprechgeschwindigkeit.

Zwischen der phonologischen und der phonetischen Planung werden fließende Übergänge angenommen und eine zuverlässige Abgrenzung zur Aphasie lässt sich nicht immer eindeutig vornehmen (vgl. Ziegler, 2020, S. 140 ff.).

Phonetische Planung (Enkodierung)

Bevor eine Artikulation möglich wird, müssen sprechmotorische Ausführungsprogramme erstellt werden. Gesunde Sprechende verfügen über ein sprechmotorisches Wissen, das als Artikulations-Software für Laute und Silben automatisiert arbeitet (vgl. Definition Lorenz). Nach Levelt et al. funktioniert die phonetische Enkodierungsroute im dualen Prozess: Einerseits programmieren Sprechende über die silbische Route ganzheitlich, in der sie auf automatisierte, hochfrequente Strukturen zurückgreifen und andererseits aktivieren sie die subsilbische (einzelheitliche Route) zur Programmierung von subsilbischen Einheiten, auf die im Folgenden differenzierter eingegangen wird.

Zusammenfassend lassen sich Sprechapraxien als ein Missmanagement innerhalb beider phonetischer Enkodierungsrouten *Programmierung der Laute* und *Programmierung der Silben* beschreiben.

Begrifflichkeiten

In der Literatur werden Auffälligkeiten der Lautbildung als Hauptmerkmal der Sprechapraxie beschrieben und es liegen **verschiedene Begrifflichkeiten** zur Beschreibung subsilbischer Einheiten vor: Lorenz (2012, 2017a) geht dabei, der Realität diagnostischer und therapeutischer Anwendbarkeit geschuldet, von „Einzellauten" bzw. „Einzelphonemen" aus, selbstverständlich impliziert dieser Begriff die notwendigen kontextuellen Anpassungshinweise (vgl. Programmierung der Einzellaute).

In diesem Sinne wird die Bezeichnung „Einzellaut" verwendet (vgl. Kap. 2.1, 2.12). Der Begriff *Laut* bzw. *Phonem* wird als einzelner Sprachlaut verstanden, der Begriff *Silbe* als segmentübergreifende Einheit aus Silbenkern (Vokal) + Anlaut oder Auslaut definiert.

Programmierung der Laute (Subsilbische Enkodierung)

Innerhalb der phonetischen Enkodierung der Laute werden die spezifischen Lauteigenschaften (Lautparameter) für den intendierten Laut bzw. das Phonem entwickelt. Dabei werden räumliche und zeitliche Informationen für die Erstellung eines korrekten phonetischen Plans mehrerer Steuerungsinformationen geliefert: z. B. für den Grad der Kieferöffnung, die Lippenform, die Zungenlage, für Luftführung und Stimmgebung. Präzise Steuerungsinformationen sind notwendig, um die für das Zielphonem individuell notwendigen zahlreichen Artikulationseinstellungen zu aktivieren. Dieser Programmierungsvorgang lässt sich anhand zweier Laut-Beispiele in vereinfachter Sprache erklären, z. B. für Angehörige.

Beispiel: **Phonetische Planung für den Ziellaut [a]**

- Kieferöffnung weit
- Lippenöffnung weit
- Zungenlage am Mundboden
- Luftführung strömend, ohne Hindernisse aus dem Mund heraus (extraoral)
- Stimmgebung (stimmhaft)

Beispiel: **Phonetische Planung für den Ziellaut [p]**

- Kieferöffnung enger
- Lippenverschluss fest, dann plötzliche Verschlusslösung (bilabial und plosiv)
- Zungenlage am Mundboden
- Luftführung gestaut, dann plötzlicher, explosiver Luftstrom aus dem Mund heraus (plosiv)
- keine Stimmgebung (stimmlos)

Die subsilbische Route wird für das Sprechen unbekannter oder niedrigfrequenter Wörter sowie für Selbstkorrekturprozesse genutzt. Phonematische Paraphasien (z. B. zur Korrektur des Nachnamens „Karen Rorenz“ → „Karen Lorenz“) lassen sich nur korrigieren, wenn das entsprechende einzelheitliche Phonemprogramm „l“ angesteuert und synthetisiert werden kann. Den phonetischen Programmen für Einzellaute werden ergänzend koartikulatorisch-kontextuelle Zusatzinformationen angehängt, quasi „mitgegeben“, um die notwendigen Antizipationsvorgänge für den Übergang zum Folgelaut zu ermöglichen. So runden sich die Lippen beim Zielwort [hu:t] bereits beim initialen Phonem [h] als vorweggenommene Anpassung an den gerundeten Vokal [u:].

Programmierung der Silben (Silbische Enkodierung)

Innerhalb der silbischen Route erfolgt die Programmierung der Koartikulation phonetischer Einheiten (Silben), definiert als Folge von Segmenten (Lauten bzw. Phonemen). Man kann sie sich laut Ziegler et al. (2020, S. 91) als *„gespeicherte motorische Programme“* vorstellen und als „gespeicherte Resultate eines langen motorischen Lernprozesses“ innerhalb unserer Biografie als Sprechende. Die silbische Route realisiert den phonetischen Plan der Silbenstruktur (Art, Anzahl, Reihenfolge der Laute) sowie der Silbenfrequenz (Anzahl der Silben; vgl. Abb. 4). Phonetische Informationen zur Koartikulation von Silben und zur Betonung mehrsilbiger Wörter werden mitgeliefert.

Dabei ist die Annahme schlüssig, dass bei gesunder Sprachproduktion nicht starr angelegte motorische Programme für Wörter abgerufen werden, sondern Menschen beim hochautomatisierten Sprechen aus sprachökonomischen Gründen auf flexiblere motorische Silbenprogramme bzw. sich überlappende *„artikulatorische Gesten“* zurückgreifen (Ziegler et al., 2020, S. 97). Auch überforderte es unsere Speicherkapazitäten, wenn wir jede Äußerung ständig aus Einzelphonemen konstruieren müssten, wie wir es bei unbekannten und niedrigfrequenten Silben tun. Prosodische Informationen werden vermutlich als „Metrische Füße“ mitgeliefert (Ziegler et al., 2020), auf die an dieser Stelle nicht näher eingegangen werden kann.

Gestörte Sprache im Sprachproduktionsmodell von Lorenz

Aphasie

Ausgelöst durch Schlaganfälle oder Schädelhirntraumata treten mehr oder weniger stark ausgeprägte Sprachproduktionsstörungen auf. Aufgrund der Schwerpunktsetzung auf Sprechapraxie werden die aphasischen Störungsanteile an dieser Stelle kürzer beschrieben.

Es ist anzunehmen, dass Einschränkungen der pragmatischen Planung der Mitteilung zu frühen Verzögerungen oder Blockaden des Sprachproduktionsprozesses führen können: Der nicht bewusste Auswahlprozess zwischen „neutraler Aussage, interessierter Frage, dringender Bitte oder warnendem Ausruf“ ist dann erschwert. Die dafür notwendige semantisch-lexikalische Planung weist **Wortfindungsprobleme** in Form von semantischen Paraphasien auf (Wortverwechslungen, z. B. „Essig“ → „Öl“). Dabei gelingt die Aktivierung der semantisch-lexikalischen Einträge nicht präzise und/oder nichtadäquate Zielwörter werden nur unzureichend gehemmt (vgl. neurophysiologische Prozesse, Kap. 2.4, 2.9). Gestörte grammatische Planungsprozesse (Satzbau) führen zu nicht-korrekten Wortfolgen oder zu einer Aneinanderreihung einzelner und häufig nicht flektierter Wörter (u. a. Verben im Infinitiv, keine Pluralmarkierung), die wie ein **Telegrammstil** klingen. Diesem fehlen meist relevante Informationen, sodass sich die Empfangenden der Nachricht die Redeabsicht der Sendenden durch Nachfragen dekodieren müssen: Z. B. wird die handelnde Person (Subjekt bzw. Aktant) ausgelassen, die Erzählzeit und kausale Zusammenhänge bleiben unklar. Häufig ist den aphasisch Sprechenden nicht bewusst, dass die am Gespräch Beteiligten (z. B. die Ther.) die erwähnte Person und ihre Rolle gar nicht kennen.

Eine parallele Aktivierung der semantisch-lexikalischen und morphologisch-syntaktischen Prozesse ist nicht ausreichend möglich (Parallelitätsproblematik).

Bei schweren Störungen entfällt die **Morpho-Syntax** vollständig und es werden nur Einzelwörter gesprochen: „Tee“.

Beispiel: Telegrammstil → mehrdeutige Redeabsicht
„Tee – trinken – Bauch – Werner.“

Redeabsicht 1: *„Ich trinke lieber Tee, weil ich Bauchschmerzen habe. Werner auch.“*
Redeabsicht 2: *„Ich soll Tee trinken, weil ich Bauchschmerzen habe, sagt Werner.“*
Redeabsicht 3: *„Machen Sie Tee. Werner hat Bauchschmerzen und ich trinke einen mit.“*
Redeabsicht 4: *„Ich muss gerade an Werner denken. Der trank Unmengen Tee, weil er ständig Bauchschmerzen hatte.“*

Eine **eingeschränkte phonologische Enkodierung** hat phonematische Paraphasien zur Folge (Lautersetzungen, Auslassungen, Hinzufügungen) sowie Silbenstrukturprozesse (Auslassungen, Hinzufügungen von Silben).

Beispiele: Phonematische Paraphasie / z. B. Addition eines Lautes
Zielwort „Holz“ → *„Holzt“*

Silbenstrukturprozesse / Elision einer Silbe
Zielwort „Einkaufswagen“ → *„Einwagen“*

Die phonologische Planung wirkt sich sowohl auf die zeitliche als auch auf die räumliche phonetische Planung von Einzellauten und Silben aus. Phonologische und phonetische Planungsprozesse sind daher eng miteinander verbunden und die beobachtbaren Symptome (phonematische Paraphasien) lassen sich sowohl den Aphasien als auch den Sprechapraxien zuordnen. Aphasisch bedingte phonologische Störungen werden aufgeteilt in lexikalisch-phonologische (Speicherung und Zugriff auf die phonologische Wortform) und postlexikalische Störungen (Auswahl und Reihenfolge von Phonemen). Bei reinen Sprechapraxien wird diese phonologische Enkodierung als intakt angenommen und die rein sprechapraktisch bedingten phonematischen Auffälligkeiten entstehen (modelltheoretisch „anschließend") aufgrund zeitlich und räumlich unpräziser phonetischer Pläne (vgl. Abb. 5, 6; vgl. Ziegler et al., 2020, S. 141).

Eine differentialdiagnostische Abklärung zwischen aphasisch-phonologischen und sprechapraktisch-phonematischen Paraphasien ist bei mittleren und leichten Sprechapraxien nicht leicht zu erreichen, bei Pat. mit schwerer Aphasie und schwerer Sprechapraxie nahezu unmöglich (vgl. Ziegler, 2020, S. 140 ff.).

Sprechapraxie

Störungen der silbischen Planung führen zu einer eingeschränkten Programmierung von phonologischen (abstrakten) und phonetischen (konkreten) Silbenprogrammen (vgl. Abb. 4, 5, 6). Störungen dieser phonetischen Pläne lösen die in den Kapiteln 2.5 und 2.7 genannten Symptome in unterschiedlichen Schweregradausprägungen aus: von Aphonie bis zu intersilbischen Sprechpausen bei mehrsilbigen Wörtern, intrasilbischen Pausen, verlangsamtem Sprechen, veränderter Betonung, Wortabbrüchen und Neustarts, Selbstkorrekturen sowie phonematischen Abweichungen.

Ist die subsilbische Route betroffen, sind Ungenauigkeiten oder Blockaden bei der Programmierung von Lautprogrammen (subsilbische = „unterhalb der Silbe" befindliche Einheiten) die Folge. Ihre spezifischen phonologischen und phonetischen Eigenschaften (Lautparameter) werden nicht adäquat vorgeplant. Vermutlich treten ebenfalls Defizite bei der Ergänzung um die jeweiligen koartikulatorisch-phonetischen Anpassungs-Informationen zur Überlappung von Sprechbewegungs-Einstellungen auf.

Varley und Whiteside (2001) beschreiben bei Sprechapraxie stets beide phonetischen Enkodierungsrouten als betroffen, sodass sprechapraktische Symptome auch unabhängig von Silbenfrequenzen auftreten und nicht durch die jeweils andere Route ausgeglichen werden können. Dieser Sichtweise schließt sich das SpAT®-Konzept aufgrund der klinischen Expertise an: Die einzelheitliche phonetische Enkodierung ist essentiell, um phonematische Paraphasien korrigieren zu können. Ohne das jeweilige intakte Phonemprogramm ist es bei schwer betroffenen Pat. nicht möglich, die abweichende Artikulation verbessern zu können, sowohl phonematisch als auch phonetisch.

Beispiel: Herr M. artikuliert inkonstante und inkonsistente phonematische und phonetische Abweichungen des Personalpronomens /ich/ → [is], [isf], [iʃ]. Er zeigt einen unmittelbaren Kieferschluss und kann diesen nicht kompetent selbst korrigieren. Ihm fehlt das einzelheitliche Phonemprogramm [ç].

Luftführung bei gespreizten Lippen und leicht geöffnetem Kiefer ist eine für sein Gehirn unbekannte Schaltung von Lauteigenschaften. Wiederholungsversuche führen zu einem erneuten Variationsversuch phonetischer Unschärfe [isf] oder zum Kieferschluss mit Lippenrundung [iʃ]. Ther. bahnt daher das Phonem [ç] mit

SpAT®-Hilfen an, um diese „Datei ch1" mit allen Lauteigenschaften zu sichern und schließlich auch die Silbe [iç] programmieren, deblockieren und abspeichern zu können. Die Erfahrungen aus der Praxis zeigen, dass die Reorganisation der defizitären silbischen Route der einzelheitlichen Route bedarf – die Routen interagieren, wirken wechselseitig aufeinander ein.

Elisionen von An-, In- oder Auslauten, Substitutionen von Lauten oder phonetische Lautabweichungen benötigen das gezielte linguistische korrektive Feedback. Wiederholungen ohne präzise Hilfen sind ungünstig, da sie zufällig artikulatorisches Suchverhalten verstärken und das fokussierte Speichern intakter Silbenprogramme verhindern.

Die logische Konsequenz daraus ist eine entsprechende Diagnostik und Therapie beider phonetischer Enkodierungsrouten.

Bei schwerst und schwer betroffenen Sprechapraktikern scheinen beide Routen gestört zu sein. Die klinische Erfahrung aus der Anwendung der SpAT®-Diagnostik bestätigt diese These: Das diagnostizierte Lautinventar zeigt sich stark eingeschränkt und die Koartikulationsfähigkeit entweder kaum oder gar nicht evozierbar. Diese Therapieexpertise müsste noch validiert werden.

Ausgeprägte Störungen innerhalb der phonetischen Enkodierungsrouten verursachen schwerste bzw. schwere Sprechapraxien und können in Folge jegliche Artikulation verhindern. Leichtere bis mittlere Störungen der phonetischen Enkodierung führen zu artikulatorischen Realisationen mit den in den Kapiteln 2.5 und 2.6 dargestellten sprechapraktischen Symptomen.

Zusätzlich (vereinfacht formuliert „anschließend") können Paresen bzw. Dysarthrien die motorische Ausführung erschweren oder je nach Schweregrad vollständig vereiteln. Insbesondere bei schwersten Sprechstörungen ist eine Differentialdiagnostik zwischen Sprechapraxie und Dysarthrie von großer Relevanz (vgl. Kap. 3.2).

Selfmonitoring/Selbstkontrolle

Der Begriff „Monitoring" wird auch im deutschen Sprachraum inzwischen als Oberbegriff verwendet, um die systematische Beobachtung und Erfassung von Prozessen zu beschreiben. Ziel des Monitorings ist die anschließende Optimierung des Verlaufs.

Der im englischen Original-Modell von Levelt (1999) aufgeführte Begriff **„Selfmonitoring"** beschreibt die Fähigkeit der **auditiven und taktil-kinästhetischen** (sensomotorischen) Selbstwahrnehmung mit dem Ziel der **Selbstkontrolle.**

> *In addition, the speaker exerts some degree of output control, by monitoring of self-produced internal and overt speech.* (Levelt et al., 1999, S. 1)

Sie ermöglicht Sprechenden, die Form und damit den Inhalt ihrer sprachlichen Äußerungen zu kontrollieren und über **Selbstkorrekturprozesse** optimieren zu können. Die Begriffe „Selfmonitoring" und „Selbstkontrolle" werden im Folgenden als Synonyme verwendet.

Beide Kanäle der Eigenwahrnehmung haben eine große Bedeutung für den intakten Sprachproduktionsprozess sowie für Adaptationen nicht adäquater lautsprachlicher Äußerungen, z. B. bei auftretenden aphasischen oder sprechapraktischen Symptomen.

Auditive (auditorische) Wahrnehmung und Monitoring

Das auditive System in seiner Gesamtheit von rezeptiven und neuronalen Strukturen ermöglicht uns Menschen das Hören der Sprache der Gesprächspartnerinnen/-partner und mit ihm die Wahrnehmung eigener Sprache (Eigenhören). Über die auditiven Rückmeldungsprozesse können Lautstärke, Sprechtempo, Sprechpausen, Betonung, Stimmklang und Sprechatmung bei sich selbst bemerkt, analysiert und ggf. bewusst gesteuert und korrigiert werden. Im diagnostisch-therapeutischen Kontext stellt ein intaktes oder zumindest ausreichend korrigiertes Gehör (Hörgerät) eine zentrale Voraussetzung für sprachliche und sprechmotorische Fortschritte dar.

Beispiele: Die Fähigkeit zum korrekten Nachsprechen setzt im ersten Schritt ein gutes Gehör und eine gute auditive Wahrnehmung der eigenen Äußerung im Vergleich zur gehörten Zielstruktur voraus. Nach ggf. vorgenommenen Selbstkorrekturen ist ein erneuter auditiver Abgleich nötig (Feedback-Wiederholungs-Schleife). Auch beim Lauten Lesen findet eine auditive Selbstkontrolle statt: Die lesende Person vergleicht ihren Output mit dem erwarteten auditiven Ergebnis und moduliert ggf. bis zur Übereinstimmung.

Im differentialdiagnostischen Prozess stellt das Nachsprechen einen wichtigen Baustein zur Ermittlung sprechmotorischer Störungen dar: U. a. über das Nachsprechen subsilbischer und silbischer Äußerungen können v. a. leichte und mittlere Sprechapraxien ermittelt werden (vgl. Kap. 2.6, 2.7, 3).

Taktil-kinästhetische (sensomotorische) Wahrnehmung und Monitoring

Sie umfasst sowohl die **Oberflächensensorik** der Haut bzw. Schleimhäute (taktile Wahrnehmung) als auch die **Tiefensensorik** von Muskeln, Sehnen und Gelenken (Kinästhesie). Der Sprechvorgang unterliegt ständig mehr oder weniger bewusst einem sensomotorischen Abgleichungsprozess. Gesunde Sprechende können aufgrund von vorwegnehmenden sensorischen und auditiven Erwartungen ihrer Artikulation *(Feedforward)* ihre realisierten Äußerungen überwachen und korrigieren *(Feedback)*.

Beispiele: Die Oberfläche der Lippen meldet z. B. einen bestehenden Lippenschluss, prüft den Druck der Lippen bei der Bildung von bilabialen Plosiven oder den geringen Druck locker geschlossener Lippen beim bilabialen Nasal [m]. Das innere kinästhetische Wahrnehmungssystem ist zuständig für das Feedback von Bewegungskraft und Stellung der Artikulationsorgane, z. B. werden die alveolare

Zungenposition für [l] sowie der erforderliche alveolare Druck der Zunge für die Plosive [t, d] rückgemeldet.

Das *Selfmonitoring* umfasst in der Grafik von Levelt (1999, S. 3) das phonologisch-phonetische System mit den Komponenten *„phonological word, phonetic encoding, phonetic gestural score, articulation und sound wave"*, durch eine seitliche Klammer dargestellt.

Im Sprachproduktionsmodell von Lorenz (2021) wird die Funktion der „Selbstkontrolle: Selbstwahrnehmung/Selbstkorrektur" über das auditive und taktil-kinästhetische *Selfmonitoring* mit den o. g. artikulationsrelevanten Korrekturen hinaus weiter gefasst. Die beiden primären Abgleichungs- und Korrekturprozesse des auditorischen und sensomotorischen Systems wirken sich in Konsequenz auf alle Verarbeitungskomponenten der Sprachproduktion aus, sodass in Folge von „komponentenspezifischen Selbstkontrollen" gesprochen werden kann.

So unterliegen die **konzeptionelle Idee** (Redeabsicht) und die gewählte Mitteilungsform einer Überprüfung und Nachschärfung durch Sprechende mit Aphasie und Sprechapraxie. Insbesondere Personen mit leichteren Aphasien melden zurück, dass ihre Sprache zwar verständlich ist, aber nicht genau ihrer vorgeplanten Idee entspricht. Es kommt zu Satzabbrüchen, Sprechpausen und Neustarts.

Über das auditive Feedback können z. B. lexikalische Selbstkorrekturen vorgenommen werden, um ein noch präziseres Wort zu äußern (**semantisch-lexikalische Kontrolle**) und eine Wortverwechslung / semantische Paraphasie zu korrigieren (vgl. Bsp. „Essig/Öl", S. 37).

Im therapeutischen Prozess nutzt eine Person mit Aphasie ihre auditive und sensomotorische Selbstkontrollfähigkeit, um mit Hilfe bewusst erlernter Strategien zu „syntaktisch korrekter klingenden", sich „flüssiger anfühlenden" Aussagesätzen (Subjekt-Prädikat-Objekt-Sätzen) zu gelangen und den zunächst bestehenden Telegrammstil (vgl. Beispiel „Tee", S. 37) allmählich zu überwinden (**syntaktische Kontrolle**).

Über das auditive und taktil-kinästhetische Feedback können **Selbstkorrekturen der phonologischen Programme** (abstrakte Wortform) erfolgen. Nimmt eine Person z. B. ihre dreisilbige, verkürzte Äußerung *„Einwagen"* (vgl. Bsp. S. 37) als Diskrepanz zum intendierten viersilbigen Zielwort „Einkaufswagen" wahr, veranlasst sie eine **korrigierende Wiederholungsschleife**.

Dieser geänderte phonologische Plan der Silbenstruktur wird unmittelbar weitergeleitet und als phonetischer Silbenplan angepasst, um die Artikulation zielgerichteter ausführen zu lassen.

Eine **phonetische Entstellung** wie im o. g. Beispiel /Haus/ → [xRhaʊs] kann nach auditiver und taktil-kinästhetischer Prüfung als korrigierte zweite Version präziser abstrakt phonologisch vorprogrammiert und der initiale Laut [h] mit seinen Lauteigenschaften Kieferöffnung, Zungenposition, Luftführung und Stimmlosigkeit präziser konkret veranlasst werden. Dabei werden jeweils auch die koartikulatorisch notwendigen Anpassungsprozesse mitberücksichtigt.

Einschränkungen des Selfmonitorings

Bei reinen Sprechapraxien wird von intakten Wahrnehmungsprozessen und eigenaktiven Kontrollmechanismen ausgegangen (vgl. Ziegler et al., 2020, S. 87f.). Selbstkorrekturverhalten ist bei Pat. mit leichten und mittleren sprechapraktischen Symptomen auch beobachtbar (vgl. Kap. 2.5, 2.6). Man kann zwischen gelingenden und nicht gelingenden Korrekturversuchen unterscheiden. Artikulatorisches Such- und Korrekturverhalten stellt die offensichtlichste Form des **aktiven taktil-kinästhetischen Selfmonitorings** dar. Erfolgreich ist es dann, wenn die bereits beschriebenen tiefensensorischen Rückmeldeprozesse zu einer als korrekt erachteten Artikulationsstellung geführt haben.

Eine phonetische Abweichung wie im Beispiel /Haus/ → [xRhaʊs] lässt zusätzlich zur phonologisch-phonetischen Programmierungsschwäche auch auf eingeschränkte taktil-kinästhetische Rückmeldekreise schließen, wenn die phonetische Abweichung nicht bemerkt und korrigiert werden kann.

Bei **schwerster und schwerer Sprechapraxie in Kombination mit Aphasien** können die Betroffenen ihre sprachlichen Abweichungen nicht selbst verbessern. Es zeigen sich spontan entweder keine oder sehr eingeschränkte und dabei nicht erfolgreiche Korrekturversuche.

In der Diagnostik des Nachsprechens sind kaum oder keine korrektiven Wiederholungsversuche des wahrgenommenen Lautes oder der Silbe beobachtbar. Dabei scheinen manche Pat. die Diskrepanz deutlich wahrzunehmen, sie jedoch nicht korrigieren zu können (vgl. Kap. 3.4).

Willkürliche Anpassungsreaktionen sind bei schwersten und schweren Sprechapraxien selten möglich, auch nicht nach therapeutischen Stimulationsversuchen. Es fehlt sozusagen das anzustrebende „Original“, das „Muster“.

Die Gründe dafür sind naheliegend: Selbstkorrekturen treten nur während oder nach getätigten willkürlichen Wortäußerungen auf, die bei schwerster Sprechapraxie jedoch ausbleiben: Personen mit schwerster Sprechapraxie und Aphasie können weder spontan noch imitativ Wörter sprechen (vgl. Kap. 2.6, 2.7). Selbstkorrekturen setzen zudem eine auditive Eigenwahrnehmung der Abweichung voraus, die bei Pat. mit Automatismen und *Recurring Utterances* häufig nicht besteht. Viele derart Betroffene nehmen ihren artikulatorischen Output nicht als abweichende bzw. unverständliche Äußerung wahr, selbst bei mitunter relativ gut erhaltenen semantischen Fähigkeiten.

Eine mögliche Ursache für dieses häufiger auch in der chronischen Erkrankungsphase weiterbestehende Phänomen könnte mithilfe der nicht mehr intakt arbeitenden Inhibitionsleistung des Rehearsalsystems erklärt werden (vgl. Hemmung, Arbeitsgedächtnis, Kap. 2.7, 2.9). Die Kontrollprozesse arbeiten nicht ausreichend, um den Automatismus zu **hemmen**, auch nicht, wenn Angehörige oder Ther. die Betroffenen bei der Wahrnehmung ihrer Automatismen zu unterstützen versuchen, z. B. durch verbale, schriftliche Rückmeldungen oder indem ihnen Hör- oder Filmaufnahmen der eigenen Sprache präsentiert werden (vgl. Umgang mit Automatismen, Kap. 3.4, 6.3).

Die klinischen Erfahrungen zeigen, dass bei schwersten und schweren Sprechapraxien in Kombination mit Aphasie nicht auf einen vorhandenen motorischen Plan zugegriffen werden kann, da dieser entweder nicht intakt oder gar nicht vorliegt. Ist die Erstellung phonologischer und phonetischer Enkodierungsprogramme schwer oder maximal gestört, wird kein Wiederholungsversuch gestartet, da auf *„keine Software"* zugegriffen werden kann (vgl. Definition Lorenz). Eine weitere Erklärung für ausbleibende Korrekturversuche liegt möglicherweise im eingeschränkten Arbeitsspeicher: Ohne die Aufrechterhaltung des Originals bleiben Selbstkorrekturversuche aus!

Die Verbesserung des *Selfmonitorings* wird im Konzept SpAT® als ein zentrales Therapieziel definiert und dem therapeutischen, artikulatorisch-präzisen Feedback sowie den Vermittlungsmodalitäten eine gewichtige Rolle zugewiesen.

Das Sprachproduktions-Modell von Levelt

Das Levelt-Modell (1999) bzw. die deutsche Adaption (Aichert & Ziegler, 2004) zeigt den Prozess der Äußerungsproduktion vom semantischen Konzept über die lexikalische Auswahl, morphologische, phonologische und phonetische Planung bis zur ausgeführten Artikulation und präsentieren den Verarbeitungsschritt der phonetischen Enkodierung mit dessen zwei phonetischen Enkodierungsrouten. Es zeigt aufeinanderfolgende serielle Verarbeitungsprozesse, die im Modell als abgeschlossen veranschaulicht sind, bevor der sich anschließende Programmierungsschritt in seiner spezifischen Komponente erfolgt.

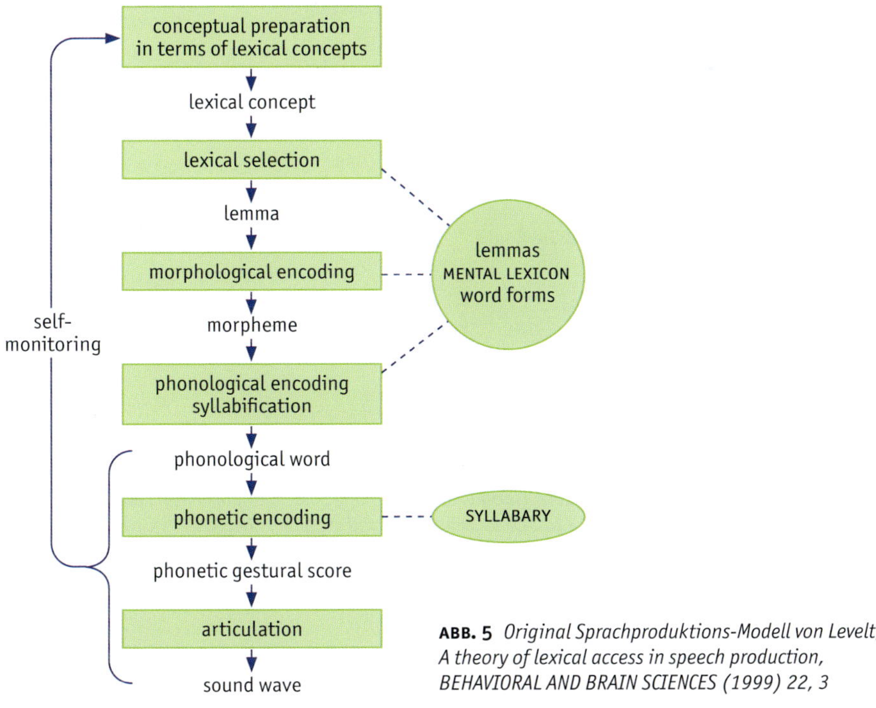

ABB. 5 *Original Sprachproduktions-Modell von Levelt, A theory of lexical access in speech production, BEHAVIORAL AND BRAIN SCIENCES (1999) 22, 3*

In den Modulen *phonologische und phonetische Enkodierung* finden die sprechmotorischen Programmierungen statt, zunächst abstrakt phonologisch (Wortform mit segmentalen und metrischen Informationen) und anschließend als konkrete phonetische Pläne. Störungen in der phonetischen Enkodierung verursachen Sprechapraxien. Dabei geht Levelt von zwei Verarbeitungsrouten aus, der subsilbischen und der silbischen. Diese auch als „Dual-Route-Hypothese" bezeichnete Vorstellung von einer „direkten" (ganzheitlichen) und einer „indirekten" (einzelheitlichen/segmentalen) Route wird auch von Varley und Whiteside (2001) angenommen. Der Zugriff auf hochfrequente automatisierte Wörter (ganzheitlich gespeicherte motorische Pläne) ist Menschen mit Sprechapraxie demnach nicht mehr möglich, sodass sie über die einzelheitliche, indirekte Route verlangsamter und fehleranfälliger koartikulieren. Es werden Beteiligungen der vorgeschalteten phonologischen Enkodierung an sprechapraktischen Symptomen angenommen und wie die „Dual-Route-Hypothese" noch wissenschaftlich diskutiert (Ziegler et al., 2020).

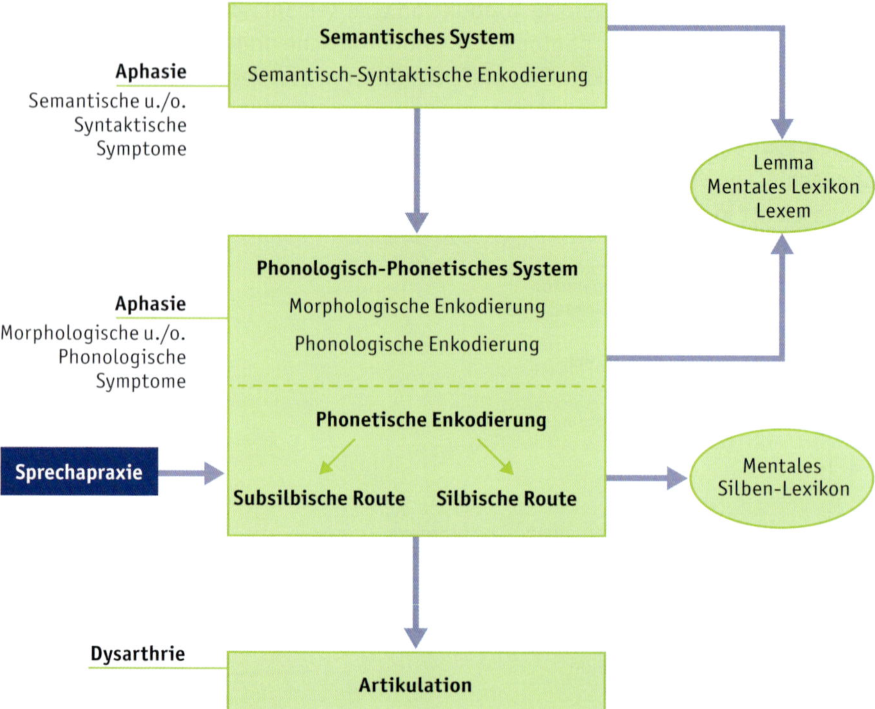

ABB. 6 *Sprachproduktionsmodell mit Lokalisation von Sprach- und Sprechstörungen von Levelt et al. (1999), nach Aichert, I. & Ziegler, W. (2004); Sprechapraxie und die Silbe: Theoretische Überlegungen, empirische Beobachtungen und therapeutische Konsequenzen, in: Forum Logopädie, 2 (18), 6–13*

2.9 Theoretische Aspekte

Arbeitsgedächtnis und Selfmonitoring

Die Fähigkeit zur auditiven Selbstkorrektur steht vermutlich im Zusammenhang mit kognitiven Fähigkeiten, wie z. B. dem Arbeitsgedächtnis. Grundsätzlich erfordert die Wiederholung einer artikulatorischen Äußerung zwecks Modulation die Fähigkeit zum Aufrechthalten der zuvor realisierten Artikulationsleistung. Zur kurzfristigen Speicherung von Informationen dient das verbale Kurzzeitgedächtnis, insbesondere der phonologische Output-Speicher (POL).

> *Der phonologische Output-Speicher hält die phonologischen Repräsentationen einer beabsichtigten Äußerung aufrecht. Er stellt also einen Raum im Arbeitsgedächtnis dar, in dem phonologische Segmente temporär für eine Programmierung verschiedener Output-Prozesse gespeichert werden.*
> (Heidler, 2013, S. 38)

Heidler bezeichnet das Arbeitsgedächtnis ebenfalls als „artikulatorischen Kontrollprozess“ (2013, S. 39). Es nehme eine zentrale Rolle im sogenannten „Rehearsalsystem“ ein, einem kreisenden Informationsprozess, auch als „inneres Sprechen“ bezeichnet. Dieser wird nach dem siebten Lebensjahr erworben und findet auf der **prämotorischen Ebene** statt (Heidler, 2013, S. 41).

Man gehe inzwischen nicht mehr von *einem* Zwei-Komponenten-Modell des Arbeitsgedächtnisses, sondern von einer „Multimodalen Gedächtnistheorie“ aus. Das Arbeitsgedächtnis wird in zahlreichen Subkomponenten dargestellt, u. a. gebe es ein **separates Arbeitsgedächtnis für taktile Stimuli** (Heidler, 2013, S. 12). Der sensorische Speicherprozess wird dem **Ultrakurzzeitgedächtnis** zugeordnet und hält die o. g. taktil-kinästhetischen Informationen während der Artikulation kurz aufrecht. Hier schwanken die Angaben in der Literatur zwischen „einige Zehntelsekunden“ (Heidler, 2013) und „einige Sekunden“ (Roth, 2003, S. 173).

Die Abhängigkeit der spachrezeptiven und -produktiven Leistungen sowie des *Selfmonitorings* vom Faktor „Zeit“ wird im u. g. Abschnitt erläutert.

Arbeitsgedächtnis und Aphasie

Bei aphasischen Pat. mit frontalen kortikalen Läsionen wurden Defizite im verbalen Kurzzeitgedächtnis belegt, mit diversen Auswirkungen auf das Nachsprechen, Memorieren und Neulernen (Vallar & Papgno, 2002; Baddley, 2003). Auch attestiert Heidler (2020, S. 149) „fast allen“ Aphasikern Einschränkungen im verbalen Kurzzeit- und Langzeitgedächtnis. Diese Aussage bestätigt sich überwiegend im sprachtherapeutischen Praxisalltag und durch therapiebegleitende neuropsychologische Testungen der aphasischen Pat. Nach Erfahrungen der Praxis für Aphasietherapie Hamburg steht ein zunehmender Schweregrad der Aphasie aufgrund ausgeprägterer Läsionen in Korrelation mit dem Schweregrad von

Arbeitsgedächtnisstörungen und folglich weisen Pat. mit schwerster Aphasie auch ausgeprägtere Defizite im Arbeitsgedächtnis und somit im Rehearsal-System auf. Die Messbarkeit erweist sich jedoch als schwierig. Weitere Studien dazu wären wünschenswert.

Aufgrund der Plastizität neuronaler Hirnstrukturen sind diese Schweregrade erfreulicher Weise nicht starr, sondern können sich durch Spontanremissionen verändern (Berthier, 2005) und es können durch therapeutische Interventionen Fortschritte erreicht werden (vgl. Grötzbach, 2018, S. 20).

Arbeitsgedächtnis und Sprechapraxie

Heidler bestätigt ebenfalls das Vorliegen eines gestörten Arbeitsgedächtnisses (phonologische Schleife) bei Sprechapraxien:

> *... bei Patienten mit Sprechapraxie – hier ist das artikulatorische Rehearsal aufgrund einer Störung in der sprechmotorischen Planung gestört.* (2013, S. 41)

Daraus lässt sich ableiten, dass Pat. mit Sprechapraxie Probleme bei der Aufrechterhaltung eigener verbaler Äußerungen, bei Korrekturversuchen und bei vielfältigen Speicherprozessen haben (vgl. Kap. 2.10).

Bereits in der Diagnostik von Sprechapraxien wird das Nachsprechen eingesetzt, das folglich Speicherfähigkeiten bei den zu untersuchenden Personen voraussetzt (vgl. Kap. 2.10, 3). In vielen therapeutischen Settings werden artikulatorische Nachsprechleistungen gefordert, die sämtlich in Abhängigkeit von gegebenen Speicherfähigkeiten stehen.

Noch nicht sicher belegt, aber wissenschaftlich diskutiert wird die Funktion des Phonologischen Output Lexikons (POL):

> *Einerseits ist es möglicherweise involviert in die artikulatorische Programmierung des Sprechoutputs und in den subvokalischen Rehearsal-Prozess oder aber andererseits ausschließlich in die artikulatorische Programmierung. Diese umfasst bspw. den Abruf der phonologischen Elemente und ihre Anordnung zu Silben, was kontextuell durch segmentale Faktoren (*z. B. *Koartikulationsprozesse) oder prosodische Faktoren (*z. B. *Syntax) beeinflusst wird.*
> (Heidler, 2013, S. 38)

Diese Annahmen sind von erheblicher diagnostischer und therapeutischer Relevanz und bestätigen die Hypothesen von Lorenz (2017a, b, 2018).

Auch die Hemmung irrelevanter Items (Segmente und Wörter) übernimmt das Rehearsal-System. Können während der Wiederholungsschleifen mitaktivierte Laut- oder Silbenprogramme nicht gehemmt werden, wird das beabsichtigte Enkodierungsprogramm nicht aktiviert.

Ausgeprägte Störungen dieser Inhibitionsleistung sind vermutlich auch mitursächlich für hartnäckige Automatismen und *Recurring Utterances*.

Diagnostische Hinweise auf eine gestörte Hemmung liefern u. a. wichtige therapeutische Hinweise für mögliche bzw. kontraindizierte Übungsfrequenzen pro

Therapieeinheit (vgl. Kap. 3.4, Auswertung SpAT®-Diagnostik). **Die von Lorenz beschriebene Gefahr der unbeabsichtigten Prägung neuer Automatismen durch ehrgeiziges hochfrequentes Wiederholen von Zielstrukturen findet hier ihre theoretische Grundlage (vgl. Kap. 2.10, 2.12, Übungsfrequenz). Zukünftige Forschungsarbeiten werden vermutlich Evidenzen liefern.**

Zeit

Die Verarbeitung von Sprachlauten bei aphasischen Menschen mit Sprechapraxie ist evtl. bereits auf der sensorischen Ebene betroffen. Bereits 1973 belegten amerikanische Studien von Lackner und Teuber Defizite in der zeitlichen Verarbeitung von Sinnesreizen bei linkshemisphärischen Hirnverletzungen. Die eigenen Schallwellen über die Luftleitung (und die Knochenleitung, vgl. Pétursson/Neppert, 2002) zeitlich präzise wahrzunehmen und artikulatorisch mit dem Hörerlebnis abzustimmen, ggf. zu korrigieren, gelingt dann nicht. Nach Pöppel (1997) braucht der Mensch eine intakte Wahrnehmung von „Gleichzeitigkeit" und „Ungleichzeitigkeit", um eine Folge von Ereignissen, wie z. B. Lautfolgen, zu erleben. Die kognitive Fähigkeit, eine Ähnlichkeit zwischen Sinneseindrücken und den Reihenfolgen identifizieren zu können, stellt eine wesentliche Voraussetzung für den Wissenserwerb dar (Hielscher-Fastabend, 2017). Wie bereits im Kapitel über das Selfmonitoring beschrieben, gelingen Selbstkorrekturen nur, wenn der sprachliche Output dem „Original" (Muster) angeglichen werden kann (auditiv und taktil-kinästhetisch). Diese Angleichung ist zeitabhängig.

Häufig hören sich schwer Betroffene nicht, wenn sie sprechen (gestörte Parallelität). Vor allem aber ist der Artikulationsvorgang durch seine enge Gebundenheit an den auditiv-verbalen Kurzzeitspeicher **zeitsensibel.** Die **Kapazität** des Kurzzeitgedächtnisses umfasst unter optimalen Bedingungen 7 +/– 2 kodierte Einheiten (Miller, 1956). Messungen zufolge hat es jedoch nur eine zeitlich sehr begrenzte Speicherfähigkeit: Es kann nur *die* Segmente bzw. Wörter aufrechterhalten, die in **zwei Sekunden** artikuliert sind (Heidler, 2013).

Parallelsprechen und Nachsprechen hängen entscheidend von diesen zeitlich sensiblen Grundlagen ab. Diese Abhängigkeit des Sprechvorgangs vom Faktor Zeit führt u. a. zu den bekannten **Wortlängeneffekten**, sodass sich die Kapazität gemerkter längerer Items reduziert.

Der Wortlängeneffekt wirkt sich auch auf die rezeptiven Verarbeitungsprozesse aus: Längere Wörter bzw. Sätze können schlechter gespeichert, also gemerkt werden. Menschen mit Aphasie verstehen längere Einheiten schlechter (vgl. Kap. 2.14).

Wortlängeneffekte zählen ebenfalls zu einem typischen Symptom leichter und mittlerer Sprechapraxien: In der Spontansprache, in der evozierten Sprache und im Nachsprechen häufen sich bei steigender Silbenanzahl sprechapraktische Symptome (vgl. Kap. 2.5, 2.6).

Gesunde Sprechende artikulieren mit einer durchschnittlichen Artikulationsgeschwindigkeit von 15 Lauten pro Sekunde, in denen 1500 Muskelbewegungen ausgeführt werden (Lenneberg, 1967).

Das Kurzzeitgedächtnis sprachgesunder Personen kann folglich 30 Laute speichern. Bei Sprechapraxien kann dieses Volumen jedoch aufgrund der fehlerhaften Programmierung der zeitlichen und räumlichen Aspekte der Lautbildung nicht erreicht werden. Die Programmierungsabläufe erfolgen erfahrungsgemäß nicht nur unpräzise, sondern verlangsamt.

Unter der Annahme der Verlangsamung bei Sprechapraxien ist bei schweren Sprechapraxien der Faktor „Zeit" evtl. eine Ursache für Totalblockaden und letztlich mitbeteiligt an Aphonien. Weitere Studien dazu wären nötig.

Die Programmierungsversuche benötigen bei ausgeprägten Sprechapraxien, v. a. in Kombination mit schweren Aphasien, vermutlich deutlich mehr Zeit. Anzunehmen ist, dass ein Zeitkontingent des Kurzzeitspeichers von zwei Sekunden bereits unmittelbar aufgebraucht ist, bevor alle notwendigen Lauteigenschaften programmiert werden konnten. Die Ausführung des ersten Artikulationsplans z. B. für die Kieferöffnung bei [h] kann zeitlich noch realisiert werden, nicht jedoch der folgende Artikulationsschritt Luftführung (vgl. Kap. 2.10, 2.14, 3, 4).

Auf ein zeitlich bedingtes Missmanagement von Laut- bzw. Silbenfolgen bei der phonologischen und phonetischen Enkodierung wies Lorenz (2017a, S. 20) hin: *„Die zeitliche Ordnung ist sowohl bei der Bildung von Einzellauten als auch bei der Programmierung von Lautfolgen gestört."*

Bei leichten und mittleren Sprechapraxien zeigen sich z. B. abweichende Phonem-Reihenfolgen, die zu den sprechapraktischen Leitsymptomen zählen: Antizipationen, Metathesen (vgl. Kap. 2.5).

Der limitierende Faktor „Zeit" hat große diagnostische und therapeutische Relevanz (vgl. Kap. 2.9, 2.14).

Gestörte neurophysiologische Prozesse

Der Neurowissenschaftler Roth (2003, S. 171) beschreibt das Kurzzeitgedächtnis als „kreisende Hirnströme" sowie das Langzeitgedächtnis als strukturelle „synaptische Veränderungen".

Hinter den in Grafiken vereinfachten Visualisierungen von Gehirntätigkeiten stehen permanente parallele neurophysiologische Vorgänge.

Alle drei o. g. Modelle zur Sprachproduktion veranschaulichen zwar eine serielle Sprachverarbeitung mit aufeinander folgenden separaten Verarbeitungsschritten, die gewissermaßen abgeschlossen sein müssen, gehen jedoch zugleich von **interagierenden Prozesskomponenten** aus. Reale Hirntätigkeit verläuft in einem komplexen Netzwerk verschiedener neuronaler Schaltkreise aus elektrischen und chemischen Prozessen. Man unterscheidet auf neuronaler Ebene zwischen Aktivierung und Hemmung der Nervenzellen.

Lutz beschrieb den Einfluss neurophysiologischer Prozesse auf die Sprachverarbeitung und bezog ihre theoretischen Grundlagen dabei u. a. aus frühen Arbeiten z. B. von Ashby (1952) und Eccles (1969) sowie Veröffentlichungen von Levelt (1989), Singer (1993) und Pöppel (2006).

Ihre Praxiserfahrungen mit schwer betroffenen Aphasiepat. untermauerten die wissenschaftlichen Erkenntnisse und bestärkten Lutz in der These der besonderen Bedeutung folgender drei Prozesse für das Auftreten aphasischer Reaktionen:

- Aktivierung
- Hemmung
- Parallelität

Um den Rahmen dieser Arbeit nicht zu sprengen, können die umfangreichen Ausführungen von Lutz an dieser Stelle nur verkürzt zusammengefasst werden. Es wird direkt auf die Folgen der gestörten drei relevanten neurophysiologischen Prozesse Bezug genommen und ihre Relevanz für das Verständnis aphasischer und sprechapraktischer Symptome aufgezeigt. Interessierten wird die Originalliteratur empfohlen (Lutz, 2004, 2016).

Nach Lutz lassen sich aphasische Symptome ursächlich durch gestörte neurophysiologische Prozesse der Aktivierung, Hemmung und Parallelität erklären.

Gestörte Aktivierung der neuronalen Netzwerke

Durch Schwankungen in der neuronalen Aktivierung werden nach Lutz diverse sprachverarbeitende Prozesse gestoppt bzw. gehemmt. Bei schweren Störungen ist die Sprachproduktion z. B. vollständig blockiert. Zusätzlich können physische Faktoren wie Müdigkeit und allgemeine Schwäche sowie psychische Faktoren die Aktivierungsdefizite verstärken.

Gestörte Hemmung an den Synapsen

Die sich im neuronalen Netzwerk ausbreitende Aktivierung führt nach Lutz ständig zur Mitaktivierung von Bedeutungen und diese können bei gestörten Hemmprozessen nicht mehr ausreichend inhibiert werden. Sie lassen auf Wortebene Neologismen oder semantische Paraphasien entstehen. Eine unzureichende Hemmleistung auf Satzebene führt z. B. zu Kontaminationen zweier gleichzeitig aktivierter Sätze.

Gestörte Parallelität innerhalb der Neuronenschaltkreise

Nach Lutz wirken sich Parallelitätsprobleme als gestörte synchrone Steuerungsprozesse der Sprachverarbeitung und -produktion aus. Folgende für neurologisch gesunde Personen selbstverständlich mögliche parallele Aufgaben können bei Aphasie nicht mehr automatisiert ausgeführt werden (vgl. Lutz, 2016, S. 8ff.):

- sprechen + die eigene Äußerung verstehen → Pat. hören, was sie geplant haben zu sagen – aber nicht ihre tatsächliche Äußerung.
- zuhören + den eigenen Redebeitrag vorplanen → Pat. benötigen zunächst eine Gesprächspause zum Vorplanen.
- etwas visuell wahrnehmen/betrachten + gleichzeitig zuhören/verstehen
- etwas visuell wahrnehmen/betrachten + gleichzeitig sprechen

Die Fähigkeit, die eigenen beim Sprechen produzierten Schallwellen wieder zu dekodieren, zeigt sich nach Lutz demnach bei schwer betroffenen Pat. beeinträchtigt. Die Sprechenden hören sich selbst nicht, während sie artikulieren.

Die bereits beschriebenen auditiven und taktil-kinästhetischen Selfmonitoring-Prozesse sind bei zeitlich überlappenden motorischen Planungs- und Ausführungsprozessen überfordert. Die chaotischen phonologischen und phonetischen Programmierungen (Automatismen/Paraphasien) werden daher nicht als defizitär wahrgenommen. Was nicht als abweichend realisiert wird, kann keinen Korrekturbefehl auslösen, vor allem nicht, wenn die Mitteilungsabsicht und Semantik noch intakt aktiviert wurden (vgl. Abb. 4, Sprachproduktionsmodell Lorenz). Dann reagiert die Person mit Unverständnis auf ablehnende Reaktionen des Gegenübers.

Kognitionsforschungen zum Arbeitsgedächtnis belegen ebenfalls gleichzeitige Aktivitäten verschiedener Hirnareale, die teilweise weit voneinander entfernt liegen. Aktuelle neuropsychologische Gedächtnismodelle beschreiben die Notwendigkeit paralleler neuronaler Vorgänge.

Störungen der Aktivierung, Hemmung und Parallelität bei Sprechapraxie

In vielen eigenen Studien von Lorenz bestätigten sich die theoretischen Grundlagen und praktischen Erfahrungen von Lutz, auch im Hinblick auf die ursächliche Beteiligung neurophysiologischer Prozesse an sprechapraktischen Symptomen.

Störungen der o.g. neurophysiologischen Prozesse der Aktivierung, Hemmung und Parallelität können auch bei der Entstehung sprechapraktischer Symptome eine große Rolle spielen (vgl. Kap. 2.5, 2.6, 3.4).

Sprechapraxie und Aktivierungsprobleme

Aktivierungsprobleme verlangsamen die phonetische Programmierung. Wie im Abschnitt über das Arbeitsgedächtnis bereits erläutert, wirkt sich der Faktor „Zeit" limitierend auf die Speicherung und den Abruf von Äußerungen aus. Verlangsamte phonetische Planungsprozesse aufgrund unzureichender neurophysiologischer Aktivierung können leichte bis mittlere Symptome wie Sprechinitiierungsprobleme, intrasilbische und intersilbische Sprechpausen verursachen. Ausgeprägte Aktivierungsstörungen machen die sprechmotorische Programmierung unmöglich und führen zu den in den Kapiteln 2.5 bis 2.7 beschriebenen Symptomen, z. B. der Aphonie.

Sprechapraxie und Hemmprobleme

Gestörte Hemmprozesse haben eine nicht adäquate Auswahl an phonologischen und phonetischen Lautprogrammen bzw. Teilprogrammen zur Konsequenz, wie z. B. zeitlich zu früh programmierte Lautparameter (phonetische Entstellungen), Antizipationen sowie Metathesen und Silbenstrukturprozesse (Auslassungen oder Hinzufügungen von Silben).

Ausgeprägte Hemmstörungen verhindern die Inhibition von Automatismen, sodass eine willkürliche Sprechplanung über phonologische und phonetische Programmierungsrouten unmöglich wird.

Sprechapraxie und Parallelitätsprobleme

Wie bereits beschrieben, sind Rehearsal-Prozesse des Arbeitsgedächtnisses an der Aktivierung und Hemmung beteiligt. Die synchrone Programmierung mehrerer sprechmotorischer Programm-Informationen ist demnach abhängig von neuropsychologischen Aspekten.

Sowohl in der abstrakten phonologischen als auch in der konkreten phonetischen Planung der Einzellaute verlaufen parallele Programmierungsprozesse bei der Auswahl und Verknüpfung der korrekten Lauteigenschaften (Lautparameter).

Eine gestörte Parallelität in der einzelheitlichen phonologischen und phonetischen Enkodierung führt evtl. mitursächlich zu den beschriebenen phonetischen Abweichungen und phonematischen Paraphasien (vgl. Lorenz, 2017a).

Lorenz (2017a, 2017b, 2018) geht davon aus, dass Pat. mit schwerster und schwerer Sprechapraxie die zur Artikulation von Einzelphonemen und Silben notwendigen Ausführungsschritte nicht mehr parallel steuern können und daher nur auf ein geringes oder kein Laut- und Silbeninventar mehr zugreifen können.

Diese Annahme führt konsequenterweise zu der Notwendigkeit, die Reorganisation des Laut- und Silbeninventars kleinschrittig und in serieller Abfolge von Teilschritten vorzunehmen sowie die zeitliche und räumliche Koordination der Bewegungen willkürlich zu führen. Ausführlicher wird dieses Vorgehen in den Kapiteln 2.10 und 3 begründet sowie in den Kapiteln 4 und 5 dargestellt.

Auch koartikulatorische Prozesse setzen vermutlich die gleichzeitige Berücksichtigung der Anpassungsinformationen benachbarter Laute voraus und können nicht parallel vorgenommen werden. Störungen der Synchronizität lösen Schwächen oder Blockaden der Koartikulation aus.

> *Die parallele Steuerung der Lautparameter Kieferöffnung, Lippenrundung und -spreizung, Zungenposition, Luftführung und Stimmgebung ist für den Patienten zu Beginn der Therapie nicht möglich.* (Lorenz, 2017a, S. 19)

Schwerste Ausprägungen von Parallelitätsproblemen machen jegliche Artikulation unmöglich (vgl. Kap. 2.6).

2.10 Lernen

Wie bereits dargestellt, ist unser „Universum Gehirn" keine starre Struktur. Die Fähigkeit zur Neuroplastizität bildet *die* wesentliche Grundlage für neuronales Lernen und folglich für sprachtherapeutische Interventionsmöglichkeiten nach Hirnverletzungen.

Neuronales Lernen

Nach Schlaganfällen oder Schädel-Hirn-Traumata gelingt es dem Gehirn zunächst in Eigenregie, Selbstreparaturen vorzunehmen, auch „Spontanremissionen" genannt. Es wird bisher angenommen, dass diese nur bis zu einem Jahr nach dem kritischen Ereignis stattfinden. Anschließende Veränderungen bzw. Verbesserungen z. B. der Sprach- und Sprechfähigkeit bedürfen folglich einer gezielten Intervention von außen. Eine möglichst früh einsetzende Sprachtherapie kann Spontanremissionen bedeutend beschleunigen, und es wurde beobachtet, dass die größten Effekte einer rehabilitativen Behandlung während dieser Zeit erfolgen. Sprachtherapie unterstützt die strukturelle Re- und Neuorganisation, indem verletzte oder abgestorbene neuronale Strukturen umgebaut werden und benachbarte Zellverbände Funktionen übernehmen.

Aus neurophysiologischer Sicht sind Lernprozesse neuronale Veränderungs- und Adaptationsprozesse, die eng verknüpft sind mit der Ausschüttung neuronaler Botenstoffe und der Umbildung von Synapsen und Fortsätzen.

Lernen wird auch als ein **komplexer kognitiver Prozess** aufeinanderfolgender Schritte beschrieben: Wahrnehmung, Auswahl und Verarbeitung von Informationen, langfristige Speicherung, erneutes Abrufen und Erinnern (vgl. Hielscher-Fastabend, 2017, S. 266). Lerninhalte werden vom Arbeitsgedächtnis ins Langzeitgedächtnis übertragen, indem sie gespeichert bleiben (= Festplatte).

Das Arbeitsgedächtnis funktioniert dabei als zentrale **„Integrationszone des Gehirns"**, indem die Informationen aus der Umwelt zusammen mit solchen des Körpers (z. B. auditive und sensomotorische Wahrnehmung) gesammelt werden. Diese interagieren mit emotionalen und sozialen Wahrnehmungen (vgl. Heidler, 2013, S. 99).

Sprechmotorisches Lernen – Sprechmotorisches Planen lernen

Lernen wird auch definiert als allgemeine „Fähigkeit, sich über die Anwendung von Lernstrategien bzw. Wiederholungen neue Informationen langzeitig anzueignen" (Prosiegel & Böttger, 2007, S. 158).

Bei Erwachsenen mit Hirnverletzungen kann jedoch davon ausgegangen werden, dass Sprache nicht neu erlernt und auch sprechmotorische Prozesse nicht vollständig neu erworben werden müssen. Durch ihren bereits abgeschlossenen Spracherwerb werden Sprache und Sprechen durch therapeutische Interventionen *reorganisiert.* **Die im Verlauf der Hirnreifung erlernten sprechmotorischen Bewegungsmuster können bei Sprechapraxie nicht mehr präzise bis gar nicht mehr „geschaltet" werden – diese „Verschaltungen" sind neu zu koordinieren bzw. zu trainieren (vgl. Kap. 2.2, 2.14).**

Primäres Ziel der Sprechapraxietherapie ist die Reorganisation der sprechmotorischen Planungsprozesse, darin sind sich wohl alle Fachleute einig. Die modellhaften Vorstellungen der hirnorganischen bzw. hirnphysiologischen Wirkweise unterscheiden sich dabei, jedoch nicht divergierend:

SpAT® hat laut Definition der Sprechapraxie als Software-Störung das primäre Ziel, sprechmotorische Planungseinheiten nochmals korrekt zu programmieren. Die Pat. üben sich in der Aktivierung, Hemmung und parallelen Programmierung von phonetischen Eigenschaften, um stabile phonetische Pläne (Programme) aufbauen, abrufen und verbinden (koartikulieren) zu können (vgl. Kap. 2.4, 2.14, 4).

Therapeutisch indizierte Fortschritte werden vermutlich auf der Körperfunktionsebene durch spezifische Lernprozesse in den sprechmotorischen Planungsarealen im frontalen Kortex erreicht (vgl. Kap. 2.3, 2.7, 2.13). Innerhalb dieser sprechmotorischen Netzwerke findet das sprechmotorische neuronale Lernen nach SpAT® auf neurophysiologischer Ebene statt, indem Aktivierungs-, Hemm- und Parallelitätsprozesse wiederholt trainiert werden und diese vermutlich zu strukturellen Veränderungen an Synapsen, Nervenzellen und deren Verbindungen führen und sich als gebesserter artikulatorischer Output äußern.

Dabei verändern sich die neuronalen Netzwerke der drei Funktionskreise der respiratorischen Muskulatur (Atmung), Phonations-Muskulatur (Stimmgebung) und artikulatorischen Muskulatur.

Die intendierten Lernprozesse werden sowohl über explizites (geplantes) als auch über implizites (beiläufiges) Lernen erreicht (vgl. Hielscher-Fastabend, 2017). Dabei wird das Lernen am Modell (Imitation) auch bei Erwachsenen genutzt und das Sprechverhalten über positive Verstärkung bzw. Korrekturen verändert. Wiederholungen und Lernstrategien spielen dabei eine gewichtige Rolle, in Abhängigkeit von individuellen kognitiven Fähigkeiten (Wahrnehmungsabgleich, Aufmerksamkeit, Arbeitsgedächtnis) und sozial-emotionalen Bedingungen (vgl. Kap. 2.11, Resonanz).

Ziegler et al. beschreiben den Terminus *„sprechmotorisches Lernen"* in der Sprechapraxietherapie, definieren es als *„Einschleifen"* spezifischer Sprechbewegungsmuster und empfehlen dabei eine nicht näher bezifferte Anzahl von Wiederholungen einzelner Artikulationsmuster innerhalb einer Sitzung (Ziegler et al., 2020, S. 251; vgl. Kap. 2.12, Übungsfrequenz). Durch hochfrequente „Stimuli" sollen sprechmotorische Planungsareale, die im hinteren Abschnitt des ventrolateralen frontalen Kortex der linken Hemisphäre vermutet werden, beeinflusst werden (ebd. 2020, S. 58). Auf detailliertere neuroanatomische Ausführungen kann im Rahmen dieses Buches nicht eingegangen werden.

Behavioristische Lerntechniken, die ein Reiz-Reaktions-Paradigma befürworten und nach Stimulus-Vorgabe allein auf das beobachtbare sprachliche Verhalten abzielen, sollten keine Anwendung mehr finden, sondern lern- und kognitionspsychologische Grundlagen berücksichtigt werden – im Sinne eines ganzheitlichen Menschenbildes (vgl. ICF). Ein multisensorischer Ansatz wird diesen Kriterien eher gerecht (vgl. Hielscher-Fastabend, 2017, S. 270).

Dieser Aspekt ist auch im Hinblick auf Forderungen nach einer evidenzbasierten Medizin zu beachten. Evidenznachweise lassen sich für Benennleistungen am PC oder reine Nachsprechaufgaben leichter erbringen als für Therapiesettings, die assoziatives Lernen, individuelle Lernstrategien und motivationale Wirkfaktoren integrieren (vgl. Kap. 2.12, 5, 9).

2.11 Einflussfaktoren auf Lernprozesse

Lernprozesse müssen auf noch vorhandene individuelle Fähigkeiten aufbauen und werden dabei von mehreren Faktoren unterstützt bzw. gebremst.

Einige Wirkfaktoren werden im folgenden Teilkapitel zunächst zusammengefasst dargestellt und anschließend wird ihre Bedeutung für Diagnostik und Therapie von Sprechapraxien in Kombination mit Aphasien im Kapitel 2.14 genauer erläutert und in den Kapiteln 3 bis 5 praxisnah vermittelt.

Aufmerksamkeitsfokus

Der Fokus der Aufmerksamkeit nach außen, z. B. auf gehörte Sprache, auf dargebotene Artikulationsbewegungen d. Ther., Bilder oder Schrift hat eine begrenzte Dauer. Auch die nach innen gerichtete Fokussierung der Aufmerksamkeit, z. B. auf taktil-kinästhetische Wahrnehmung der eigenen Artikulation, ist kapazitäts- und zeitlimitiert (vgl. Kap. 2.9, Zeit). Beide Arten des Aufmerksamkeitsfokus zählen zu den Funktionen des aktivierten Arbeitsgedächtnisses (vgl. Heidler, 2013, S. 50).

Spiegelneuronen

Nach Annahme zahlreicher Neuro- und Kommunikationswissenschaftler sind beim Erlernen von Bewegungen, u. a. auch von Artikulationsbewegungen, spezialisierte Zellverbände des fronto-parietal lokalisierten motorischen Systems beteiligt, die sie „Spiegelneuronen“ nennen. Sie sollen in engem Zusammenhang mit dem Brodmann-Areal 46 stehen, das mit dem Arbeitsgedächtnis verknüpft ist (vgl. Roth, 2003).

Die besondere Fähigkeit der Spiegelneuronen bestehe darin, bereits aktiviert zu werden, wenn eine Person andere Menschen eine Bewegung nur ausführen sieht, z. B. durch visuelle Beobachtung einer Sprechbewegung. Diese visuellen Informationen im „Spiegelneuronensystem“ würden in eine passende eigene motorische Reaktion übersetzt.

> *Das Spiegelneuronensystem spielt folglich eine grundlegende Rolle bei der Nachahmung, indem es die beobachtete Handlung motorisch kodiert und auf diese Weise eine Wiederholung ermöglicht.* (Rizzolatti & Sinigaglia, 2018, S. 148)

Lernen durch Nachahmung erfolge mit Hilfe zweier Prozesse:

> *Der erste gestattet dem Beobachter, die nachzuahmende Handlung in die Elemente zu zerlegen, aus denen sie besteht, also den stetigen Fluss der gesehenen Bewegungen in eine Kette von Akten umzuwandeln … der zweite ermöglicht ihm die solchermaßen kodierten motorischen Akte in der geeignetsten Abfolge, damit das Vorbild möglichst getreu nachgebildet wird.* (Rizzolatti & Sinigaglia, 2018, S. 148)

Eine fehlende Kontrolle von Spiegelneuronen nach ausgedehnten Frontalhirnläsionen kann folglich zu einer pathologischen, nicht gehemmten Imitation führen, die als *Echopraxie* bzw. *Echolalie* bezeichnet wird (vgl. Kap. 2.12).

Emotionale Prozesse

Neurowissenschaftler betonen auch Beteiligungen emotionaler Zentren an Lernprozessen (u. a. Roth, 2003).

> *Unser Wahrnehmen, Denken und Handeln ist immer emotionell getönt.*
> (Pöppel, 1997, S. 156)

Emotionale Bewertungen wirken sich auf kognitive Aufmerksamkeitsprozesse aus, sowohl einschränkend (bei Depressionen) als auch aktivierend. Die durch das kritische Lebensereignis ausgelösten diversen Gefühle Freude, Liebe, Trauer, Scham, Nervosität, Angst, Verzweiflung und Hoffnung beeinflussen ebenfalls den therapeutischen Prozess, die Beziehungsqualität (vgl. Resonanz), die Motivation und die Lernerfolge (vgl. Lüdtke, 2002).

Das Limbische System hat sprachaktivierende Funktionen (Lorenz, 2018; Ziegler et al., 2020). Neugier und Begeisterung regen emotionale Zentren wie das Limbische System an, das wiederum das Arbeitsgedächtnis und die Konsolidierung von Gedächtnisinhalten im Langzeitspeicher fördert. Lorenz (2017a, 2017b, 2018) schließt sich aufgrund unzähliger empirischer Beobachtungen den wissenschaftlichen Befunden, u. a. der Überzeugung Andersons, an, nach der ***„das Memorieren die Gedächtnisleistung nur dann verbessert, wenn das Material in einer tiefen und bedeutungshaltigen Art und Weise memoriert wird. Passives Memorieren führt nicht zu einer besseren Gedächtnisleistung …“*** **(Anderson, 2001, S. 179).**

Etwas populärwissenschaftlicher, aber umso eindrücklicher wies der Neurobiologe Hüther in zahlreichen Vorträgen darauf hin, dass Speicherprozesse durch intrinsische Motivation, Sinn und Emotionen gefördert und bedingt werden.

> *Lernen muss unter die Haut gehen.* (Hüther, 2017)

Wir speichern demnach nur, wenn es bedeutsam ist und uns „begeistert“. Nur durch die Aktivierung emotionaler Zentren werden bestimmte Botenstoffe freigesetzt und dadurch das Gelernte in Form von neuronaler Konnektivität und neuaufgebauten Netzwerken verankert. Neuroplastische Botenstoffe bringen diese Umbauprozesse in Gang und wirken wie *„Dünger“* für das Hirn (Hüther, 2016, S. 218).

Resonanz

Einen wesentlichen Einflussfaktor auf Lernprozesse stellt die **Beziehung** zwischen den am Vermittlungsprozess beteiligten Personen dar.

Dem Aufbau einer vertrauensvollen Interaktion mit neurologisch Schwerst- und Schwerbetroffenen gebührt eine besondere Achtsamkeit, nicht nur direkt nach dem kritischen Lebensereignis, sondern in jeder Phase der Genesung. In der ambulanten Rehabilitation besteht eine sprachtherapeutische Begleitung nicht selten über mehrere Jahre. **Sprachtherapie als interaktiver Prozess bedeutet Begegnung.** Im besten Fall entsteht ein lebendiger mentaler Austausch und sie erfüllt zwei wesentliche menschliche Bedürfnisse: Bindung und Selbstwirksamkeit (vgl. Lehofer, 2017).

Die Bereitschaft zur Veränderung ist die Basis, auf der Lernen ermöglicht wird, dafür ist auf beiden Seiten eine zugewandte Offenheit nötig. Lernprozesse finden wechselseitig in einem *„interaffektiven Raum"* statt (Rosa, 2020). Eine von Sympathie- und Empathiefähigkeit getragene Beziehungs-Qualität nennt der Soziologe Hartmut Rosa *„Resonanz-Beziehung"* oder *„resonante Beziehung"*.

Resonanz wird als ein Beziehungsmodus verstanden und als wechselseitige Antwortbeziehung definiert. Resonanztheoretische Aspekte sind auch in der psychotherapeutischen Literatur fest verankert.

Der entfremdete Beziehungsmodus hingegen stellt eine mechanistische Echo-Beziehung (Rosa, 2020, S. 298) dar, die einseitig auf ergebnisorientierte Selbstwirksamkeit ausgerichtet ist (Rosa, 2020, S. 278).

Hansen (2016) betont den zunehmenden Stellenwert partnerschaftlicher Beziehungsgestaltung und beschreibt eine sich wandelnde Rolle der Pat., bestärkt durch wichtige Impulse zu mehr Ressourcenorientierung und Selbstbestimmung mit Einführung der ICF (2001; vgl. Kap. 2.13, 2.14).

Studien belegen, dass Therapieerfolge zu 30 Prozent von Faktoren der therapeutischen Beziehung beeinflusst werden (Hansen & Grohnfeldt, 2021, S. 8; vgl. Kap. 2.12, 9).

2.12 Einflussfaktoren Übungsfrequenz und Therapiefrequenz, Qualität und Leitlinien

Um strukturelle Veränderungen in neuronalen Netzwerken, z. B. in den sprechmotorischen Hirnrinden-Arealen, bewirken zu können, ist ein sich wiederholendes Training erforderlich, darin stimmen alle Fachleute überein. **Konkrete Aussagen über quantitative Übungsaspekte fehlen jedoch, bleiben entweder vage, wirken widersprüchlich und unverständlich, insbesondere, wenn nicht ausreichend nach Schweregraden differenziert wird.**

Grundsätzlich ist zwischen **Übungsfrequenz** und **Therapiefrequenz** zu unterscheiden.

Übungsfrequenz

Um sprechmotorische Muster wieder zu automatisieren, ist eine ausreichende Zahl an wiederholten „Schaltungen" nötig. Uneinigkeit herrscht jedoch noch über das „Wie" (Methode und Art der Wiederholung) und das „Wie viel" (Anzahl der Wiederholungen). Aus den o.g. Ausführungen ergeben sich folgende Theoreme:

- Nach Lutz (2004, 2016) und Lorenz (2012, 2017a, 2017b, 2018) erfolgt in der Aphasie- und Sprechapraxietherapie kein Neulernen von Wörtern, sondern ein systematisches und zugleich kommunikatives Training der Aktivierung, Hemmung und Parallelität, um Zielstrukturen produzieren zu können (vgl. Kap. 2.9, 2.10).
- Die klinische Erfahrung zeigt, dass es mit schwerst und schwer betroffenen Pat. nicht möglich ist, viele artikulatorische Wiederholungen hintereinander durchzuführen, u. a. aufgrund fehlender Aufmerksamkeits- und Konzentrationsressourcen (vgl. Kap. 2.9–2.11).
- Ein Drill von Zielstrukturen birgt zudem die Gefahr der Ausprägung neuer Automatismen (vgl. Lorenz, 2018), die Lernfortschritte dann blockieren (vgl. Kap. 2.10, 2.11).
- Lorenz empfiehlt daher bei schwerst und schwer Betroffenen (vgl. Kap. 2.6, 2.7) folgende Übungsfrequenz, die von Pat. kommunikativ-pragmatisch leistbar ist und Akzeptanz findet:

  Eine Zielstruktur (Laut bzw. eine Lautsynthese) wird unter semantischer Einbettung und mit den spezifischen Hilfen einmal korrekt gemeinsam artikuliert und es erfolgt unmittelbar eine korrekte Wiederholung dieser Zielstruktur in diesem Therapie-Moment.

- Das geübte Realwort taucht dann sowohl in der gleichen Therapieeinheit als auch in folgenden Therapiestunden in allen Modalitäten immer wieder semantisch eingebettet auf, sodass das sprechmotorische Muster (silbische Enkodierungsroute) „in vielen kommunikativen Anlässen gefördert und die selbstständige Wortfindung durch vielfältige Transferideen normalisiert wird.“ (Lorenz, 2018, 177ff.)

  … das wiederholende Einüben erfolgt in vielfältigen Transferideen, die das Zielwort semantisch eingebettet, kommunikativ und in allen Modalitäten von der Patientin / dem Patienten neu fordern. (Lorenz, 2017b, S. 32)
  → Beispiele in den Kapiteln 5.4, 6.4.2, 6.5.6, 6.6.6 u. a.

- Auf diese Weise wird auch einer ungünstigen Tendenz zur Echolalie entgegengewirkt. Echolalien verweisen erfahrungsgemäß positiv auf eine ausreichende phonologische Speicherfähigkeit, können jedoch v. a. Ausdruck einer unzureichenden Inhibitionsleistung der gehörten Wortform, eingeschränkter pragmatischer Steuerung sowie häufig auch unsicherer semantischer Verarbeitung sein.
- Eine starre Angabe von Übungsfrequenzen einer Zielstruktur (Zielwort) kann nicht empfohlen werden, aufgrund der sehr individuellen neuropsychologischen Ausstattung von Pat. (vgl. Kap. 2.9, Arbeitsspeicher).
- Auch aus motivationalen Gründen ist eine „Papageien-Therapie“ zu vermeiden.
- Transfer- und Generalisierungseffekte werden eher erreicht, wenn Zielstrukturen in bedeutsame und individuelle Kontexte integriert werden. Beispiele dafür sind im Kapitel 6 dargestellt und das methodische Vorgehen genau erläutert.

In der Literatur wird z. B. von Ziegler et al. ein wissenschaftlicher Nachweis von Yorkston et al. (1999) angeführt (2020, S. 251), nach dem Pat. *„Hunderte an Reaktionen pro halbstündige Sitzung"* artikulieren sollen. Zur Klärung der Anwendbarkeit dieser Aussage (insbesondere für Pat. mit schwerer Sprechapraxie) wird der folgende Interviewausschnitt zitiert (1999, S. 550):

> *Question (student): „What do you mean by not getting enough responses per session? What is enough?"*
> *Answer (Yorkston et al.): „The number of responses per session will vary from person to person, but generally in a half-hour session, one should get hundreds of responses from the client. It takes less than a second to say a word or a short phrase. It is quite easy to get hundreds of responses in a session, …"*
> (Yorkston et al., 1999, S. 550)

Aus diesem Zitat wird deutlich, dass sich Yorkston et al. nur auf **leichte bis mittelgradige reine Sprechapraxien** beziehen können, wenn sie von einer Artikulationsrate mehrerer Wörter oder sogar Sätze pro Sekunde ausgehen. Sie setzen zudem intakte phonologische Speicherfähigkeiten (Arbeitsgedächtnis) voraus, die bei schweren Sprechapraxien, insbesondere in Kombination mit Aphasien, selten bestehen (vgl. Kap. 2.6, 2.7, 2.10).

Yorkston et al. betonen im Weiteren die Notwendigkeit einer individuellen Abwägung durch Ther. und nennen schließlich **eine Wiederholungszahl von *„perhaps 5 to 7 utterances"*** (1999, S. 549) **bei schwerer Sprechapraxie** (ohne genauere Angaben zur Zielstruktur und zur Art der Durchführung).

Letztlich bleiben auch Ziegler et al. lediglich bei einer vagen Übungsfrequenz-Empfehlung:

> *Zielstrukturen sollten innerhalb einer Therapiesitzung so häufig wie möglich produziert werden, um einen Erwerb und möglichst auch eine Automatisierung von Sprechmustern zu unterstützen.* (Ziegler et al., 2020, S. 252)

Autor und Autorinnen schränken die Gültigkeit der hundertfachen Übungsfrequenz zugleich für Pat. mit schwerer Störung ein, indem sie betonen, dass sie für Patienten mit schwerer Störung zu hoch gegriffen seien und für diese

> *nahezu jede Äußerung eine extreme Herausforderung* darstelle, *so dass meist nur kurze Sprechsequenzen durchführbar sind.* (Ziegler, 2020, S. 251)

In Therapiestudien wird laut Ziegler et al. (2020, S. 252) in Anlehnung an Wambaugh et al. (1998) ein Kriterium von 80 % korrekter Wiederholungen angenommen, damit Wörter als erworben angesehen werden können, wobei nicht ausgeführt oder festgelegt ist, in welcher Gesamtfrequenz pro Therapieeinheit und Gesamtwiederholungsrate insgesamt eine Zielstruktur eingeübt werden sollte.

Empirisch festgelegte Richtwerte zur Übungsfrequenz existieren bisher weder für Sprechapraxien noch für Aphasien (vgl. Ziegler et al., 2020, S. 251). Auch die Veröffentlichungen von aktuellen Forschungsergebnissen bleiben insgesamt für die Praxis wenig aussagekräftig: *„Die Studie bestätigt somit die Bedeutung der ausreichend hohen Wiederholung von Zielstrukturen.“* (Aichert, 2021, S. 41)

Umso wichtiger ist eine differenzierte Betrachtung des Schweregrads, die Berücksichtigung der individuellen Bedingungen jedes Einzelnen und umso entscheidender ist die Expertise der Therapierenden.

Therapiefrequenz

Auch zur Therapiefrequenz (Behandlungsfrequenz) und Gesamtdauer liegen weder deutsche noch international übereinstimmende gesicherte Empfehlungen vor (vgl. Beushausen & Grötzbach, 2018; Ziegler et al., 2020). Dennoch belegen einige relevante Studienergebnisse (Bhogal et al., 2003; Breitenstein et al., 2017) **die Wirksamkeit „hochfrequenter“ Therapie.** Die Deutsche Gesellschaft für Neurologie (DGN) empfiehlt in ihren Leitlinien zur Rehabilitation aphasischer Störungen eine Therapiefrequenz von 5–10 Stunden wöchentlich (Ziegler und DGN, 2012). **Angaben zur Therapiefrequenz bei reiner Sprechapraxie liegen bis zum jetzigen Zeitpunkt nicht vor, ebenso wenig für Aphasien in Kombination mit Sprechapraxien und daher auch nicht für die bedeutsame Gruppe der Pat. mit schwerer Aphasie und schwerer Sprechapraxie.**

Eine in Deutschland empfohlene und praktizierte Therapiefrequenz von z. B. *einer oder zwei* Therapieeinheiten pro Woche kann den o. g. zahlreichen Einschränkungen und ihren therapeutischen Notwendigkeiten bei ausgeprägten kombinierten Störungen sicherlich nicht gerecht werden. Hierin besteht wahrscheinlich ein allgemeiner Konsens in Praxis und Forschung. Schwer- und schwerstbetroffene aphasisch-sprechapraktische Pat. erhalten nach SpAT® 3- bis 5-mal wöchentlich 60 Minuten oder über 2–3 Wochen täglich 120 Minuten Therapie, in Abhängigkeit von den individuellen Ressourcen.

Qualität/Leitlinien

Aussagen über die Qualität von Lernangeboten bzw. therapeutischen Interventionen bedürfen einer differenzierten Betrachtung aus der jeweiligen Perspektive der beteiligten Personen bzw. Institutionen:

- Perspektive der Betroffenen
- Perspektive der Mitbetroffenen (Angehörige u. a.)
- Perspektive der Therapierenden
- Perspektive der verordnenden Ärzte/Ärztinnen bzw. der gesundheitspolitischen Entscheidungstragenden
- Perspektive der Forschung

Qualitätsbetrachtungen sind gekoppelt an Erwartungen und Anforderungen (hier nur eine mögliche Auswahl):

- Erwartungen/Zufriedenheit/Ziele der Pat.
- Erwartungen/Zufriedenheit/Ziele der Angehörigen u. a.
- Beziehung von Pat. und Ther.

- Beziehung von Angehörigen und Ther.
- fachliches Wissen / Erfahrung / Spezialisierung / Qualifikation d. Ther.
- Engagement d. Ther.
- Qualität der Übungsauswahl / Materialauswahl
- Übungsfrequenz/Therapiefrequenz/Therapiedauer
- sprachlich-kommunikative Therapieerfolge / ganzheitliche Therapieerfolge
- Kostenfaktor im Gesundheitssystem (Budget der Ärzte/Ärztinnen, Vorgabe Kassenärztliche Vereinigung / Krankenkassen)
- Leitlinien von Fachgesellschaften / Forschungsinteressen

Die **Perspektive der Betroffenen und Angehörigen** erhält zwar im Rahmen der Aachener Aphasietage Aufmerksamkeit und eine gewisse Außenwirkung, die Erwartungen und Ziele von Menschen mit schweren Aphasien und Sprechapraxien können jedoch selten eigenständig geäußert und veröffentlicht werden. Über nonverbale Fragebögen, Angehörigenberichte sowie Therapiebeispiele lassen sich die Bedürfnisse und Erfahrungen der primär Betroffenen ansatzweise vermitteln (vgl. Clahsen, 2003; Keller, 2010; Bergmann, 2010; Niedecken, 2013; von Arnim, 2021).

Zur **Qualitätssicherung** hat die Arbeitsgemeinschaft der Wissenschaftlichen Medizinischen Fachgesellschaften (AWMF) die **Erstellung von Leitlinien** initiiert und registriert alle bisher veröffentlichten Leitlinien.

Die Verfassenden der o. g. deutschen Leitlinien zur Rehabilitation aphasischer Störungen nach Schlaganfall bzw. der US-amerikanischen Leitlinien für die Sprechapraxietherapie haben sich laut Ziegler et al. (2020, S. 352) zum Ziel gesetzt, eine Einschätzung der **Effektivität** (Maß an Wirksamkeit) therapeutischer Methoden vorzunehmen. Nachgewiesene **Evidenzen** (Beweise) stehen dabei im Zentrum der Betrachtung sowie auch die **Effizienz** (Wirtschaftlichkeit) (vgl. Kap. 9).

Beushausen & Grötzbach (2018) heben positiv hervor, dass inzwischen vermehrt Sprachther. im Rahmen der Erstellung interdisziplinärer Empfehlungen hinzugezogen werden.

Deutsche Leitlinien für die Rehabilitation sprechapraktischer Störungen stehen noch aus, es wird derzeit auf amerikanische Leitlinien verwiesen (Ziegler et al., 2020). In den Kapiteln 4.1 und 4.2 sind Auszüge der 2000 veröffentlichten Richtlinien für die Rehabilitation von Aphasien und Dysarthrien mit Empfehlungen für die Diagnostik und Therapie sprechapraktischer Störungen aufgeführt. Interessierte werden auch auf die o. g. genannten Literaturen und die DGN bzw. GAB verwiesen.

Im Rahmen der **Evidenzbasierten Medizin** (EBM) wird u. a. das Ziel formuliert, *„das in der Forschung entstandene Wissen in die logopädische Praxis zu transportieren."* Unter Ausschluss aller Störvariablen versucht Forschung, zu allgemeingültigen Aussagen zu kommen und formuliert die Hoffnung, dass Therapierende ihre diagnostischen und therapeutischen Entscheidungen auf der Basis dieses *„aktuell besten Wissens"* fällen (Beushausen & Grötzbach, 2018, S. 18 ff.). Damit wird Forschungswissen als das „beste Wissen" impliziert. Beushausen und Grötzbach zeigen jedoch zugleich auch die Schwächen von Studienergebnissen auf: **Klinische Studien berücksichtigen nicht die individuellen Lebenshintergründe des Einzelfalls, die Expertise der Therapierenden ebenso wenig wie die heterogenen Therapiebedingungen des Praxisalltags.**

Eine **Evidenzbasierte Therapiepraxis** (EBP) sollte daher aus folgenden drei Säulen bestehen (vgl. Beushausen & Grötzbach, 2018):

- therapeutische Expertise
- Präferenzen der Pat.
- wissenschaftliche Belege / Studienergebnisse

Therapiemaßnahmen verfolgen laut EBM das Ziel, den größtmöglichen Nutzen (Therapieerfolg) aufzuweisen. Wissenschaftliche Wirksamkeitsnachweise fehlen jedoch für die meisten sprachtherapeutischen Methoden. Evidenzen von hoher Güte zu erfassen, bedeutet einen großen methodischen Aufwand: Es ist nur schwer realisierbar, eine große und vor allem homogene Gruppe von Pat. innerhalb eines festgelegten Zeitrahmens zu gewinnen. Aus diesem Grund werden zumeist kleine Stichproben bzw. Einzelfallstudien veröffentlicht.

> *Aus einem fehlenden Nachweis kann jedoch nicht geschlossen werden, dass eine bestimmte Methode unwirksam ist …* (Beushausen & Grötzbach, 2018, S. 24)

Evaluationen können auch durch Überprüfungen von Fortschritten am Ende einer logopädischen Einheit stattfinden (z. B. Stundenprotokoll) oder durch eine Verlaufsdiagnostik (vgl. Beushausen & Grötzbach, 2018, S. 225; vgl. Kap. 9).

Qualitätsbewertungen von Angehörigen und den Anwendenden einer Therapiemethode werden in der Forschung vernachlässigt. Hansen und Grohnfeldt (2021, S. 8) weisen zudem darauf hin, dass evidenzbasierende Behandungsempfehlungen ohne den Wirkfaktor „Beziehung“ unvollständig und irreführend sind.

Bewertung von Therapiekonzepten und -verfahren

Im Sinne eines ganzheitlichen Menschenbildes und der Grundlagen der ICF (vgl. Kap. 2.13) ist eine ausschließliche Bewertung von Therapiemethoden nach wissenschaftlicher Effektivität und Evidenz zu vermeiden. Insbesondere sollten die Therapiekonzepte vor Bewertungsprozessen gründlich recherchiert und als Therapieverfahren nicht nur aus der Literatur unvollständig bekannt, sondern in der Praxis erprobt worden sein, bevor Urteile gebildet und diese in Bewertungen veröffentlicht werden (vgl. Ziegler, 2020, S. 330 ff.). Eine Kooperation mit Autoren/Autorinnen der jeweiligen Therapiekonzepte und -verfahren ist für eine neutrale qualitative Einschätzung und die Vermeidung von **Bias** (Voreingenommenheit) unerlässlich. Im Sinne des gemeinsamen Ziels, Pat. in einer kommunikativen und biografischen Krisensituation beste Hilfestellung zu ermöglichen, sollte ein kollegialer und respektvoller Umgang zwischen Praktizierenden, Forschenden, Lehrenden aller Berufsgruppen und Verbände selbstverständlich sein.

> *Der Begriff „bias" (Voreingenommenheit) beschreibt jede Abweichung von Studienergebnissen von der wissenschaftlichen Wahrheit. Es handelt sich um einen systematischen absichtlichen oder unabsichtlichen Fehler der Beobachtung, Wiedergabe, Berechnung und Berichterstattung einer Untersuchung, der zu einer wesentlichen Verfälschung oder Veränderung der Ergebnisse führt.* (Beushausen & Grötzbach, 2018, S. 48)

In die Diskussion über Evidenzen und Effizienzen sollte eine ganzheitliche Betrachtungsweise therapeutischer Behandlungen und Wirkfaktoren einfließen, wie sie auch von der ICF verabschiedet wurde (ICF, 2010; vgl. Kap. 2.13, 9).

2.13 ICF in der Sprechapraxietherapie

Seit der Verabschiedung der international verbindlichen Klassifikation der Funktionsfähigkeit, Behinderung und Gesundheit (ICF) durch die Weltgesundheitsorganisation (WHO) wird Gesundheit und folglich auch Krankheit als ***Verflochtenheit bio-psycho-sozialer Faktoren*** beschrieben. Biologische (physiologische) Aspekte werden als ***Einschränkung der Funktionsfähigkeit*** aufgeführt, psychologische und soziale Aspekte des Gesundheitsproblems als ***Behinderung an gesellschaftlicher Teilhabe*** zusammengefasst (vgl. Grötzbach & Iven, 2009, 2014).

Kommunikationseinschränkungen werden demnach durch ***Schädigungen von Körperfunktionen*** (z. B. die Fähigkeit zu sprechen) und von ***Körperstrukturen*** (z. B. des Zentralen Nervensystems) verursacht. Gleichwertige Relevanz haben die Auswirkungen dieser Schädigungen auf den Lebensalltag: Diese Folgen werden durch die Komponenten ***Störung der Aktivität*** *(z. B. Gespräche führen)* und ***Störung der Partizipation*** (z. B. Ausübung der beruflichen Tätigkeit) ausgedrückt und klassifiziert.

Berücksichtigung findet ebenfalls der Lebenshintergrund der Person in Form von sogenannten förderlichen oder hemmenden ***Kontextfaktoren***: Diese werden unterteilt in ***Umweltfaktoren*** (Familie, Freundeskreis, Pflegedienst, Arbeitsplatzbedingungen u. a.) und ***personenbezogene Faktoren*** (Alter, Bildung, Copingmöglichkeiten u. a.).

Die Behandlung von Krankheiten hat seit der Veröffentlichung des Deutschen Instituts für Medizinische Dokumentation und Information (DIMDI) im Jahr 2005 auch in Deutschland eine ICF-basierte Grundlage (DIMDI, 2005). Dieses verpflichtende aktualisierte Beschreibungssystem wendet sich vom einseitigen Blick auf die Symptome ab und stellt den Menschen ins Zentrum der Betrachtung. Die ICF wirkt sich inzwischen zunehmend auf diagnostische und therapeutische Ziele im Rehabilitationsprozess aus: ***Übergeordnetes Ziel therapeutischer Bemühungen ist die Verbesserung der sozialen Teilhabe, der Aktivität und Partizipation.***

Sprechapraktische Symptome in Folge sprechmotorischer Programmierungsprobleme sind der Komponente *gestörter Körperfunktionen* zuzuordnen (vgl. Kap. 2.3–2.6). Ihre Auswirkungen auf *Aktivität und Partizipation* (Teilhabe) im

Alltag werden in den Kapiteln 1, 2.6 und 2.7 detailliert dargestellt. Im Anschluss wird der Zusammenhang zwischen dem **Grad gestörter Körperfunktionen (Schweregrad)** und erlebten Einschränkungen der Aktivität und Partizipation ausgeführt.

Sprechapraxien im Klassifikationsmodell ICF

- **Gestörte Körperfunktion:** Sprechstörung/Artikulationsstörung durch gestörte phonetische Enkodierungsrouten – in Abhängigkeit vom Schweregrad: Sprechundeutlichkeit, Sprechunflüssigkeit, Aphonie
- **Gestörte Körperstruktur:** neuronale Funktionsstörung durch Apoplex, meist linkshemisphärisch
- **Gestörte Aktivität:** mündliche Kommunikation insgesamt – in Abhängigkeit vom Schweregrad: Sprechen und vom Gesprächspartner verstanden werden, Nachsprechen, Parallelsprechen, Lautes Lesen, Telefonieren, Vorträge halten u. a.
- **Gestörte Partizipation/Teilhabe:** Ausübung mündlicher beruflicher Tätigkeiten – in Abhängigkeit vom Schweregrad; Alltagsversorgung (z.B. Einkäufe, Bankbesuche, Wohnungswechsel), Ausübung von Freizeitbeschäftigungen, Aufrechterhaltung von Beziehungen in Familie, Freundschaften, weiteren Kontakten; Knüpfen neuer Beziehungen u. a.

Eine sprachtherapeutische Intervention sollte folglich der personenbezogenen und teilhabe-orientierten Sichtweise der ICF folgen.

Die Kenntnis der Auswirkungen reiner Sprechapraxien und Sprechapraxien in Kombination mit Aphasien auf Aktivität und Teilhabe der betroffenen Person ist von großer Wichtigkeit, um ihre Lebenswirklichkeit und die der Mitbetroffenen annähernd erfassen und ganzheitliche Förderideen in die Behandlungsplanung mit einbeziehen zu können.

Dabei spielt der Schweregrad eine zentrale Rolle, dessen Relevanz in den Kapiteln 2.6 und 2.7 verdeutlicht wurde.

2.14 Konsequenzen für die Sprechapraxiediagnostik und -therapie

Theoretische Grundlagen der Pathogenese, Symptomatik und Einflussfaktoren von Sprechapraxien stellen die Basis für die Entwicklung, Durchführung und Auswertung einer spezifischen Diagnostik und Therapie dar.

Im Folgenden werden die Konsequenzen der in den Kapiteln 1 bis 2.13 dargestellten theoretischen Grundlagen der multifaktoriellen Störung „schwere Sprechapraxie in Kombination mit schwerer Aphasie“ für die Sprechapraxiediagnostik und -therapie ausgeführt.

Konsequenzen für die Sprechapraxiediagnostik

- Ein diagnostisches Verfahren sollte ermitteln, ob und in welchem Ausmaß eine Schädigung der Körperfunktion (Artikulation/Sprechen) vorliegt, ob und welche Aktivität gestört ist und inwiefern die Teilhabe am gesellschaftlichen Leben möglich bzw. beeinträchtigt ist (vgl. ICF).
- Anamnestisch bzw. diagnostisch ist es empfehlenswert, förderliche und hemmende Kontextfaktoren zu eruieren (vgl. ICF).
- Aufgrund der hohen Prävalenz von Sprechapraxien in Kombination mit Aphasien ist eine systematische Diagnostik der Sprechapraxie zu Beginn jeder Aphasietherapie indiziert.
- Bei Sprechapraxien in Kombination mit Aphasien muss eine Sprechapraxiediagnostik das Vorliegen von Sprachverständnisproblemen berücksichtigen. Insbesondere bei zusätzlich bestehenden schwersten und schweren Aphasien sollten die verbalen Handlungsaufforderungen der Diagnostik entweder lexikalisch stark vereinfacht bzw. idealerweise ersetzt werden durch auffordernde, aktivierende Gesten, Mimik und prosodische Elemente d. Ther.
- Die Bestimmung eines Schweregrads ist anzustreben.
- Eine Sprechapraxiediagnostik hat den verschiedenen Schweregraden sprechapraktischer Störungen Rechnung zu tragen: Schwerste und schwere Sprechapraxien in Kombination mit schweren Aphasien lassen sich selten anhand von Kardinalsymptomen der reinen Sprechapraxie erfassen.
- Die Analyse der Spontansprache, evozierter Sprache und die Überprüfung durch Nachsprechen von ein- oder mehrsilbigen Wörtern können mittlere bis leichte sprechapraktische Störungen erfassen, liefern jedoch kaum therapierelevante diagnostische Ergebnisse bei schwersten oder schweren Sprechapraxien.
- Die Annahme zweier gestörter phonetischer Enkodierungsrouten (Levelt-Modell) impliziert die Notwendigkeit zur Diagnostik beider Routen, folglich einer Überprüfung der einzelheitlichen (Lautebene) und der silbischen phonetischen Verarbeitung (Silben, Wörter).
- Zur Ermittlung schwerster und schwerer Sprechapraxien ist eine diagnostische Vorgabe mehrsilbiger Wörter sowie komplexer Silben aufgrund unzureichender zeitlicher Kapazitäten / Arbeitsspeicher ungeeignet.
- Die Prüfitems für schwerste und schwere Sprechapraxien können nur Einzellaute und Koartikulationen (Realwörter) mit sehr begrenzter Phonemanzahl sein.
- Es ist notwendig, die häufig bestehenden kognitiven Aktivierungs- und Speicherprobleme (Kurzzeitgedächtnis/Rehearsal) zu berücksichtigen.
- Ein zeitlich verzögertes „Nachsprechen“ kann bei schwersten und schweren Einschränkungen nicht erwartet werden; Parallelsprechen sollte ermöglicht und positiv gewertet werden, um phonetische Enkodierungsprobleme zu ermitteln und von Speicherproblemen differenzieren zu können.

- Bei ausgeprägten semantischen Einschränkungen, Antriebsminderung und gestörter Aufmerksamkeit ist es notwendig, zum gemeinsamen Artikulieren (Parallelsprechen) zu motivieren, um diagnostische Ergebnisse zu erhalten.
- Da bei 80 % der Menschen nach Insulten gestörte Aufmerksamkeitsleistungen bestehen, sollten Maßnahmen zur Aktivierung der Wahrnehmung und zur deutlicheren Präsentation der Zielstruktur angeboten werden, um diagnostische Informationen erheben zu können.
- Einer fehlenden Akzeptanz *(compliance)* der Pat. gegenüber der Untersuchung aufgrund depressiver Stimmungsanteile oder situativer Verständnisprobleme sollte mit individueller Unterstützung begegnet werden.
- Informationen über die Hör- und Sehfähigkeiten der Pat. sind anamnestisch einzuholen und während der Sprechapraxiediagnostik zu ermitteln.
- Es bedarf eines an Pat. individuell orientierten Abbruchkriteriums, insbesondere bei schwersten und schweren aphasisch-sprechapraktischen Ausprägungen.
- Zur Abgrenzung von sprechapraktischen versus dysarthrischen Symptomen ist mindestens eine Itemwiederholung notwendig (Inkonstanz und Inkonsistenz versus Konstanz und Konsistenz).
- Primär Betroffene und ihre Bezugspersonen sollten über die ermittelten diagnostischen Ergebnisse informiert und über die bestehende Sprach- und Sprechstörung sowie die aus ihr resultierende Behinderung aufgeklärt werden.
- Eine Sprechapraxiediagnostik benötigt Auswertungshinweise und Angaben zur Therapieplanung.
- Sie dient optimalerweise sowohl zur Datenerhebung und zum „Erkennen“ und Einordnen neuronal-begründeter artikulatorischer Reaktionen als auch zum Aufbau eines vertrauensvollen Kontakts im Sinne einer resonanten Beziehung zwischen Ther. und Pat.
- **Ihr übergeordnetes Ziel stellt die Befähigung der Ther. zum Therapieeinstieg dar: zum methodischen Vorgehen, zur Auswahl des individuell geeigneten Therapiematerials mit dem Ziel bestmöglicher Reorganisation der phonetischen Enkodierung und kommunikativ-pragmatischer Fähigkeiten der Pat. im Alltag.**

Konsequenzen für die Therapie der Sprechapraxie in Kombination mit Aphasie

- Da Sprechapraxien nur selten isoliert, sondern assoziiert mit Aphasien auftreten, bedarf es spezifischer Therapieverfahren für diese Störungskombination. Aphasische und sprechapraktische Störungsanteile müssen behandelt und sollten daher parallel therapiert werden, um alle sprachlichen Modalitäten zu rehabilitieren.
- Als übergeordnetes Therapieziel sollte der Aspekt „Lebensqualität“ angestrebt und mit allen Betroffenen besprochen werden. Die Perspektive der Sprachtherapie hat sich von einem engen Verständnis störungsspezifischer Ansätze zu einer ganzheitlichen, lebensweltlichen Betrachtung der betroffenen Menschen erweitert.

- Neben der gemeinsamen Formulierung und Verfolgung sprachlich-kommunikativer Ziele im Alltag werden zu gegebener Zeit berufliche Möglichkeiten thematisiert.
- Alltagspraktische Hilfestellungen und kompensatorische Strategien sollten vermittelt werden sowie stets Transferübungen stattfinden.
- Das therapeutische Vorgehen hat die diagnostisch ermittelten individuellen Fähigkeiten und Einschränkungen als Grundlage der Therapieplanung zu berücksichtigen. Es kann keine „Standard-Therapie" erfolgen (Grötzbach & Iven, 2009, S. 17).
- Der ermittelte Schweregrad der Sprechapraxie drückt die gegenwärtig bestehenden artikulatorischen Fähigkeiten der Pat. aus. Therapeutische Bemühungen sollten folglich das Ziel haben, eine positive Veränderung des Schweregrads zu erreichen (vgl. Kap. 2.6).
- Der Schweregrad der Sprechapraxie und der semantischen Störung sollten bei der Wahl des Therapieverfahrens, des Therapiematerials sowie der Therapiedidaktik berücksichtigt werden.
- Pat. mit ausgeprägten Störungen benötigen mehr Zeit für die rezeptive und produktive Verarbeitung. Therapeutische Anforderungen, Hilfestellungen und Sprechtempo der Ther. müssen sich dem individuellen Tempo der betroffenen Person anpassen (vgl. Kap. 2.9).
- Bei schwerster und schwerer Sprechapraxie können Ther. zunächst kein Nachsprechen erwarten (vgl. Kap. 2.9, Rehearsal). Die Sprechapraxietherapie beginnt mit dem Parallelsprechen; das zeitlich verzögerte Artikulieren wird allmählich kleinschrittig gefördert.
- Schwerst- und Schwerbetroffene benötigen zusätzliche Hilfen, damit ein Parallelsprechen von Einzellauten und ersten Silben gelingt. Ther. brauchen ein Repertoire an Hilfen, die sie situationsangemessen einsetzen können, um die Artikulation zu unterstützen.
- Um ein synchrones Artikulieren zu ermöglichen, wird eine Blickfokussierung der Pat. auf die Artikulatoren d. Ther. benötigt. Hemmnisse wie Scham, Depression oder Ablehnung aus anderen Gründen können zu Therapiebeginn analysiert, thematisiert, minimiert und im Therapieverlauf allmählich abgebaut werden.
- Bestehen Lähmungen oder der Verdacht auf Lähmungen der Artikulatoren, so sind diese bei der Therapieplanung zu berücksichtigen.
- Das Therapiematerial sollte den Arbeitsgedächtniskapazitäten angemessen sein (vgl. Kap. 2.9): Die Zielwörter bei schwerster und schwerer Sprechapraxie sind in ihrer Phonem- und Silbenanzahl kurz zu wählen und diese allmählich zu steigern.
- Bei schwerwiegend gestörten neurophysiologischen Prozessen der Parallelität sind sprechmotorische Programme nur in Teilschritten kleinschrittig und systematisch seriell erlernbar (vgl. Kap. 2.9, 3, 6, Zerlegen in Handlungssequenzen).
- Insbesondere bei ausgeprägten semantischen Einschränkungen sind reine Nachsprechtherapien kontraindiziert.

- Starre Angaben zur Übungsfrequenz (Quantität) sind weder wissenschaftlich belegt noch können sie angemessen sein, beachtet man die o. g. individuell ausgeprägten Bedingungen, Symptome und v. a. Schweregrade.
- Übungsfrequenzen stehen sowohl in Abhängigkeit von Kapazitäts- und Zeitgrenzen des Arbeitsgedächtnisses als auch von emotionalen Prozessen (vgl. Anderson, 2001; Kap. 2.11).
- Bei Pat. mit gestörter Inhibitionsfähigkeit besteht die Gefahr der Ausprägung neuer unerwünschter Automatismen durch hochfrequentes Training gleicher Ziellaute oder Zielwörter.
- Angehörige und nahe Kontaktpersonen sollten über Therapieinhalte, Ziele und Fortschritte informiert und ggf. in *häusliche Übungen* zur Wiederholung eingeführt werden.
- Die von der DGN empfohlene Therapiefrequenz von 5–10 Stunden wöchentlicher Therapie ist auch bei schwerer Sprechapraxie und gleichzeitig bestehender schwerer Aphasie empfehlenswert.
- Interdisziplinäre Kooperationen sind förderlich bzw. notwendig: Bei Verdacht auf bzw. bei offensichtlich bestehenden visuellen, auditiven, emotionalen und kognitiven Therapiehindernissen sind diese differentialdiagnostisch durch Augen- bzw. HNO-ärztliche Untersuchungen sowie neuropsychologische, ggf. neuropsychiatrische Diagnostik abzuklären.
- Mit kognitiven Begleitstörungen ist in der Akutphase nach dem Insult bei den meisten Betroffenen zu rechnen; individuelle Aufmerksamkeitseinbußen, visuelle Einschränkungen und Gedächtnisdefizite sind zu berücksichtigen.
- Die therapeutischen Anforderungen sind flexibel an die vorgefundene tagesaktuelle Situation anzupassen, da zusätzliche Begleitstörungen wie physische Schwäche, Schmerzen, Absencen, Epilepsie, Desorientiertheit, psychische Symptome wie Ängste, depressive und aggressive oder autoaggressive Stimmungsanteile es dem Betroffenen erschweren, sich auf einem konstanten Niveau zu fokussieren (vgl. Kap. 2.9).
- Schwankungen der sprachlichen und kognitiven Leistungen ist mit viel Geduld und nicht wertender Zuwendung zu begegnen.
- Therapieziele und geplante Therapieinhalte müssen von den Sprachther. ständig neu überprüft und adaptiert werden. Überraschende Symptom-Veränderungen durch Spontanremissionen erfordern ebenfalls flexible Anpassungen der Ziele, des Vorgehens, der angebotenen Hilfen sowie des Materials.
- Therapien können bei schweren Störungen aus diesen Gründen selten als standardisierte Intervention erfolgen.
- Individuelle Therapien fördern das Einspeichern von Gedächtnisinhalten über emotionale Prozesse (vgl. Kap. 2.9, 2.10).
- Das therapeutische Vorgehen sollte einen affektiven Raum ermöglichen, in dem Pat. mit Vertrauen, Neugier und Freude lernen können.
- Sprachtherapeutische Interventionen haben als regelmäßige und mitunter langjährige Begegnungen über die sprachlich-medizinischen Lernziele hinaus für die Betroffenen biografische Relevanz.

3 Sprechapraxie Diagnostik

3.1 Diagnostische Ziele und Leitlinien

Die von der Gesellschaft für Aphasieforschung und -behandlung (GAB) und der Deutschen Gesellschaft für Neurotraumatologie und Klinische Neurorehabilitation (DGNKN) entwickelten „Qualitätskriterien und Standards für die Therapie von Menschen mit erworbenen neurogenen Störungen der Sprache (Aphasie) und des Sprechens (Dysarthrie)" aus dem Jahr 2000 enthalten ein paar Angaben bzw. Empfehlungen für die Diagnostik der Sprechapraxie (vgl. Kap. 2.12):

> *In der Diagnostik von Dysarthrophonien und Sprechapraxien verwendet man orientierende Verfahren mit gründlicher Anamnese, intensiver auditiver Befundung und taktiler sowie visueller Untersuchung (Ziegler et al., 1995 Breitbach-Snowdon, 1995). Mit Hilfe von Beurteilungsskalen können die Befunde quantifiziert werden und so ein umfassendes Störungsprofil liefern (z. B. Enderby, 1991).* (GAB/DGNKN, 2000).

Es werden eine ausführliche Anamnese und Fremdanamnese, eine auditiv-phonetische Beurteilung der sprechmotorischen Funktionskreise, Screenings zur Beurteilung kommunikativer Defizite und eine Schweregradbestimmung und Klassifikation der Störung als Sprechapraxie angeraten. Die Leitlinien für die Aphasie- und Dysarthriediagnostik erklären sich dem Internationalen Klassifikationssystem der WHO (World Health Organisation) verpflichtet. Diese Verpflichtung hat als ICF-Orientierung inzwischen eine große allgemeine Anerkennung gefunden.

Diagnostische Fragen

- Welche Körperstruktur ist geschädigt?
- Wie gelingt das Sprechen? Ist die Körperfunktion „Sprechen" beeinträchtigt? Ist das Sprachsystem (alle sprachlichen Modalitäten) mitbetroffen?
- In welchem Maß ist die phonetische Enkodierung, sind die Enkodierungsrouten intakt bzw. betroffen?
- Welche Aktivitätsstörung liegt vor: Welche der mündlichen Aktivitäten Sprechen, Verstandenwerden, Parallelsprechen, Nachsprechen und Telefonieren sind möglich bzw. eingeschränkt?
- Wie stark sind o. g. Körperfunktionen und Aktivitäten beeinträchtigt? Welcher Schweregrad lässt sich ermitteln?
- Wie wirken sich diese Einschränkungen auf die soziale und gesellschaftliche Teilhabe aus?
- Was bzw. wer unterstützt die betroffene Person (unterstützende Bedingungen)? Was erschwert die Kommunikation (hinderliche Kontextfaktoren)?

3.2 Differentialdiagnostik

Sprechapraxien sollten differentialdiagnostisch von Dysarthrien und Aphasien (aphasisch-phonologischen Störungen) abgegrenzt werden. In der Praxis erweist sich dieser Anspruch z.T. als nicht leicht umsetzbar, insbesondere bei schweren Störungen (vgl. Schulte-Mäter & Ziegler, 2002; Lorenz, 2018; Ziegler et al., 2020).

Zwei Kriterien können zur Differentialdiagnostik herangezogen werden.

1. Differenzierung nach Ätiologie

Dysarthrie: isolierte Läsionen des Kleinhirns oder des Hirnstammes; peripheres (Rückenmark, Hirnstamm) und zentrales Nervensystem (Kleinhirn, Thalamus, motorischer Kortex); uni- und bilaterale Läsionen

Sprechapraxie: kortikal, meist unilaterale Läsionen im Versorgungsgebiet der A. cerebri media linkshemisphärisch; auch Inselregion u. a.

Aphasie: kortikal, meist A. cerebri media, und subkortikal (Thalamus, Basalganglien etc.)

Die Lokalisationsthese ist jedoch umstritten, da noch nicht ausreichend belegt ist, ob Sprechapraxien nur nach Schädigung eines spezifischen Hirnareals auftreten können (vgl. Kap. 2.3).

2. Differenzierung nach Symptomen

Sprechapraxie oder Dysarthrie?

Phonetische Abweichungen gelten als typische Symptome mittlerer und leichter Sprechapraxien, treten als charakteristische Merkmale jedoch auch bei Dysarthrien auf. Schwierigkeiten mit **initialen Clustern** sowie **Längeneffekte** bei mehrsilbigen Wörtern kommen sowohl bei sprechapraktischen als auch bei dysarthrischen Störungen vor und eignen sich eher nicht zur sicheren differentialdiagnostischen Abklärung. Die Merkmale „Konstanz und Konsistenz von Abweichungen“ (Dysarthrie) versus „Inkonstanz und Inkonsistenz von Abweichungen“ (Sprechapraxie) sind aussagekräftiger.

Dysarthrie bzw. Paresen der Artikulatoren → konstante Symptome
Die Bewegung kann konstant nicht ausgeführt werden. Die Lautbildung ist nie korrekt möglich, es treten konstante phonetische Abweichungen auf. *Inseln störungsfreien Sprechens* sind nicht möglich, Such- und Korrekturverhalten tritt eher nicht auf.

Sprechapraxie → inkonstante und inkonsistente Symptome
Die Lautbildungsfähigkeiten sind inkonstant und inkonsistent; es zeigen sich korrekte und abweichende Realisationen, z. B. *Inseln störungsfreien Sprechens;* die phonetischen und phonematischen Abweichungen sind qualitativ verschieden-

artig (inkonsistent); artikulatorisches Such- und Korrekturverhalten gilt als Kardinalsymptom.

Phonematische Paraphasien sind typische Symptome aphasischer und ebenfalls sprechapraktischer Störungen, sodass ihr Auftreten keine gesicherte differentialdiagnostische Aussage zulässt.

Fazit: Dysarthrische Symptome bzw. Paresen sind bei massiver Störung in einer Erstdiagnostik nicht sicher von schweren sprechapraktischen Symptomen zu differenzieren, da bei schwerster und schwerer Störung weder Spontansprache, Evoziertes Sprechen, Nachsprechen noch Lautes Lesen möglich sind. Ohne Wörter keine Paraphasien. Auch zeigt sich bei ausgeprägten sprechapraktisch-aphasischen Störungen häufig kein artikulatorisches Such- und Korrekturverhalten (Lorenz, 2012, 2017b).

Sprechapraxie oder Aphasie?

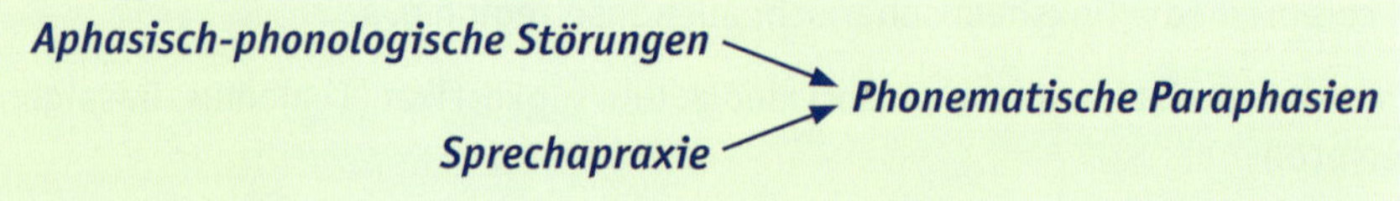

Phonematische Paraphasien (Assimilationen, Metathesen, Substitutionen, Elisionen, Additionen) treten bei Sprechapraxien und bei aphasischen Störungen auf. Differentialdiagnostische Aussagen können daher nicht allein aufgrund der phonematischen Abweichungen getroffen werden (vgl. Lauer & Birner-Janusch, 2010). Aphasisch-phonologische Störungen weisen ebenfalls *Inseln störungsfreien Sprechens*, inkonstante und inkonsistente Abweichungen, phonetische Entstellungen (wenn auch weniger häufig) sowie Selbstkorrekturverhalten auf. Bei reinen Sprechapraxien sollte die phonologische Enkodierung unbeeinträchtigt sein.

Fazit: Aphasisch-phonologische Störungen lassen sich häufig nicht sicher von sprechapraktischen Störungen differenzieren, insbesondere nicht bei ausgeprägten kombinierten Störungen!

Es wird daher an *„statistischen Klassifikationsverfahren"* geforscht, die mit Hilfe zahlreicher Variablen eine gesicherte Differentialdiagnose „Sprechapraxie" erreichen wollen (vgl. Ziegler et al., 2020, S. 141).

Das Vorliegen einer Aphasie hingegen lässt sich durch die Überprüfung des Sprachverstehens sowie der schriftlichen Modalitäten sicher diagnostizieren und von Sprechstörungen abgrenzen, z. B. mittels Aphasie-Check-Liste (ACL, Kalbe et al., 2002).

Alle Untertests, die artikulatorische Leistungen erfordern, wie z. B. Wortgenerierung, Benennen und Lautes Lesen sind jedoch aufgrund fehlender differentialdiagnostischer Trennschärfe zwischen Aphasie und Sprechapraxie problematisch.

Auffälligkeiten in den Untertests Nachsprechen verweisen in jedem Fall auf die Notwendigkeit einer die Aphasiediagnostik ergänzenden systematischen Sprechapraxiediagnostik.

In der Praxis für Aphasietherapie in Hamburg hat sich folgende diagnostische Reihenfolge bewährt:

1. Sprechapraxiediagnostik
2. Aphasiediagnostik

Stellt sich eine sprechapraktische Störung heraus, werden in der standardisierten Aphasie-Diagnostik nur die Untertests zur Beurteilung der rezeptiven Leistungen und das Schreiben nach Diktat gewertet.

3.3 Diagnostische Verfahren

Im deutschen Sprachraum stehen mehrere **systematische Untersuchungsverfahren zur Diagnostik von Sprechapraxien** zur Verfügung, die in diesem Kapitel dargestellt und im Hinblick auf ihre Einsatzfähigkeit je nach Schweregrad der Störung beleuchtet werden sollen. Aufgrund der Schwerpunktsetzung dieses Buches wird die SpAT®-Diagnostik umfassender ausgeführt.

Um möglichst natürliche Gesprächsbedingungen zu erreichen und die Auswirkungen der Sprechapraxie (+ Aphasie) auf die Alltagskommunikation ermitteln zu können (vgl. ICF), könnten auch **Spontansprachbeurteilungen** einen wesentlichen Teil einer aphasisch-sprechapraktischen Diagnostik einnehmen. Das trifft jedoch nur auf **mittlere bis leichte Störungen** zu, wie auch der Einsatz offener oder spezifischer Fragen. **Spontansprachproben sind bei schwersten und schweren Sprechapraxien in Kombination mit Aphasien so gut wie nicht zu erhalten**, da kaum bzw. keine spontane Sprache produziert werden kann (vgl. Kap. 2.6, Symptome/Schweregrade) und die erfolgten Äußerungen nur bedingt differentialdiagnostisch auswertbar sind. Geschlossene Fragen sind zudem bei schweren aphasisch-sprechapraktischen Störungen ungeeignet. Sie setzen semantische Intaktheit und eine gelingende Ja-Nein-Kommunikation voraus (vgl. Tabelle in Ziegler et al., 2020, S. 179).

Systematische Untersuchungsverfahren der Sprechapraxie (nach Erscheinungsjahr)

- **Hierarchische Wortlisten (HWL)** von Liepold et al., 2003;
  HWL kompakt von Ziegler et al., 2020
- **Untersuchungsbögen** von Lauer & Birner-Janusch, 2007, 2010
- **SpAT®-Diagnostik** von Lorenz, 2012, 2017a, 2024

Hierarchische Wortlisten (HWL)

Die *Hierarchischen Wortlisten* (HWL) von Liepold et al. (2003) waren die erste deutschsprachige, systematische Diagnostik der Sprechapraxie auf Einzelwortebene. Sie sind nur für leichte bis mittelschwere Sprechapraxien geeignet: *„Für Patienten mit schwersten/schweren Ausprägungen der Sprechapraxie sowie für Patienten mit nur dezenten Defiziten bietet der Test allerdings nicht ausreichend geeignetes bzw. sensitives Prüfmaterial."* (Ziegler et al., 2020, S. 182)

Die HWL bestehen aus einem Deckblatt, 16 Wortlisten zum Nachsprechen sowie einem Auswertungsbogen. 48 ein- bis viersilbige Nomen (Realwörter) sowie 48 ein- bis viersilbige Pseudowörter sind nachzusprechen. Diese werden jeweils einmal abgetestet. Die HWL untersuchen die quantitative Nachsprechleistung in Abhängigkeit von der Wortlänge, Silbenkomplexität und Lexikalität. Die Untersuchenden markieren die phonetischen Fehler (PT), die phonematischen Fehler (PM) sowie den gestörten Redefluss (RF) und zählen die korrekten verwertbaren Items. Die jeweilige Fehleranzahl lässt sich anschließend in verschiedenen Grafiken veranschaulichen.

Eine aktuellere verkürzte Testvariante „HWL-kompakt" verzichtet inzwischen auf Pseudowörter und prüft 32 ein- bis viersilbige Testwörter. Bei vier Testwörtern erfolgt eine fünfmalige Wiederholung, um die zuvor nicht berücksichtigte *„Fehlerkonstanz und -konsistenz orientierend zu prüfen."* (Ziegler et al., 2020, S. 183). Insgesamt werden 48 Items vorgegeben. Die Auswertung kann mit einer von Lauer (2010) entwickelten Exceltabelle erfolgen. Die HWL sind im Internet per Download erhältlich (vgl. Literaturliste).

Angabe zur Verwendung: HWL → für leichte bis mittelschwere Sprechapraxien

Untersuchungsbögen von Lauer & Birner-Janusch

Die Autorinnen veröffentlichten in ihrem 2007 erschienenen Fachbuch „Sprechapraxie im Kindes- und Erwachsenenalter" neben einer Diagnostik der kindlichen Sprechapraxie auch eine Diagnostik der erworbenen Sprechapraxie. Die Diagnostik der erworbenen Sprechapraxie bietet zwei Untersuchungsbögen: *„Untersuchungsbogen - Leichte bis mittelschwere Sprechapraxie"* und *„Untersuchungsbogen - Schwere Sprechapraxie"*.

Beide Untersuchungsbögen beinhalten die Überprüfung auf bukkofaziale Apraxie (vgl. *ideomotorische Apraxie* bei Hartje & Poeck, 2006). Dafür werden Pat. 20 bzw. 10 ***nicht** lautrelevante* bukkofaziale Aufgaben verbal bzw. imitatorisch präsentiert: z. B. Nase-Rümpfen, Schmatzen, Zunge-Herausstrecken, Oberlippe-Lecken, Räuspern. Bei mehr als einer fehlerhaften Realisation wird die Diagnose „Bukkofaziale Apraxie" gestellt, Empfehlungen zur Therapie erfolgen nicht.

Der Untersuchungsbogen für leichte bis mittelschwere Sprechapraxie umfasst insgesamt sieben Untersuchungsteile: Spontansprache und Lesetext *(Der Nordwind und die Sonne)* zur Ermittlung der Verständlichkeit (Skala von 0 bis 5), Nachsprechen von ein- bis dreisilbigen Wörtern zur Lautanalyse, Diadochokinese zur Ermittlung der Artikulationsgeschwindigkeit, betontes Nachsprechen von Einzelwörtern und Satzteilen zur Beurteilung der Prosodie, Nachsprechen von Floskeln. Nachsprechen von Drei- und Viersilbern zur Erfassung von Wortlängeneffekten. Protokolliert werden unauffällige Reaktionen, Nullreaktionen und die Art der Parapraxie als Kürzel.

Der kürzere *„Untersuchungsbogen – Schwere Sprechapraxie"* besteht aus vier Teilen:

1. Inspektion Mimik, Lippen, Zunge, Unterkiefer und Gaumensegel (nicht konkreter beschrieben) zur differentialdiagnostischen Abgrenzung zum Störungsbild „Dysarthrie"
2. Überprüfung auf bukkofaziale Apraxie (10 Aufgabenstellungen)
3. Artikulation auf Lautebene mit ausgewählten Einzellauten und Diphthongen; Angabe von stimulierenden Hinweisen, mögliches stimulierendes Bildmaterial (nicht mitgeliefert); taktil-kinästhetische Hilfen sind erlaubt. Art und Abfolge der beobachteten Parapraxien sollen notiert werden. Wenn die Realisation auf Lautebene gut gelinge, *„... sollte die Überprüfung auf Silben- bzw. Wortebene fortgesetzt werden."* (Lauer & Birner-Janusch, 2010, S. 32). Eine Summenspalte zur quantitativen Auswertung der Nachsprechaufgaben ist nicht vorgesehen.
4. Automatisierte Äußerungen zur Ermittlung der Stimulierbarkeit: Hallo! Guten Tag. Wie geht's? Mist! Zahlen (1–10), Wochentage

Angabe zur Verwendung: Untersuchungsbogen von Lauer & Birner-Janusch
→ für leichte bis mittelschwere Sprechapraxien bzw. für schwere Sprechapraxien

SpAT®-Diagnostik

Die SpAT®-Diagnostik ist von Lorenz in ihrem 2012 in erster Auflage erschienenen Fachbuch „SpAT® – SprechApraxieTherapie bei schwerer Aphasie" veröffentlicht worden. Sie ist eine für Pat. mit Sprechapraxie in Kombination mit Aphasie entwickelte systematische Untersuchung, speziell für Menschen mit einer schweren Aphasie erstellt, die kaum verständliche Spontansprache zeigen und bei denen der Verdacht auf eine schwerste bzw. schwere zusätzlich vorliegende Sprechapraxie besteht.

Aufgrund der Schwerpunktsetzung des Buches auf schwere Sprechapraxien und schwere Aphasien soll diese Diagnostik im folgenden Teilkapitel detaillierter dargestellt werden.

Die sich anschließenden Ausführungen und Anwendungshinweise dienen als Therapiemanual. Mit der vorliegenden 3. Auflage (2024) werden nun zusätzlich ein Anamnesebogen, eine Kurzdiagnostik sowie eine erweiterte SpAT®-Diagnostik angeboten. Das Diagnostikmaterial steht über die beigegebenen QR-Codes zum Download zur Verfügung.

Angabe zur Verwendung: SpAT®-Diagnostik → schwerste/schwere Sprechapraxien in Kombination mit schweren Aphasien

3.4 SpAT®-Diagnostik

Hintergründe der Entwicklung und Weiterentwicklung

Da Menschen mit einer schweren unflüssigen Aphasie keine oder eine auf Automatismen bzw. *Recurring Utterances* beschränkte verbale Sprachproduktion zeigen, wurde in der Arbeit mit vielen Betroffenen deutlich, dass sich die in den Kapiteln 2.13, 2.14 und 3.1. genannten diagnostischen Ziele und Diagnostik-Empfehlungen mit den beiden erstgenannten Diagnostikverfahren nicht erreichen lassen. Auch bei flüssiger, aber sehr unverständlicher, neologistischer Sprachproduktion lieferten weder die HWL noch die Diagnostik von Lauer & Birner-Janusch verwertbare Daten, um eine Aussage über sprechapraktische Symptome treffen und eine Behandlungsplanung aufbauen zu können.

Eine Spontansprachanalyse bringt bei o. g. Pat. nur minimale diagnostische Informationen und eignet sich daher wenig zur Differentialdiagnostik „Sprechapraxie versus Aphasie“ (aphasisch-phonologische Störungen). Auch die für Sprechapraxien charakteristischen Kardinalsymptome (vgl. Kap. 2.5, 2.6) waren bei ausgeprägten Störungen nicht beobachtbar. Ohne willkürliche, ohne evozierte und ohne imitierte Wortproduktion sind weder phonematische Paraphasien noch phonetische Abweichungen oder Wortlängeneffekte beobachtbar. Das Nachsprechen von Pseudowörtern stellte sich als semantische Zumutung für alle Beteiligten dar, kontraproduktiv für den Beziehungsaufbau, ohne Therapierelevanz und mit einer alltagsorientierten Vorgehensweise (heute nach ICF) vollkommen unverträglich. Zwei- bis viersilbige Wörter führten zu Nullreaktionen und Stress bei den Untersuchten und zum raschen Abbruch der HWL-Durchführung. Auch die wenigen verbleibenden einsilbigen Nomen konnten nicht zeitverzögert nachgesprochen werden, wie es vorgesehen ist. Die Überprüfung der bukkofazialen Apraxie in dem „Untersuchungsbogen – Schwere Sprechapraxie“ von Lauer & Birner-Janusch, angelehnt an Poeck (2002), untersucht per Definition **nicht** lautrelevante bukkofaziale Bewegungen, sodass diese ohne Therapierelevanz nicht empfehlenswert sind und inzwischen auch in der neueren Literatur kritisiert werden. Eine Untersuchung nichtsprachlicher bukkofazialer Bewegungen, wie z. B. Räuspern, Zischen, Wangen aufblasen oder Lecken der Oberlippe, hat wenig therapeutische Relevanz und ein reines Training der orofazialen Bewegungen ist auch nach Poeck nicht beabsichtigt, da die Lautbildungsaspekte „Stimmgebung“ und „Luftführung“ unberücksichtigt blieben und keine Transfereffekte für die Artikulation erreicht würden.

U. a. die folgende eindrückliche Bemerkung einer Angehörigen im Anschluss der Überprüfung der bukkofazialen Apraxie nach Poeck (Hartje & Poeck, 2006) führte Lorenz zu der Einsicht, eine therapierelevante Diagnostik entwickeln zu müssen: *„Ich habe eine Frage. Ich bin doch froh, dass mein Mann nicht schmatzt. Sie wollen ihm doch bitte nicht das Schmatzen beibringen!?“* Aus förderdiagnostischer Sicht werden bei SpAT® daher gezielt die Bewegungen überprüft, die Lautbildungsrelevanz aufweisen und folglich auch therapierelevant sind.

Und dennoch wird eine differentialdiagnostische Abgrenzung der sprechapraktischen Symptome gegenüber einer Dysarthrie/Lähmung gebraucht, insbesondere wenn keine Berichte über Läsionsorte und Hirnnervenbefunde vorliegen (vgl. Kap. 3.2). Eine reine Mundinspektion ohne Auswertungs- und Behandlungshinweise ist jedoch dabei wenig hilfreich, sodass Entwicklungsbedarf bestand.

Automatisiertes Sprechen von Begrüßungen wie „Hallo" oder das automatisierte Zählen von Zahlenreihen war den von Lorenz u. a. untersuchten Betroffenen allen nicht möglich.

Es wurde deutlich, dass für ausgeprägte Sprechapraxien in Kombination mit ausgeprägten Aphasien keine passende spezialisierte und therapierelevante Diagnostik und Differentialdiagnostik vorlag.

Auf Grundlage dieser Ernüchterungen, der täglichen präzise beobachteten Reaktionen von schwer betroffenen Pat., dem von vielen klinisch und ambulant tätigen Ther. geäußerten dringenden Bedarf nach einer **therapierelevanten Diagnostik** sowie dem intensiven Wunsch, die primär Betroffenen und Mitbetroffenen wieder in Kommunikation miteinander zu bringen, entstanden die SpAT®-Diagnostik und -Therapie.

Die inzwischen anachronistische bukkofaziale Apraxiediagnostik musste ersetzt werden durch eine Untersuchung lautbildungs*relevanter* bukkofazialer Bewegungen. Beide phonetischen Enkodierungsrouten (vgl. Levelt-Modell) sollten untersucht, dabei die Fähigkeit zur Eigenwahrnehmung und zur Selbstkorrektur beobachtet und die neuropsychologischen Begleitstörungen berücksichtigt werden (vgl. Modell Lorenz). In der SpAT®-Diagnostik der 3. Auflage wird nun zwischen der Fähigkeit zum Parallelsprechen (p) und zum Nachsprechen (n) (Speicherfähigkeit) differenziert und dieses jeweils protokolliert; beide Fähigkeiten werden gewertet.

Die erfreuliche Zunahme der sprechmotorischen Fähigkeiten bei den nach SpAT® behandelten Pat. machte eine Weiterentwicklung der SpAT®-Diagnostik um einsilbige Wörter mit steigender Phonemanzahl bzw. Silbenkomplexität (Wortgruppe 1, 2 und 3) sowie zweisilbiger Zielwörter im Sinne einer **Qualitätskontrolle** wünschenswert (vgl. Erweiterte Diagnostik). Diese bietet zudem die Möglichkeit, sowohl gezielt geübtes |g| als auch ungeübtes |ug| Wortmaterial mit gleicher Phonem- und Silbenanzahl zu untersuchen und damit **Transfereffekte** zu ermitteln. Die Angabe der Silbenstruktur lässt zudem qualitative Vergleiche zu. Bei zweisilbigen Wörtern können zusätzlich relevante Prosodiemerkmale beobachtet werden (trochäisch oder jambisch).

Für Neupat., die im Anamnesegespräch bereits reduzierte, aber verständliche Äußerungen zeigen, sowie für Pat. mit gebesserten sprechmotorischen Fähigkeiten wurde die *SpAT®-Kurzdiagnostik Ein- und Zweisilber* entwickelt, die alternativ zur *Diagnostik der Lautsynthese* durchgeführt werden kann (vgl. Kap. 3.4.7).

Die Anamnese wird als zentraler Teil der SpAT®-Diagnostik verstanden (u. a. Ermittlung von **Kontextfaktoren**), für die ein SpAT®-Anamnesebogen genutzt werden kann, der mit dieser 3. Buchauflage nun veröffentlicht wird.

Die SpAT®-Diagnostik wird als **zielgerichteter Prozess verstanden**, an den sich konkretes, systematisch-therapeutisches Handeln anschließt (vgl. Steiner, 2002). Sie dient in erster Linie dazu, die vorhandenen Fähigkeiten zu erheben und bestehende Einschränkungen zu ermitteln sowohl funktionell (Ebene der Körperfunktion) als auch alltagskommunikativ (Ebene der Aktivität und Partizipation). Sie verfolgt das Ziel einer Therapieplanung im Sinne der übergeordneten individuellen pragmatisch-kommunikativen Fähigkeiten für die betroffenen Pat. Verlaufskontrollen (Vergleichsdiagnostik, Abschlussdiagnostik) bieten Ther. eine professionelle Selbstvergewisserung (objektive Betrachtung) von Therapiefortschritten, die in Gesprächen mit Pat., Angehörigen bzw. im interdisziplinären Team transparent gemacht werden können.

Diese Evaluationen können auch als **Evidenznachweise** der Therapie genutzt und in zukünftigen wissenschaftlichen Arbeiten und Studien zum SpAT®-Konzept eingesetzt werden (vgl. Kap. 2.12, 9).

Die SpAT®-Diagnostik möchte zudem durch eine persönliche, empathisch-förderdiagnostische Grundhaltung während der Durchführung von Beginn an Vertrauen schaffen, im Sinne einer „resonanten Beziehung“ (vgl. Kap. 2.11).

Ziele und Leistungen der SpAT®-Diagnostik

- Erhebung anamnestischer Daten
- Feststellen, ob eine Sprechapraxie vorliegt oder nicht
- Ermittlung des Störungsschwerpunktes durch die Untersuchung der sprechmotorischen Enkodierungsrouten: einzelheitliche Route (Lautbildung) und silbische/ganzheitliche Route (Lautsynthese)
- Qualitative Ermittlung von intakten und gestörten sprechmotorischen Lautbildungs- und Silbenprogrammen (Koartikulationsfähigkeit)
- Einschätzung des Schweregrads
- Differentialdiagnostische Abklärung, ob zusätzliche Lähmungen bestehen (Dysarthrie)
- Überprüfung der Therapievoraussetzungen: ausreichende Hör- und Sehfähigkeit, Wachheit, Aufmerksamkeitsfokussierung, Blickfokussierung, Imitationsfähigkeit, Motivation, emotionale Situation
- Informationsgewinnung für die Entwicklung einer Behandlungsplanung; Ermittlung des Therapieeinstiegs
- Berücksichtigung aphasischer und neuropsychologischer Einschränkungen
- Einschätzung der Auswirkungen auf Aktivität und Teilhabe
- Aufbau einer „resonanten Beziehung“
- Möglichkeit zur quantitativen und qualitativen Erfassung von Verbesserungen/Veränderungen im Therapieverlauf (Evaluation)
- Gesprächsgrundlage für die Beratung der Betroffenen und Mitbetroffenen

Aufbau der SpAT®-Diagnostik

Die SpAT®-Diagnostik besteht aus fünf Teilen:
1. **Anamnese**
2. **Diagnostik Lautbildungsrelevante Bukkofaziale Bewegungen**
3. **Diagnostik Lautbildung (Einzellaute)**
4. **Diagnostik Lautsynthese (Silben/Realwörter; Koartikulation von zwei Phonemen)**
5. **Diagnostik Blickfokussierung**

Fakultativ: **Kurzdiagnostik (kleinere Auswahl Einsilber Objektnamen Grundprogramm aller Wortgruppen 1–3 und Zweisilber)**

Fakultativ: **Erweiterte Diagnostik (vollständige Auswahl Einsilber Objektnamen Grundprogramm Wortgruppe 1–3 und Zweisilber)**

Durchführungsdauer
- Diagnostik Lautbildungsrelevante Bukkofaziale Bewegungen: **1–2 Minuten**
- Diagnostik Lautbildung mit reduzierter Lautanzahl [a, e, i, o, u, m, l, s, h]: **1–3 Minuten**
- Diagnostik Lautbildung mit vollständiger Lautanzahl: **6–12 Minuten**
- Diagnostik Lautsynthese mit reduzierter Silbenanzahl: 6 Vokal-Vokal-Synthesen und [ma:], [la:], [ha:]: **1–2 Minuten**
- Diagnostik Lautsynthese mit gezielt ausgewählter oder vollständiger Silbenanzahl: sehr individuelle Dauer, **mind. 4 Minuten**

3.4.1 Anamnese

Die Anamnese dient der Erhebung von Basisdaten (Name, Alter, Erreichbarkeit, Bezugspersonen etc.), der Einholung der gesundheitlichen Vorgeschichte (Kritisches Ereignis, Klinik, Reha u. a.) und der Ermittlung von Fremd- und Eigenwahrnehmung zur Gesundheit bzw. Erkrankung. Ther. beleuchten die aktuelle Lebenssituation, fragen nach Auswirkungen der gestörten Körperfunktion auf Teilhabe und Partizipation und bemühen sich, therapierelevante Kontextfaktoren zu ermitteln.

Wann und wie erfolgt die Anamnese?

Anamnestische Informationen können
- vorab von den Angehörigen mit Hilfe eines schriftlichen Anamnesebogens eingeholt werden.
- in einem Telefonat mit Angehörigen zuvor erfragt werden und weitere Berichte erbeten bzw. diese vorab angefordert werden.
- bei einem ersten gemeinsamen Treffen ohne Beisein der betroffenen Person eingeholt werden.
- bei einem ersten gemeinsamen Treffen mit der betroffenen Person und der Bezugsperson gemeinsam kommuniziert werden.

In der Praxis für Aphasietherapie in Hamburg findet ein persönliches Telefonat zum Kontaktaufbau mit den Angehörigen / der wichtigsten Bezugsperson statt und das darauffolgende „Erstgespräch" mit der betroffenen Person und der o. g. Begleitperson. Klinikberichte werden möglichst vorab per E-Mail geschickt oder zum Erstgespräch zur anschließenden Vervielfältigung mitgebracht. Es ist stets empfehlenswert, wenn dieses Erstgespräch direkt von den Ther. selbst durchgeführt wird und kein „Personenwechsel" stattfinden muss.

Der SpAT®-Anamnesebogen (Vorlage s. QR-Code) dient als Strukturhilfe und zur Anfertigung von Notizen während des lebendig gehaltenen Erstgesprächs. Dieses ist am ehesten vergleichbar mit einem „halbstrukturierten Leitfadeninterview" (vgl. Giel, 2002, S. 260). Ther. spricht nach der Begrüßung zuerst die zukünftig zu behandelnde Person an; es wird nicht *über* sie gesprochen, sondern unmittelbar *mit* ihr, der Hauptperson – unabhängig vom Schweregrad der Kommunikationsbeeinträchtigung. Ther. stellt sich vor, erklärt kurz ihre/seine Rolle als Sprachther. und fragt zukünftige Pat. nach relevanten biografischen Informationen (Nachname, Vorname, Alter, Anzahl der Kinder, Alter der Kinder, Vorname der Bezugsperson usw.), sodass sie sich einen raschen Eindruck von spontansprachlichen und nonverbalen sowie semantischen Fähigkeiten machen kann – die Anamnese wird somit gleichzeitig als diagnostischer Teil genutzt. Ther. verwendet gegenüber schwer Betroffenen ausgeprägte Gestik, Mimik und Prosodie sowie schriftsprachliche und graphische Hilfen.

Die betroffene Person wird ebenfalls nach ihrem Befinden, ihren Fähigkeiten und Einschränkungen (Eigenwahrnehmung der Erkrankung, Eigenanamnese), nach Beruf und Interessen gefragt. Dabei werden verschiedene therapeutische Hilfen angeboten (z. B. Zeichnung der Modalitäten, vgl. Abb. 2 und 3). Sprachther. eruiert, über welche kommunikativen Strategien die Person verfügt, ob und welche Hilfen sie aufgreift (versuchtes Schreiben des Nachnamens, Notieren des jeweiligen ersten Graphems, Gesten, Zeichnen, Durchstreichen, Zeigen von Zahlen mit den Fingern).

Anschließend (oder bei Bedarf zwischendurch) wendet sich d. Sprachther. der Begleitperson zu, bittet diese um *ihre* Wahrnehmung der Erkrankung und deren Folgen für den Alltag (Fremdwahrnehmung, Fremdanamnese) und um ergänzende Informationen.

Die Reaktionen der betroffenen Person auf die Sichtweise der Begleitperson werden dabei aufmerksam wahrgenommen und ggf. spiegelt Ther. die unterschiedlichen Wahrnehmungen. Beide werden zu ihren jeweiligen Erwartungen an die Sprachtherapie befragt (Auftragsklärung) und zur Veranschaulichung wird eine Skizze der sprachlichen Modalitäten angefertigt oder es werden die Abbildungen 2 und 3 mit einbezogen (vgl. Kap. 2.5, 2.7).

An die Anamnesefragen kann sich unmittelbar die *Diagnostik Lautbildungsrelevante Bukkofaziale Bewegungen* als erster spezifischer Sprechapraxiediagnostik-Teil anschließen, ggf. auch noch mit der *Diagnostik Lautbildung* begonnen werden, je nach Zeitkalkulation und Aufmerksamkeitsfähigkeit der betroffenen Person. Am Ende des Erstgesprächs wird der Folgetermin verabredet. Pat. wird das Terminblatt, ein Locher und eine Therapiemappe gereicht, mit der Aufforderung, die Termine einzuheften. Ther. beobachtet dabei autonome bzw. handlungsapraktische Reaktionen von Pat. und gibt so weit wie nötig Hilfestellungen. Ther. verdeutlicht den zumeist etwas überraschten anwesenden Personen anhand dieses Beispiels, wie sich das Einüben und Gelingen selbstständiger Handlungen im Alltag positiv und ermutigend auswirkt und gibt ihnen mit dieser ganzheitlichen Anregung eine erste gemeinsame *häusliche Übung*.

3.4.2 Durchführungshinweise SpAT®-Diagnostik

Abbruchkriterien

Ausschluss- bzw. Abbruchkriterien für alle diagnostischen Teile: geschlossene Augen; keine erreichte Kopfkontrolle; Blindheit.

Zusätzliche Ausschluss- bzw. Abbruchkriterien für die *Diagnostik Lautbildung* und *Diagnostik Lautsynthese:* starke Schwerhörigkeit, Taubheit, ausgeprägte motorische Unruhe, fehlende Impulskontrolle und stark eingeschränkte Vigilanz.

Die *Diagnostik Lautbildungsrelevante Bukkofaziale Bewegungen* wird erst begonnen, wenn eine kurze Blickfokussierung auf die Artikulatoren der Ther. möglich ist. Unterbrechungen sind ggf. erforderlich, um die nötige visuelle Aufmerksamkeit erneut zu erreichen oder starke Perseverationen zu hemmen; individuelle Hilfestellungen sind dabei erwünscht, wie z. B. verbale und gestische Hinweise, ggf. Ablenkung (vgl. Kap. 3.4.3, Abb. 7, Abb. 10).

Die *Diagnostik Lautbildung* wie auch die *Diagnostik Lautsynthese* können und sollten bei schwer betroffenen Pat. nicht in einer Sitzung vollständig durchgeführt werden, da eine Überanstrengung die Ermittlung der sprechmotorischen Fähigkeiten beeinträchtigen und Gefühle von Frustration und Ablehnung provozieren würde. Das Abbruchkriterium ist folgerichtig: *individuelles Anstrengungsverhalten*. Dieses ist abhängig von neuropsychologischen Ressourcen (Konzentrationsfähigkeit, Ausdauer, Vigilanz, Krankheitswahrnehmung, Motivation u. a.) und daher nicht pauschal festlegbar. Die Diagnostikteile werden in der folgenden oder den folgenden Sitzungen fortgeführt und das Datum hinter dem jeweiligen Zielwort notiert. Die untersuchende Person beendet die Diagnostik, sobald die betroffene Person Anstrengungsverhalten zu zeigen beginnt, mit einer verständnisvollen Bemerkung, z. B. derart: *„Das ist anstrengend, ja, ich brauche auch eine Pause, das reicht für heute, danke*!" (vgl. Kap. 3.4.5). Bei ausbleibenden Anstrengungsreaktionen fragt sie dennoch vorsichtig nach, unterstützt von Mimik und Gestik, z. B. derart: *„Können Sie noch weiter? Geht es noch?"* oder: *„Pause? Stopp?"*

Allgemeine Durchführungs- und Auswertungshinweise

Die untersuchende Person (Ther.) trägt den Namen der untersuchten Person ein, notiert das Datum und markiert, ob es sich um eine Erstdiagnostik oder Vergleichsdiagnostik handelt. Ther. schaut die betroffene Person direkt an, und gibt die lautbildungsrelevante bukkofaziale Bewegung vor, beobachtet die Imitation und notiert diese im Protokoll. Um qualitative Informationen zu erhalten, wird die jeweilige Realisation entweder orthographisch oder in phonetischer Umschrift mit Diakritika in den Spalten „Imitation 1" und „Imitation 2" notiert. Gelungene Imitationen werden sofort durch das Symbol + markiert, abweichende bzw. nicht gelungene durch das Symbol –, und Selbstkorrekturen erhalten das Symbol ~. Realisierte artikulatorische Teilschritte (z. B. Kieferöffnung vorhanden = KÖ +) sollten zusätzlich notiert werden. Alle weiteren Beobachtungen können unter „Anmerkungen" festgehalten werden.

Imitation 1 und Imitation 2 werden unmittelbar hintereinander durchgeführt. Die Wiederholung wird eingeleitet mit den Worten: ***„Und nochmal …"***

Es ist empfehlenswert, die Beobachtungen für Pat. nicht direkt sichtbar zu notieren, also z. B. mit Klemmbrett auf dem Schoß. So bleibt die visuelle Aufmerksamkeit auf die Artikulatoren erhalten und wird nicht auf das Schreiben gelenkt.

Ther. fordert Pat. verbal und gestisch vor jedem Diagnostikteil zum Blick auf die Artikulatoren auf. Ther. und Pat. führen die Zielstruktur entweder zeitgleich (parallel) oder nacheinander aus. Die Fähigkeit der Nachzeitigkeit (nachgesprochen) wird in der Spalte |n| durch ein /n/ markiert, parallel ausgeführte Realisationen werden in der Spalte |p| durch ein /p/ markiert. (Das Ankreuzen ist in diesen Spalten eher ungünstig, da es zu Verwechslungen mit den eingetragenen Plus-Symbolen + in den Spalten Imitation 1 und Imitation 2 kommen kann.)

Falls während der Untersuchung nötig, wird die Blickfokussierung auf den Mund von Ther. durch verbale, gestische und eine kurze Berührung am Arm zurückgelenkt (vgl. Kap. 3.4.6, Abb. 14).

In der *SpAT®-Diagnostik der Lautbildung und der Lautsynthese* sowie der *Kurzdiagnostik* und *Erweiterten Diagnostik* besteht zusätzlich die Möglichkeit, zwischen ungeübtem Laut bzw. Lautsynthesen/Wörtern |ug| und geübtem Laut bzw. Lautsynthesen/Wörtern |g| differenziert zu protokollieren, indem in der jeweiligen Spalte ein Kreuz gesetzt wird. **Spezifische Auswertungshinweise und Beispiele sind in den Beschreibungen des jeweiligen Diagnostikteils zu finden.**

Verhalten bei Perseverationen

Wiederholt Pat. ungewollt die vorige Zielstruktur, weist Ther. darauf hin oder lenkt ab, um die eingetretene Blockade zu unterbrechen und die gewünschten diagnostischen Informationen anschließend zu erhalten. Perseveriert also Pat. die zuvor imitierte Bewegung bzw. Laut oder Lautsynthese, macht Ther. darauf aufmerksam, dass etwas Neues kommt (auf den eigenen Mund zeigend).

> Ther.: *„Schauen Sie nochmal ganz genau, jetzt kommt etwas Neues."* bzw.
> *„Schauen Sie und hören Sie nochmal ganz genau, jetzt kommt etwas Neues."*

Sollte Pat. weiterhin perseverieren, wird Pat. von der Imitation abgelenkt, indem Ther. etwas zu trinken anbietet, das Fenster zum Lüften öffnet, den Bleistift anspitzt o. ä. Anschließend wird erneut zur Imitation aufgefordert.

Therapeutische Haltung / Umgang mit Widerständen, Emotionen und fehlender Blickfokussierung

Nicht selten zeigen sich in diesen ersten gemeinsamen Settings bei Schwerst- und Schwerbetroffenen emotionale Reaktionen wie Schamgefühle, traurig-depressive Reaktionen, auto-aggressive Bewertungen oder auch aggressive Ablehnungen gegenüber der Aufgabe. Diese sollten unmittelbar von Ther. verständnisvoll verbalisiert werden, um eine vertrauensvolle Arbeitsbeziehung entstehen zu lassen. Die Wichtigkeit der Blickfokussierung für den Therapieprozess wird thematisiert (vgl. Auswertung *Diagnostik der Blickfokussierung*) und mit ihm die „Rollen" von Ther. und Pat. veranschaulicht. Insbesondere Schwerst- und Schwerbetroffene zeigen aufgrund mangelnder Krankheitswahrnehmung Widerstände und benötigen eine empathische, aber klare Haltung und Zielformulierung gleich zu Beginn des Therapieprozesses. Vereinfachte, aber erwachsenengerechte Erklärungen, prosodisch, gestisch und mimisch unterstützt, fördern dabei das häufig noch stark eingeschränkte Sprachverständnis, Vertrauen sowie die notwendige Kooperationsbereitschaft.

Pat. sollen erleben, dass ihnen die zukünftigen Ther. nicht unpersönlich testend begegnen, sondern nach bestehenden Fähigkeiten suchen und nach Gründen für die artikulatorische Problematik forschen. Sie sollen ermutigt werden, gemeinsam mit ihren Ther. artikulatorisch aktiv zu werden, ohne Perfektionsanspruch, unter der wohlwollenden genauen Beobachtung, im Sinne einer Förderdiagnostik.

3.4.3 Diagnostik Lautbildungsrelevante Bukkofaziale Bewegungen

Aufgaben	Imitation 1	Imitation 2	Perseveration	Substitution	Reden statt Imitation	Stimm-beteiligung
Mund öffnen/schließen	[aʊvaɪa] —	[aʊvaɪa] —		/	2x [aʊvaɪa]	2x trotz vH
Zähne zusammenbeißen	[aʊvaɪa] —	guckt ratlos nach vH —	/	/	1x [aʊvaɪa]	1x 1x gehemmt

ABB. 7 *Beispiel Herr Meyer*

Aufgaben	Imitation 1	Imitation 2	Perseveration	Substitution	Reden statt Imitation	Stimm-beteiligung
Lippen breit	rundet —	nur links +	rundet 1x	/	/	/
Zunge oben hinter die Schneidezähne	Kö+ —	+	/	/	/	/

ABB. 8 *Beispiel Frau Schmidt*

Die *Diagnostik Lautbildungsrelevante Bukkofaziale Bewegungen* findet nach SpAT® bis auf Ausnahmen stets im Erstgespräch statt, sie kann nach Bedarf als Vergleichs- oder Abschlussdiagnostik wiederholt werden.

Was wird untersucht?

Dieser erste spezifische Diagnostikteil nach der Aufnahme anamnestischer Daten prüft die Imitationsfähigkeit sprechmotorischer Bewegungen mit Lautbildungsrelevanz. Untersucht wird die Programmierungs- und Ausführungsfähigkeit von Kiefer-, Lippen- und Zungenbewegungen. Mit Hilfe der getroffenen Auswahl untersucht sie die zur willkürlichen Realisierung und Korrektur von Lauteigenschaften notwendigen bukkofazialen Bewegungen: Kieferöffnung, Kieferschluss, Okklusion, Lippenschluss, Lippenrundung, Lippenspreizung, Zungenelevation, Zungenplatzierung am Mundboden. Mit Hilfe von zwei Imitationen wird eine differentialdiagnostische Abgrenzung zur Dysarthrie beabsichtigt: Geprüft wird „Konstanz versus Inkonstanz" sowie „Konsistenz versus Inkonsistenz". Beobachtet und ausgewertet werden ebenfalls Perseverationen (Hemmproblematik), Substitutionen (motorische Programmierungsfehlleistungen), Reden statt Imitation (Hemmproblematik) und Stimmgebung (Hemmproblematik, zugleich Fähigkeit zur Stimmgebung). Diese liefern Hinweise auf Ursachen der motorischen Programmierungsabweichungen (vgl. Kap. 2.4, 3.4.3, Auswertung).

Ziel dieser Diagnostik ist es zu ermitteln, ob bereits **lautbildungsrelevante Bewegungsmuster gestört sind**, die in der Programmierung der Lautparameter-Reihenfolge eines Phonems ganz am Anfang stehen, vor der Luftführung und Stimmgebung. ***Bei schweren sprechapraktischen Störungen zeigen Erfahrungswerte von Lorenz Zusammenhänge zwischen der Programmierungsstörung lautbildungsrelevanter bukkofazialer Bewegungen und der Programmierungsfähigkeit von Einzellauten.***

Luftführung und Stimmgebung sind nach SpAT® Parameter, die von Pat. zusätzlich zur Bewegung zu programmieren sind (vgl. Kap. 2.8, 2.9). Können Pat. die in dieser Diagnostik geforderten o. g. Kiefer-, Lippen- und Zungenbewegungen nur eingeschränkt oder gar nicht imitieren, ist erfahrungsgemäß eine gezielte Lautproduktion mit paralleler Steuerung der Luftführung und Stimmgebung häufig ebenfalls gestört und eine Anbahnung von Lauten erschwert.

Die SpAT®-*Diagnostik Lautbildungsrelevante Bukkofaziale Bewegungen* distanziert sich entschieden von der „traditionellen" Überprüfung der Bukkofazialen Apraxie, die laut Definition „*nicht* lautrelevante bukkofaziale Bewegungen" testet (vgl. Hartje & Poeck, 2006; Lorenz, 2017a, 2018), keine Therapierelevanz aufweist und inzwischen auch in einigen anderen Fachliteraturen übereinstimmend als nicht mehr empfehlenswert gilt (vgl. Ziegler et al., 2020).

Entwickelt für Menschen mit ausgeprägten Aphasien und Sprechapraxien, setzt die SpAT®-Diagnostik weder ein intaktes Sprachverständnis voraus, noch möchte sie dieses prüfen und verzichtet daher bewusst auf verbale Handlungsanweisungen. Es werden gestische, mimische und verbale Hilfen gegeben, um die zu untersuchende Person zu ermutigen, imitatorisch zu reagieren.

Willkürliche Artikulationsbewegung	Lautbildungsrelevanz
Mund öffnen und schließen	relevant für alle Laute = Kieferöffnung/Kieferschluss
Zähne zusammenbeißen	relevant für die Laute [s], [z], [ts], [ʃ] für die Phonemanbahnung erforderlich
Lippen rund	relevant für die Laute [o:], [u:], [ʃ]
Lippen breit	relevant für die Laute [e:], [i:], [ç], [j], [s], [z]
Zunge oben hinter die Schneidezähne	relevant für die Laute [l], [n], [t], [d], [r]
Zunge unten hinter die Schneidezähne	relevant für alle Vokale: [a:], [e:], [i:], [o:], [u:]; [ç], [x], [k], [g], [R], [h]

ABB. 9 *Bukkofaziale Bewegungen mit Lautbildungsrelevanz*

Die *Diagnostik Lautbildungsrelevante Bukkofaziale Bewegungen* ist aus mehrdimensionaler Sichtweise von diagnostisch-therapeutischem Wert:

- Vorhandene Software zur Willkürmotorik/Lautbildungsrelevanz, Teilschritte der Phonem-Programmierung abklären
- Differentialdiagnostische Informationen erhalten: Konstanz versus Inkonstanz, Konsistenz vs. Inkonsistenz, Lähmungen?
- Ermitteln von Aktivierungs- und Hemmfähigkeit
- Blickfokussierung, Konzentration, Zeitmanagement, *Selfmonitoring* ermitteln
- Widerstände beobachten und besprechen
- Vertrauen ermitteln bzw. aufbauen

Diagnostische Fragen

- Kann Pat. die auditive Aufmerksamkeit in Richtung von Ther. richten?
- Versteht Pat. mit Hilfe von Gestik und Mimik die Aufforderung zur Imitation (Situationsverständnis)?
- Kann Pat. die Blickfokussierung auf die Artikulationsorgane von Ther. richten?
- Kann sie dort während der Untersuchung über mehrere Aufgaben gehalten werden?
- Zeigen sich Einschränkungen der Blickfokussierung?
- Muss die Blickfokussierung verbal und gestisch mehrmals oder nach jeder Aufgabe neu aktiviert werden (= eingeschränkte Blickfokussierung)?
- Sind organische Ursachen bekannt oder bemerkbar: fehlende Kopfkontrolle, inkompletter Lidschluss, Hemianopsie, Neglect, Doppelbilder, andere Seh-einschränkungen?
- Trägt Pat. eine Brille bzw. ist eine vorhanden?

- Ist bereits eine Augenuntersuchung postmorbid erfolgt?
- Sind neuropsychologische, motivationale, emotionale Ursachen für die eingeschränkte oder fehlende Blickfokussierung beobachtbar: eingeschränkte Konzentration, Nervosität, emotionale Widerstände / Ablehnung der Aufgabe, fehlender Mut, Traurigkeit, depressive Verstimmung, Angst, Scham?
- Besteht der Verdacht auf Demenz?
- Imitiert Pat. zeitlich verzögert oder parallel?
- Zeigt sich eine Perseverationstendenz? Kann diese durch verbale, gestische Hinweise gehemmt werden?
- Gelingt die Hemmung nach Ablenkung (Getränkeangebot, Fensteröffnen o.ä.)?
- Ist eine taktil-kinästhetische Selbstwahrnehmung zu beobachten: Selbstkorrektur, Nicken, Gesten, positive oder negative Eigenbewertung, Fragen?
- Ist der Zahnstatus von Pat. einzusehen: Zähne, Prothese, Hygiene?
- Zeigen sich unauffällige oder auffällige Kieferöffnung bzw. -schluss: Knacken, Pumpen, geringe Kieferöffnung, Kiefer bleibt offen stehen, Speichelfluss?
- Artikuliert Pat. automatisierte Vokalprogramme bei der Kieferöffnung [a:] bzw. Lippenrundung [o:]?
- Kann er diese nach Aufforderung hemmen, schaltet Pat. die Stimme aus oder leiser?
- Werden die jeweils korrekten Artikulatoren angesteuert oder nicht?
- Zeigt Pat. „Reden statt Imitation"?
- Kann der Redefluss nach verbaler und gestischer Hilfe gehemmt werden und eine lautlose Imitation erfolgen?
- Welche lautbildungsrelevanten bukkofazialen Bewegungen können mindestens 1x realisiert werden?
- Zeigt sich eine einseitige Fazialisparese?
- Sind artikulatorische Auswirkungen der Fazialisparese bemerkbar?
- Wird die Fazialisparese von Pat. bemerkt? Wird sie von den Angehörigen als belastend bewertet (Scham, Außenwirkung)?
- Sind bereits Übungen zum Eigentraining bekannt oder erfolgt?
- Besteht anteriores Speichelleaking und eine Trigeminusschwäche (eingeschränkte orale Sensorik)?
- Welche lautbildungsrelevanten bukkofazialen Bewegungen können beide Male nicht imitiert werden?
- Besteht der Verdacht auf beidseitige Fazialisparese? Gibt es einen Hirnnervenbefund der Klinik?
- Ist eine Zungenspitzenelevation möglich? Zeigt Pat. eine intakte taktil-kinästhetische Raum-Lage-Wahrnehmung: Zungenlage am Zahndamm bzw. unten hinter den Schneidezähnen möglich?
- Ist ein kurzes Zungenbändchen sichtbar?
- Ist eine Zungenlähmung sichtbar: Seitwärtskippen, Seitwärtsziehen?
- Treten Abweichungen inkonstant oder konstant auf?

Durchführung

Ther. kann den ersten Diagnostikteil bei Betroffenen mit eingeschränktem Sprachverständnis durch unterstützende, aktivierende Gesten z. B. wie folgt einleiten:

> Ther.: *„Sie hatten ja einen Schlaganfall/ein SHT (Geste auf eigene linke Kopfseite). Ich möchte mal sehen, warum das mit dem Sprechen so schwer ist für Sie. Ich mache Ihnen jetzt etwas vor. Sie schauen (Geste auf Augen von Ther.) hier auf meinen Mund (Geste auf den Mund von Ther.) und machen genau das Gleiche wie ich, wir beide zusammen (Geste zwischen Pat. und Ther.) ... und schauen Sie ... jetzt."*

Nach der Imitation 1 fordert Ther. direkt zur Imitation 2 (Wiederholung) auf:

> Ther.: *„Und noch mal ..."*

Alle sechs Aufgaben werden durchgeführt.

Hilfen zum Erhalt diagnostischer Informationen

- Bei Perseverationen weist Ther. darauf hin, dass etwas „Neues" kommt (vgl. Allgemeine Durchführungshinweise).
- Spricht Pat., anstatt beobachtend zu imitieren („Reden statt Imitation"), hilft Ther. wie folgt: *„Sie wollen ganz viel erzählen, ja, aber jetzt ist es ganz leise (*flüsternd weiter*), nur eine Bewegung, schauen Sie ..."* (vgl. Abb. 7). Ther. zeigt auf eigenen Mund und wiederholt die Untersuchungsaufgabe (= Imitation 2).
- Tritt eine Stimmbeteiligung auf, bittet Ther. darum, die Bewegung nochmal ganz leise auszuführen: *„Prima, geht das auch ganz leise? Man hört nichts."* (dabei flüsternd). Ther. wiederholt die Aufgabe (= Imitation 2).

Quantitative und qualitative Protokollierung

Quantitativ wird unmittelbar nach jeder Realisation protokolliert, indem die o. g. Kürzel +, ~, – in die Spalte „Imitation 1" bzw. „Imitation 2" notiert werden (vgl. Allgemeine Durchführungshinweise). Ther. notiert entweder orthografisch oder phonetisch.

Gelingen beide Imitationen der Zielstruktur/Bewegungsausführung, muss keine weitere Protokollierung in den vier folgenden Spalten erfolgen und ein Schrägstrich notiert werden.

Qualitative Abweichungen werden wie folgt differenziert

- **Perseveration:** In dieser Spalte wird entweder ein Kreuz oder ein Schrägstrich notiert.
- **Substitution:** In dieser Spalte werden Parapraxien (= realisierte abweichende Bewegungen) kurz beschrieben, voll orthografisch oder als Kürzel notiert (z. B. Kieferöffnung KÖ + bzw. – oder Kieferschluss KS + bzw. –; vgl. Abb. 8).

- **Reden statt Imitation:** Spricht Pat. statt die intendierte Bewegung zu imitieren, werden ein Kreuz x markiert sowie ggf. der individuelle Automatismus oder die *Recurring Utterances* notiert (vgl. Abb. 7).
- **Stimmbeteiligung:** Zeigt die untersuchte Person Stimmgebung, wird der geäußerte Laut in der Spalte „Stimmbeteiligung“ evtl. mit Tonlänge vermerkt, z. B. [a:] und vor der Imitation 2 um eine leise Realisation gebeten (s.o.).

Beobachtete Abweichungen der Bewegungsausführung sollten unter „Anmerkungen“ notiert werden.

Auswertung

Die Auswertung kann quantitativ und qualitativ erfolgen.

Quantitative Auswertung

+ **(6mal):** Es besteht keine Störung der Programmierung lautbildungsrelevanter bukkofazialer Bewegungen, da alle Bewegungen korrekt imitiert werden können.
– **(mind. 1mal):** Es besteht eine Störung der Programmierung lautbildungsrelevanter bukkofazialer Bewegungen, da mindestens eine Imitationsaufgabe nicht korrekt ausgeführt werden kann.
~ **(mind. 2mal):** Es besteht eine Störung der Programmierung lautbildungsrelevanter Bewegungen, da die Bewegungsausführung eingeschränkt ist und mindestens 2mal Selbstkorrekturen auftreten. Selbstkorrekturen verweisen dennoch positiv auf eine taktil-kinästhetische Wahrnehmung eigener Bewegungs-Abweichungen. Diese treten meist erst in einer Verlaufsdiagnostik auf, nach bereits erfolgten Phonemanbahnungen mit geübten willkürlichen Bewegungsausführungen.

Qualitative Auswertung

Die Bewegungen, die nur eingeschränkt ausgeführt wurden, verweisen nach klinischer Expertise von Lorenz auf ***einen möglichen Zusammenhang zwischen der Programmierungsstörung jeweiliger lautbildungsrelevanter bukkofazialer Bewegungen und der Programmierung von Lauten und damit der subsilbischen Enkodierung.*** Zweimalige Nichtrealisation und konstante Abweichungen werden zunächst als Verdacht auf dysarthrische Ursachen/Lähmung gewertet.

Auswertung Substitution

Substitutionen, wie z. B. „Zunge herausstrecken“ statt „Zunge oben hinter die Schneidezähne“, zeigen, dass der korrekte Artikulator angesteuert, aber die Richtungsausführung oder Kraftdosierung nicht adäquat programmiert wurden. Je nach Konstanz bzw. Inkonstanz der Substitution kann eine sprechapraktische oder dysarthrische Ursache angenommen werden. Wenn unpassende Artikulatoren angesteuert werden und die Abweichungen zudem inkonsistent erfolgen (z. B. „Zunge herausstrecken“ statt „Zähne zusammenbeißen“; anschließend pusten), besteht eine schwere Programmierungsstörung mit Verweis auf eine ausgeprägte Störung der taktil-kinästhetischen Selbstkontrolle. Visuelle Verarbeitungsprobleme sind jedoch zu berücksichtigen und als Ursache auszuschließen.

Auswertung Perseveration

Perseverationen von Bewegungen deuten auf eine Hemmproblematik hin; diese steht in Korrelation mit einer allgemein eingeschränkten Hemmung; es ist zu vermuten, dass sie sich auch in den folgenden Diagnostikteilen bestätigt und Pat. verbale, mimische, gestische oder ablenkende Hilfestellungen benötigen, um Laute und Lautsynthesen imitieren zu können. Die Fähigkeit zur Hemmung muss therapeutisch gezielt gefördert werden.

Auswertung Reden statt Imitation

Wenn Pat. zu reden beginnen, anstatt eine stimmlose gezielte Artikulationsbewegung zu imitieren, verweist dies häufig sowohl auf ein gestörtes Aufgabenverständnis als auch auf eine gestörte Hemmung. Ther. muss unmittelbar korrigierend aktiv werden (s.o.) und übt mit Pat., das meist unverständliche oder aus Automatismen bzw. *Recurring Utterances* bestehende Sprechen willkürlich zu hemmen. Die Therapie beginnt somit bereits während der Diagnostik: Selbstwahrnehmung, Selbstkorrektur und Hemmung werden gefördert (vgl. Abb. 7).

Auswertung Stimmbeteiligung

Zeigt die untersuchte Person eine nicht intendierte Stimmgebung oder Luftführung, liegt eine automatisierte Kopplung von lautbildungsrelevanter Bewegung und Stimmgebung bzw. Luftführung vor. Häufig wird der Vokal [a] realisiert, wenn der Mund sich öffnen und schließen soll. Es ist davon auszugehen, dass ein Zugriff auf das Phonemprogramm [a] besteht, in diesem Moment abgerufen wird und die Stimmgebung bzw. Luftführung in dieser Aufgabe nicht gehemmt werden können. Viele untersuchte Personen bemerken die Ungleichheit zwischen präsentierter stimmloser Artikulationsbewegung und ihrer stimmhaften Imitation nicht. Gelingt die Hemmung der Stimmgebung auch nach der o. g. Hilfe/Aufforderung von Ther. nicht, wird die Stimmgebung erfahrungsgemäß auf stimmlose Phoneme übergeneralisiert während der folgenden Diagnostik der Lautbildung (Korrelation). Die gewünschte Imitation des Vokals [a] zeigt sich meist möglich.

Wenn Pat. nach der Korrektur von Ther. die Stimme leiser schaltet, belegt diese Reaktion eine willkürliche Selbstkorrekturfähigkeit mit taktil-kinästhetischer und auditiver Selbstwahrnehmung. Ohne diese ist eine erfolgreiche Selbstkorrektur nicht möglich.

Beispiel: Pat. lautiert bei der Überprüfung der Aufgabe „Mund öffnen und schließen“ trotz Aufforderung stimmhaft [a:] und zeigt diese in der anschließenden

Lautdiagnostik bei allen Lauten mit weiter Kieferöffnung: [k] → [a:]; [g] → [a:]; [x] → [a:]; [h] → [a:]. Die gehäufte Substitution kann als Hemmproblematik interpretiert werden: Kieferöffnung wird stets mit Stimmgebung gekoppelt realisiert und Stimmgebung ist von Pat. nicht hemmbar (vgl. Abb. 7, Automatismus).

Die Teildiagnostik zur Überprüfung lautbildungsrelevanter bukkofazialer Bewegungen reicht jedoch nicht aus, um die Diagnose „Sprechapraxie" zu stellen oder Ursachen einer Sprechapraxie zu erklären, da sie nur die Bewegungsprogrammierung prüft. Zusammen mit der Diagnostik der Lautbildung, in der die Lautmerkmale Art und Ort der Lautbildung, Luftführung sowie die Stimmgebung mitberücksichtigt werden, lässt sich dann eine genauere Diagnose und Therapieplanung ableiten. Eine Verlaufsdiagnostik ist möglich und sinnvoll.

Differentialdiagnostische Auswertung

Tritt die Abweichung *einmal* auf und gelingt die Imitation *einmal* korrekt, ist von einer sprechapraktischen Ursache der Abweichung auszugehen (vgl. Abb. 8).

Bei zweimaliger, konstanter und konsistenter Abweichung besteht der Verdacht auf eine dysarthrische/lähmungsbedingte Ursache, insbesondere wenn zusätzlich eine Dysphagie bekannt ist (v. a. Hypoglossusparese). Es ist jedoch ohne gesicherten Hirnnervenbefund zunächst nicht auszuschließen, dass eine ausgeprägte sprechapraktische Programmierungsstörung bei massiver Aktivierungsstörung zugrunde liegt. Differentialdiagnostische Sicherheit ist bei schwersten bzw. schweren Störungen zu Beginn nicht immer erreichbar (vgl. Kap. 3.2).

Verdacht auf dysarthrische/lähmungsbedingte Ursachen der eingeschränkten Kieferbewegung:

- Eine wiederholt auftretende sehr geringe Kieferöffnung verweist auf eine Schwäche des Unterkiefersenkers = u. a. *M. digastricus* (Fazialisnerv).
- Ein unzureichender Kieferschluss verweist auf eine paretische Unterkieferhebung = *M. masseter, temporalis, pterygoideus medius.*

Verdacht auf dysarthrische/lähmungsbedingte Ursachen der eingeschränkten Lippenbewegungen:

- Einseitige oder beidseitig fehlende Lippenrundung weist auf eine einseitige oder beidseitige Fazialisparese hin = *M. orbicularis oris, Levator anguli oris.* Eine beidseitige Fazialisparese zeigt sich ebenfalls durch Bewegungseinschränkungen des Kiefers und der Zunge.
- Einseitige oder beidseitig fehlende Lippenspreizung weist ebenfalls auf eine Fazialisparese hin = *M. zygomaticus, M. buccinator.*

Verdacht auf dysarthrische/lähmungsbedingte Ursachen der eingeschränkten Zungenbewegungen:

- Eine eingeschränkte Zungenspitzenelevation verweist auf paretische intrinsische Zungenmuskeln *(N. hypoglossus)*; abzugrenzen von einem ggf. sehr kurzen Zungenbändchen.

- Eine eingeschränkte/keine Zungenabsenkung lässt eine spastische Dysarthrie bzw. einen gelähmten *N. hypoglossus* vermuten.
- Die Zunge kippt zur betroffenen Seite.
- Der Zungenkörper zeigt sich (einseitig) schlapp und atrophiert.

Die protokollierten und verinnerlichten Beobachtungen sowie abgeleiteten Hypothesen begleiten die anschließende *SpAT®-Diagnostik Lautbildung*. Mit zunehmender diagnostischer Erfahrung ermitteln Ther. Zusammenhänge zwischen lautbildungsrelevanten bukkofazialen Bewegungen und der beobachteten Lautbildungsfähigkeit. Diese können den Verdacht auf Paresen bestätigen oder entkräften.

Im Therapieverlauf offenbaren sich lähmungsbedingte Ursachen bei schwierigen Phonemanbahnungen, z. B. der velaren Phoneme [k, g, ch2, R] – aufgrund paretischer extrinsischer Zungenmuskeln = *N. hypoglossus, M. genioglossus, hyoglossus, styloglossus.*

Beispiel: Schwerbetroffene Pat. mit einer gestörten willkürlichen Programmierungsfähigkeit der apikalen Zungenlage („– –") zeigen in der *SpAT®-Diagnostik Lautbildung* häufig Auffälligkeiten bei der Bewegungsprogrammierung/-ausführung von Alveolarlauten. Ob es sich um eine schwerste/schwere sprechapraktische oder lähmungsbedingte Ursache handelt, ist zunächst nicht sicher differenzierbar, auch wenn die Abweichung konstant bestand. Sie ist zunächst als Verdacht auf Lähmung einzustufen. Im therapeutischen Prozess während der Phonemanbahnung des ersten Alveolarlautes wird die Differenzierung möglich (vgl. Kap. 6.3).

Im Verlauf der Therapie verbessert sich die Fähigkeit zur Programmierung lautbildungsrelevanter bukkofazialer Bewegungen dadurch, dass die Pat. bei willkürlicher Phonembildung die Lautparameter *Grad der Kieferöffnung bzw. des Kieferschlusses, Lippenform, Zungenposition* ständig neu in Teilschritten programmieren üben. Ein separates motorisches Einüben findet bei SpAT® nicht statt – im Gegenteil erfolgt die Programmierung der Bewegungssequenzen stets phonembezogen in der Therapieeinheit der jeweiligen Phonemanbahnung (vgl. Kap. 6).

Eine Verlaufsdiagnostik kann Verbesserungen der lautbildungsrelevanten bukkofazialen Bewegungen ermitteln.

3.4.4 Diagnostik Lautbildung

		Imitation 1	Imitation 2	n	p	Anmerkungen	ug	g	Datum
Artikulation Vokale	[a:]	[aʊvaɪa] —	+	x	x	verbale Hilfe → [a:]	x		1.3.
	[e:]	[e:] —	—		x	spreizt Lippen, ST —	x		"
	[i:]	—	—		x	spreizt Lippen, ST —	x		"
	[o:]	—	—		x	spreizt, dann rundet ST —	x		"
	[u:]	—	—	x		rundet 2x, Abbruch	x		"
Artikulation Bilabiale	[m]						x		"
	[p]								

ABB. 10 *Beispiel Herr Meyer*

		Imitation 1	Imitation 2	n	p	Anmerkungen	ug	g	Datum
Velare	[k]	—	—	x	x	Kö+, Kö+, ZL unten	x		6.4.
	[g]	—	—	x	x	Kö+, Kö+, ZL unten	x		"
	[ŋ]						x		"
	[x]	—	—	x		Kö+, schüttelt Kopf	x		"
Uvular*	[R]	—	—			hebt li. Schulter, Nullreaktion	x		"
Glottal	[h]	—	—	x	x	[a:] 2x	x		"
Umlaute	[ɛ:]								
	[ø:]								
	[y:]								
Prüfwörter	29*								
	Summe +	7	8						
	Summe ~	0	0						
	Summe –	22	21						

\+ gelingt ~ gelingt nach Selbstkorrektur – gelingt nicht

n = nachgesprochen p = parallel artikuliert

ug = ungeübt g = geübt

ABB. 11 *Beispiel Herr K.*

Was wird untersucht?

Die *SpAT®-Diagnostik Lautbildung* soll die subsilbische phonetische Enkodierungsroute über die Imitationsfähigkeit von Lauten untersuchen. Es werden 29 Einzelphoneme vorgegeben (5 Vokale, 21 Konsonanten und 3 Umlaute). Dabei erfasst die Diagnostik Fähigkeiten, Einschränkungen und ggf. Selbstkorrekturen bei der sprechmotorischen Programmierung bzw. Realisierung. Um zwischen sprechapraktisch bedingten Programmierungsschwächen und neuropsychologisch bedingten Defiziten der Speicherfähigkeit zu unterscheiden, differenziert die Diagnostik zwischen Parallelsprechen |p| und Nachsprechen |n|. Das Nachsprechen setzt zusätzlich zur phonetischen Enkodierungsfähigkeit die Fähigkeit zur Aufrechterhaltung des Phonems im Kurzzeitgedächtnis voraus (vgl. Kap. 2.9). Dialektale Varianten werden individuell berücksichtigt (Markierung *).

Die *Diagnostik Lautbildung* versucht zum anderen eine differentialdiagnostische Abgrenzung zu dysarthrischen/lähmungsbedingten Ursachen sprechmotorischer Auffälligkeiten, indem sie jeweils zwei Imitationsaufgaben pro Einzellaut durchführen lässt und bei der differentialdiagnostischen Auswertung zusätzlich die bereits vorliegenden Ergebnisse aus der *Diagnostik Lautbildungsrelevante*

Bukkofaziale Bewegungen berücksichtigt. Die Vorgabe wird auf zwei Imitationen beschränkt, um keine Widerstände zu provozieren oder Erschöpfung auszulösen. Angestrebt werden Einverständnis, Mitarbeit und Vertrauen.

Mit Hilfe der quantitativen Auswertung soll ein Schweregrad der phonetischen Enkodierungsstörung ermittelt werden (vgl. Auswertung und Kap. 2.6).

Diagnostische Fragen

Anhand der systematischen Überprüfung des Lautinventars können verschiedene Fragestellungen beantwortet und mit ihnen wesentliche pathogenetische und therapierelevante Informationen gewonnen werden.

Die folgenden diagnostischen Fragen dienen zugleich der qualitativen Auswertung:

- Ist eine Blickfokussierung auf die Artikulatoren erreichbar?
- Ist die Bildung von Lautprogrammen möglich?
- Wenn nein: Können Teilschritte der Lautbildung programmiert werden?
- Ist dieser Teilschritt konstant möglich?
- Welcher nächste Teilschritt gelingt nicht und warum?
- Zeigen sich Parallelitätsprobleme?
- Ist eine willkürliche Luftführung möglich?
- Besteht eine ausreichende Hörfähigkeit für Frikative?
- Gelingen nur oder vor allem stimm*lose* Laute?
- Ist eine Stimmgebung möglich? Wie ist die Qualität? Ist sie gedehnt möglich?
- Wenn keine Stimmgebung realisierbar:
Äußert Pat. stimmhafte Automatismen, *Recurring Utterances*?
Zeigt Pat. Stimmgebung (Stöhnen, Rufen, Weinen, Lachen)?
Zeigt Pat. diese evtl. zuhause, in anderen Situationen oder Therapien?
- Ist eine Artikulationsart oder ein Artikulationsort eher möglich oder besonders betroffen?
- Gelingen nur oder vor allem stimm*hafte* Laute?
- Weichen die Lautrealisierungen phonetisch ab: durch Lenisierung oder Fortisierung von Konsonanten, Aspiration von Plosiven, Nasalierung von Vokalen, Denasalierung von Nasalen?
- Ersetzt Pat. den Ziellaut durch einen anderen Laut?
- Ist eine Regelhaftigkeit/Ursache (Artikulationsort/-art) dafür erkennbar?
- Zeigt sich ein positiver oder negativer Zusammenhang zur *Diagnostik Lautbildungsrelevante Bukkofaziale Bewegungen*?
- Kann Pat. nachsprechen, verfügt demnach über eine phonologische Kurzzeitspeicherfähigkeit?
- Oder ist nur Parallelsprechen möglich (geringer bzw. noch kein Speicher)?
- Nimmt Pat. die eigenen Abweichungen auditiv und/oder taktil-kinästhetisch wahr?
- Zeigt Pat. Selbstkorrekturverhalten?

- Zeigt Pat. Motivation, Ausdauer, Konzentrationsfähigkeit, positive Eigenbewertung?
- Zeigt Pat. Anstrengungsverhalten, negative Eigenbewertung, emotionale Reaktionen, Widerstände?

Durchführung

Der Name von Pat. wird notiert und es wird angekreuzt, ob es sich um eine Erstdiagnostik oder Verlaufsdiagnostik handelt. Das Untersuchungsdatum kann im Anschluss der Diagnostik hinter den durchgeführten Imitationen in der Datumsspalte notiert werden bzw. wird (vgl. Abb. 11), v. a. bei vollständiger Durchführung nur oben links in der Kopfzeile vermerkt.

Ther. leitet die Diagnostik mit folgender Erklärung ein und fördert die Blickfokussierung auf die Artikulatoren von Ther. mit deutlicher Gestik: *„Ich mache Ihnen jetzt einen Laut (Geräusch) vor, Sie hören genau und schauen auf meinen Mund (zeigt erst auf das eigene Ohr, dann auf den eigenen Mund) und Sie machen das gleiche wie ich. Achtung."*

Falls notwendig, wiederholt Ther. die Aufforderung zur Blickfokussierung deutlich aktivierender: ***„Schauen Sie mal und hören Sie [a:]. Und jetzt Sie."*** (zeigt auf Pat.)

Ther. schaut Pat. direkt an und artikuliert jeden Laut sehr deutlich und gedehnt (bis auf die Plosive). Im Anschluss an die Imitation 1 erfolgt jeweils die Wiederholung (Imitation 2) mit der Aufforderung: *„Und nochmal* – [a:]." Falls die untersuchte Person während der Imitation 1 keine Reaktion zeigt, erhält sie eine unmittelbare verbale Rückmeldung darüber, nichts gehört und gesehen zu haben, und Ther. notiert ein Minus „–". Ther. bietet an, mit Pat. gemeinsam zu sprechen, um den Aktivierungsgrad zu erhöhen: *„Wir beide zusammen …"* Danach beginnt unverzüglich die Imitation 2 und Ther. lobt nach erfolgter Imitation. Nach einer kurzen Pause geht Ther. zur nächsten Aufgabe über.

Quantitative und qualitative Protokollierung

Die Imitationsleistungen der untersuchten Person werden unmittelbar in den Spalten „Imitation 1" und „Imitation 2" mittels der Symbole +/~/– bewertet und abweichende Realisationen in diesen Spalten notiert:

Abweichungen werden entweder in phonetischer Umschrift oder orthografisch beschrieben, mit Diakritika oder individuellen Kürzeln festgehalten, je nach Vorliebe/Gewohnheit der untersuchenden Person. Die Spalte „Anmerkungen" kann für Notizen zu weiteren Beobachtungen genutzt werden (z. B. für die Notiz geäußerter Automatismen). Werden Teilschritte der Lautbildung programmiert, nicht aber das vollständige Phonemprogramm abgerufen, so notiert Ther. zwar ein Minus in der Imitationsspalte, die gelungenen Teilschritte werden zur qualitativen Auswertung jedoch als individuelle Ressourcen notiert (z. B. Lippenspreizung +, Stimmgebung aber –; als Kürzel notiert: LS+, ST–).

+ Wenn die Realisation phonetisch und phonematisch korrekt erfolgte, wird ein Pluszeichen notiert.
- Bei einer Abweichung werden sowohl das Minuszeichen notiert als auch die Realisation entweder orthografisch oder phonetisch transkribiert notiert, ggf. Diakritika oder individuelle Kürzel notiert.
~ Gelingt die Artikulation nach einer Selbstkorrektur, werden beide Realisationen notiert bzw. eine Notiz zur korrigierten Abweichung in der jeweiligen Spalte.

|p| Wird der Laut bzw. die Äußerung zeitgleich mit Ther. artikuliert (= parallel), wird ein /p/ oder Kreuz in der Spalte |p| gesetzt.
|n| Konnte die Lautbildung zeitlich verzögert – also nachgesprochen – realisiert werden, wird ein /n/ oder Kreuz in der Spalte |n| notiert.
|ug| Handelt es sich um einen ungeübten Laut, wird ein Kreuz in der entsprechenden Spalte notiert – dies gilt für eine Verlaufs- bzw. Abschlussdiagnostik.
|g| Handelt es sich um einen geübten Laut, notiert Ther. ein Kreuz in der dafür vorgesehenen Spalte – dies gilt für eine Verlaufs- bzw. Abschlussdiagnostik.

In der Erstdiagnostik gelten alle Laute als ungeübt, sodass ein Ankreuzen der Spalten |ug|/|g| ausbleiben kann.

Die Lautbildung muss nicht in einer therapeutischen Sitzung vollständig überprüft werden. Je nach Belastbarkeit und Reaktion der Pat. entscheiden die Untersuchenden, wie viele Laute sie imitieren lassen. Zeitlich praktikabel ist die Überprüfung folgender **ausgewählter 9 Phonemprogramme: sechs Vokale sowie der Bilabial [m], der Zungenlaut [l], der Kieferschluss erfordernde Frikativ [s] sowie der stimmlose Glottal [h].** Mit Hilfe dieser Auswahl lässt sich in kurzer Zeit ein erster Eindruck der sprechmotorischen Fähigkeiten und Einschränkungen erhalten und eine Einstufung des Schweregrads vornehmen und gleichzeitig ist es möglich, einen vertrauensvollen Kontaktaufbau zu erreichen.

Oben genannte 9 Phonemimitationen liefern Informationen zur Stimmgebung und Luftführung, zur Imitationsfähigkeit eines gut sichtbaren Lippenlautes, ermöglichen die erneute Beobachtung der Zungenelevation und des Kieferschlusses und erfassen die Imitationsleistung stimmloser Phoneme sowie mehrerer Artikulationszonen. Die diagnostischen Kriterien „Konstanz" versus „Inkonstanz" können ermittelt werden. Bei ausreichend Konzentrationsfähigkeit ist es möglich, weitere Artikulationsarten gezielt zu untersuchen (z. B. Plosive, weitere stimmlose Laute oder ein biografisch relevanter Laut, z. B. des Namens eines Familienmitglieds).

Bei schwerst und schwer Betroffenen können zunächst folgende Laute diagnostisch zurückgestellt werden: **[ʒ], [ŋ], [j] und die drei Umlaute.**

Der stimmhafte Postalveolar [ʒ] kann erfahrungsgemäß nicht imitiert werden und ist nicht alltagsrelevant, da er nur in Lehnwörtern auftritt. Sollte jedoch z. B. die Tochter der Patientin /Jill/ heißen, wird der stimmhafte Frikativ und Postalveolar [ʒ] diagnostisch überprüft. Ziel wird es bei dieser Betroffenen sein, ihn möglichst früh in der Behandlung anzubahnen, damit die Patientin ihre Tochter rufen, begrüßen oder über sie erzählen kann.

Der nasale Velar [ŋ] ist ebenfalls nicht bildbar bei schwerster und schwerer Sprechapraxie und kommt fast ausschließlich in zweisilbigen Objektnamen oder Verben vor, die zu Therapiebeginn artikulatorisch nicht geübt werden (vgl. Kap. 6).

Auch der stimmhafte Approximant [j] wird nicht überprüft, da er ohnehin nicht bildbar sein wird und therapeutisch nicht eingeübt, sondern als Vokal-Vokal-Synthese vereinfacht koartikuliert wird, wie z. B. bei /Ja/ → [ia:] oder beim Vornamen /Jan/ → [ian].

Während der sprechapraktischen Diagnostik ermitteln Ther., ob eine ausreichende **auditive Wahrnehmung**, v. a. der hohen Frequenzen bei Frikativen, besteht: ***„Hören Sie das?"*** Auch gilt es zu erfassen, ob ein ausreichendes Sichtfeld sowie eine ausreichende **visuelle Wahrnehmung** für die angebotenen Aufgabenstellungen/Hilfen bestehen. Bei Verdacht auf Hör- oder Seheinschränkungen (Hemianopsie/Neglect) oder nicht ausreichend korrigierte Sehschwächen werden diese auf dem Diagnostikbogen notiert und wenn möglich sogleich die Begleitperson nach einer vorhandenen Brille, Hörgerät oder erfolgten Untersuchungen befragt. Die Informationen fließen in die Therapieplanung mit ein.

Ther. bewertet am Ende der Lautbildungsdiagnostik noch die **Blickfokussierung** der untersuchten Person auf die Artikulatoren von Ther.

Auswertung

Die Auswertung kann sowohl quantitativ als auch qualitativ erfolgen.

Quantitative Auswertung

Die durchgeführten gelungenen und nicht gelungenen Imitationen sowie die beobachteten Selbstkorrekturen werden zusammengezählt und am Ende in der Summenspalte vermerkt.

Wichtige Hinweise zur quantitativen Auswertung: Artikuliert Pat. die stimmhaften Plosive mit angehängtem kurzen, fast offenen Zentralvokal [ɐ], z. B. [bɐ], [gɐ], [dɐ] statt mit dem vorgesprochenen mittleren Zentralvokal = Schwa [ə] und [bə], [gə], [də], wird diese Realisation als *gelungene* Lautbildung gewertet, da der Ziellaut gebildet werden konnte und nur die Verschlusslösung nicht in der üblichen Artikulationsstellung des medialen Schwa-Lauts [ə] gelang. Dieser kann bei schweren Sprechapraxien nicht erwartet werden (vgl. Kap. 2.3, 6).

Sollten die stimmhaften Plosive jedoch vokalisch *gedehnt* artikuliert werden ([ba:], [be:], [da:], [de:], [ga:], [ge:]) handelt es sich um eine *silbisch*e Realisation über die silbische phonetische Enkodierungsroute und nicht um eine gelungene einzelheitliche Lautbildung. Die jeweiligen Realisationen werden in den Spalten Imitation 1 bzw. 2 notiert und in diesem Fall mit dem Symbol „–" gewertet. Sollten die stimmlosen Plosive stimmhaft gelöst werden (vokalisch oder mit Schwa [ɐ]), z. B. [tɐ], [te:], [kɐ] oder [ka:], [pɐ], [pa:] oder [pe:], können sie ebenfalls nur als *nicht* gelungene Einzelphoneme bewertet werden (Minuszeichen), da sie silbisch realisiert wurden.

Pat. ohne Sprechapraxie (Dysarthrie) zeigen keine Auffälligkeiten im Nachsprechen bzw. Parallelsprechen von Lauten. Muttersprachlich oder dialektbedingte phonetische Abweichungen sind zu berücksichtigen und werden daher nicht gewertet.

Wird mindestens eine Imitationsaufgabe nicht korrekt ausgeführt, besteht eine Störung der Programmierung von Lauten → Die einzelheitliche phonetische Enkodierungsroute arbeitet für diesen Laut eingeschränkt.

Treten mindestens 2mal Selbstkorrekturen auf, besteht eine Störung der Programmierung der Lautbildung, da die Planung von Lautparametern eingeschränkt ist. Selbstkorrekturen verweisen positiv auf eine auditive und taktil-kinästhetische Selbstkontrollfähigkeit *(Selfmonitoring)*.

Schweregradbestimmung Einschränkungen der Lautbildungsfähigkeit / einzelheitliche phonetische Enkodierung:

Zur Einschätzung des Schweregrads empfiehlt sich eine vollständige Durchführung der Lautbildungsdiagnostik (29 Phoneme). Diese kann sich über mehrere Untersuchungseinheiten erstrecken. Klinische Erfahrungswerte lassen jedoch bereits nach der Überprüfung von 9 Phonemen [a, e, i, o, u, m, l, s, h] eine Einstufung als schwerste oder schwere einzelheitliche phonetische Enkodierungsstörung zu (vgl. Durchführungshinweis).

Die folgende Einteilung basiert auf Erfahrungswerten, die noch validiert werden müssten (vgl. Kap. 2.6, 9).

Keine Störung:	++ Können alle Laute korrekt, konstant und phonetisch lautrein imitiert werden, besteht keine Störung der Programmierung (und Ausführung) von Lauten → Die einzelheitliche phonetische Enkodierungsroute ist intakt (und es bestehen keine Lähmungen).
Leichte Störung:	– (mind. 1mal) oder ~ (mind. 2mal): überwiegend korrekte Lautprogramme; gelegentliche, geringfügige phonematische und phonetische Abweichungen; ggf. einige bis zahlreiche Selbstkorrekturen → 20–28 gelungene Imitationen (++) oder nach Selbstkorrektur (~~), (+~), (~+)
Mittlere Störung:	einige gelungene, korrekte Lautprogramme / deutliche Zahl von Abweichungen; ggf. Selbstkorrekturen → 10–19 gelungene Imitationen (++) oder nach Selbstkorrektur (~~), (+~), (~+)
Schwere Störung:	nur vereinzelte Lautprogramme gelungen, korrekt → 1–9 gelungene Imitationen (++), keine Selbstkorrekturen
Schwerste Störung:	keine korrekte Lautbildung / kein Lautprogramm möglich → 0 gelungen, korrekt; evtl. sind Teilschritte der Lautprogrammierung gelungen; keine Selbstkorrekturen

Qualitative Auswertung

Gelungene Imitationen geben Auskunft über noch „vorhandene" Phonemprogramme: Die für ein Lautprogramm notwendige parallele Programmierung von Lautparametern kann als „Bündel" abgerufen werden. Beobachtbar sind auch **Teilschritte von Phonemen**, die Aufschlüsse über individuelle Programmierungsprobleme spezifischer Lauteigenschaften geben. Ein Vergleich zwischen der *Untersuchung Lautbildungsrelevanter Bukkofazialer Bewegungen* und der *Lautbildung* zeigt ggf. Korrelationen und kann den Verdacht auf bestehende Lähmungen bestätigen oder entkräften.

Konstante Nullreaktion (beide Imitationen nicht ausgeführt; kein Teilschritt beobachtbar)
→ Phonemprogramm ist nicht möglich (vgl. Abb. 11)
→ Vergleichen mit lautbildungsrelevanter bukkofazialer Bewegung
→ dysarthrisch oder schwer sprechapraktisch?

Beide Imitationen nicht gelungen, aber Teilschritte des Phonemprogramms realisiert (vgl. Abb. 10 **und** 11)
→ vergleichen mit lautbildungsrelevanter bukkofazialer Bewegung
→ fehlender Teilschritt sprechapraktisch bedingt (Parallelitätsstörung) oder durch Lähmung verursacht (dysarthrisch; vgl. Abb. 11).

Inkonstante Leistungen (z. B. Imitation 1 gelungen, Imitation 2 nicht gelungen; dabei inkonstante phonetische Abweichung oder Substitution o. a.)
→ sprechapraktische Ursachen

Konstante Substitution (Imitation 1 und 2 zeigen anderen Laut; keine Perseveration)
→ Blickfokussierung nicht ausreichend, Hemmproblematik (unwillkürlicher Abruf von Phonemen); Vergleich mit lautbildungsrelevanter bukkofazialer Bewegung

Konstante phonetische Abweichung (Imitation 1 und 2 weisen gleiche lautliche „Unreinheit" auf)
→ Verdacht auf dysarthrische Ursachen; ausgenommen sind muttersprachliche und dialektbedingte Abweichungen, Vergleich mit lautbildungsrelevanter bukkofazialer Bewegung

Die Art der konstanten Realisation bzw. Abweichung lässt Vermutungen über die Entstehung dysarthrischer Symptome zu, die jedoch in der sich anschließenden *Lautsynthese-Diagnostik* weiter analysiert werden müssen. Sie verifizieren sich zumeist erst bei komplexeren Sprachäußerungen, treten bei isolierten Lauten selten auf.

Konstante Abweichungen bei Vokalen

- Eine sehr geringe Kieferöffnung zeigt evtl. eine Schwäche des Unterkiefersenkers.
- Eine extrem offene Vokalartikulation bzw. Perseveration des Vokals [a:] kann ggf. auf eine Schwäche des Unterkieferhebers hinweisen.
- Können hohe Vokale nicht imitiert werden, könnten Zungenheber und Kieferheber paretisch sein.
- Werden Vokale durchgängig nasaliert gebildet oder es sind nasale Durchschläge hörbar, besteht Verdacht auf eine Gaumensegelparese bzw. -schwäche.

Konstante Abweichungen bei Konsonanten

Zu berücksichtigen sind ursächliche Hörminderungen, muttersprachliche und dialektbedingte Abweichungen.

- phonetische Abweichungen oder Substitution von Alveolarlauten
  → Verdacht auf Hypoglossusparese
- phonetische Abweichungen oder Substitution von Velarlauten
  → Verdacht auf Hypoglossusparese (vgl. Abb. 11 und 13)
- phonetische Abweichungen bei Plosiven: reduzierte Plosionsbildung
  → verursacht ggf. durch Fazialis-/Mundastschwäche
- phonetische Abweichungen bei Frikativen: reduzierte Friktionsbildung
  → Fazialis-/Mundastschwäche; ggf. Gaumensegelschwäche
- Denasalierung oder Hypernasalität
  → dysarthrische Ursache, Verdacht auf Gaumensegelschwäche

Deutlich zu differenzieren sind sprechapraktische von dysarthrischen Ursachen im Therapieverlauf während der Phonemanbahnung und der Reorganisation der Lautsynthesefähigkeit (vgl. Kap. 5.2). Dann werden sowohl sprechapraktische als auch dysarthrische Ursachen gezielt und phonemorientiert therapiert.

Schwierigkeiten bei der Imitation von Lauten korrelieren *häufig, aber nicht zwingend* mit Auffälligkeiten der Lautsynthese: Laute, die nicht einzelheitlich realisiert wurden (einzelheitliche phonetische Enkodierung), können möglicherweise dennoch silbisch artikuliert werden (ganzheitliche phonetische Enkodierung), sodass die Ergebnisse der *Diagnostik der Lautbildung* mit denen der *Diagnostik der Lautsynthese* verglichen werden sollten. Auf diese Weise lassen sich mitunter zuvor vermutete dysarthrische Ursachen ausschließen.

Imitierte Laute haben eine große Bedeutung für die Therapieplanung – bei Schwerbetroffenen stellen sie den Einstieg in die Therapie dar (vgl. Kap. 6.1, Therapieplanung). Bei vollständiger Durchführung der Lautbildungs-Diagnostik ist ein direkter quantitativer und qualitativer Vergleich zu einer vollständigen Verlaufs- bzw. Abschlussdiagnostik möglich. Konnte die Erstdiagnostik trotz der Möglichkeit einer Aufteilung auf mehrere Therapiesitzungen nicht vollständig durchgeführt werden, ist es ratsam, den Grund zu notieren (vgl. Abbruchkriterien). Trotz Unvollständigkeit lohnt ein Vergleich zwischen ermittelten Erst- und Verlaufsergebnissen, unter Berücksichtigung der Abbruchkriterien.

3.4.5 Diagnostik Lautsynthese

		Imitation 1	Imitation 2	n	p	Anmerkungen	ug	g	Datum
Vokal-verbindungen	[aɪ]	—	—	x	x	2x [aʊvaɪa]; dann vH	x		6.4.
	[aʊ]	[a:] —	[a:] —		xx		x		"
	[o:ɐ]	[a:] —	—	x		1x perserv.; vH	x		"
	[u:ɐ]	—	—			schüttelt Kopf – Abbruch	x		"
	[i:ɐ]								

ABB. 12 *Beispiel Herr Meyer*

		Imitation 1	Imitation 2	n	p	Anmerkungen	ug	g	Datum
	[ka:]	[a:] —	[a:] —	x			x		11.4.
	[ku:]	[u:] —	[u:] —	x			x		"
	[ax]	[a:] —	[a:] —	x	x		x		"
KV Uvular*	[Re:]	[i:] —	[e:] —	x			x		"
	[Ro:]	[o:] —	[o:] —	x			x		"
	[Ru:]	[u:] —	[u:] —	x			x		"
KV Glottal	[ha:]	[a:] —	[a:] —	x			x		"
	[he:]	[e:] —	[e:] —	x			x		"
	[hu:]	[o:] —	[u:] —	x			x		"
Prüfwörter	21								
	Summe +	0	0						
	Summe ~	0	0						
	Summe –	21	21						
Prüfwörter ges.	**48**								
	Gesamtsumme +	6	7						
	Gesamtsumme ~	0	0						
	Gesamtsumme –	42	41						

+ gelingt ~ gelingt nach Selbstkorrektur – gelingt nicht
n = nachgesprochen p = parallel artikuliert
ug = ungeübt g = geübt

ABB. 13 *Beispiel Herr K.*

Was wird untersucht?

Der dritte SpAT®-Diagnostikteil ermittelt die silbische Route der phonetischen Enkodierung anhand 48 einsilbiger Realwörter. Die untersuchte Person imitiert mit je einer sofortigen Wiederholung ausschließlich Wörter mit maximal reduzierter Silbenstruktur VV (Vokal-Vokal), VK (Vokal-Konsonant) oder KV (Konsonant-Vokal). Dabei wird die Fähigkeit zur Koartikulation von zwei Phonemen untersucht und mit ihr festgestellt, ob das Konzept (Software) zur Lautsynthese noch besteht. Bei schwerster und schwerer Sprechapraxie ist häufig keine willkürlich evozierbare Lautsynthesefähigkeit beobachtbar: Viele Betroffene zeigen zwar Programmierungsfähigkeiten für Einzellaute (z. B. [o:] und [a:]), können diese jedoch nicht koartikulieren und es werden unmittelbare Blockaden ohne Artikulationsversuche (Nullreaktionen) sichtbar. Andere beginnen mit dem initialen Laut, z. B. [o:], die Stimme „reißt ab" und der zweite Laut wird elidiert. Es kommt auch vor, dass beide Phoneme hintereinander abgerufen, jedoch nicht synthetisiert werden, sondern von Laut zu Laut „gehüpft" wird. Diese qualitativen Beobachtungen lassen Rückschlüsse auf die phonologische Speicherfähigkeit zu.

Auch die differenzierte Protokollierung nachgesprochener |n| versus parallel |p| artikulierter Realisationen kann Aufschluss über einen aktiven Kurzzeitspeicher/Rehearsal-Prozess geben (vgl. Kap. 2.9). Sollte eine weitgehende Durchführung des Diagnostikteils möglich sein, lassen sich mit Hilfe der nach Artikulationsorten und -arten differenzierten phonetischen und phonologischen Abweichungen Störungsschwerpunkte ermitteln. Es sind Vergleiche und ggf. Korrelationen zur einzelheitlichen phonetischen Enkodierung sowie zur *Diagnostik Lautbildungsrelevante Bukkofaziale Bewegungen* herstellbar und der Verdacht auf dysarthrische Ursachen phonetischer Abweichungen ggf. zu entkräften oder zu bestätigen. Zusammenhänge zwischen dem Befund der einzelheitlichen phonetischen Enkodierung und den Ergebnissen der *Lautsynthese-Diagnostik* können hergeleitet und aphasisch bedingte phonematische Paraphasien von sprechapraktisch verursachten phonematischen Paraphasien unterschieden werden.

Koartikulationsfähigkeit stellt die Voraussetzung für jeden Wortabruf aus lexikalischen Speichern dar. Folglich ist die Untersuchung der Lautsynthesefähigkeit von zentraler Bedeutung für die Therapieplanung. Anhand der Ergebnisse lässt sich anschließend entscheiden, ob die artikulatorischen Voraussetzungen für den therapeutischen Einstieg in das MODAK®-Grundprogramm bestehen (vgl. Kap. 6.1).

Die SpAT®-Diagnostik verwendet im förderdiagnostischen Sinne und damit auch ICF-basiert ausschließlich Realwörter (vgl. Liste Semantik/Assoziationen zu den Prüfwörtern/Silben): sinntragende Substantive, Personalpronomen, Fragepronomen, Artikel, Adjektive, Interjektionen, Eigennamen, Fachbegriffe, Graphemnamen. Semantik aktiviert und unterstützt damit die erwünschte Imitationsleistung.

Aufgrund biografisch bedingter heterogener prämorbider Lexika, die postmorbid wiederum sehr individuell aktivierbar sind, können die angebotenen Prüfwörter zahlreiche assoziative Verknüpfungen bei untersuchten Personen hervorrufen: So aktiviert der Ausruf /Huh!/ bei einer Person die Vorstellung eines Ausrufs nach einer überraschend starken Windböe, eine andere assoziiert das englische Fragewort /who/ und eine weitere Person nickt bestätigend, da sie an die Musikgruppe „The Who" denkt. Das ursprünglich ostasiatische Schachspiel /Go/ wird von einer Patientin unmittelbar als englische Interjektion /go!/ verstanden (Handbewegung von sich weg), ein Schach spielender Patient zeigt lächelnd auf sich selbst. Ein Patient aus der Nähe von Bitburg (Eifel) zieht die Augenbrauen hoch und nickt zustimmend und erfreut, als er das Zielwort [ma:] vernimmt. Mittelgradig oder leichtgradig sprechapraktisch betroffene Pat. sprechen das Zielwort nach oder parallel mit, auch wenn sie es nicht semantisch dekodieren können, da z. B. /Maar/ als Fachbegriff für einen Vulkansee nicht prämorbid in ihrem Lexikon existierte.

Bei gebesserten Sprechapraxien können die Fragewörter /wie?/ und /wo?/ in der Verlaufsdiagnostik mit der gleichen prosodischen Nuancierung nachgesprochen werden. Es wird dann anhand der prosodischen Realisation deutlich, dass die Zielwörter verstanden werden.

Suchen Pat. während der Diagnostik mit deutlicher Verunsicherung nach der Bedeutung hinter einem Zielwort, kann eine vereinfachte Erklärung oder eine

Skizze angeboten werden, um die sprechmotorische Programmierung nicht durch semantische Suchprozesse (vgl. Durchführung) zu blockieren.

Semantik (Assoziationen) zu den Prüfwörtern (Silben)

Substantive:	[aɪ]	[oɐ]	[uɐ]	[ma:]	[pa:]	[po:]	[ba:]
	/Ei/	/Ohr/	/Uhr/	/Maar/	/Paar/	/Po/	/Bar/
	[fe:]	[te:]	[ʃa:]	[ʃi:]	[ʃu:]	[go:]	[ku:]
	/Fee/	/Tee/	/Schar/	/Ski/	/Schuh/	/Go/	/Kuh/
	[ze:]	[Re:]	[ha:]				
	/See/	/Reh/	/Haar/				
Personalpronomen:	[i:ɐ]	[e:ɐ]	[du:]	[iç]	[zi:]		
	/Ihr/	/Er/	/Du/	/Ich/	/Sie/		
Fragepronomen:	[vi:]	[vo:]					
	/Wie/	/Wo/					
Artikel:	[di:]						
	/Die/						
Adjektive:	[va:]	[na:]	[ro:]				
	/wahr/	/nah/	/roh/				
Interjektionen:	[aʊ]	[fa:]	[he:]	[ne:]	[nu:]	[da:]	
	/Au!/	/Fahr!/	/Heh!/	/Nee!/	/Nu!/	/Da!/	
	[tu:]	[zo:]	[ja:]	[ax]	[Ru:]	[hu:]	
	/Tu!/	/So!/	/Ja!/	/Ach!/	/Ruh!/	/Huh!/	
Eigennamen:	[mo:]	[la:]	[lu:]	[ka:]			
	/Mo/	/Laar/	/Lu/	/Kaa/ bzw. (Ford KA)			
Fachbegriffe:	[pi:]	[le:]					
	/Pi/	/Lee/					
Grapheme:	[be:]	[te:]	[ge:]	[ka:]			
	/B/	/T/	/G/	/K/			

Wird die *SpAT®-Diagnostik Lautsynthese* als Verlaufs- oder Abschlussdiagnostik durchgeführt, bietet sie die Möglichkeit, gezielt bereits geübte |g| Lautsynthesen zu vergleichen sowie Transfereffekte auf ungeübte Wörter |ug| zu untersuchen (vgl. Durchführung).

Diagnostische Fragen:

- Ist eine Lautsynthesefähigkeit vorhanden? Ist eine Koartikulation von zwei Lauten möglich?
- Wenn nein: Zeigen sich Lautauslassungen oder eine serielle Abfolge von Einzelphonemen? Ist die Serialität korrekt?
- Gab es den Verdacht auf beidseitige Fazialisparese/Kieferparese (vgl. *Diagnostik Lautbildungsrelevante Bukkofaziale Bewegungen*)?
- Ist eine Artikulationsart oder ein Artikulationsort koartikulatorisch leichter möglich oder besonders eingeschränkt?
- Treten phonematische Abweichungen auf: Lautersetzungen, Lauthinzufügungen, Silbenhinzufügungen?
- Weichen die Laute und Lautübergänge phonetisch ab: durch Lenisierung oder Fortisierung von Konsonanten, Nasalierung von Vokalen, Denasalierung von Nasalen, Aspiration von Plosiven, Dehnung von Vokalen?
- Sind die Abweichungen konstant oder inkonstant?
- Sind die Abweichungen konsistent oder inkonsistent?
- Kann Pat. nachsprechen oder ist „nur" Parallelsprechen möglich (Speicherfähigkeit)?
- Zeigt Pat. Selbstkorrekturverhalten?
- Zeigt Pat. Motivation, Ausdauer, Konzentrationsfähigkeit, positive Eigenbewertung?
- Zeigt Pat. Anstrengungsverhalten (Kommentare, Gesten, Mitanspannung weiterer nicht beteiligter Muskelgruppen, Abbruchwunsch)?
- Sind Silben intakt automatisiert abrufbar, ohne suprasegmentale Symptome?
- Zeigen sich suprasegmentale Symptome: Verzögerte Lautinitiierung, Verlangsamung, Dehnungen, intrasilbische Pausen?
- Zeigt Pat. negative Eigenbewertungen, emotionale Reaktionen, Widerstände?
- Sind Zusammenhänge erkennbar bzw. Korrelationen messbar zu gelungener bzw. nicht gelungener Lautbildung (vgl. *SpAT®-Diagnostik Lautbildung*)?
- Zeigen sich in der Verlaufsdiagnostik positive Therapieeffekte bei geübten Wörtern? Sind Transfereffekte auf nicht geübte Lautsynthesen messbar?
- Zeigen sich Therapieeffekte zuvor angebahnter Laute auf die Koartikulationsfähigkeit in ungeübten Lautsynthesen?

Durchführung

Der Name der untersuchten Person wird notiert und angekreuzt, ob es sich um eine Erst- oder Verlaufsdiagnostik handelt. Das Untersuchungsdatum kann bei vollständiger Durchführung in der Kopfzeile notiert und bei nicht vollständiger Durchführung jeweils hinter den Imitationen in der Datumsspalte vermerkt werden.

Die untersuchende Person gibt folgende Anweisung: *„Ich mache Ihnen nun zwei Sprachlaute vor – ein Wort – Sie sprechen genau das Gleiche wie ich – Sie hören und schauen auf meinen Mund – Achtung …: [aɪ].“* Falls die untersuchte Person keine sprechmotorische Bewegungsinitiierung erkennen lässt, erhält sie eine deutliche gestische Aufforderung, gemeinsam mit Ther. zu artikulieren: *„Wir beide zusammen: [aɪ].“* Es erfolgt jeweils **eine sofortige Wiederholung**.

Hilfestellungen werden gegeben, wenn Perseverationen auftreten, um die Perseverationsneigung zu hemmen und eine willkürliche Imitation zu ermöglichen. Ther.: *„Das hatten wir gerade, jetzt kommt ein neues Wort. Hören Sie und schauen Sie.“*

Sollte Pat. weiterhin wiederholen, wird er abgelenkt (Fenster öffnen, Wasserangebot o.ä.) und anschließend die Diagnostik fortgeführt.

Quantitative und qualitatitve Protokollierung

Die sprachlichen Reaktionen der untersuchten Person werden unmittelbar in den Spalten „Imitation 1“ und „Imitation 2“ notiert.

+ Wenn die Realisation phonetisch und phonematisch korrekt erfolgte, wird nur das Pluszeichen notiert.

– Bei einer Abweichung wird sowohl das Minuszeichen protokolliert als auch die Realisation entweder orthografisch oder phonetisch transkribiert notiert, ggf. Diakritika oder individuelle Kürzel.

~ Gelingt die Artikulation nach einer Selbstkorrektur, werden beide Realisationen bzw. eine Notiz zur korrigierten Abweichung in der jeweiligen Spalte notiert.

|p| Wird die Lautsynthese zeitgleich mit Th. artikuliert (= parallel), wird ein /p/ oder Kreuz in der Spalte |p| gesetzt.

|n| Konnte die Lautsynthese zeitlich verzögert, also nachgesprochen, realisiert werden, wird ein /n/ oder Kreuz in der Spalte |n| notiert.

|ug| Handelt es sich um eine ungeübte Lautsynthese, wird ein Kreuz in der entsprechenden Spalte notiert – dies gilt für eine Verlaufs- oder Abschlussdiagnostik.

|g| Handelt es sich um eine geübte Lautsynthese, notiert Ther. ein Kreuz in der dafür vorgesehenen Spalte.

Dies gilt für eine Verlaufs- oder Abschlussdiagnostik. In der Erstdiagnostik gelten alle Zielwörter als ungeübt, sodass ein Ankreuzen der Spalten **|ug|** und **|g|** ausbleiben kann.

Auswertung

Die Auswertung der *Diagnostik Lautsynthese* kann quantitativ und qualitativ erfolgen.

Quantitative Auswertung

Die Anzahl der durchgeführten gelungenen und nicht gelungenen Imitationen sowie die Anzahl der beobachteten Selbstkorrekturen werden zusammengezählt und das Ergebnis am Ende in den Summenspalten vermerkt.

Vorausgesetzt wird, dass Pat. ohne Sprechapraxie (und Dysarthrie/Lähmungen) keine Auffälligkeiten im Nachsprechen bzw. Parallelsprechen von Lautsynthesen zeigen.

Muttersprachlich oder dialektbedingte phonetische Abweichungen sind zu berücksichtigen und werden daher nicht gewertet.

- **+** Können alle Lautsynthesen korrekt, konstant und phonetisch lautrein imitiert werden, besteht keine Störung der Programmierung von Lautsynthesen. → Die ganzheitliche phonetische Enkodierungsroute arbeitet bei der Programmierung von Silben aus 2 Phonemen bestehend unauffällig. Ob komplexere Silben und mehrsilbige Wörter korrekt verarbeitet werden, sollte durch eine *Erweiterte Diagnostik WG 2, WG 3 und Zweisilber* untersucht werden (Komplexitäts- und Längeneffekte).
- **– (mind. 1mal):** Wird mindestens eine Imitationsaufgabe nicht korrekt ausgeführt, besteht eine Störung der Programmierung von Lautsynthesen. → Die ganzheitliche phonetische Enkodierungsroute für einfache Lautsynthesen (Koartikulation von 2 Phonemen) arbeitet eingeschränkt.
- **~ (mind. 2mal):** Treten mindestens 2mal Selbstkorrekturen auf, besteht eine Störung der Programmierung der Lautsynthesen. Selbstkorrekturen verweisen positiv auf eine auditive und taktil-kinästhetische Selbstkontrollfähigkeit *(Selfmonitoring)*.

Schweregradbestimmung

Einschränkungen der Lautsynthesefähigkeit / ganzheitliche phonetische Enkodierung (Wörter aus 2 Phonemen):

Zur Einschätzung des Schweregrads empfiehlt sich eine vollständige Durchführung der Lausynthesediagnostik (48 Realwörter). Diese kann sich über mehrere Untersuchungseinheiten erstrecken. Klinische Erfahrungswerte lassen jedoch bereits nach der Überprüfung von 9 Wörtern (6 Vokalverbindungen, 1 Lautsynthese mit initialem Bilabial [ma:], 1 Lautsynthese mit initialem Alveolarlaut [la:] und 1 Lautsynthese mit initialem stimmlosen Glottal [ha:]) eine Einstufung als schwerste oder schwere ganzheitliche phonetische Enkodierungsstörung zu (vgl. Durchführungshinweise). Die Lautsynthese wird quantitativ als gelungen gewertet, wenn beide Imitationen korrekt artikuliert realisiert wurden (+ +).

Die folgende Einteilung basiert auf Erfahrungswerten, die noch validiert werden sollten (vgl. Kap. 2.6, 3.1).

Schweregrade Programmierung von Lautsynthesen/Silben (2 Phoneme)

Keine Störung: Alle 48 Lautsynthesen/Silben konnten zweimal artikulatorisch korrekt realisiert werden (++).

Leichte Störung: überwiegend gelungene, korrekte Silbenprogramme, einige nicht gelungene Silbenprogramme bzw. Silben mit phonematischen und/oder phonetischen Abweichungen sowie Inkonstanz/Inkonsistenz
→ 32–47 gelungene Imitationen (++) oder nach Selbstkorrektur (~~), (+~), (~+)

Mittlere Störung: einige gelungene, korrekte Silbenprogramme, aber deutliche Zahl nicht gelungener, nicht korrekter Silbenprogramme mit phonematischen und/oder phonetischen Abweichungen
→ 10–31 gelungene Imitationen (++) oder nach Selbstkorrektur (~~), (+~), (~+)

Schwere Störung: nur vereinzelte Silbenprogramme evozierbar und gelungen
→ 1–9 gelungene Imitationen (++); keine Selbstkorrekturen

Schwerste Störung: keine korrekten Lautsynthesen, Koartikulation nicht möglich
→ 0 gelungene Imitationen von Silben; ggf. sind Einzelphoneme gelungen, korrekt artikuliert; keine Selbstkorrekturen

Zeigt sich lediglich *eine* gelungene Lautsynthese-Imitation, muss ausgeschlossen werden, dass es sich um einen Automatismus handelt, der nicht als willkürliche Lautsynthese gelten kann. Treten Wiederholungen der ermittelten einzigen Lautsynthese/Silbe während der Untersuchung oder vorausgegangener Diagnostikteile oder in der Spontansprache oder evozierter Sprache auf, dann ist von einem Automatismus auszugehen.

Qualitative Auswertung

Gelungene Imitationen geben Auskunft über bestehende Lautsynthesefähigkeiten. Erst die Fähigkeit zur Koartikulation ermöglicht einen Wortabruf, andernfalls „hüpft“ die Person von Laut zu Laut oder die Artikulation bricht nach dem Initiallaut ab. Die Lautsynthese-Fähigkeit gibt nach SpAT® Hinweise auf die Fähigkeit zur Parallelität, da bei der Verbindung von Einzellauten parallele (gleichzeitige) Steuerungen von Bewegung, Luftführung und Stimmgebung erforderlich sind. Je nach Grad der artikulatorischen Flüssigkeit lässt sich erkennen, ob die untersuchte Person automatisierte Silben aus dem Silbenlexikon abruft (keine Sprechanstrengung, keine intrasilbische Pause) oder mit Mühe beginnende Lautsynthesefähigkeiten zeigt (Sprechanstrengung, Verzögerung, Verlangsamung, intrasilbische Pausen). Diese suprasegmentalen Symptome verweisen deutlich auf Defizite der silbischen Enkodierungsroute.

Qualitative Auswertung gelungener Imitationen

++ Konstante Leistung (beide Imitationen phonetisch und phonematisch korrekt realisiert, ohne Verlangsamung, Verzögerung, Dehnung)
→ Koartikulationsfähigkeit vorhanden, Silbe ist automatisiert

+– Inkonstante Leistung, z. B. Imitation 1 gelungen, Imitation 2 nicht gelungen; dabei inkonstante oder inkonsistente phonetische Abweichung oder Substitution o.a.
→ sprechapraktische Ursachen; Silbe ist nicht sicher automatisiert

+~ Inkonstante Leistung, z. B. Imitation 1 gelungen, Imitation 2 nach Selbst-
~+ korrektur gelungen
~~ → sprechapraktische Ursachen; Silbe ist nicht sicher automatisiert; auditive und taktil-kinästhetische Selbstkontrolle möglich, da Selbstkorrekturfähigkeit besteht

|n| Kann die Silbe / das Zielwort mit zeitlicher Verzögerung nachgesprochen werden, besteht ein phonologisches Kurzzeitgedächtnis, das Voraussetzung für den eigenständigen Wortabruf aus lexikalischen Speichern ist (vgl. Therapieplanung).

|p| Wird die Silbe / das Zielwort parallel artikuliert und kann noch nicht zeitlich verzögert nachgesprochen werden, benötigt die untersuchte Person noch die Aktivierung/Ermutigung durch Gleichzeitigkeit; das phonologische Kurzzeitgedächtnis ist noch eingeschränkt, der eigenständige Wortabruf aus den lexikalischen Speichern gelingt vermutlich noch nicht.

Qualitative Auswertung nicht gelungener Imitationen

Koartikulation gelungen, aber konstante Substitution (Lautsynthese 1 und 2 zeigen anderen Laut)
→ vergleichen mit der *Diagnostik Lautbildungsrelevante Bukkofaziale Bewegungen* und *Diagnostik Lautbildung*
→ Ist Bewegungsausführung für den Ziellaut möglich gewesen? Ist der Ziellaut zuvor realisiert worden?
→ sprechapraktisch bedingt (Lautprogramm nicht vorhanden oder koartikulatorisches Problem / Parallelitätsstörung; sonst vermutlich durch Lähmung verursacht (dysarthrisch)

Koartikulation nicht gelungen, sondern nur 1 Phonem artikuliert
→ vergleichen mit *Diagnostik Lautbildungsrelevante Bukkofaziale Bewegungen* und *Diagnostik Lautbildung*
→ Ist Bewegungsausführung bzw. fehlender Laut zuvor realisiert worden?
→ sprechapraktisch bedingt (Lautprogramm nicht vorhanden oder koartikulatorisches Problem / Parallelitätsstörung; ggf. auch Speicherproblem); sonst vermutlich durch Lähmung verursacht / dysarthrisch (vgl. Herr K.)

Koartikulation gelungen, aber konstante phonetische Abweichungen
Imitation 1 und 2 weisen gleiche lautliche „Unreinheit" auf
→ Verdacht auf dysarthrische Ursachen
→ vergleichen mit *Diagnostik Lautbildungsrelevante Bukkofaziale Bewegungen* und *Lautbildung,* z. B. reduzierte bilabiale Plosionsbildung (Fazialis-/Mundastschwäche), reduzierte linguale Plosionsbildung (Hypoglossusschwäche), reduzierte Friktionsbildung, Hypernasalität; ausgenommen sind ursächliche Hörminderungen, muttersprachliche und dialektbedingte Abweichungen.

Koartikulation möglich, inkonstante und inkonsistente phonematische Abweichungen
Imitation 1 und Imitation 2 nicht gelungen; Laut-Additionen, Silben-Additionen, Lautumstellungen (Metathesen), Lautersetzungen (Substitutionen)
→ sprechapraktische Ursachen; je nach Anzahl korrekter Silben
→ schwerste oder schwere Störung der ganzheitlichen phonetischen Enkodierungsroute; Wortform chaotisch
→ Verdacht auf zusätzliche aphasisch-phonologische Störung!
Und: Blickfokussierung / visuelle und auditive Aufmerksamkeit nicht ausreichend, Hemmproblematik; fehlende auditive und taktil-kinästhetische Selbstwahrnehmung/Kontrolle

Konstante Nullreaktion
beide Imitationen nicht ausgeführt; kein Teilschritt beobachtbar
→ Lautsynthese ist nicht möglich
→ vergleichen mit *Diagnostik Lautbildungsrelevante Bukkofaziale Bewegungen* und *Lautbildung*
→ dysarthrisch oder schwerst bzw. schwer sprechapraktisch
→ ganzheitliche phonetische Enkodierungsroute schwerstbetroffen

Bei vollständiger Durchführung der *Lautsynthese-Diagnostik* ist ein direkter quantitativer Vergleich zu einer vollständigen Verlaufsdiagnostik bzw. Abschlussdiagnostik möglich. Konnte die Erstdiagnostik trotz der Möglichkeit einer Aufteilung auf mehrere Therapiesitzungen nicht vollständig durchgeführt werden, sollte der Grund dafür notiert werden (Abbruchkriterien).

Weitere Hinweise zur Auswertung sind im Kapitel 6.1 (Therapieplanung) zu finden.

3.4.6 Diagnostik Blickfokussierung

Aufgaben	gute Blickfokussierung	eingeschränkte Blickfokussierung	keine Blickfokussierung	Anmerkungen	Datum
Blickfokussierung Lautbildungs-relevante Bukko-faziale Bewegungen		X ←	Automatismen X [aʊvaɪa]	mehrfache Aufforderung Erklärung	1.3.
Blickfokussierung Lautbildung		X			1.3.
Blickfokussierung Lautsynthese		X			6.3.

ABB. 14 *Beispiel Herr Meyer*

Was wird untersucht?

Beim *Diagnostikteil Blickfokussierung* handelt es sich hauptsächlich um ein Protokoll der Beobachtungen während der ersten drei Untersuchungsteile: *Diagnostik Lautbildungsrelevante Bukkofaziale Bewegungen, Diagnostik Lautbildung* und *Diagnostik Lautsynthese.* Ermittelt wird die Bereitschaft und Fähigkeit von Pat., ihren Blick auf die Artikulatoren d. Ther. zu richten, dabei den sichtbaren orofazialen Bewegungen zu folgen und Lautbildungseigenschaften zu entnehmen. „Blickfokussierung" hat eine essentielle Bedeutung für den imitatorischen Prozess innerhalb der Sprechapraxietherapie und sollte daher diagnostisch abgeklärt werden. Im SpAT®-Konzept stellt „Blickfokussierung" eine obligatorische Voraussetzung für das Erkennen von Lautbildungsschritten, für die Imitation von Phonem- und Lautsynthese-Programmen und somit von motorischem Lernen dar (vgl. Kap. 2.10, 2.11).

Bei Therapiebeginn bestehende oder im Therapieprozess auftretende Widerstände oder Einschränkungen der Blickfokussierung sollten auf ihre funktionellen oder affektiven Ursachen hin möglichst offen angesprochen und abgeklärt werden (vgl. Kap. 3.4.1, Anamnese). Eine gute Blickfokussierung ist Ressource und Ziel zugleich.

Diagnostische Fragen (auf alle drei Diagnostikteile zutreffend)

- Kann Pat. den Blick in Richtung der Geräuschquelle / Aufforderung von Ther. drehen bzw. selbstständig die Blickfokussierung auf den Mund von Ther. richten?
- Hält Pat. den Blick längere Zeit / während der gesamten Untersuchung bzw. nimmt ihn eigenständig nach kurzer Unterbrechung wieder ein?
- Kann Pat. den Blick während der Imitation halten oder wendet Pat. ihn bereits kurz vor der Imitation ab?
- Entnimmt Pat. die sichtbaren artikulatorischen Informationen visuell problemlos?
- Setzt Pat. die gesehenen artikulatorischen Informationen zeitgleich oder zeitlich verzögert um?

- Zeigt Pat. Anzeichen von Seheinschränkungen (Lähmung / unzureichende Öffnung Augenlid, zentrale Sehstörung, unzureichende Brille, Korrektur der Kopfhaltung, Blinzeln, Näherkommen, Augenreiben, Kopfschütteln, Gestik, Wunsch nach Brille o.ä.)?
- Gibt es Informationen oder Berichte über Augenuntersuchungen?
- Ist die Blickfokussierung in allen drei Diagnostikteilen auffällig gewesen oder war sie in der *Diagnostik Lautbildungsrelevante Bukkofaziale Bewegungen* möglich?
- Liegt evtl. eine Hörproblematik vor?
- Kann Pat. den Kopf selbstständig halten?
- Muss Ther. die Blickfokussierung mehrfach erneut aktivieren, verbal und ggf. durch einen taktilen Reiz am Arm, da diese nicht bestehen bleibt?
- Zeigt sich physische oder allgemein neuronale Schwäche, fehlende Vigilanz, Ungeduld, Nervosität, gestörte Aufmerksamkeit, motorische Unruhe?
- Lehnt Pat. die Blickfokussierung ab (Hand vor die eigenen Augen oder vor das Sichtfeld haltend; gesenkter Kopf, aktives Augenschließen, Kopfschütteln, emotionale Reaktionen, verbale oder gestische Aggression; „Verwitzeln" der Situation)?
- Entsteht der Eindruck von schwerstbetroffenem Sprach-, Gesten- und Symbolverständnis?
- Gibt es Informationen oder Berichte über depressive, aggressive oder autoaggressive, psychotische Stimmungsanteile und über Medikation?
- Besteht der Verdacht auf eine dementielle Vorerkrankung oder Begleiterkrankung?
- Hat Pat. nach eigener Auffassung bereits „erfolglose Therapien" erlebt?

Durchführung

Die untersuchende Person beobachtet die Blickfokussierung der betroffenen Person während ihrer einleitenden Sätze und der Durchführung der Diagnostik. Im Anschluss bzw. in Nachbereitung des jeweiligen Diagnostikteils erfolgt die Protokollierung:

Das Datum wird in der rechten Spalte eingetragen und ein Kreuz in der dreiteiligen Bewertungsskala gesetzt. Das beobachtete Blickverhalten wird eingestuft und es werden ggf. zusätzliche Beobachtungen zum Verhalten der untersuchten Person unter „Anmerkungen" festgehalten.

Mit Hilfe der diagnostischen Fragen können Ursachen für eine fehlende bzw. eingeschränkte Blickfokussierung ermittelt und diese im Protokoll notiert werden.

Die Protokollierung/Bewertung der Blickfokussierung

Gute Blickfokussierung

Die untersuchte Person schaut der untersuchenden Person nach verbaler bzw. gestischer Aufforderung auf die Artikulatoren, hält den Blick längere Zeit oder während der gesamten Untersuchung bzw. nimmt die Blickfokussierung von sich aus wieder ein. Es bestehen keine Hinweise auf Einschränkungen der Sehfähigkeit und Motivation, keine Widerstände oder ähnliche emotionale Reaktionen.

Eingeschränkte Blickfokussierung

Die untersuchte Person kann die Blickfokussierung kurz auf die Artikulatoren der untersuchenden Person richten; die Blickfokussierung wird jedoch nicht eigenaktiv gehalten und nicht erneut eingenommen; die untersuchende Person versucht, die Blickfokussierung mehrfach verbal, gestisch oder taktil wiederherzustellen.

Keine Blickfokussierung

Die untersuchte Person kann oder möchte die Blickfokussierung trotz mehrfacher unterstützender Aufforderungen nicht eigenständig auf die Artikulatoren der untersuchenden Person richten; es zeigen sich physische Einschränkungen (z. B. fehlende Kopfkontrolle, starke Sehbeeinträchtigungen, extreme Müdigkeit), neuronale (Augenlidlähmung, Epilepsie, Absencen, fehlende Vigilanz, Schmerzen), emotionale (Wut, Traurigkeit) oder kognitiv-psychische Einschränkungen (Depression, fehlende Impulskontrolle) bzw. Widerstände (vgl. diagnostische Fragen).

Auswertung

Gute Blickfokussierung

Die Fähigkeit, den Blick auf die Artikulatoren der untersuchenden Person zu halten und/oder ihn nach kurzer Unterbrechung eigenständig wieder aufzunehmen, verweist auf ein gutes Situationsverständnis, eine gute physische und ausreichende psychische Stabilität sowie auf eine gute Therapiemotivation. Es scheinen keine gravierenden Seheinschränkungen, emotionalen oder neuropsychologischen Defizite zu bestehen, die vor Beginn einer Artikulationstherapie näher abgeklärt werden müssen. Die Artikulationstherapie kann folglich beginnen.

Eingeschränkte Blickfokussierung

Ein großer Teil sprechapraktisch-aphasisch Betroffener zeigt eine eingeschränkte Blickfokussierung zu Therapiebeginn. Mangelnde Vertrautheit, Unsicherheit, Scham und emotionale Ursachen wie Angst vor Abwertung können ursächlich sein ebenso wie bestehende Seheinschränkungen, Konzentrationsdefizite oder allgemeine physische Schwäche. Die Ursache sollte daher so genau wie möglich analysiert werden, u. a. mit Hilfe der diagnostischen Fragen. Es ist empfehlenswert, die beobachtete Einschränkung der Blickfokussierung unmittelbar in der Diagnostikeinheit zu thematisieren, offen zu besprechen und die Relevanz für den Therapieprozess zu erklären. Ziel ist es, bestehende „Barrieren" zu ermitteln und abzubauen, um mit der Artikulationstherapie beginnen und sprechmotorisches Lernen ermöglichen zu können. Bei Verdacht auf seh- oder hörorganische Ursachen, Depressionen oder Demenz sind diese differentialdiagnostisch durch Fachärztinnen/-ärzte abzuklären und die Angehörigen dazu entsprechend zu beraten.

Empathische, geduldige, individuelle verbale und gestische Hilfen sind in den ersten Phonemanbahnungen indiziert, um das konzentrierte, Informationen entnehmende Schauen auf den Mund von Ther. zu verbessern. Sobald die betroffene Person während der gemeinsamen Artikulationsübungen erste artikulatorische Erfolge hört und spürt und sich die auditive und taktil-kinästhetische Eigenwahrnehmung verfeinert, verbessert sich die Blickfokussierung erfahrungsgemäß allmählich und deutlich.

Fehlende Blickfokussierung

Eine fehlende Blickfokussierung macht sich unmittelbar im ersten Diagnostikteil *Lautbildungsrelevante Bukkofaziale Bewegungen* bemerkbar und sollte daher sofort gespiegelt, offen besprochen und die Relevanz für den Therapieprozess erklärt werden. Je nach beobachteter Reaktion der Betroffenen (oder anwesenden Angehörigen) präzisiert die untersuchende Person ihre Erklärungen und Hilfestellungen. In einem direkten Gespräch offenbaren sich in der Regel die Ursachen der fehlenden Blickfokussierung. Auch wenn eine schwerste oder schwere Sprachverständniseinschränkung besteht, entnehmen die Betroffenen anhand von Gestik, Mimik und Prosodie (ggf. Zeichnung/Abb. 2 bzw. 3) Thema und Intention der Aussage:

Ther: *„Sie möchten nicht auf meinen Mund schauen. Das ist Ihnen unangenehm, das sehe ich. Aber Sie möchten wieder sprechen, oder? Und ich kann Ihnen nur helfen, wenn Sie mir auf meinen Mund schauen. Ich zeige Ihnen, was der Mund tun muss beim Sprechen ... ich vermute, Sie haben eine Sprechapraxie. Ihr Mund weiß nicht mehr, wie das geht mit dem Sprechen ... die Steuerung ist nicht in Ordnung ... die Software ... ist durcheinander ... wie nach einem Erdbeben ... ich bin sicher, dass ich Ihnen helfen kann ... ich möchte schauen, was Ihr Mund noch alles kann ... schauen Sie mal ... wir machen das zusammen ... so."*

Bei besonders ausgeprägtem Schamgefühl ist darauf zu verweisen, dass alle Personen nach Schlaganfall das Gleiche erleben, z. B.: *„Haben Sie den Mann eben gesehen ..., ihm war das auch sehr unangenehm zuerst ... er hat eine riesige Firma, viele Angestellte ... und jetzt soll er hier so Sprechbewegungen angucken und nachmachen ... Sie haben Ihr gesamtes Wissen, alle Wörter noch im Kopf ... es ist nur alles durcheinander ... und der Mund weiß nicht mehr, wie er sich bewegen muss ...*

wir ordnen das wieder in kleinen Schritten und nichts muss peinlich sein … schauen Sie und wir beide machen das zusammen jetzt … so …" (vgl. Kap. 7.3).

Besteht der Eindruck einer Depression, wird dieser offen angesprochen, nach einer bestehenden Medikation gefragt und diese ggf. vorübergehend empfohlen, die wichtigste Bezugsperson sowie die behandelnden Ärztinnen/Ärzte sofort informiert (Prävention Suizid).

Wenn die Blickfokussierung dennoch nicht erreicht werden kann, wird die Artikulationstherapie noch etwas zurückgestellt und mit allen betroffenen Personen besprochen, welche helfenden Maßnahmen nun einzuleiten sind: weitere differentialdiagnostische Abklärungen, Hilfsmittel zur Kopfkontrolle, zur Sehfähigkeit, Hörfähigkeit, Medikation, parallele Unterstützung durch Neuropsychologinnen/Neuropsychologen, auf Neurologie spezialisierte Physiother./Ergother. Wie die Sprachtherapie dennoch beginnen kann, wird in Kapitel 6.1 detailliert dargestellt.

Verhalten bei Verschlechterung der Blickfokussierung im Therapieverlauf

Für diesen Fall ist es sehr hilfreich, die erstdiagnostischen Einträge noch einmal zu sichten und mit der aktuellen Blickfokussierung zu vergleichen. Wenn sich die Blickfokussierung trotz Vertrautheit und bereits guter Therapiefortschritte verschlechtert zeigt, sollten die Angehörigen (ggf. das interdisziplinär arbeitende Team) nach Auffälligkeiten befragt und ihnen die beobachtete negative Veränderung rückgemeldet werden. Besteht der Verdacht auf eine depressive Episode, ist es unbedingt empfehlenswert, zusätzlich die behandelnden Ärztinnen/Ärzte (Hausärztinnen/-ärzte, Neurologinnen/Neurologen) zu informieren und über eine unterstützende Medikamentierung zu sprechen (Achtung Suizidgefahr!). Gibt es Anzeichen für eine dementielle Entwicklung, ist ein Austausch mit den mitbehandelnden Ther., ein offenes Gespräch mit den Angehörigen sowie ggf. eine MRT-Abklärung bzw. Testung durch Ärztin/Arzt stets konstruktiv klärend und entlastend.

3.4.7 Kurzdiagnostik und Erweiterte Diagnostik

Diese 3. Buchauflage bietet mehrere diagnostische Ergänzungen, die im folgenden Teilkapitel vorgestellt werden:

- *SpAT®-Kurzdiagnostik Ein- und Zweisilber: WG 1, WG 2, WG 3 und Zweisilber*
- *Erweiterte SpAT®-Diagnostik WG 2*
- *Erweiterte SpAT®-Diagnostik WG 3*
- *Erweiterte SpAT®-Diagnostik Zweisilber*

Diagnostische Fragen (auf alle Diagnostiken zutreffend)

- Wie viele Phoneme können gelungen koartikuliert werden (→ welche Wortgruppe)?
- Gelingt das Nachsprechen inzwischen oder werden die Wörter noch immer parallel artikuliert?
- Wie viele Phoneme können nachgesprochen = kurz gespeichert werden?

- Ist ein bestimmter Anlaut auch bei ungeübten Wörtern korrekt artikuliert?
- Gelingt der Ziellaut auch in anderer Koartikulation?
- In welchen Koartikulationen bestehen noch Auffälligkeiten?
- Ist der Laut phonetisch auffällig oder wird er ersetzt (Substitution = phonematische Paraphasie)?
- Zeigen sich serielle Probleme (phonematische Paraphasien)?
- Ist ein bestimmter Inlaut/Auslaut auch bei ungeübten Wörtern korrekt artikuliert?
- Gelingt der Inlaut/Auslaut auch in anderer Koartikulation?
- In welchen Koartikulationen bestehen noch Auffälligkeiten?
- Ist er phonetisch auffällig oder wird er ersetzt (Substitution = phonematische Paraphasie)?
- Zeigen sich serielle Probleme (phonematische Paraphasien)?
- Gelingt die Artikulation von initialen Clustern, finalen Clustern, Diphthongen, Umlauten, kurzen offenen Vokalen, Vokaldehnung, vokalisiertem /r/, ungeübter Phoneme, wie z. B. dem velaren Nasal [ŋ]?
- Zeigen sich Phoneme einer Artikulationsart oder einer Artikulationszone noch auffällig oder gebessert?
- Treten bei zweisilbigen Wörtern Abbrüche nach der ersten Silbe auf, intrasilbische Pausen, Initiierungsprobleme der 2. Silbe oder gelingt die Koartikulation bereits flüssig?
- Ist der Schwa-Laut [ə] artikulierbar?

SpAT®-Kurzdiagnostik Ein- und Zweisilber

		Imitation 1	n	p	Imitation 2	n	p	Silbenstruktur	ug	g	Anmerkungen
WG 1*	Arm	+	n		+	n		VK		x	
	du	[u:] –	n		[u:] –	n		KV	x		
	Ja	–			[a:] –		p	KV	x		1x Nullreaktion
	Kuh	[u:] –	n		[u:] –		p	KV	x		
	Nee	–			–			KV	x		hebt Schulter
	Po	+	n		+		p	KV		x	
	Schi	[si] –		p	[si] –		p	KV		x	
	Uhr	+		p	+		p	VV		x	
	Wo	[o:] –		p	[o:] –	n		KV	x		
WG 2*	Buch	–			–			KVK	x		blockiert
	Eis	[aɪ] –		p	[aɪ] –		p	VVK	x		[aɪ] geübt W61

ABB. 15 *Beispiel Frau Schmidt*

Was wird untersucht?

Mit neuen Pat., die im Anamnesegespräch bereits verständliche Äußerungen zeigen, kann nach der *Diagnostik Lautbildungsrelevante Bukkofaziale Bewegungen* und der *Diagnostik Lautbildung* die *„SpAT®-Kurzdiagnostik Ein- und Zweisilber“* **alternativ zur *Diagnostik Lautsynthese*** durchgeführt werden. Auch bei Personen mit im Therapieverlauf gebesserten sprechmotorischen Fähigkeiten kann sie als **Ver-**

gleichsdiagnostik angewandt werden, um einen Überblick über die silbische phonetische Enkodierungsroute und die Speicherfähigkeit zunehmend komplexerer Silben zu erhalten. Auf diese Weise lassen sich **Längeneffekte** ermitteln, die auf der Phonemanzahl (2, 3 oder 4 Phoneme) bzw. Silbenanzahl (1 oder 2 Silben) beruhen. Empirische Daten zeigen eine Abnahme gelungener Imitationen mit steigender Phonemanzahl (Wortgruppe) und Silbenanzahl bei schwer Betroffenen. Auch nimmt die Fähigkeit zum Nachsprechen bei steigender Phonemanzahl ab, das Parallelsprechen gelingt besser (vgl. Speicherfähigkeit).

Die *SpAT®-Kurzdiagnostik Ein- und Zweisilber* besteht aus insgesamt 36 Realwörtern: einsilbige alltagsrelevante Realwörter (32 Substantive, 1 Fragepronomen, 1 Personalpronomen, 2 Interjektionen) mit zunehmender Phonemanzahl und zweisilbige Realwörter mit verschiedenen Silbenstrukturen.

27 Einsilber mit steigender Phonemanzahl in den Wortgruppen 1, 2 und 3, jeweils alphabetisch gelistet, untersuchen alle Artikulationszonen, 18 verschiedene Anlaute, 11 verschiedene Auslaute, 2 verschiedene Diphthonge, 1 initiales Cluster, 3 verschiedene finale Cluster, 6 vokalisierte /r/.

Wortgruppe 1: 2 Phoneme
Wortgruppe 2: 3 Phoneme
Wortgruppe 3: 4 Phoneme

Die 9 Zweisilber weisen 8 verschiedene Silbenstrukturen auf: KV-KV, VV-KV, V-KVK, KV-KVK, KVK-KVK, KVV-KVK, KKV-KVK und KVKK-KV. Es lassen sich 2 Umlaute, ein weiteres initiales Cluster, der Schwa-Laut [ə] sowie suprasegmentale Eigenschaften (Redeflüssigkeit bzw. intersilbische Pausen) überprüfen.

Es besteht die Möglichkeit zur Differenzierung zwischen nachgesprochener Realisation |n| und parallel gesprochener Realisation |p| sowie zwischen ungeübten |ug| und geübten |g| Wörtern.

Durchführung und Auswertung

Die *Kurzdiagnostik* wird wie die *Diagnostik Lautsynthese* durchgeführt (vgl. Kap. 3.4.5). Die aufgelisteten diagnostischen Fragen unterstützen die qualitative Auswertung sowie die anschließende Therapieplanung (vgl. Kap. 6.1).

Erweiterte SpAT®-Diagnostik WG 2, WG 3, Zweisilber

Was wird untersucht?

Die diagnostischen Erweiterungen *Erweiterte SpAT®-Diagnostik WG 2, WG 3 und Zweisilber* führen das gesamte für das MODAK® + SpAT®- Grundprogramm zur Verfügung stehende Wortmaterial auf. Die ausgesuchten Erweiterungen dienen zur Abklärung sprechmotorischer Fähigkeiten innerhalb einer Wortgruppe. Sie können als Verlaufs- oder Abschlussdiagnostik, zur **Qualitätskontrolle** oder auch **zu Forschungszwecken** als Evaluationsgrundlage genutzt werden. Die Wortlisten sind nach Artikulationsorten und Anlauten sortiert. Die Durchführung muss nicht zwingend vollständig erfolgen.

In der Diagnostik der zweisilbigen Wörter ist es möglich, gezielt zu ermitteln, welche **Silbenstrukturen** phonetisch korrekt enkodiert werden und bei welchen Silbenstrukturen Programmierungsauffälligkeiten auftreten.

Zusätzlich bieten sie anhand von 4 Vergleichswörtern die Möglichkeit, **prosodierelevante Merkmale** zu beobachten: Fast alle Zielwörter (Substantive) weisen eine trochäische Betonung auf (erste Silbe betont), bei 5 (ggf. 6) Prüfwörtern besteht eine jambische Betonung (zweite Silbe betont): Geschenk, Klavier, Musik, Paket, Salat, (Kaffee). Dialektale Besonderheiten sind dabei zu berücksichtigen.

Ther. können in allen diagnostischen Erweiterungen zwischen der phonetischen Enkodierungsfähigkeit für **geübte (|g|)** versus **ungeübte Wörter (|ug|)** der jeweiligen Wortgruppe differenzieren und sich dafür eine individuelle relevante Auswahl vornehmen. Gelingt die Imitation ungeübter Silben/Wörter, kann von einem **Transfereffekt** geübter Silbenstrukturen auf ungeübte Silbenstrukturen/Wörter dieser Wortgruppe geschlossen werden.

Qualitative Vergleiche lassen sich anhand der o. g. diagnostischen Fragen tätigen: Phoneme können gezielt nach Position im Wort untersucht werden (Beispiel [f]), Artikulationsorte können überprüft (z. B. Velare) und Artikulationsarten (z. B. Plosive) kontrolliert werden.

Quantitative Vergleiche können bei vollständiger Wiederholung oder durch die erneute Durchführung einer gezielten Anzahl gleicher Wörter vorgenommen werden. Statistische Vergleichswerte liegen zu diesem Zeitpunkt noch nicht vor.

Beispiel Frikativ [f]

Ein Patient elidiert den labiodentalen Frikativ [f] in der Spontansprache konsequent. Einzelheitlich kann er ihn auch in einfacher Lautsynthese (WG 1) nach erfolgter Anbahnung und Koartikulationsübung inzwischen lautrein artikulieren. Ther. kann mit Hilfe der *Erweiterten Diagnostik WG 2* ermitteln, ob er als Anlaut /Fell, Fisch, Fuß, Vier/ und auch bereits in ungeübter Auslautposition /Schaf, Hof/ gelingt. Arbeitet Ther. bereits in der Wortgruppe 3, stehen zur Überprüfung des Anlauts folgende Zielwörter zur Verfügung: /Feld, Fest, Film, Pferd (je nach Dialekt), Frau/ und zur Abklärung der Inlautrealisation /Luft, Saft/ sowie in finaler Position /Golf, Brief/ und im finalen Cluster /Kopf, Topf, Zopf/.

Die *Erweiterte Diagnostik Zweisilber* bietet 7 Prüfwörter mit [f]-Anlaut, 7 Prüfwörter mit [f]-Inlaut sowie 3 initiale Cluster.

Beispiel vokalisiertes /r/

Wurden im MODAK®-Grundprogramm und in der Arbeit mit Schlagzeilen Zielwörter mit einem vokalisierten /r/ → [ɐ] im Auslaut geübt, lässt sich in der *Kurzdiagnostik* ermitteln, ob die geübten Zielwörter sicher parallel- oder nachgesprochen werden können und ob es Transfereffekte auf ungeübte Wörter gibt. Dabei ist es möglich, Transfereffekte innerhalb der gleichen Wortgruppe und in einer „höheren" Wortgruppe zu beobachten.

Bisher geübt: /Meer, Bier, Vier, Tor, Tür/ (Wortgruppe 2) und /Berg/ (Wortgruppe 3) → Transferwörter /Herd, Pferd, Korb, Schirm, Turm/ (Wortgruppe 3). Die *Erweiterte Diagnostik Zweisilber* bietet 15 Wörter zur gezielten Überprüfung.

Durchführung und Auswertung

Die diagnostischen Erweiterungen werden wie die *Diagnostik Lautsynthese (bzw. Kurzdiagnostik)* durchgeführt (vgl. Kap. 3.4.5).

Die aufgelisteten diagnostischen Fragen unterstützen die qualitative Auswertung sowie die anschließende Therapieplanung (vgl. Kap. 6.1).

Die *Erweiterte SpAT®-Diagnostik WG 2* umfasst insgesamt 48 einsilbige Objektnamen (Substantive) mit einer Phonemanzahl von 3 Phonemen und folgenden Silbenstrukturen:

KVK, KVV, VKK, VVK

	Anlaute	WG 2	Imitation 1	n	p	Imitation 2	n	p	Silbenstruktur	ug	g	Anmerkung
Vokale	[a]	Ast							VKK			
		Eis							VVK			
Bilabiale	[m]	Mann							KVK			
		Meer							KVV			
		Mehl							KVK			
	[p]	Pool							KVK			
	[b]	Bad							KVK			
		Bahn							KVK			

ABB. 16 *Ausschnitt „Erweiterte SpAT®-Diagnostik WG 2"*

Die *Erweiterte SpAT®-Diagnostik WG 3* umfasst insgesamt 51 einsilbige Objektnamen (Substantive) mit einer Phonemanzahl von 4 Phonemen und folgenden Silbenstrukturen:

KVKK, KVVK, KKVV, KKVK

Je nach Dialekt kann die Silbe /Pferd/ = [pfeat] 5 Phoneme und damit die Silbenstruktur KKVVK aufweisen.

		Hund							KVKK			
Cluster	[bR]*	Brief							KKVK			
		Brot							KKVK			
	[fR]*	Frau							KKVV			
	[gl]	Glas							KKVK			
	[pf]*	Pferd							KKVVK			
	[ʃt]	Stock							KKVK			
	[ʃt]	Stuhl							KKVK			
Prüfwörter		26*										
		Summe +										
		Summe ~										
		Summe –										
Prüfwörter gesamt		51										
		Gesamtsumme +										
		Gesamtsumme ~										
		Gesamtsumme –										

ABB. 17 *Ausschnitt „Erweiterte SpAT®-Diagnostik WG 3"*

Die *Erweiterte SpAT®-Diagnostik Zweisilber* umfasst insgesamt 70 zweisilbige Objektnamen (Substantive) mit folgenden Silbenstrukturen:

V-KVK, V-KKVK, VV-V, VV-KV, KV-KV, KV-KVK, KV-KVKK, KVV-KV, KVV-KVK, KVV-KVKK, KVK-KV, KVK-KVK, KVKK-KV, KVKK-KVK, KKV-KV, KKV-KVV, KKV-KVK, KKVV-KV

	Anlaute	Zweisilber	Imitation 1	n	p	Imitation 2	n	p	Silbenstruktur	ug	g	Anmerkung
Alveolare	[l]	Leiter							KVV-KV			
		Limo							KV-KV			
	[n]	Nase							KV-KV			
		Nudeln							KV-KVKK			
	[t]	Teller							KV-KV			
		Tennis							KV-KVK			
		Torte							KVV-KV			
	[d]	Dose							KV-KV			
	[ts]**	Zähne							KV-KV			
		Zeitung							KVV-KVK			
	[z]*	Salat							KV-KVK			
		Silber							KVK-KV			
		Socken							KV-KVK			

ABB. 18 *Ausschnitt „Erweiterte SpAT®-Diagnostik Zweisilber“*

Sprechapraxie Therapie

4

4.1 Therapieziele und Leitlinien

Zentrale Ziele der Therapie bei Sprechapraxie in Kombination mit Aphasie sind die weitreichende Normalisierung der Kommunikationsfähigkeit im Alltag sowie die Wiedererlangung von Aktivität und Partizipation am sozialen, gesellschaftlichen und beruflichen Leben (vgl. *ICF* in Grötzbach & Iven, 2009). Eine sprech- und sprachtherapeutische Intervention sollte daher der personenbezogenen und teilhabe-orientierten Sichtweise der *ICF* folgen (vgl. Lorenz, 2021, S. 7).

Neben den therapeutischen Bemühungen um eine möglichst umfassende Restitution sprachlicher Fähigkeiten ist die Vermittlung **kompensatorischer Strategien** für eine gelingende Alltagskommunikation eine zentrale Aufgabe der Sprechapraxie- und Aphasietherapie. Und zugleich lässt sich über alle bereits formulierten Ziele eine übergeordnete Perspektive stellen: das Erreichen einer neuen Lebensqualität nach dem kritischen Lebensereignis.

Sprachtherapie hat den Auftrag, Betroffenen und Mitbetroffenen zu helfen, die trotz aller Bemühungen persistierende „kommunikative Behinderung" akzeptieren zu lernen, diese in ein sich allmählich entwickelndes neues Identitätsgefühl zu integrieren und das subjektive Wohlbefinden zu fördern (vgl. Corsten, 2018).

Was bedeuten die u. a. von der *ICF* formulierten Kriterien einer personenbezogenen und teilhabe-orientierten sprachtherapeutischen Intervention für die Therapie von Sprechapraxien?

Von besonderer Bedeutung ist die ganzheitliche Betrachtungsweise der Erkrankung und Analyse des Störungsbildes auf allen Behinderungsebenen. Therapieziele und Therapiepläne sind individuell auf die Person mit ihrer Behinderung vor ihrem psychosozialen Hintergrund zu entwickeln und flexibel anzupassen. Sprechapraxietherapien haben die möglichst weitreichende Wiederherstellung der gestörten **Körperfunktion** „Sprechfähigkeit/Artikulation" zum Ziel: Dabei stehen die sprechmotorische Planungsfähigkeit, Verständlichkeit, Sprechflüssigkeit und Sprechnatürlichkeit in Gesprächen im Zentrum der Intervention. Die Sprechapraxietherapie erfolgt stets über die Therapie der phonetischen Enkodierungsrouten. Parallel ist die Fähigkeit zur auditiven und taktilen Selbstkontrolle zu fördern. Verbessert werden soll die Ebene der **Aktivität:** die Fähigkeit, spontan zu sprechen und verstanden zu werden, parallel zu sprechen, nachsprechen und telefonieren zu können. Diese kommunikativen Fähigkeiten stellen Voraussetzungen für eine möglichst umfangreiche **Teilhabe** dar, in privaten, gesellschaftlichen und beruflichen Lebensbereichen. Persönliche Neigungen der Betroffenen werden optimaler Weise bei der Auswahl des Therapiematerials berücksichtigt, biografisch Relevantes fließt in die Therapiegestaltung ein (*Lebensweltbezug ICF*).

Bei zusätzlich bestehender Sprachstörung (Aphasie) wird eine komplexe Therapie des Sprechens, des Sprachverstehens, Lesesinnverstehens und Schreibens notwendig. Förderbedürftig sind fast immer auch das Verstehen, Lesen und Schreiben von Zahlen (Lorenz, 2021, S. 7). In den „Qualitätskriterien und Standards für die Therapie von Patienten mit erworbenen neurogenen Störungen der Sprache (Aphasie) und des Sprechens (Dysarthrie)" wurden folgende Anforderungen gestellt, die auf die Therapien von Aphasien in Kombination mit Sprechapraxien ausgeweitet werden könnten:

> *Die Therapieziele müssen so festgelegt werden, daß ihr Erreichen quantifizierbar und durch qualitative Analysen belegbar ist. Die Therapiemethoden müssen entsprechend dieser Zielspezifizierung festgelegt werden.*
> *Sprach- und Sprechtherapie sollte durch Zielbewußtheit, Zielbegründung und Zieltransparenz ausgezeichnet sein.* (GAB/DGNKN, 2000, S. 5)

4.2 Therapieansätze

Zur Verbesserung des Sprechens sind diverse mündliche Aufgabenstellungen möglich: Mitsprechen, Nachsprechen, Benennen, Lautes Lesen, Bildbeschreibungen, Dialoge, Diskussionen, Telefonübungen und Videotelefonate sowie andere *In-Vivo-Trainings*. Diese sind Sprechtrainings in realen Alltagssituationen, z. B. beim Einkaufen, Bestellen im Lokal (vgl. Lorenz, 2021).

In deutschen Praxen und Kliniken kommen zahlreiche Ansätze zur Therapie sprechapraktischer Störungen zur Anwendung, die o. g. Aufgabenstellungen in unterschiedlicher Gewichtung nutzen. Die meisten Ansätze verwenden Hinweisreize zur Unterstützung von Sprechbewegungen in verschiedener Ausführung und Kombination (Lorenz, 2021):

- Auditive Hinweisreize: hörbare Erklärungen, Vorstellungshilfen
- Visuelle Hinweisreize: sichtbare Lautgesten, gezeichnete oder gedruckte Mundbilder, Veranschaulichung am Spiegel
- Taktil-kinästhetische, fühlbare Hilfen am Mund der betroffenen Person

In der folgenden Übersicht sollen ausgewählte Verfahren in ihren wesentlichen Merkmalen und Unterschieden knapp sowie neutral beschrieben werden. Es werden in vielen Therapieansätzen kurze, alltagsrelevante Wörter erarbeitet und allmählich längere, mehrsilbige Äußerungen artikuliert. Wenn das Nachsprechen von Wörtern noch möglich ist, wird versucht, direkt auf Wortebene zu arbeiten (Lorenz, 2021). Kann eine schwerstbetroffene Person weder Einzellaute noch Silben bzw. Wörter nach- bzw. mitsprechen, ist zu Therapiebeginn jedoch eine kleinschrittige Lauterarbeitung notwendig, um erste Lautverbindungen (Koartikulationen) exemplarisch wieder zu ermöglichen (z. B. SpAT®).

Segmentorientierte Ansätze beginnen daher auf der Ebene der Einzellaute mit ersten kurzen Wörtern; **wortstrukturelle Ansätze** arbeiten direkt auf der Wortebene und lassen mehrsilbige Wörter artikulieren.

- *Alternative Kommunikationsstrategien* (z. B. Kommunikationsbücher, Elektronische Kommunikationsformen): Sprachcomputer oder bebilderte Bücher werden eingesetzt, wenn eine lautsprachliche Verständigung noch nicht oder nicht mehr möglich ist.
- *Cueing-Techniken/Hinweisreize* (z. B. EMS, PROMPT©/TAKTKIN®): In der EMS-Therapie erlernen die Betroffenen Handzeichen, die sie selbst mit ihrer Hand ausführen, um ihre geplante Äußerung abrufen zu können. Ther. führen die Sprechmotorik direkt mit ihren Händen im Gesicht und am Mundboden der Pat.
- *Rhythmisch-melodische Ansätze* (z. B. Melodische Intonationstherapie): Über das silbische Singen von Wörtern und begleitendes rhythmisches Klopfen üben Pat. anschließend das Sprechen der Silben, ohne zu singen.
- *Segmentbasierte Ansätze* (z. B. Sprechapraxie-Therapie nach Luzzatti & Springer): Artikulationsbewegungen von Einzellauten, Silben und Wörtern werden u. a. mit Hilfe von Entspannungsübung, Artikulation vor dem Spiegel, mentalem Training eingeübt.
- *SpAT®-SprechApraxieTherapie bei schwerer Aphasie – SpAT® in Kombination mit MODAK®:* speziell für die Therapie schwerer Sprechapraxien in Kombination mit schweren Aphasien entwickeltes Verfahren, in dem erste Einzellaute in Teilschritten angebahnt werden und die Koartikulationsfähigkeit wiederhergestellt wird. Hinweisreize werden dabei intensiv kombiniert. Möglichst bald erfolgt die Kombination mit dem Aphasietherapie-Konzept MODAK® (Lutz, 2016).
- *Wortstrukturelle Ansätze* (z. B. Phonetische Kontrastierung, Metrischer Ansatz) beginnen direkt auf Wortebene: In der Phonetischen Kontrastierung wird das Sprechen von Minimalpaaren geübt (Wörter, die sich nur durch einen Laut unterscheiden). Der Metrische Ansatz arbeitet mit einer schrittweisen Annäherung an das jeweilige Zielwort über artikulatorische Zwischenstufen.

(Lorenz, 2021; alphabetisch gelistet; vgl. auch Lauer, 2010; Geißler & Lauer, 2015)

Aufgrund der hohen Inzidenz kombinierter Störungen (Sprechapraxie + Aphasie) besteht die Notwendigkeit einer Kombination von Sprechapraxietherapie *und* Aphasietherapie. Therapierende haben die Wahl zwischen zahlreichen verschiedenen aphasietherapeutischen Programmen, zu deren Güte in den Leitlinien für die Behandlung von Aphasie und Dysarthrie folgende Angaben und Empfehlungen ausgesprochen wurden:

> *Der modellorientierte Ansatz ist als ein entscheidendes Qualitätsmerkmal in der Aphasietherapie anzusehen … Eine Standardisierung der Aphasietherapie wird durch die Entwicklung und Anwendung von speziellen Therapieprogrammen erreicht (z. B. VAT, MIT, MODAK, REST, PACE, PAKT; vgl. den Überblick in Tesak, 1999). Diese verfolgen einen theoretisch begründeten Behandlungsansatz, spezifizieren Ziele, Methoden und Materialien und zeigen z.T. auf, wie die Verlaufskontrolle erfolgt. Außerdem sollte die Validität und Effektivität des Vorgehens in eigenen Therapiestudien empirisch nachgewiesen sein.* (GAB & DGNKN, 2000, S. 6–7)

5 Sprechapraxietherapie in Kombination mit Aphasietherapie

Da Sprechapraxien selten isoliert, sondern zumeist assoziiert mit Aphasien auftreten, besteht die Notwendigkeit einer kombinierten Therapie beider Störungen. SpAT® (Lorenz, 2012, 2017a) ist das erste Therapiekonzept im deutschsprachigen Raum, das gezielt für die größte Gruppe der von Sprechapraxie betroffenen Menschen entwickelt wurde, Pat. mit Sprechapraxie + Aphasie, insbesondere mit schweren Störungsgraden. Therapievorgehen und Material lassen sich aber ebenfalls für mittlere sowie leichte Störungen adaptieren. Es verbindet spezifisch sprechapraxietherapeutische mit aphasietherapeutischen Anteilen und berücksichtigt die begleitenden multifaktoriellen Wirkfaktoren (vgl. Kap. 2.9, 2.10).

5.1 SpAT®-Therapieziele und Therapieaufbau

Eine kombinierte Therapie sprechapraktischer und aphasischer Störungsanteile impliziert Therapieziele für alle sprachlichen Modalitäten: Verstehen, Sprechen, Lesen, Schreiben.

Das Konzept SpAT® bei schwerer Aphasie bietet neben Techniken zur Artikulationstherapie und Übungen zur parallelen Förderung nonverbaler Kommunikationsfähigkeiten eine enge Verzahnung mit aphasietherapeutischen Therapiekomponenten. Als sprechapraxietherapeutisches Konzept für alle Schweregrade legt SpAT® den primären Fokus auf die Reorganisation der sprechmotorischen Programme beider phonetischer Enkodierungsrouten sowie auf die Wiederherstellung von Selbstkontrolle und Selbstkorrekturfähigkeit. Wie in Kapitel 2 ausgeführt, greifen phonologische und phonetische Sprachverarbeitungsschritte ineinander. Diese werden von neuropsychologischen und motivationalen Bedingungen beeinflusst. Die Semantik wird bei SpAT® stets mittherapiert.

SpAT®-Therapieziele für die Modalität „Sprechen"

- Verbesserung der visuellen Fokussierung (Blickfokussierung)
- Steuerung von lautbildungsrelevanten Kiefer-, Lippen- und Zungenbewegungen
- Steuerung der Luftführung / Modulation
- Steuerung der Stimmgebung
- Verbesserung der auditiven und taktil-kinästhetischen Selbstkontrolle (Selfmonitoring): Selbstwahrnehmung und Selbstkorrekturfähigkeit
- Reorganisation des Lautinventars
- Reorganisation der Koartikulationsfähigkeit von Lauten (mit steigender Phonemanzahl)
- Verbesserung von zeitlicher und serieller Steuerung
- Verbesserung der phonologischen Speicherfähigkeit

- Automatisierung von Silben / Reorganisation des Silbenlexikons
- Elaboration und Aktivierung des phonologischen Output-Lexikons
- Verbesserung der Sprechinitiierung / Deblockierung / Selbstdeblockierung
- Förderung des artikulatorischen und kommunikativen Muts
- Angebot wiederkehrender artikulatorisch-kommunikativer Transfermöglichkeiten

SpAT®-Therapieaufbau bei schwerer Sprechapraxie und schwerer Aphasie

Die Therapie gliedert sich in drei *Basis-Komponenten* und *weitere Therapie-Komponenten*:

→ **Systematische Lautanbahnung / Aufbau des Lautinventars**
→ **Einübung der Lautsynthese / Koartikulation**
→ **Kombination mit dem MODAK®-Grundprogramm**

→ Erweiterter DIALOG und STUFENSPRECHEN
→ Kommunikative Transfer-Übungen, Artikulationstrainings, Kommunikative Sprechapraxie-Dialoge
→ Kombination mit den MODAK®-Komponenten: Arbeit mit Zeitungen, Zahlen und Karikaturen
→ Weitere SpAT®-Techniken zur Förderung nonverbaler Kommunikationsfähigkeit: Gesten, Zeichnen

Basis-Komponenten Lautanbahnung und Lautsynthese

Das Konzept SpAT® beginnt v. a. bei Schwerst- und Schwerbetroffenen mit der Therapie der Modalität „Sprechen": Lautanbahnung und Lautsynthese.

Eine Therapieeinheit widmet sich der Anbahnung eines Phonems und ggf. unmittelbar seiner Lautsynthese. Über Blickfokussierung und Imitation werden Parallelsprechen, Nachsprechen und der selbstständige Abruf von Phonemen sowie Silben/Wörtern geübt. Dabei werden die einzelheitliche und silbische Enkodierungsroute reorganisiert. Die Lautsynthesen stellen zunächst Realwörter aus 2 Lauten dar (vgl. Kap. 5.3). Sowohl die Lautanbahnung als auch die ersten exemplarischen Koartikulationen erfolgen in einem aktivierenden semantischen Setting. Die betroffene Person übt sich während dieser ersten willkürlich artikulierten Lautsynthesen in Selbstwahrnehmung und Selbstkontrolle, im kurzfristigen phonologischen Speichern, im Wortabruf erster Wörter sowie ständig im Sprachverstehen. SpAT®-Hilfen führen und unterstützen den Aufbau der Wortformen, die Sprechinitiierung und den erneuten Abruf des Zielwortes aus dem Kurzzeitspeicher (vgl. Kap. 5.2, Therapietechniken).

Basis-Komponente MODAK®-Grundprogramm in Kombination mit SpAT®

Nach dieser Vorbereitung erster artikulatorischer Fähigkeiten erfolgt die Kombination mit dem aphasietherapeutischen Konzept MODAK®, in dem alle Modalitäten verknüpft werden (vgl. Kap. 5.5). Mit Hilfe der systematischen Abfolge zunächst rezeptiver, anschließend produktiver sprachverarbeitender Schritte üben Pat. das Verstehen, Lese-Sinn-Verstehen und das Schreiben von („ersten") Objektnamen. SpAT® ergänzt das MODAK®-Grundprogramm um die artikulatorische Erarbeitung sowie das kurzfristige Speichern der Objektnamen, führt bzw. unterstützt ihren anschließenden Wortabruf im DIALOG.

Weitere Therapie-Komponenten

Zusätzlich zu den Basiskomponenten Lautanbahnung/Koartikulation und MODAK®-Grundprogramm werden weitere Übungen und Techniken in die Therapiestunden integriert. Sie wechseln sich mit den Basiskomponenten ab, je nach aktuellem Therapieziel, Zeitbudget, Interesse und Aufmerksamkeitsfähigkeit der Betroffenen.

- Nonverbale Übungen und die Therapietechniken erweiterter DIALOG sowie TAGESSCHAU/WOCHENENDSCHAU werden zur Verbesserung der Kommunikationsfähigkeit im Alltag angeboten (vgl. Kap. 6).
- Kommunikative Transferübungen werden zur artikulatorischen Wiederholung und Konsilidierung durchgeführt: Objektnamen, Eigennamen, Zahlen und andere Äußerungen z. B. in der Arbeit mit Schlagzeilen, Karikaturen, beim biografischen Arbeiten mit Fotos, in Übungen mit Ziffern/Zahlwörtern, schriftlichen Dialogen (Chats, WhatsApps, E-Mails), in Wortgenerierungsübungen zu semantischen Feldern (vgl. Kap. 6.4–6.8).
- STUFENSPRECHEN stellen mündliche Artikulationstrainings dar und werden für gezielte sprechmotorische Lernschritte und zur Verbesserung der Aktivierung, Hemmung, Parallelität sowie der phonologischen Speicherfähigkeit und des Lauten Lesens angewandt (vgl. Kap. 6.8).
- Kommunikative Sprechapraxie-Dialoge sind individuelle Frage-Antwort-Settings, strukturierte Wortabruf-Übungen oder Zahlen-Abruf-Trainings im Wechsel mit den Ther. In zahlreiche semantische Settings eingebettet, lassen sie sich z. B. zu einem Zielphonem, einem Zielwort, einer phonologischen, semantisch-lexikalischen, syntaktischen Zielstruktur oder zu Zahlen entwickeln (vgl. Kap. 6.8.2).

Therapeutisch Tätige können die Abfolge der Komponenten individuell auswählen, je nach anvisiertem Therapieziel. Nach einer Phonemanbahnung und geplanten ersten Koartikulationen kann ein Zielwort in der gleichen Therapieeinheit oder in einer nächsten Therapiestunde mit Hilfe einer weiteren Komponente, z. B. der Arbeit mit Schlagzeilen, wiederholt geübt werden (vgl. Kap. 6.8).

In verschiedenen Therapieeinheiten werden die Zielwörter in unterschiedlichen semantischen Kontexten in allen Modalitäten so häufig wie notwendig eingeübt, damit sie von den Betroffenen sowohl in der evozierten Sprache als auch spontansprachlich verständlich artikuliert werden können (vgl. Kap. 2.12).

5.2 SpAT®-Therapietechniken und SpAT®-Hilfen

Im Verlauf intensiver Arbeit mit schwerst und schwer sprechapraktischen Menschen mit ausgeprägter Aphasie wurde deutlich, dass die bestehenden multifaktoriell bedingten Einschränkungen (vgl. Kap. 2.7, 2.14) ein besonderes Therapievorgehen erfordern. Die klinische Erfahrung zeigt, dass Betroffene von einer Kombination mehrerer Vermittlungstechniken zur Reorganisation der sprechmotorischen Programme, zur Verbesserung des Selfmonitorings und der Selbstkorrekturfähigkeit sowie zur Förderung des **Memorierens** am besten profitieren. SpAT® verwendet daher kombinierte **visuelle, gestische, grafische und verbale Hilfen**, setzt **fakultativ Vorstellungshilfen** ein und nutzt ggf. **taktil-kinästhetische Hilfen** zum Fazilitieren der Artikulationsbewegung, wenn es notwendig ist.

SpAT®-Hilfen:
- Lautgesten (LG)
- Verbale Hilfen (vH) + gezeichnete dynamische Mundbilder (MB)
- Vorstellungshilfen (VH)
- Taktile Hilfen (tH)

Was sind Lautgesten und warum arbeitet SpAT® mit Lautgesten?

Wie bereits in Kapitel 2.7 dargestellt, sind bei schwerster und schwerer Sprechapraxie weder Parallelsprechen noch Nachsprechen möglich. Ein Vorsprechen von Ziellauten oder -wörtern in der Therapie reicht nicht aus – diesen Versuch haben zumeist die Angehörigen schon unternommen. Eine reine Imitation ohne sprechmotorische Unterstützung d. Ther. und gemeinsame zeitliche Strukturierung des Sprechens reorganisiert folglich keine motorischen Programme.

Lorenz entwickelte daher SpAT®-Lautgesten (LG) zur Visualisierung der sprechmotorischen Parameter (Lauteigenschaften) von Vokalen und Konsonanten. Jede Lautgeste wird in *einer* Therapieeinheit mit Lautanbahnung eingeführt und fortwährend lautbegleitend verwendet. Die Lautgesten werden im Konzept SpAT® von Ther. präsentiert – sollen *nicht* von den Pat. imitiert werden. Die Ther. zeigt die Lautgeste an den eigenen Artikulationsorganen, während sie das Zielphonem bzw. Wort spricht, um die visuelle Aufmerksamkeit der Pat. gezielt auf die Artikulatoren zu lenken (vgl. Kap. 6.3, Phonemanbahnung). Dabei werden die wichtigsten Lauteigenschaften der Zielphoneme demonstriert, die intendierten Sprechbewegungen programmiert und beim Parallelsprechen ausgeführt. Voraussetzung dafür ist eine ausreichend vorhandene **Blickfokussierung** (vgl. Kap. 2.11, 2.14, 3.4.6).

SpAT®-Lautgesten helfen den Betroffenen während des zunächst notwendigen parallelen Sprechens (Mitsprechen) bei der Steuerung der artikulatorischen Bewegung und ihren Bewegungsübergängen:

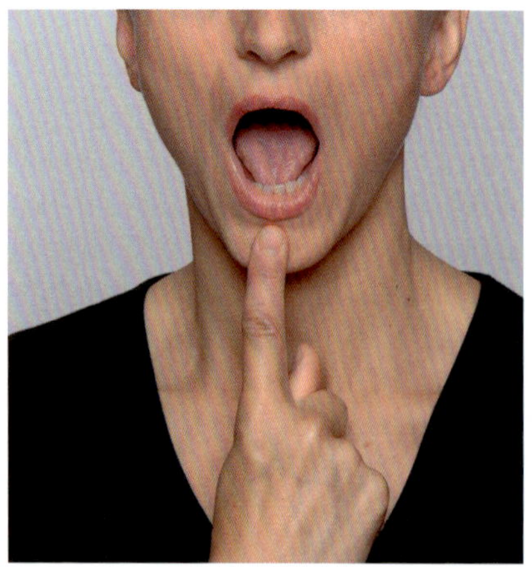

Lautgeste [a:]

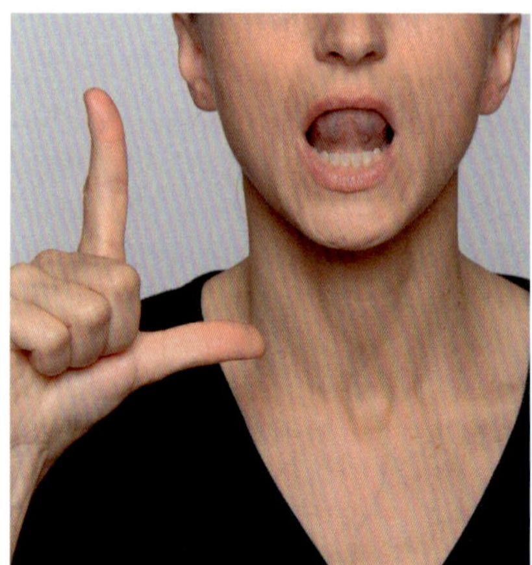

Lautgeste [l]

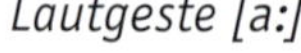

ABB. 19 *Lautgesten Koartikulation [a:l]*

Beispiel: /Aal/ → [a:l]
Die **Lautgeste** für [a] zeigt die Kieferöffnung durch den rechten Zeigefinger; die Lautgeste [l] zeigt die Zungenhebung mit dem gleichen Zeigefinger + zum Graphem /l/ angewinkeltem rechten Daumen.

Lautgesten dienen als visuelle Programmierungshilfe bei der phonetischen Enkodierung:

Sie wirken als Aktivierungs- und Programmierungshilfe innerhalb der subsilbischen Route (einzelheitlicher Wortaufbau/Korrekturen) und führen als dynamisch präsentierte Bewegung die Koartikulation. Lautgesten unterstützen die Tonhaltedauer, z. B. Vokaldehnung [a:], durch ihre visuelle Präsenz und begleiten den Lautübergang zum stimmhaften Zungenlaut [l] mit Hilfe der flüssigen Bewegung der 1. Lautgeste in die 2. Lautgeste. Die Lautgeste [l] versucht dabei ebenfalls, die **Phonem-Graphem-Korrespondenz** zu unterstützen, auf die Ther. hinweisen können („So sieht auch der Buchstabe aus.").

Lautgesten demonstrieren die wichtigsten Lauteigenschaften und vermitteln dabei mindestens zwei oder mehrere Informationen:

Artikulationsort + Artikulationsart
Artikulationsort + Artikulationsart + Luftführung
Artikulationsort + Artikulationsart + Luftführung + Stimmgebung
Artikulationsort + Artikulationsart + Vorstellungshilfe

- **Artikulationsort:**
  Beispielsweise wird die bilabiale Phonembildung [p/b] durch die Zeigefingerkuppe auf den Lippen sichtbar gemacht; velare Zungenhebung durch Zeigefinger am hinteren Mundboden [k/g]; labiodentale Bildung durch Zeigefinger auf Unterlippe gedrückt; nasale Luftführung mit Zeigefinger seitlich am Nasenflügel.

- **Artikulationsart:**
  Zum Beispiel wird die frikative Luftführung [h] bei geöffnetem Kiefer sichtbar gemacht; Plosivbildung wird sichtbar gemacht durch nach vorne [p/b] und unten zum Boden [t/d] schnellenden Zeigefinger oder durch den schnell nach oben klopfenden Zeigefinger am hinteren Mundboden [k/g].
- **Luftführung:**
  Die frikative Luftführung wird bei [ç] durch die langsame Bewegung des gespreizten Daumens und Zeigefingers von den Mundwinkeln ausgehend nach vorne-oben visualisiert, bei [s/z/ts] durch den auf die geschlossene Zahnreihe zeigenden Zeigefinger, der sowohl den Ort des Luftstromaustritts als auch die Zungenposition direkt hinter den Zähnen anzeigt (vgl. Kap. 6.3, Phonem-Beschreibungen).
- **Stimmgebung:**
  Die Unterscheidung „stimmhaft versus stimmlos" wird durch eine zusätzliche flache Lautgestenhand auf dem Brustbein signalisiert, für die Frikative [v/f], [z/s], [ʒ/ʃ] und Plosive [b/p], [d/t], [g/k].
- **Vorstellungshilfen/„Tricks":**
  Sie aktivieren Vorstellungsbilder/Assoziationen, z.B. die Lautgeste für [m]: Als flache Hand am Bauch kreisend dient sie zur Aktivierung der Vorstellungshilfe „schmeckt lecker", als bewusste Abgrenzung zum Nasal [n] und beugt damit Diskriminierungsproblemen [m] versus [n] vor (vgl. Phonemanbahnung).
  Die Lautgeste für [i] wird mit gespreiztem Daumen und Zeigefinger an den Mundwinkeln ausgeführt, mit zusätzlicher Kopfhebung und Stimmgebung – als Abgrenzung zur Lautgeste für [e] und zur Demonstration des höher liegenden Artikulationsorts (vgl. Kap. 6.3, Vokaltrapez und Phonemanbahnung [e]/[i]).
  Die Lautgeste für [t] soll als seitlich nach unten zum Boden schnellender Zeigefinger (parallel zur Zungenbewegung) die Vorstellungshilfe „Ausspucken einer Fliege/Fussel o.ä." auslösen.
  Die Lautgeste für [h] weckt die Assoziation „Kalte Hände", indem bei weit geöffnetem Kiefer auf die flache Handinnenfläche gehaucht und zudem die Wärme spürbar gemacht werden kann (vgl. Phonemanbahnung).
  Die Lautgeste für [x] löst Vorstellungsbilder von „fauchenden, sich verteidigenden Katzen" aus, indem beide Hände wie Krallen zu Pat. zeigen, mit wütender Mimik und gerümpfter Nase sowie bei offenem Kiefer eine starke Luftführung demonstriert wird.

„Trickreiche" Vereinfachungen helfen aus Erfahrung, um voraussehbare artikulatorische Schwierigkeiten zu vermeiden, z. B. Diskriminierungsproblem [m/n], [e/i], [o/u] (vgl. Kap. 6.3, Phonemanbahnungen).

Lautgesten demonstrieren ebenfalls Reihenfolge und Anzahl der Phoneme innerhalb der Silbe. Sie sind eine visuelle Programmierungshilfe und ermöglichen koartikulatorische Prozesse. Lautgesten unterstützen die Programmierung und

Deblockierung von Silben, sie fördern damit die **segmentale Route** (silbische Route) und den Wortabruf aus den Wortspeichern *(phonologisches Output-Lexikon)*. Lautgesten unterstützen die **Sprechinitiierung:** Sie „führen" ins Wort, können es bis zum Ende begleiten und zeigen das Ende an. Lautgesten ermutigen zum „Weiterartikulieren" und können zum „Stoppen" auffordern.

Lautgesten ermöglichen Ther. und Pat. eine gemeinsame zeitliche Strukturierung: Ther. verlangsamen durch ihre Lautgesten automatisch ihr Artikulationstempo und passen somit ihre Artikulation den verlangsamten sprechmotorischen Fähigkeiten der Betroffenen an. **Schwer betroffene Pat. können einer normalen Artikulationsgeschwindigkeit nicht „folgen", d.h. Mitsprechen ist nicht möglich, selbst bei leicht reduziertem Sprechtempo nicht; Ther. und PC-Aufnahmen mit Video-Mundbildvorgaben sind stets zu schnell. Lauteigenschaften sowie Anzahl und Reihenfolge der Laute lassen sich von schwer Betroffenen nicht imitieren, ohne eine strukturierende Führung durch Lautgesten.**

Durch eine optimierte individuelle **gemeinsame zeitliche Strukturierung** beim Mitsprechen unter Lautgestenbegleitung und dem allmählich eigenaktiveren Artikulieren reorganisieren sich im Verlauf der Therapie die motorischen Bewegungsabläufe sowie die **auditive Rückkopplung** *(Selfmonitoring)*. Die Betroffenen entwickeln zunehmend artikulatorischen Mut; Ther. schalten ihre Stimme beim geführten Sprechen – nach und nach – leiser bzw. aus und begleiten das Zielwort lediglich durch die erste Lautgeste zur **Sprechinitiierung** *(Cueing)* oder die Auslautprogrammierung.

Ziel ist der Aufbau einer **Lautgeste-Phonem-Kongruenz (LPK)**: Die gezeigte Lautgeste führt zur Programmierung des ihr entsprechenden Phonemprogramms und kann die geplante Silbe (Wortform) vollständig abrufen. Allmählich werden die Lautgesten auf initiale oder finale Wortpositionen reduziert und können gezielt bei individuellen phonetischen Programmierungsschwächen sowie phonematischen Paraphasien korrigierend bzw. deblockierend eingesetzt werden. Personen mit Aphasie und Sprechapraxie können durch Lautgesten bei allen lautsprachlichen Anforderungen unterstützt werden, z. B. beim *Lauten Lesen*, in Grammatikübungen, „Interviews" und in der Spontansprache. Beim STUFENSPRECHEN sowie bei der Arbeit mit Zeitungen und Karikaturen begleiten die Lautgesten je nach Bedarf die Artikulation zu Therapiebeginn vollständig. Sie werden zu einem späteren Zeitpunkt nur noch gelegentlich zur Sichtbarmachung des jeweiligen wichtigsten Lautparameters eingesetzt, der die Sprechinitiierung auslöst.

Im Therapieverlauf wird ein **Automatisierungsgrad** erreicht und Lautgesten werden allmählich überflüssig.

Angehörige können bei gezielter Einweisung in eine jeweilige Lautgeste bei der Initiierung der Sprechbewegungen im Alltag helfen, um alltagsrelevante oder biografisch wichtige Zielwörter zu deblockieren. (vgl. Kap. 6.4.2, *häusliches Üben*).

Was sind verbale Hilfen und warum arbeitet SpAT® mit verbalen Hilfen?

Verbale Hilfen (vH) dienen dem Aufbau des nicht mehr oder nicht mehr ausreichend vorhandenen sprechmotorischen Wissens (vgl. Kap. 2.2, 2.7, 2.14). Sie stellen komprimierte Erklärungen zur Lautbildung dar und können sowohl der Artikulation vorgeschaltet als auch individuell begleitend eingesetzt werden. In einer Therapieeinheit mit Lautanbahnung werden verbale Hilfen als **strukturierte Handlungsabfolgen** der zu programmierenden Lauteigenschaften angeboten und dabei gezeichnete dynamische Mundbilder erstellt. Lorenz entwickelte für alle Vokale und Konsonanten lautspezifische verbale Hilfen (vH) (vgl. Kap. 6.3), die bestehende Einschränkungen des Sprachverständnisses berücksichtigen. Diese verbalen Handlungsaufforderungen sind als sehr kurze Hauptsätze formuliert und vermitteln die wichtigste Information am Satzende.

Beispiel 1: verbale Hilfen (vH) für die Phonemanbahnung [a:]

vH: „Der Mund geht auf – weit auf."

Ergänzende verbale Hilfe: „Laut – mit Stimme – ich höre gar nichts – lauter!"

Da Menschen mit schwerer Aphasie das zuletzt gehörte Wort am besten verstehen bzw. nur dieses dekodieren können, wird der wichtigste Lautparameter (Kieferöffnung) zuletzt formuliert („auf") und von d. Ther. betont und wiederholt. Ergänzende verbale Hilfen folgen, wenn weitere lautspezifische Eigenschaften (z. B. Stimmgebung) von der betroffenen Person nicht imitiert werden können. Verbale Hilfen aktivieren die auditive Aufmerksamkeit und verbessern durch die immergleichen Formulierungen allmählich das Sprachverständnis im semantischen Feld „Artikulatoren/Sprechen". Zudem bewirken sie Vertrauen in die Fähigkeit d. Ther., komplizierte artikulatorische Vorgänge auf einfache Weise erklären bzw. korrigieren zu können. Pat. werden ermutigt, die zuvor leicht erklärte Lautbildung nun ebenfalls zu realisieren. Eine verbale Hilfe kann auch als gezielte begleitende Korrekturhilfe während des Artikulationsvorgangs eingesetzt werden, um eine phonetische oder phonematische Abweichung zu verbessern und eine korrekte Wiederholung des Ziellautes bzw. Zielwortes zu erreichen *(korrektives Feedback)*. Dabei erhalten Pat. die für sie individuelle, essenzielle korrektive Erklärungshilfe.

Beispiel 2: verbale korrektive Hilfen (vH) für die Phonemanbahnung [b]

→ Der Patient Herr Schneider imitiert zwar den Lippenschluss, jedoch zu locker und phoniert den Nasal [m].

vH: „Die Lippen sind fest zu – ganz fest – (richtig pressen) – und die Lippen platzen auf – [bə]."

Was sind gezeichnete dynamische Mundbilder und warum arbeitet SpAT® mit gezeichneten dynamischen Mundbildern?

Verbale Hilfen (vH) haben als rein mündliche Informationen einen „flüchtigen" Charakter, insbesondere bei rezeptiven Störungen. Die Erfahrung zeigt: Wenn verbale Hilfen zugleich grafisch unterstützt präsentiert werden und im gesprochenen Rhythmus dabei von Ther. ein **gezeichnetes dynamisches Mundbild** (MB) entsteht, ist die Fähigkeit zur anschließenden gemeinsamen Artikulation des präsentierten Lautes bzw. der Lautfolgen optimiert. Eine Kopplung von verbaler Hilfe und gezeichnetem Mundbild führt zur Sichtbarmachung der Artikulatoren und Artikulationsbewegungen: Der sich öffnende Mund, die sich spreizenden Lippen, die angehobene Zunge u. a. werden vor den Augen der Pat. nochmals visualisiert und dabei die für den Ziellaut erforderlichen Programmierungs-Teilschritte sichtbar und hörbar verdeutlicht – die Betroffenen schauen und hören zu – zwei Wahrnehmungskanäle werden dabei angeregt. Ob beim erlebten „Live-Zeichnen" evtl. bereits *Spiegelneuronen* aktiviert werden, ist denkbar, jedoch nicht belegt. Durch die optische Entsprechung wiederholen die gezeichneten dynamischen Mundbilder nochmals die zuvor präsentierten Lautgesten. Ther. können über das Zeichnen eines Mundbildes die Reihenfolgen der bewusst zu programmierenden Lautbildungseigenschaften darstellen:

Beispiel 3: verbale Hilfen (vH) + gezeichnetes dynamisches Mundbild (MB) für die Phonemanbahnung [k] → Vermittlung von 4 Lauteigenschaften

1. **„Der Mund geht auf"** (Kieferöffnung),
2. **„Die Zungenspitze ist unten"** (Zungenspitzenlage),
3. **„Hinten im Hals"** (Artikulationsort, Zungenhebung velar),
4. **„Es knallt!"** (Artikulationsart: Verschlusslösung) = zugleich lautmalerische Vorstellungshilfe.

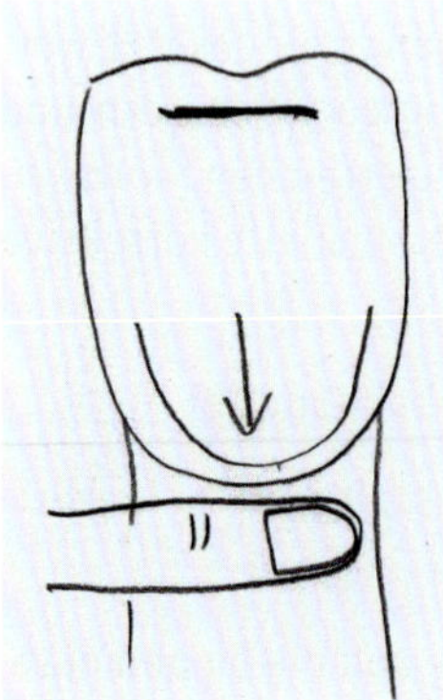

ABB. 20 *MB [k] Original SpAT® für Pat.*

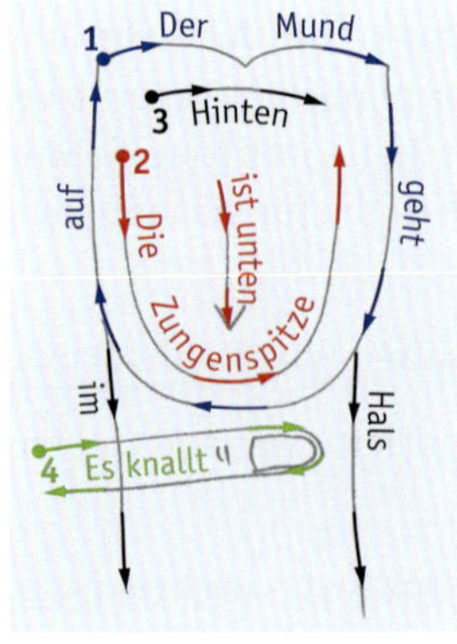

ABB. 21 *MB [k] SpAT® mit vH für Ther. zur Veranschaulichung des dynamischen Zeichnens: Zeichnen + Sprechen von verbalen Hilfen*

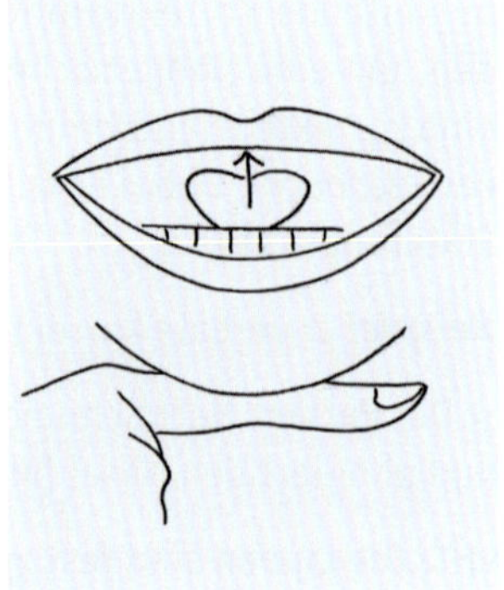

ABB. 22 *MB [k] grafisch, anatomisch, im Kapitel 6.3*

Gezeichnete dynamische Mundbilder können zudem die Anzahl und Abfolge der Laute innerhalb der Silbe (Zielwort) sichtbar machen (vgl. Kap. 2.14). Ziel ist die Verbesserung der phonologischen Fähigkeiten sowie zugleich eine Verstärkung der neuronalen Aktivierung kurz vor der motorischen Ausführung. Auch soll das vertrauensvolle Gefühl vermittelt werden: „Es ist ganz leicht. Das kann ich gleich auch." Aus diesem Grund entstehen die vereinfachten Zeichnungen in jeder Stunde als Bleistiftzeichnung neu, es wird keine Kopiervorlage benutzt. Die gezeichneten Mundbilder sind bei Bedarf flexibel und individuell um wichtige Hinweise erweiterbar: Zum Beispiel kann die Zungenhebung für den Laut [l] mit rotem Buntstift betont werden; die nasale Luftführung für [n] wird mit blauem Buntstift am Nasenflügel markiert.

Im MODAK®-ANLAUF erfolgt die Kopplung von gezeichneten dynamischen Mundbildern und verbalen Hilfen im 8. ANLAUF-Schritt, um die Wortform vor dem DIALOG artikulatorisch vorzubereiten (vgl. Kap. 5.6). MB können die Artikulationstherapie in den Wortgruppen 1, 2 und 3 (vgl. Kap. 6) sowie bei der Anbahnung initialer Cluster begleiten. Sie finden im MODAK®-Grundprogramm (vgl. Kap. 6.5) und in allen weiteren SpAT®-Komponenten Anwendung. Im Therapieverlauf und mit zunehmender Automatisierung von Laut- und Silbenprogrammen kann das Zeichnen der dynamischen Mundbilder entfallen.

Was sind Vorstellungshilfen und warum arbeitet SpAT® mit Vorstellungshilfen?

Vorstellungshilfen (VH) ergänzen o. g. verbale Hilfen um weitere verbale assoziative Hinweisreize. Sie unterstützen bei der Lautanbahnung über die Aktivierung von Erinnerungsbildern und wirken über das *Limbische System*. Sie helfen beim Aufbau von Gedächtnisinhalten, indem sie Wissensrepräsentationen, sogenannte *„mentale Bilder"* (vgl. Anderson, 2001), aufbauen und automatisierte, emotionale Erlebnisbilder evozieren. Vorstellungshilfen unterstützen den Abruf gespeicherter Gedächtnisinhalte. Je persönlicher sie sind und je authentischer sie gestisch und mimisch veranschaulicht werden, desto unmittelbarer entstehen die inneren Bilder bei den Betroffenen. Vorstellungshilfen werden zur Phonemanbahnung und zur Sicherung eines Phonemprogramms häufig benötigt. Über die im Lebensverlauf gespeicherten Vorstellungsbilder werden „alte" neuronale Verschaltungsmuster ausgelöst und helfen nun bei der Memorierung der Phonemprogramme. Vorstellungshilfen wirken über neuronale Interaktionsmuster (vgl. u. a. Hüther, 2014). Ein multimodaler Ansatz wie SpAT® nutzt und fördert zugleich visuelle, räumliche sowie auditive Vorstellungen bei der Reorganisation der sprechmotorischen Programme (vgl. Kap. 2.10, 2.11).

Beispiel Vorstellungshilfe: Ekel → Phonem [i:]

Spinnen, Ratten, Erbrochenes oder Hundekot am Schuh lösen nicht bei allen Betroffenen emotionale Erinnerungsbilder verknüpft mit Ekel aus. Kennen die Ther. den subjektiven Ekel der betroffenen Person, können sie eine beispielhafte Szene gestisch-mimisch lebendig werden lassen, den Ekel folglich eindrücklich spiegeln, sodass die Pat. im gemeinsam „erlebten" Ekel die Stimmgebung aktivieren können. Sehr persönliche „Ekelassoziationen" können von Angehörigen erfragt und effektiv genutzt werden, wie das folgende Therapiebeispiel verdeutlicht:

Die Pat. Frau Sch. zeigt eine phonetische Abweichung der Vokalbildung [i], hervorgerufen durch die nicht adäquate Zungenspitzenplatzierung an den Alveolen. In der Phonemanbahnung gelingt es, die korrekte Zungenlage unten hinter den Schneidezähnen einzunehmen, die Lippen zu spreizen und dabei die Mundwinkel anzuheben. Frau Sch. kann jedoch ihre Stimme nicht „zusätzlich" einschalten. Die o. g. Vorstellungshilfen können bei korrekter Zungenlage keinen Stimmeinsatz evozieren. Während einer Toilettenpause der Patientin erfragt Ther. bei deren Mann den persönlichen Ekel von Frau Sch. Diesen spielt Ther. Frau Sch. anschließend in einem „geschummelten" Erlebnisbericht vor:

Ein nicht abgewischter, von Cola noch klebriger Tisch im Lieblingscafé der Patientin konnte szenisch kurz nachgespielt und gemeinsam die korrekte Vokalbildung erreicht werden. Über die wiederholte gedehnte Artikulation wurde das Zielphonem bei korrekter Zungenlage nochmal „abgespeichert".

Hilfreich dabei war die Ortskenntnis d. Ther. von den fellbedeckten Sitzplätzen und den mit Blumen geschmückten Tischen im Jenischpark Hamburg. In den Folgestunden wurde das Zielphonem in weiteren Zielwörtern des Grundprogramms und Transferübungen artikulatorisch gefestigt – dabei reichte eine verbale Hilfe zur Zungenlage mit dem kurzen Hinweis auf die klebrige Cola.

5.3 SpAT®-Therapiematerial

Aufgrund der bereits dargestellten ausgeprägten sprechmotorischen und aphasisch bedingten Einschränkungen in zumeist allen sprachlichen Modalitäten wird für die Therapie schwerster und schwerer Sprechapraxien in Kombination mit schweren Aphasien ein störungsspezifisches und zugleich individuelles Therapiematerial benötigt, um therapeutische Erfolge zu ermöglichen. Alltagsrelevanz und persönlicher Bezug spielen eine wesentliche Rolle für Motivation und den Transfer in den Alltag (vgl. Kap. 2.11, 2.13). Eine individuelle Therapieplanung bedarf auch einer individuellen Materialauswahl, Materialanpassung und ggf. Neuentwicklung durch die Behandelnden. Mit Hilfe des passenden Therapiematerials wird negativen Erfahrungen von Über- oder Unterforderungen und Gefühlen von Frust und Langeweile auf beiden Seiten vorgebeugt.

SpAT®-Material wird an den diagnostisch ermittelten aktuellen semantisch-lexikalischen und sprechmotorischen Fähigkeitsstand angepasst mit dem Ziel des nächsten sprachlichen Reorganisationsschritts. SpAT®-Therapie ist individuelle Therapie und nicht „von der Stange".

Für die betroffene Person und die jeweilige Therapieeinheit individuell hergestellte bzw. angepasste Übungsmaterialien aktivieren prämorbide sowie neue Interessen. Das z. T. über viele Jahre entwickelte und ständig neu entstehende

SpAT®-Material kann durch seinen Lebensweltbezug, seine zeitliche und thematische Diversität sowie seine Aktualität vielfältig eingesetzt werden. Therapierende können im SpAT®-Seminar praktisch erlernen, vor oder während der Therapiestunde hilfreiche Übungen zu generieren. Daher ist am ambulanten bzw. stationären Arbeitsplatz eine entsprechende Vorbereitungs- und Dokumentationszeit für den Einsatz individuellen Übungsmaterials zu berücksichtigen.

Welches Therapiematerial gibt es bei SpAT®?

SpAT®-Material („Handwerkszeug") besteht sowohl aus vorgedrucktem Material als auch aus dynamisch präsentierten Materialien bzw. Hilfen.

Basisausstattung

Druckerpapier, 2 Bleistifte mit Radiergummiaufsatz, 1 Spitzer mit Auffangbehälter, 1 Satz Buntstifte, 1–2 Klemmbretter, 1 Buchstabenkasten, 1 Schere, 1 Klebestift, Büroklammern, Klarsichthüllen oder Briefumschläge, 1 Locher

Grundsätzlich ist es empfehlenswert, nur mit Blankopapier zu arbeiten, da Linien bzw. Karos zusätzliche Ablenker darstellen und eine individuelle Präsentation stören, besonders bei Seheinschränkungen. Die betroffene Person entwickelt im Therapieverlauf auf Blankopapier ihre individuelle Schriftgröße und horizontale Ausrichtung. Blankopapier wird auch benötigt, um Satzstreifen vorzubereiten für das Legen und Zuordnen von Sätzen. Die Erfahrung zeigt, dass Ther. und Pat. beide optimalerweise weiche Bleistifte (mindestens HB2) mit Radiergummiaufsatz benutzen: Dabei aktivieren die Ther. durch ihr Vorbild die Imitationsfähigkeit der Betroffenen. Das Schreiben mit Bleistift unterstützt den Mut zum Ausdruck, da korrigiert werden kann. Es wird möglich, gezielt nur die relevanten Stellen bzw. Grapheme eines Wortes, also einzelheitlich, zu verbessern und nicht durchstreichen zu müssen. Das korrekte Ergebnis soll visuell abgespeichert werden. Ein weicher Bleistift erleichtert zudem die graphomotorische Ausführung und Sichtbarkeit der Linien. Der passende Radiergummiaufsatz verhindert ein ständiges Suchen und trainiert die Auge-Hand-Koordination durch das variierende Drehen des Bleistiftes. Auch üben Pat., ihren Bleistift selbst anzuspitzen (Spitzer mit Auffangbehälter oder elektrischer Spitzer).

Der Buchstabenkasten wird zum Legen von Zielwörtern genutzt und ist für den 5. ANLAUF-Schritt des Grundprogramms erforderlich. Für Betroffene, die noch im Krankenbett behandelt werden, empfehlen sich Magnetbuchstaben (z.B. ABC-Magnetbox, ProLog), die auf einer Metalltafel auch in schräger Position nicht rutschen. Für stark seheingeschränkte Menschen gibt es ebenfalls ein Set sehr großer Papp-Buchstaben. Personen mit ausreichender Sehfähigkeit kommen mit nichtfarbigen, kontrastreichen Schwarz-weiß-Graphemplättchen (z.B. ABC-Lettera, Schubi) am Tisch in der Regel gut zurecht. Dabei sollten kleine und große Grapheme vorhanden sein; optimalerweise auf einem Plättchen, sodass Pat. dieses eigenständig umdrehend einsetzen üben.

Eine Büroklammer und Klarsichthülle bzw. ein Briefumschlag werden für die Mitgabe von Buchstabenplättchen (Wörter legen), Ziffernkärtchen und von Wortstreifen zum *häuslichen Üben* (Sätze legen) benötigt. Ein Klebestift eignet sich zum gemeinsamen Aufkleben der gelegten Wortstreifen zu Sätzen (Sätze legen) sowie für eine *häusliche Übung*. Da die Betroffenen ihr Übungsmaterial der Stunde selbst lochen und in ihre Therapiemappe einheften sollen, könnte ein Locher sichtbar platziert werden. Er stellt eine weitere Möglichkeit zum Einsatz von Gesten und zur Artikulation dar (vgl. Kap. 6.7.1, Transfer).

SpAT®-Material = „Handwerkszeug"

- **Lautgestenfotos** sind in erster Linie Anschauungsmaterial zur Einübung der Lautgesten für Ther. und können auch als Kopie für die jeweilige Lautanbahnung und als *häusliche Übung* für Angehörige mitgegeben werden
  → abgedruckt in dieser Buchauflage in Kapitel 6.3
- **Gezeichnete dynamische Mundbilder** entstehen in der Therapiestunde; werden mit nach Hause gegeben; Blankopapier und 1 Bleistift mit Radieraufsatz
  → abgedruckt in Kapitel 6.3; live gezeichnet
- **SpAT®-Hilfen** der Ther. mit individuellen grafischen Ergänzungen in der Therapieeinheit werden mit nach Hause gegeben; Blankopapier, 1 Bleistift mit Radieraufsatz → abgedruckt in Kapitel 6.3; live präsentiert
- **SpAT®-Situationsbilder** und MODAK®-Situationsbilder: Es wurden insgesamt 86 Situationsbilder als Bleistiftzeichnung in Auftrag gegeben (Karen Lorenz: Ideen Verb-Objekt-Sätze und Bilder; Inga Ortmann-Röpcke: Illustration)
  → 38 Situationsbilder gemischte Wortgruppen 1,2,3 Wortlisten + Dokumentationsvorlage, digitalisiert und über QR-Code hier im Buch verfügbar
  → 48 zusätzliche Situationsbilder in drei Kartensets als Erweiterung; Wortgruppe 1,2,3 jeweils 16 Situationsbilder (zu bestellen bei ProLog)
  Diese werden im MODAK®-Grundprogramm in Kombination mit SpAT® eingesetzt (vgl. ANLAUF/DIALOG). SpAT®-Situationsbilder stellen Alltagshandlungen und berufliche Tätigkeiten dar. Sie dienen der semantischen Verarbeitung von Verb-Objekt-Sätzen sowie der orthographischen, phonologischen und sprechmotorischen Produktion von zunächst einsilbigen Objektnamen mit steigender Phonemanzahl. Die einsilbigen Zielwörter sind daher in Wortgruppen eingeteilt: Wortgruppe 1, 2, 3. Sie können ergänzt werden um ältere einsilbige MODAK®-Bilder; zu einem fortgeschrittenen Therapiezeitpunkt stehen die zweisilbigen Situationsbilder von MODAK® zur Verfügung (Lutz, 2016). Situationsbilder können nach biografischem individuellen Bezug zu den Pat. ausgewählt werden (vgl. Kap. 6.2) und zur Gesprächsanregung dienen (vgl. Erweiterter DIALOG; Kap. 6.5.6).
- Kriterien für die Zusammenstellung von 4 Situationsbildern zu einem 4er-Set pro Grundprogramm werden in Kapitel 6.5 genauer erläutert
  → Beispiel eines 4er-Blocks in Kapitel 6.5

- **STUFENSPRECHEN:** individuell vorbereitetes Artikulations- und Lesematerial; am PC geschrieben oder handschriftlich in der Therapiestunde entstehend; zu spezifischen Anlauten, Auslauten, Transfer von geübten Zielwörtern u. a.
  → Beispiele in Kapitel 6.8.1, Materialveröffentlichung Lorenz geplant
- **Kommunikative Sprechapraxie-Dialoge:** am PC vorbereitete oder handgeschriebene spontane dialogische Artikulationsübungen; fördern zusätzlich die semantisch-lexikalische und morphologisch-syntaktische Sprachebene
  → Beispiel in Kapitel 6.8.2, Materialveröffentlichung Lorenz geplant
- **Zeitungen**: Genutzt werden Zeitungsschlagzeilen mit Foto zu einem sichtbaren oder nicht sichtbaren (semantisch evozierten) einsilbigen Zielwort; möglich ist eine gezielte Auswahl nach Wortgruppe, Anlauten oder Auslauten und zum Transfer geübter Objektnamen
  → Beispiele im Kapitel 6.6.1
- **Arbeit mit Zahlen:** Zum Einsatz kommen aus Buchstabenplättchen gelegte Zahlwörter, handgeschriebene Papierstreifen mit Zahlwörtern, das Zahlengrundprogramm von MODAK®. Zusätzlich können Zeitungsschlagzeilen mit Zahlwörtern oder Ziffern, Bons, Tickets, Speisekarten, 2–6 Würfel, Geld (exemplarische Münzen/Scheine) genutzt werden.
  → Beispiele in Kapitel 6.6.5 (Materialveröffentlichung durch Lorenz geplant)
- **TAGESSCHAU/WOCHENENDSCHAU:** individuelle kleine Zeichnungen; entstehen live in der Therapieeinheit oder in *häuslicher Übung*
  → Beispiel in Kapitel 6.7.2
- **Gestentraining:** allgemeine und individuelle Gesten; entstehen live
  → Beispiele in Kapitel 6.7.1

Warum arbeitet SpAT® zu Beginn der Therapie mit einsilbigen Wörtern?

SpAT® arbeitet mit Menschen, die in ihren sprachlichen und sprechmotorischen Funktionen, häufig auch zusätzlich in einigen kognitiven Teilleistungen (vgl. Kap. 2), so schwer gestört sind, dass **zunächst segmentorientiert** und **mit einsilbigen Wörtern** begonnen werden muss (vgl. Kap. 2.7, 2.14).

Legt man die diagnostischen Ergebnisse sowie die Schweregradeinteilung nach SpAT® zugrunde (vgl. Kap. 2.6, 2.14, 3.3, 3.4), stellt eine willkürliche Artikulation zwei- oder mehrsilbiger Zielwörter eine Überforderung dar, bewirkt Blockaden und Frustrationen. Die Artikulation zweisilbiger Wörter bedingt die Programmierung von zwei Silben, einer intersilbischen Pause sowie das sprechmotorische Planen eines zweiten Anlauts, z. B. [s̲ʊ--p̲ə]. Sie verlangen somit die phonologische Vorplanung von zwei Silben sowie die korrekte Programmierung der Silbenabfolge und die jeweilige phonetische Enkodierung. Mehrsilber setzen also noch umfangreichere vorhandene phonologische und phonetische Fähigkeiten voraus. Silbenprogramme sind bei schwerst und schwer Betroffenen diagnostisch nicht ermittelbar.

Die parallele Steuerung sprechmotorischer Parameter, phonologischer sowie phonetischer Silbenpläne ist bei schwerer Sprechapraxie zu Beginn nicht möglich (vgl. gestörte Parallelität, Aktivierung, Hemmung). Einen weiteren Aspekt stellt die Notwendigkeit der prosodischen Steuerungsschritte dar: Zwei- und Mehrsilber zwingen die Sprechenden, einen Wortakzent zu programmieren (z. B. [ka--fe:] bzw. [ka--fə]), der sich je nach Region und prämorbidem muttersprachlichen Lexikon zudem unterscheiden kann. Einsilbige Objektnamen tragen den Wortakzent immer auf der einen Silbe. Sie erfordern weniger Programmierungsschritte: nur eine Silbeninitiierung, die häufig das zentrale phonetische Enkodierungsproblem darstellt. Artikulationsbewegung, Atmung und Phonation können bei Einsilbern nach dem artikulierten Auslaut stoppen. Respirationsdauer und phonologischer Speicher reichen bei schwerer Sprechapraxie meist nur für diese eine Silbe aus. Pat. müssen Luft holen und ihre neuronalen Planungsprozesse „brechen zusammen". Wie in Kapitel 2 bereits beschrieben, bedingen die verlangsamten sprechmotorischen Prozesse Kurzzeitspeicherprobleme. Der Abruf zweier Silben überfordert diesen Buffer und ist vergleichbar mit der Artikulation von zwei artifiziell nacheinander gesprochenen separaten Einzelwörtern, z. B. /Sonne/ → [sɔ------nə].

Viele zweisilbige Objektnamen enthalten zudem den **Schwa-Laut [ə]**, der bei schwerer Sprechapraxie zu Therapiebeginn nicht bildbar ist. Die erforderliche besondere mediale Engebildung im Mundraum (vgl. Kap. 6.3, Vokaltrapez) ist für schwer betroffene Personen mit häufig zusätzlich eingeschränkten *Selfmonitoring*-Fähigkeiten selten willkürlich evozierbar und daher therapeutisch ungünstig. Zu einem späteren Therapiezeitpunkt gleichen viele Pat. ihre Artikulation durch gebesserte auditive und taktil-kinästhetische Rückmeldeprozesse dem Ziellaut an – der Schwa-Laut erscheint dann ungeübt von selbst – falls nicht, kann er zu diesem Zeitpunkt viel leichter angebahnt werden. Mehrsilbigkeit setzt ein „gefülltes" mentales Silbenlexikon voraus, das bei schwerer Sprechapraxie jedoch erst zu einem späteren Therapiezeitpunkt zur Verfügung steht. Dann kann silbisches Arbeiten erfolgen und das Wortmaterial auf zwei- sowie mehrsilbige Objektnamen und Verben erweitert werden. Das nach Wortgruppen differenzierte Therapiematerial von SpAT® mit zu Beginn nur aus 2–4 Graphemen bestehenden Zielwörtern (Wortgruppe 1) berücksichtigt zugleich die häufig zusätzlich bestehenden visuellen Speicherprobleme beim *Schreiben* von Zielwörtern und dem Aufbau des orthographischen Lexikons (vgl. Kap. 5.6).

5.4 SpAT®-Übungsfrequenz und Transfer

Sprechmotorisches Lernen erfordert Wiederholungen. Empfehlungen zur Übungsfrequenz sind jedoch nur unter Angabe eines sprechapraktischen und aphasischen Schweregrads sinnvoll, der konkret beschrieben ist (vgl. Kap. 2.5, 2.6). Die Übungsfrequenz-Angaben im SpAT®-Konzept gehen von Menschen aus, für die eine Phonation weder spontan noch evoziert möglich oder ein spontanes, willkürliches Sprechen und Lautes Lesen fast vollständig unmöglich ist (schwerste/schwere Sprechapraxie). Sie gelten für Betroffene nach Insult oder SHT mit diagnostizierten sehr eingeschränkten lautsprachlichen Realisationen, begrenzt auf eines oder wenige Einzelphoneme, keine oder vereinzelte Silbenimitationen.

Im Hinblick auf Empfehlungen und Bewertungen von Übungsfrequenzen ist zudem der differenzierte Blick auf zwei grundsätzliche Aspekte der Gestaltung artikulatorischer Wiederholungsübungen wesentlich:

1. **Artikulatorische Wiederholung einer Zielstruktur in verschiedenen Modalitäten:**

- parallel gesprochen
- nachgesprochen
- dialogisch evoziert
- laut gelesen
- spontansprachlich gefordert

2. **Artikulatorische Wiederholung einer Zielstruktur unter zeitlichen Aspekten:**

- Artikulatorische Wiederholung einer Zielstruktur innerhalb einer Therapiesitzung
- Artikulatorische Wiederholung einer Zielstruktur über mehrere Therapiesitzungen
- Artikulatorische Wiederholung in *häuslicher Übung*
- Artikulatorische Wiederholung in gezielten Transferübungen

Wie bereits in den Kapiteln 1 und 2 beschrieben, ist bei schwerster und schwerer Sprechapraxie zu Therapiebeginn häufig noch kein Nachsprechen möglich. Folglich ist zu Therapiebeginn ein geführtes paralleles Artikulieren notwendig, um erste Phonationen und Koartikulationen zu realisieren. Vorhandene bzw. zunehmende phonologische Speicherfähigkeiten ermöglichen allmählich ein zeitlich verzögertes Nachsprechen.

> *Eine reine Nachsprechtherapie zur Verringerung der sprechapraktischen Symptome birgt die Gefahr, neue Automatismen zu prägen, da Pat. mit Sprachverständnisproblemen das geübte Wort nicht im semantischen System integrieren. Hochfrequenter Drill von Einzellauten, Einzelwörtern oder Satzphrasen ist bei bestehender Aphasie auch wegen der o. g. Hemmprobleme daher zu vermeiden.* (Lorenz, 2017a, S. 28)

Bei schwerster und schwerer Sprechapraxie wird bei notwendigem segmentalen Vorgehen **je Therapieeinheit nur ein Phonem angebahnt:** Mit allen notwendigen SpAT®-Hilfen wird das Phonemprogramm in einer „neuen Datei" angelegt. Es findet **eine parallele Artikulation** von Ther. und Pat. statt, begleitet von der Lautgeste d. Ther. Anschließend erfolgt **eine unmittelbare Wiederholung** mit Lautgeste, wenn möglich dann bereits ohne begleitende Luftführung bzw. Phonation d. Ther. Aufmerksamkeitsfokus, Arbeitsgedächtnis und Vigilanz sind bei ausgeprägten Störungen derart herabgesetzt, dass sich weitere Wiederholungen als zu belastend und nicht erreichbar darstellen. Die Bereitschaft zur mehrmaligen Imitation einer zuvor bereits 2x korrekt artikulierten Zielstruktur ist bei schwerst und schwer Betroffenen mit großer Sprechanstrengung sowie nur *gegen* deren *Widerstände* erreichbar. Der Ziellaut wird, wenn Zeit und Aufmerksamkeitsfähigkeit vorhanden, noch *„in der gleichen, sonst in der folgenden Therapieeinheit semantisch eingebettet in einer Lautsynthese koartikulatorisch eingeübt und nochmals unmittelbar wiederholt"* (vgl. Lorenz, in Grohnfeldt, 2018, S. 177). Aufgrund dargelegter schwerster und schwerer Symptomatik erfolgt das wiederholende Einüben bei SpAT® **nicht** als hochfrequentes Nachsprechen in **einer** Therapiesitzung. „In den Therapietechniken Erweiterter DIALOG, STUFENSPRECHEN und in der Arbeit mit Zeitungen tauchen die exemplarischen Zielwörter wieder auf, sodass kein hochfrequenter Drill stattfindet, sondern die silbische Route zu vielen kommunikativen Anlässen dialogisch evoziert wird. Die selbstständige Wortfindung wird durch vielfältige Transferideen gefordert und allmählich normalisiert" (ebd., S. 177 ff.). Ziellaute und -wörter werden in allen sprachlichen Modalitäten angeboten und wiederholen sich zu verschiedenen Zeitpunkten und in visuell unterschiedlicher Ausführung. Einer einseitigen ungünstigen Wort-Bildmaterial-Kopplung oder Wort-Objekt-Kopplung wird durch das Angebot diverser Wiederholungsmodi vorgebeugt, auch sprachbegleitende Gesten werden eingeübt (vgl. Kap. 6.7.1).

Wenn Pat. Zielwörter nur zu *einem* bestimmten Bild (z.B. im PC-Übungsprogramm) oder *einem* gezeigten Gegenstand sprechen können, stellt das keinen wirklichen Therapieerfolg dar – Transfer und Nachhaltigkeit sind notwendig.

Manche Betroffene zeigen jedoch die Tendenz, Ziellaut bzw. -wort fast zwanghaft schnell wiederholen zu wollen, vermutlich, um ihn/es sich vermeintlich besser merken zu können, weichen dabei aber nicht fokussiert in den Lauteigenschaften ab, sodass sich ihr auditives und taktil-kinästhetisches System keine korrekte Zielstruktur abspeichern kann. Von den vielen „artikulatorischen Ereignissen" verbleiben uneinheitliche Eindrücke. Auch um die ungünstige Tendenz zum echolalischen Nachsprechen vorzubeugen, empfiehlt sich Folgendes:

> *Das wiederholende Einüben erfolgt bei SpAT® in vielfältigen Transferideen, die das Zielwort semantisch eingebettet, kommunikativ und in allen Modalitäten von der Patientin / dem Patienten neu fordern.* (Lorenz, 2017a, S. 32)

Kommunikative Übungssettings, *häusliche Übungen* zum Zielwort, v. a. biografische, alltagsrelevante, erwachsenengerechte Transferübungen evozieren und festigen die Zielstruktur im Therapieverlauf, immer wieder auftauchend durch alle sprachlichen Modalitäten, bis sie spontansprachlich automatisiert geäußert werden können (vgl. Kap. 6.4.2, 6.5.6, 6.6.6, Transfer). Dabei ist das Lerntempo individuell – allgemeingültige Aussagen in Form von klinischen Erhebungen liegen daher für SpAT® bisher nicht vor.

Die in der Literatur genannten wissenschaftlichen Studienergebnisse (Ziegler et al., 2018, S. 251 ff.; S. 232) mit Angaben zu möglichen mehreren Hunderten an Äußerungen pro Therapieeinheit (vgl. Kap. 2.12; Yorkston, 1999) können bei erfahrenen Praktizierenden jedoch häufig nur ein Kopfschütteln hervorrufen (vgl.

Kap. 2.12, 9.1). Die **Behandlungsfrequenz** liegt bei SpAT® optimaler Weise bei fünfmal pro Woche 60 Minuten; mindestens jedoch dreimal pro Woche.

> *Da die PatientInnen zu Therapiebeginn sehr verlangsamt verarbeiten und reagieren, nimmt ein MODAK®-ANLAUF inklusive SpAT® zunächst eine volle Therapieeinheit von 60 Minuten in Anspruch. Die Therapie sollte optimaler Weise hochfrequent durchgeführt werden (möglichst). Durch den Methodenwechsel, die objektiven Fortschritte sowie das subjektive Empfinden von wiedererstarkenden Fähigkeiten bauen die Betroffenen rasch eine zunehmende Ausdauer und Motivation auf.* (Lorenz, 2017a, S. 28)

Intensivtherapien nach SpAT®+ MODAK® über 2–4 Wochen mit täglich 120 Minuten Einzeltherapie sind für viele Betroffene empfehlenswert. Dieses Therapieangebot steht in einer langen Tradition der schon von Lutz praktizierten Intensivtherapien in der Praxis für Aphasietherapie Hamburg. Lutz war damit den Leitlinien zur Rehabilitation aphasischer Störungen nach Schlaganfall der Deutschen Gesellschaft für Neurologie voraus (vgl. Ziegler und DGN, 2012).

5.5 Das Aphasietherapie-Konzept MODAK®

Das aphasietherapeutische Konzept MODAK® (**Mod**alitäten-**Ak**tivierung in der Aphasietherapie) wurde von Luise Lutz aus der Therapie mit Menschen mit schwerer Aphasie entwickelt, als Therapieprogramm 1997 erstveröffentlicht und von ihr im Laufe der Zeit für mittelschwer sowie leicht Betroffene erweitert. Es eignet sich aufgrund des systematischen, gut beschriebenen Vorgehens sowie der modelltheoretischen Einbettung und des vorhandenen Therapiematerials sehr gut für die Kombination mit SpAT®. Zugleich ist SpAT® eine notwendige Ergänzung für das MODAK®-Vorgehen bei sprechapraktischen aphasischen Personen (vgl. Vorwort Lutz in Lorenz, 2012, 2017b, 2024).

Die Verknüpfung beider Therapiekonzepte ermöglicht die bei Aphasie in Kombination mit Sprechapraxie notwendige parallele Behandlung aller sprachlicher Modalitäten: Verstehen, Sprechen, Lesen und Schreiben. Sie stellt im Gegensatz zum „Benennen“, das bei schwerster und schwerer Aphasie mit Sprechapraxie ohnehin nicht möglich wäre, ein lebendiges, kommunikatives Vorgehen dar (Lorenz, 2018 in Grohnfeldt, S. 178). **MODAK® setzt keine sprachlichen Fähigkeiten voraus, ist demnach gerade für Menschen mit schwerer Aphasie geeignet und bereits in der Frührehabilitation durchführbar.** Ziel des Sprechens ist es, kommunikative Intentionen zu vermitteln (vgl. Levelt et al., 1999). Dieses Ziel lässt sich nur erreichen, wenn die der gestörten phonetischen Enkodierung vorausgeschalteten beeinträchtigten Spracherzeugungsschritte *(Module)* ebenfalls therapiert werden. Auch die Gefahr einer reinen Nachsprechtherapie besteht durch diese konzeptuelle Kombination zu keinem Zeitpunkt. Der Ausprägung neuer *Automatismen* wird somit vorgebeugt.

Das folgende Kapitel soll den strukturellen Aufbau, den neurophysiologischen, neurolinguistischen und modelltheoretischen Hintergrund des aphasietherapeutischen Konzeptes MODAK® erläutern. Je bewusster wir als Therapierende Handlungsaufforderungen geben und Ausführungsschritte beobachten, desto besser lassen sich interne individuelle sprachverarbeitende sowie spracherzeugende Einschränkungen, Hindernisse und Blockaden verstehen, v. a. Fortschritte gezielt initiieren. Eine modelltheoretische Analyse kann während jedes MODAK®-ANLAUFs als begleitende differenzierte Beobachtung erfolgen (vgl. Protokoll).

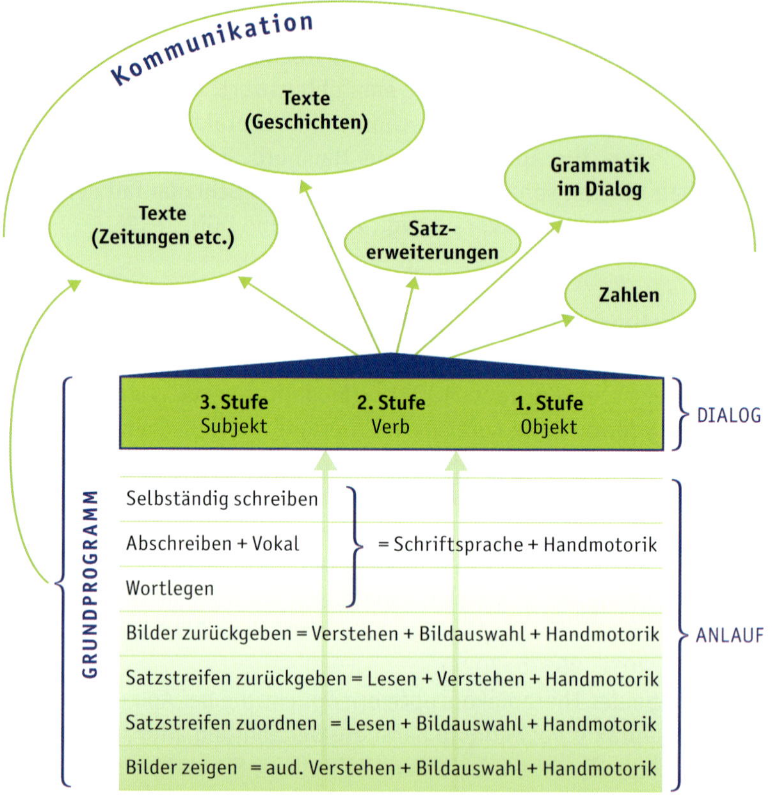

ABB. 23 *Das MODAK®-Konzept (Lutz, 2009)*

Das MODAK®-Konzept wurde von Lutz grafisch als Baum dargestellt: Die Basis der Therapie (Stamm) ist das Grundprogramm mit seinem ANLAUF, das die Voraussetzungen liefert für weitere Fähigkeiten. Diese werden mit Hilfe der Therapiekomponenten eingeübt (Krone).

Oberstes Ziel der gesamten MODAK®-Therapie ist der Wiederaufbau der Kommunikationsfähigkeit (Lutz, 2009, S. 3). Lutz geht davon aus, dass aphasische Symptome von **neurophysiologischen Funktionsstörungen** innerhalb der neuronalen Regelkreise hervorgerufen werden und deren Behandlung daher in die Aphasietherapie einbezogen sein muss. Sie versucht mit der MODAK®-Therapie, Störungen der neuronalen Hemmung, Aktivierung und Parallelität zu verringern sowie gleichzeitig die semantischen, syntaktischen und phonologischen Grundstrukturen so weit wie möglich wiederherzustellen.

Beim MODAK®-Vorgehen werden immer mindestens zwei der vier Modalitäten „Verstehen", „Sprechen", „Lesen", „Schreiben" verknüpft, um sie durch diese Verknüpfung zu deblockieren und zu aktivieren.

> *Verknüpfung soll Prozesse aktivieren, und diese ständig wiederholte Aktivierung soll Prozesse automatisieren, denn automatisierte Prozesse funktionieren auch außerhalb der Therapie.* (Lutz, 2009, S. 2)

MODAK® umfasst die Therapiekomponenten:

- **Grundprogramm**
- **Satzerweiterungen**
- **Grammatik im Dialog**
- **Arbeit mit Texten (Zeitungen)**
- **Arbeit mit Texten (Geschichten)**
- **Arbeit mit Zahlen**

Bei schweren Aphasien beginnt die Therapie mit einem **Grundprogramm**, das durch die **Arbeit mit Zeitungen** und **mit Zahlen** ergänzt wird. Satzerweiterungen, dialogische Grammatikübungen sowie die Arbeit mit Geschichten erfolgen meist erst zu einem späteren Therapiezeitpunkt. Personen mit schwerer Aphasie *und* schwerer Sprechapraxie benötigen häufig eine längere Übungsphase mit dem Grundprogramm als Betroffene ohne Sprechapraxie und verweilen über eine längere Zeit in der ersten Therapiestufe des Grundprogramms. Die Arbeit mit ihnen belegt jedoch, dass auch zunächst schwerst Betroffene mit Hilfe einer systematischen Therapie und hoher Therapiefrequenz in die Verbphase des MODAK®-Grundprogramms kommen und sowohl in der 3. Person als auch in der 1. Person Präsens in vollständigen Sätzen spontan sprechen können (vgl. Kap. 7.1, Frau F.). Daher wird im Folgenden vor allem auf die 1. Stufe des Grundprogramms (Übung der Objektnamen) näher eingegangen, während die Therapiestufen Verb und Subjekt nur grob zusammengefasst dargestellt werden. Das folgende Kapitel beschränkt sich aus dem Grund auf die Beschreibung der drei MODAK®-Therapiekomponenten **Grundprogramm, Arbeit mit Texten (Zeitungen)** und **Arbeit mit Zahlen**.

SpAT® wird nach einer kurzen **segmentalen Therapiephase** der Lautanbahnung und Einübung der Lautsynthese mit dem MODAK®-Grundprogramm kombiniert. Die Kenntnis der theoretischen Grundlagen von MODAK® sowie das sichere Beherrschen des Vorgehens im MODAK®-ANLAUF sind für die Kombination von SpAT® mit MODAK® erforderlich. Parallel zum Grundprogramm bieten SpAT®-Ther. möglichst früh Übungen mit Zeitungsschlagzeilen und Zahlen an. Dafür eignen sich die von Lutz entwickelten Übungsbereiche „Jonglieren mit Worten, Strukturen und Textmengen" und „Jonglieren mit Zahlen", die zusammengefasst dargestellt werden sollen.

In den Kapiteln 6.5 und 6.6 wird erläutert, welche Adaptationen bei der Kombination von SpAT® mit diesen MODAK®-Komponenten hinsichtlich der sprechmotorischen Einschränkungen berücksichtigt werden sollten.

Als Ergänzung zur folgenden verkürzten Darstellung des MODAK®- Vorgehens wird die Originalliteratur mit detaillierter Beschreibung des MODAK®-Konzeptes bei Lutz (2016) empfohlen.

5.5.1 Das MODAK®-Grundprogramm

Das Grundprogramm stellt das Herzstück des MODAK®-Konzeptes dar. Die Therapie einer auf allen sprachlichen Ebenen betroffenen Person beginnt mit diesem systematisch aufgebauten „Übungsprogramm, mit dem versucht wird, minimale sprachliche Reaktionen auf der Basis der Grundstruktur S-V-O zu deblockieren" (Lutz, 2009, S. 2).

MODAK® setzt dabei keinerlei sprachliche Fähigkeiten voraus. Das Therapiematerial besteht in jeder Grundprogramm-Therapiestunde aus **vier Situationsbildern**, auf denen alltägliche Handlungen einer Person dargestellt sind. Im Gegensatz zu anderen Aphasie-Therapiekonzepten führen Ther. keine Benennübungen auf Einzelwortebene durch, da diese zu hohe Anforderungen an lexikalische Such- und Auswahlprozesse erfordern. Die sprachliche Äußerung der Betroffenen wird in einer festgelegten Serie von Therapieschritten über diverse sprachliche Modalitäten schonend vorbereitet. Alle Übungen basieren auf einem vollständigen Satz: Das jeweilige Subjekt ist auf dem Bild dargestellt und das von den Ther. gesprochene Verb aktiviert die Zielstruktur, den jeweiligen Objektnamen. Da in einem Aussagesatz ein Objekt am Satzende das am stärksten betonte Element ist, daher vermutlich stärker aktiviert und entsprechend leichter abgerufen werden kann, beginnt das MODAK®-Grundprogramm in der ersten Therapiestufe mit der Rezeption und Produktion von betonten Objektnamen am Satzende (Lutz, 2009, S. 12).

Zu Therapiebeginn werden die Betroffenen angeregt, ein Substantiv in Objektposition in diversen Modalitäten zu verarbeiten (ANLAUF). Dabei hören, lesen, legen (aus Buchstaben) und schreiben sie das Zielwort in sieben ANLAUF-Schritten und bereiten sich hierdurch auf den sich anschließenden DIALOG vor. Im DIALOG ermuntern die Ther. durch gezielte DIALOG-Fragen (Ablenkerfragen) zum Äußern des Objektnamens (Lutz, 2009, S. 22). Beim Wortabruf helfen sie mit einem Verb in der 3. Person Präsens (semantisches Priming), das in enger semantischer Nähe (Kollokation) zum Objekt steht.

> *Das Verb ist Auslöser für das Substantiv. Aufgrund dieser engen Verbindung zwischen Verb und Objekt ist die Anzahl an Wörtern, die dem Verb folgen können (und damit auch die Anzahl an Suchprozessen nach den entsprechenden Wörtern) wesentlich geringer als die unübersichtliche Menge von Wörtern, die nach einem Wort in Subjektposition denkbar wäre …* (Lutz, 2009, S. 12).

Der ANLAUF

Beispiel Situationsbilder: *trinkt Kaffee / putzt Fenster / backt Brot / fährt Auto*

Ther. spricht:	Pat. handelt:
1. „Zeigen Sie … trinkt Kaffee."	1. zeigt je eines von 4 Bildern
2. „Ziehen Sie …"	2. ordnet 4 Schriftstreifen den Bildern zu
3. „Geben Sie mir … fährt Auto."	3. gibt je einen Schriftstreifen zurück
4. „Geben Sie mir … putzt Fenster."	4. gibt je ein Bild zurück
5. „Legen Sie … Brot."	5. legt einen Objektnamen
6. „Schreiben Sie … Brot." – „Ich nehme das [o:] raus."	6. schreibt den Objektnamen ab und setzt den betonten Vokal ein
7. „Jetzt noch mal … Brot."	7. schreibt den Objektnamen noch einmal selbstständig

nach Lutz, 2009

Begonnen wird im MODAK®-Vorgehen bei rein aphasischen Personen mit Objektnamen, die keinen Artikel erfordern, später werden Objektnamen mit gleichen Artikeln gewählt. Alle Objektnamen eines Vierersets sollten unterschiedliche Anlaute/Grapheme aufweisen, da die Wortfindung im DIALOG sonst erschwert wird und es zu Perseverationen kommen kann. Die betonten Vokale der Objektnamen sollten verschieden sein, da Menschen mit Aphasie sowohl beim selbstständigen Schreiben des Objektnamens als auch beim DIALOG häufig Wörter mit gleichem betonten Vokal verwechseln. Aufgrund der bestehenden schweren Sprachverständniseinschränkungen sollten die vier Situationsbilder zunächst aus unterschiedlichen semantischen Feldern gewählt werden.

Der DIALOG

Erste Therapiestufe Substantive in Objekt-Position am Satzende (Objektnamen)

Nach dem Durchlaufen des ANLAUFs (Objekt) ordnet d. Pat. die vier Schriftstreifen noch einmal den vier Bildern zu. Anschließend knickt Ther. die Schriftstreifen unter den vier Situationsbildern so um, dass nur das Verb zu sehen ist. Dann stellt Pat. je Situationsbild eine DIALOG-Frage mit einem Objektnamen-Ablenker. Ziel des DIALOGs ist der selbstständige Wortabruf des zuvor vorbereiteten, aktivierten Objektnamen.

Beispiel: DIALOG-Frage nach dem Objektnamen

Ther. fragt:	Pat. antwortet:
„Sie trinkt … – trinkt sie Tee?" (Beispiel)	„Kaffee"

nach Lutz, 2009

Zweite Therapiestufe Verben

→ 3. Person Singular Präsens

Nach einiger Zeit verstehen Pat. die Verben besser und sie beginnen z. T. mitzusprechen, sodass mit der 2. Therapiestufe (Verben) begonnen werden kann. Die Einführung der Verben erfolgt in der Schriftphase (ANLAUF-Schritte 5–7) des ANLAUFs zunächst im Präsens (3. Person Singular). Nachdem der vierte Objektname selbstständig geschrieben worden ist, wird die gleiche dreischrittige Schriftphase mit den Verben durchgeführt. Jeweils zu einem der vier Bilder wird das entsprechende Verb aus Buchstaben gelegt, danach abgeschrieben, wobei der Vokal selbstständig geschrieben wird. Beim DIALOG fragt Ther. mit Hilfe einer Ablenkerfrage zuerst viermal nach den Objektnamen und dann nach den Verben.

Beispiel:
Ther.: „Kocht sie Tee?" Pat.: „trinkt Tee."

→ 3. Person Singular Perfekt

Nach Lutz wird im Anschluss an die gelingende 3. Person Präsens auch die 3. Person Perfekt beim DIALOG eingeführt und zunächst mit regelmäßigen Formen geübt. Nachdem der DIALOG mit den Objektnamen und den Verben im Präsens durchgeführt worden ist, schreibt Ther. die entsprechenden Verben im Perfekt auf Schriftstreifen – Pat. ordnet diese den Objektnamen, die noch unter den Bildern liegen, zu. Beim anschließenden DIALOG gibt Ther. das Verb in der Präsensform fragend vor, Pat. antwortet in der Perfektform.

Beispiel:
Ther.: „Kocht er jetzt Nudeln? Nein, er ..." Pat.: „hat Nudeln gekocht."

Gelingen ANLAUF und DIALOG in der 3. Person Präsens und im Perfekt recht gut, werden nach MODAK® die Verben in der 1. Person Singular Präsens und der 1. Person Singular Perfekt sowie Verben ohne Objekt erarbeitet (Lutz, 2009, S. 24 f.).

Dritte Therapiestufe Subjekt (Namen)

Wenn die Verb-Objekt-Kombinationen lockerer produziert werden können, suchen Ther. und Pat. gemeinsam Namen aus, die zu den auf den Bildern dargestellten Personen passen, vorzugsweise Namen, die biografisch relevant oder zumindest geläufig sind. Im DIALOG stellen die Ther. die Fragen so, dass die Pat. nun mit einem vollständigen Satz inkl. Namen (Subjekt) antworten (Lutz, 2009, S. 27).

> Ther.: *„Lena gießt Blumen. Gießt Hanno auch Blumen?"*
> Pat.: *„Nein, Hanno liest Zeitung!" (Betonung auf „Hanno")*

5.5.2 Arbeit mit Texten

Lutz hebt in ihrem Aphasie-Therapiekonzept MODAK® vielfältige Möglichkeiten der Arbeit mit Texten auch für Menschen mit schweren schriftsprachlichen Einschränkungen in der frühen Therapiephase hervor. Dabei unterscheidet sie zwischen der Arbeit auf Wortebene und auf Satzebene. Die Arbeit mit Zeitungen beginnt auf der Wortebene mit den Techniken „Schlüsselwörter legen und schreiben" sowie „Schlagzeilen verbessern" (Lutz, 2009, S. 47 ff.). Um mit Pat. die S-V-O-Struktur des Grundprogramms weiterzuführen, können Ther. mit den Betroffenen „Sätze legen".

Diese MODAK®-Grundtechniken im Umgang mit Text sind auch für die Therapie schwer betroffener aphasisch-sprechapraktischer Personen sinnvoll und früh nutzbar; es bedarf jedoch einiger Anpassungen, auf die jeweils verwiesen wird.

Aphasie + Sprechapraxie: Kapitel 6.6

Schlagzeilen verbessern

Die Ther. suchen vor der Therapiesitzung Schlagzeilen von einer Zeitungsseite aus. Sie verändern jede Schlagzeile, indem sie ein Wort austauschen (Lutz, 2009, S. 48). Zu Beginn eignen sich Schlagzeilen mit einem Objekt in Finalstellung, das vor der Therapiestunde verändert wird. Die veränderte Schlagzeile schreiben die Ther. auf ein DIN A4-Blatt und zeigen sie den Pat. Sie werden aufgefordert, den Satz auf der Zeitungsseite wiederzufinden.

Beispiel: „Herr X, suchen Sie mal, wo dies steht." (Lutz, 2009, S. 48)

Hat die Person Schwierigkeiten, die Schlagzeile zu finden, helfen die Ther. und fordern sie anschließend auf, die geschriebene Zeile mit der Schlagzeile in der Zeitung zu vergleichen, das falsche Wort auf dem DIN A4-Blatt durchzustreichen und das richtige Wort über das durchgestrichene Wort zu schreiben. Danach lesen beide den richtigen Satz gemeinsam laut und sprechen darüber. Absurde Wörter eignen sich nach Lutz besonders gut als Ablenker, da sie einen lustigen Satzinhalt kreieren können.

Ziel der Übung ist die Verbesserung des verbalen und visuellen Gedächtnisses sowie die Förderung des Lesesinnverständnisses (vgl. Lutz, 2009, S. 46–48).

Aphasie + Sprechapraxie: Kapitel 6.6.1

Inhalte von Schlagzeilen angeben

Die Ther. bereiten vor der Therapiestunde Sätze zu Zeitungsschlagzeilen vor – mit Bezug zu den Interessen der betroffenen Person (z. B. aus dem Wirtschaftsteil, vgl. Beispiel unten). Die Ther. verändern die jeweilige Schlagzeile, indem sie die ersten beiden Wörter übernehmen und zwei inhaltlich gegensätzliche Wortergänzungen anhängen. Diese können nach Aussage von Lutz (2009) Substantive, Verben oder Adjektive, sollten aber keine Funktionswörter sein. Einer der Sätze entspricht in Folge inhaltlich der Zeitungsschlagzeile, der andere gibt die gegenteilige Bedeutung wieder. Die betroffene Person wird gebeten, den geschriebenen Satz zu lesen und im Anschluss die dazugehörige Zeitungsschlagzeile zu suchen und zu lesen. Sie wird aufgefordert, das falsche Wort des geschriebenen Satzes auszuwählen und durchzustreichen. Daraufhin liest sie den Satz mit Hilfe von Ther. – anschließend sprechen beide über die Wirkung der alternativen Wörter für die Bedeutung des Satzes.

Zeitungsschlagzeile:	**Satz Ther.:**
Gewinneinbruch : BP streicht tausende Arbeitsplätze	BP: Tausende Stellen → eingerichtet → abgebaut

Beispiel Lutz, 2009, S. 49

Nach Lutz wird bei dieser Übung u. a. das Lesesinnverständnis gefördert. Durch die Auswahl individuell relevanter Themen kann das *Laute Lesen* bei schwer betroffenen Personen stimuliert werden (vgl. Lutz, 2009, S. 49).

Aphasie + Sprechapraxie: Kapitel 6.6.1

Sätze legen

Vor der Therapiestunde bereiten Ther. einige S-V-O-Sätze zu einem für die aphasische Person relevanten Thema vor (z. B. GEO-Artikel). Sie sprechen über den dargestellten Sachverhalt und Ther. schreibt einen der vorbereiteten Sätze auf einen Papierstreifen, der dann in Satzteile zerschnitten wird. Dabei bleiben Artikel und Substantiv zusammen. Das Verb sollte transitiv sein, um die enge Verbindung von Verb und Objekt beizubehalten, die sowohl das Verstehen als auch die Wortfindung erleichtert (Lutz, 2009, S. 49). Lutz empfiehlt belebte und menschliche Subjekte sowie direkte und unbelebte Objekte oder ein Tier, um das Verstehen über die optische Unterscheidung und die Stellung der Wörter im Satz zu erleichtern. Die präpositionale Ergänzung sollte mit höher frequenten und daher leichter zu verstehenden Präpositionen, wie z. B. „in", „an", „mit", „auf", gebildet werden.

Die Satzstreifen werden ungeordnet auf den Tisch gelegt, die betroffene Person gebeten, sie zu einem Satz zu ordnen. Dabei werden die bereits gelegten Satzteile von den Ther. laut vorgelesen und die Pat. ermutigt, den korrekt gelegten Satz anschließend selbst bzw. mit therapeutischer Hilfe laut zu lesen.

Das Legen von Sätzen soll Pat. über die Wahrnehmung der unterschiedlichen Pausen zwischen den Satzteilen wieder an Satzstrukturen gewöhnen. Der Versuch des anschließenden Lauten Lesens führt häufig dazu, dass die betroffene Person das letzte Wort im Satz selbstständig laut lesen kann. Dabei werden *„alle für das Laute Lesen notwendigen Netzwerke aktiviert"* (Lutz, 2009, S. 49).

Aphasie + Sprechapraxie: Kapitel 6.6.4

Arbeit mit Schlüsselwörtern

Die Ther. schlagen die Tageszeitung auf und suchen je nach Interesse der Betroffenen einen Zeitungsartikel aus, über den gesprochen wird.

Sie geben ihnen die Grapheme für ein erstes Schlüsselwort zu einem Bild, artikulieren es und fordern sie auf, das Wort zu legen, während sie es dabei mehrfach vorsprechen (vgl. Beispiel /Merkel/ in Lutz, 2009, S. 47). Die Ther. geben das Anfangsgraphem vor und helfen evtl. beim **Legen des Schlüsselwortes;** z. B. machen sie darauf aufmerksam, dass ein Graphem weiter nach vorne kommt; sie korrigieren das Wort jedoch *nicht für* die Pat. Im Anschluss daran nehmen die Ther. den Vokal heraus und die Pat. schreiben das Zielwort unter **Ergänzen des Vokals** ab. Danach schreiben diese das Wort noch einmal selbstständig aus dem Kopf auf (wie im 5.–7. Schritt des MODAK®-ANLAUFs). Anschließend werden die Betroffenen ermutigt, das gelegte und geschriebene Wort laut zu lesen.

Weitere Schlüsselwörter folgen, die mit dem Wort semantisch verbunden sind. Ther. und Pat. kommen über das Thema ins Gespräch.

Ziel der Arbeit mit Schlüsselwörtern ist die Aktivierung von individuell relevanten Themen und mit diesen die Anregung der Sprachprozesse (vgl. Aktivierung, Lutz, 2009; Kap. 2.2). Lutz ist der Ansicht, dass persönliche Themen die sprachverarbeitenden und spracherzeugenden Prozesse mehr anregen als einzelne Alltagswörter (vgl. Lorenz, Kap. 2.11, 2.13; Lutz, 2009, S. 47).

Aphasie + Sprechapraxie: Kapitel 6.6.2

5.5.3 Arbeit mit Zahlen

Bei vielen Menschen mit Aphasie ist die Zahlenverarbeitung gestört. Lutz geht auch bei Zahlen von verschiedenen **modalitätsspezifischen Verarbeitungsrouten** aus: Verstehen, Sprechen, Lesen und Schreiben von Zahlen sowie das Rechnen können unterschiedlich schwer beeinträchtigt sein. Luise Lutz schlägt ein systematisches Vorgehen zur Verbesserung der gestörten Zahlenverarbeitung vor, bei dem wie im gesamten MODAK®-Vorgehen erneut mindestens zwei Modalitäten miteinander verknüpft werden. Die einzelnen Teilschritte des MODAK®-Vorgehens zur Therapie der betroffenen Zahlenverarbeitung und -produktion können im Rahmen dieses Buches nur zusammengefasst dargestellt werden. Eine detaillierte Beschreibung findet sich bei Lutz, 2009, Kap. 6. Die MODAK®-Vorschläge zur Verbesserung der Zahlenverarbeitung, insbesondere zur Verbesserung des automatisierten Sprechens und der gezielten mündlichen Produktion von Zahlen, sind für Menschen mit Aphasie entwickelt worden (Lutz, 2016, S. 81 ff.). Aufgrund der Schwerpunktsetzung dieses Buches auf Sprechapraxie werden v. a. Lutz' Ausführungen über die Artikulation von Zahlen und den Einstieg in die gezielte mündliche Produktion der Zahlen veranschaulicht.

Die notwendigen Modifikationen des Vorgehens bei gleichzeitigem Vorliegen einer schweren Aphasie und Sprechapraxie sind in den Kapiteln 6.5 und 6.6 eingehend beschrieben. Die Artikulation von Zahlen fällt den meisten Personen mit Aphasie auf Grund „starker assoziativer Beziehungen" zwischen den Zahlen zu Beginn schwer und häufig ist auch das Verstehen von Zahlen schwer beeinträchtigt (Lutz, 2009, S. 59). Wie beim MODAK®-ANLAUF werden anfangs keinerlei Fähigkeiten vorausgesetzt. Die Arbeit mit Zahlen beginnt daher rezeptiv: Die betroffene Person handelt aktiv und hört dabei parallel die von d. Ther. gesprochenen Zahlen. Die Artikulation der Zahlen wird in mehreren Teilschritten vorbereitet (vgl. ANLAUF mit Objektnamen).

Aphasie + Sprechapraxie: Kapitel 6.6.5

Die Therapie der Zahlenverarbeitung bei MODAK® beginnt bei schweren Störungen mit dem **visuellen Erkennen der Ziffern 1–6**. Die betroffene Person würfelt, ordnet die Würfelpunkte den vorbereiteten geschriebenen Zahlen 1–6 zu und schreibt die Ziffer ab. Dabei wird diese von d. Ther. laut vorgesprochen. Nach einigem Würfeln zerschneidet sie den Ziffernstreifen und Pat. ordnet die Ziffern in die korrekte Reihenfolge. Ther. spricht die Zahlen von 1–6 vor, während die betroffene Person die Ziffer jeweils nach links zur Seite schiebt. Diese Übung dient nach Lutz der parallelen Steuerung der sprachlichen und motorischen Netzwerke sowie der zeitlichen Koordinierung.

Das selbstständige Zeigen der Zahlen mit den Fingern wird geübt, um die Verbindung zwischen Ziffern und Fingern zu festigen sowie eine Kommunikation über Zahlen zunächst nonverbal zu beginnen. Über diese Handmotorik findet bei Menschen mit Aphasie im Verlauf der Therapie eine starke Aktivierung der Artikulation statt. Pat. würfelt, zeigt anschließend z. B. die „5" als sich öffnende Faust und schreibt die Ziffer dann auf. Die Zahlen „6–9" werden als sich öffnende Faust + weiterer bzw. weitere Finger gezeigt.

Das Verbinden der Ziffern 1–6 mit ihren Namen (später 1–12) wird ähnlich wie im ANLAUF geübt. Die Ziffern 1–6 liegen auf dem Tisch, Pat. würfelt und Ther. spricht während des gesamten Vorgehens jede Zahl mit. Die betroffene Person legt mit den angebotenen Buchstabenplättchen den Zahlennamen, schreibt ihn mit Einsetzen des betonten Vokals ab und anschließend noch einmal selbstständig auf. Im Anschluss ordnet sie diese Zahlennamen den Ziffern zu und zeigt dabei die Ziffer mit den Fingern. Lutz betont, dass sich die Verbindung von Ziffern und ihren Zahlennamen nur langsam wieder aufbaut und viel Geduld erfordert.

Die erste Rechenoperation Addition kann über das Würfeln mit 2 Würfeln eingeführt, das Lesesinnverstehen der Ziffern geübt und das selbstständige Schreiben der Zahlen 1–12 gefördert werden. Die Ther. geben dabei zunächst einen Ziffernstreifen zur Hilfe, den sie nach und nach entfernen können. Die Zahl „10" wird als Klopfen der nicht betroffenen flachen Hand auf den Tisch gezeigt.

Der **Einstieg in das auditive Verstehen von Zahlen** erfolgt mit 4 Ziffernkarten, denen, ähnlich wie im oben beschriebenen ANLAUF, Zahlennamen zugeordnet werden sollen. Pat. geben anschließend die Zahlennamen sowie die Ziffernkarten zurück und versuchen, die Zahlen verzögert nachzusprechen. Der Zahlenraum wird zunehmend erweitert. Dabei werden gleichzeitig das Lese-Sinn-Verstehen, das auditive Verstehen sowie das Nachsprechen von Zahlen mit visueller Unterstützung geübt.

Aphasie + Sprechapraxie: Kapitel 6.6.5

Artikulation von Zahlen

Ein guter Einstieg in die Artikulation von Zahlen bei Menschen mit Aphasie ist nach Lutz das **Reihensprechen**. Das automatisierte Sprechen der Zahlen wird schrittweise aufgebaut. Der Zahlenraum ist zunächst begrenzt und Ziffernkarten geben visuelle Unterstützung. Über die Eigenaktivität (Handmotorik) findet eine zusätzliche Aktivierung bei Betroffenen statt. Mit zunehmenden Fortschritten kann der Zahlenraum erweitert und Zahlen können abwechselnd gesprochen werden. Die visuellen Hilfen werden beim Reihensprechen wieder allmählich abgebaut und das automatisierte Artikulieren der Zahlen wird gefestigt.

Aphasie + Sprechapraxie: Kap. 6.6.5

Reihensprechen 1 (1–12) mit Ziffernkarten
Reihensprechen 2 (1–20) mit Ziffernkarten im Dialog
Reihensprechen 3 (1–100) ohne Ziffernkarten im Dialog

Reihensprechen 1: Ther. schreibt die Ziffern 1–12 auf Papierkarten und legt sie ungeordnet auf den Tisch. Pat. ordnet die Ziffern und schiebt jede einzelne Ziffer dann der Reihe nach mit der Hand nach links und artikuliert sie selbstständig oder gemeinsam mit d. Ther. Mit zunehmender Übung baut sich nach Lutz ein Rhythmus auf (Lutz, 2009, S. 59).

Reihensprechen 2: Die Ziffernkarten 1–20 werden von Ther. und Pat. abwechselnd geschoben und gesprochen. Ther. beginnt mit „eins, während die betroffene Person noch schweigt (Hemmung der Artikulation „eins") und anschließend die Zahl „zwei" ergänzt usw. Die abwechselnde Produktion der Zahlen stellt ein wertvolles Training zur Hemmung „automatischer Reflexe" dar (Lutz, 2009, S. 59). Dabei bereiten Menschen mit Aphasie sowohl das Unterdrücken des Mitsprechens der folgenden Zahl als auch der „Einer-Zehner-Tausch" (Lutz, 2016, S. 81) ab der Zahl 13 („dreizehn") zunächst Schwierigkeiten.

Reihensprechen 3: Mit zunehmenden Fähigkeiten im dialogischen Reihensprechen der Zahlen 1–20 können die Zahlenwerte erhöht und im Wechsel Zahlen von 1–100 gesprochen werden. Dabei kommen keine Ziffernkarten mehr zum Einsatz. Zusätzliche Übungen zur Automatisierung des Zahlenabrufs sind „Zweiersprünge", „Dreiersprünge" und „Rückwärtszählen", die von Pat. selbstständig durchgeführt werden sollen. Begonnen wird zunächst im niedrigen Zahlenraum („zwei – vier – sechs ...", „drei – sechs – neun ..."). Gelingen die Zahlensprünge besser, können Ther. Zahlen unterschiedlicher Größe vorgeben, von denen zunehmend flexibler vorwärts oder rückwärts gesprungen wird (Lutz, 2016, S. 82).

Der **Einstieg in die gezielte mündliche Produktion der Zahlen** (größer 12) bei aphasischen Personen kann laut Lutz z. B. mittels Ziffern-Karten erfolgen. Das Sprechen der Zahlen ab 13 bereitet viel Mühe, da die Einzelzahlen nicht in der dargebotenen Reihenfolge artikuliert werden können, sondern die „Einer-Zehner-

Reihenfolge" (Lutz, 2009, S. 60) eingehalten werden muss (der hintere Einer wird zuerst genannt, dann folgt der vordere Zehner). Verschiedene Ziffern-Karten liegen aufgedeckt auf dem Tisch. Die betroffene Person hat die Aufgabe, d. Ther. zu sagen, welche Karte d. Ther. nehmen soll. Dabei übt Pat., sich zunächst in Zehnerschritten zum Zehner und dann zum Einer hochzuzählen:

Beispiel /23/: „zehn – zwanzig – einundzwanzig – zweiundzwanzig – dreiundzwanzig

Dabei sollte das nonverbale Zeigen unterdrückt werden. Da die Endsilben „-zehn" und „-zig" häufig verwechselt werden, sollten sie immer wieder geschrieben werden.

Eine weitere Übung zur Verbesserung der Zahlenverarbeitung ist nach Lutz (2016) das **Diktatschreiben von Zahlen.** Zunächst werden nur Zahlen im Zahlenraum 1–10 diktiert, später folgen Zahlen von 10–20 sowie von 10–100. Ther. helfen den Pat., wenn notwendig, beim Verstehen der Zahlen, indem sie die Zahl parallel mit den Händen zeigen (vgl. selbstständiges Zeigen der Zahlen). Die Pat. lesen die notierten Zahlen anschließend noch einmal vor.

Für Fortgeschrittene schlägt Lutz das selbstständige Nennen der Zahl beim verdeckten Memoryspiel vor. Lutz betont, dass der Umgang mit Zahlen während der Arbeit mit Zeitungen zunehmend interessanter gestaltet werden kann, indem z. B. Zahlen in Wetterberichten oder Wahlergebnissen in allen Modalitäten behandelt werden können (Lutz, 2009, S. 60).

Aphasie + Sprechapraxie: Kapitel 6.6.5, 6.6.6

5.6 MODAK® + SpAT®-Grundprogramm = modellgeleitete Therapie

Im folgenden Kapitel wird zunächst jeder MODAK®-ANLAUF-Schritt beschrieben und anschließend die Wirkung der einzelnen ANLAUF-Schritte auf die drei Sprachverarbeitungsrouten „auditive, visuelle und graphematische Verarbeitungsroute" erläutert. Die Voraktivierung nächster sprachverarbeitender Komponenten wird in Klammern dargestellt. Im Verlauf der MODAK®-Therapie in Kombination mit SpAT® lassen sich Leistungsverbesserungen innerhalb der einzelnen Sprachverarbeitungsschritte anhand der ANLAUF-Schritte und des DIALOGs beobachten. Diese Veränderungen im Therapieverlauf werden jeweils im Anschluss beschrieben.

Das MODAK®-Grundprogramm mit seinem ANLAUF ist ein **modellgeleitetes Vorgehen.** Im erweiterten Logogen-Modell (Lorenz, nach Patterson, 1988) lässt sich die therapeutische Wirkung der sieben MODAK®-ANLAUF-Schritte und des DIALOGs auf die Sprachverarbeitung genau nachvollziehen und darstellen. Die zusätzlich notwendigen sprechmotorischen Therapieergänzungen lassen sich ebenfalls abbilden. Das primäre Therapieziel „Verbesserung der Steuerung spracherzeugender und -verarbeitender Prozesse" in allen Modalitäten wird verständlich (Lutz, 2009, S. 11). Die angestrebte mündliche Sprachproduktion im DIALOG findet im klassischen MODAK®-ANLAUF nur „indirekte" Aktivierung und Vorbereitung. Der bei Sprechapraxie gestörte Verarbeitungsschritt der *phonetischen*

Enkodierung bleibt dabei jedoch unbehandelt. Die Therapiekomponente *phonetische Enkodierung* findet auch im ursprünglichen Logogen-Modell von Patterson (1988) noch keine Berücksichtigung (vgl. Kotten, 1997).

Eine zusätzlich zur Aphasie bestehende schwere Sprechapraxie macht die Ergänzung eines weiteren ANLAUF-Schrittes beim MODAK®-Vorgehen notwendig: **SpAT® ergänzt den 8. ANLAUF-Schritt zum MODAK®-Vorgehen.** Die Wirkung dieses Therapieschrittes auf den DIALOG kann anhand des erweiterten Logogen-Modells veranschaulicht und erläutert werden. Rezeptive, lexikalische, artikulatorische sowie pragmatische Therapiefortschritte lassen sich anhand verlaufsdiagnostischer Beobachtungen mit Vergleichen zum Modell evaluieren. Aktivierung und zunehmende Normalisierung der gestörten Sprachverarbeitung und sprechmotorischer Planung durch die Kombination von MODAK® + SpAT® sind verlaufsdiagnostisch beobachtbar bzw. messbar, u. a. mit Hilfe des Therapieprotokolls zum ANLAUF (abrufbar über den QR-Code).

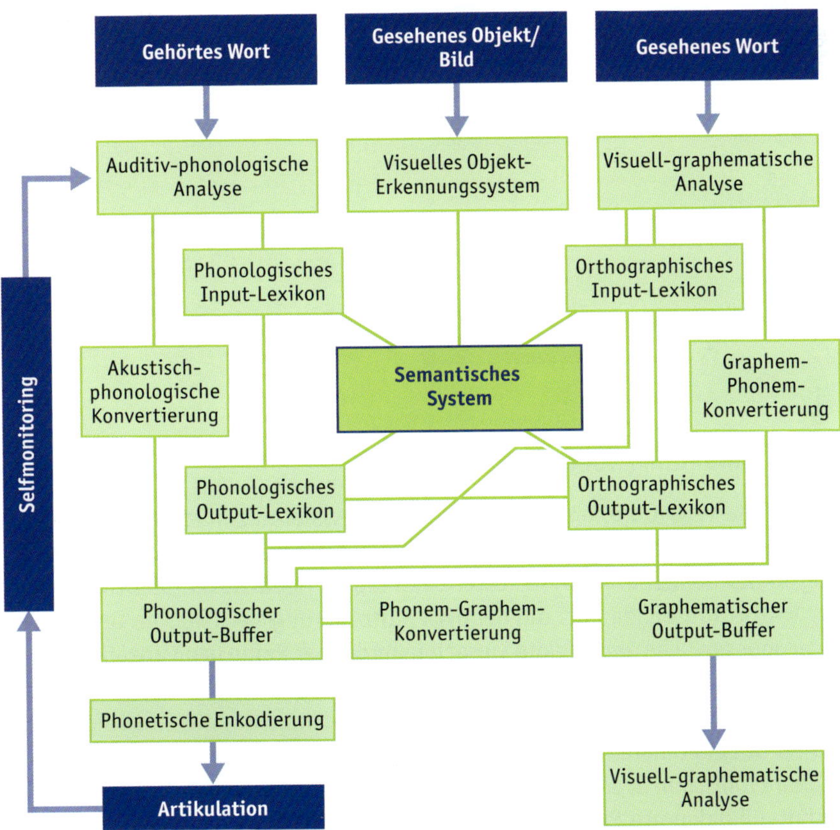

ABB. 24 *Logogen-Modell nach Patterson, 1988, erweitert von Lorenz*

Im ursprünglichen *Logogen-Modell* von Patterson (1988) bleibt die *visuelle Wahrnehmung* eines Objektes oder einer Handlung in realer bzw. bildlicher Darstellung unberücksichtigt. Daher wird es um die *Komponente „visuelles Objekterkennungs-*

system" ergänzt. Pattersons Modell veranschaulicht die seriellen Verarbeitungsschritte der Wortrezeption und -produktion auf *Einzelwortebene*. Die Wortverarbeitung muss jedoch als interaktiver, parallel verlaufender Prozess in semantischen, lexikalischen und syntaktischen Komponenten verstanden werden.

1. ANLAUF-Schritt – Zeigen der Bilder: „Zeigen Sie ... backt Brot."

Schwerpunkt: Auditives Verstehen + Bilderkennen

Vier Situationsbilder liegen auf dem Tisch. Ther. bittet Pat. in einem lockeren Gesprächston, in unregelmäßiger Reihenfolge nacheinander alle vier Bilder zu zeigen (Lutz, 2009, S. 16). Der Schwerpunkt des ersten ANLAUF-Schritts liegt auf der Verbesserung des auditiven Verstehens.

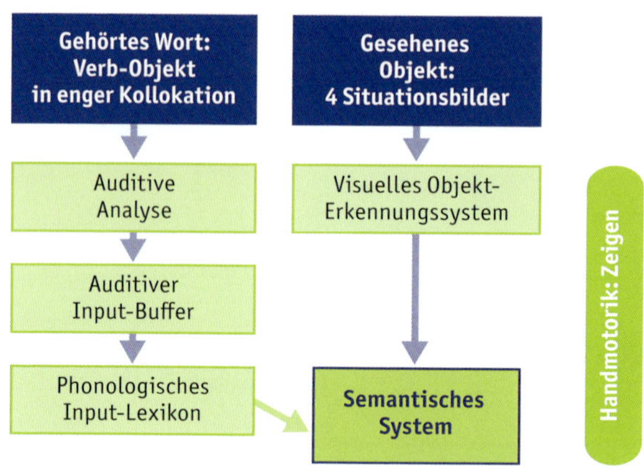

ABB. 25 *Modell: 1. ANLAUF-Schritt*

Auditive Verarbeitungsroute

Pat. hören die Verb-Objekt-Kombination und analysieren zunächst die formalen Aspekte dieses auditiven Reizes: Es findet eine prälexikalische Phonemdifferenzierung in der *auditiven Analyse* statt. Das verbale Gedächtnis *(auditiver Input-Buffer)* wird trainiert, da Pat. die gehörte Aufforderung der Ther. im Gedächtnis behalten müssen, während sie die Situationsbilder der Reihe nach ansehen (Lutz, 2009, S. 17). U. a. spielt die Wortlänge bei der Kapazität des Arbeitsspeichers eine Rolle (vgl. Baddley, 1988). SpAT® arbeitet daher zunächst mit einsilbigen und nach ihrer Silbenkomplexität differenzierten Wörtern (vgl. Kap. 6.2).

Im *phonologischen Input-Lexikon* wird entschieden, ob es sich bei dem auditiven Input um bekannte Phonemfolgen handelt. Deshalb wird beim MODAK®-Vorgehen das Objekt mit dem Verb verbunden: Die Ther. nennen Verb + Objekt bei ihren Aufforderungen („Zeigen Sie ... kauft Schuhe."). Durch dieses Syntagma können die Pat. die Bedeutung der Objektnamen besser abrufen *(semantisches Priming)*. Mitaktivierte Assoziationen werden im ersten ANLAUF-Schritt gehemmt (Übung der Hemmung).

Visuelle Verarbeitungsroute

Pat. betrachten die vor ihnen liegenden vier Situationsbilder, analysieren sie visuell und entscheiden sich für das zum gehörten Satz passende Bild. Durch das Auswählen zwischen vier Abbildungen wird die Hemmung nicht passender visueller Eindrücke gefördert. Die MODAK®-Abbildungen zeigen keine Einzelobjekte, sondern handelnde Subjekte im Umgang mit einem Objekt, da alltagsorientierte Tätigkeiten vermutlich stärker aktivieren.

Handmotorik / Parallele Verarbeitung

Pat. werden aufgefordert, aktiv auf das jeweilige Bild zu zeigen. Dabei wird die parallele Verarbeitung der sprachlichen Prozesse, des visuellen Systems sowie der Systeme der Handmotorik geübt. Die *Auge-Hand-Koordination* wird gefördert.

Der 1. ANLAUF-Schritt im weiteren Therapieverlauf: Schwer betroffene Pat. haben Schwierigkeiten, die Handlungsaufforderung zu verstehen bzw. auditive, visuelle und handmotorische Prozesse parallel auszuführen. Daher führen die Ther. evtl. zu Therapiebeginn die Hand der betroffenen Person, während sie die Aufforderung wiederholt sprechen. Sie können dabei sowohl durch die Betonung des Objektnamens als auch durch weitere semantische Erklärungen die Kopplung von *gehörter Verb-Objekt-Verbindung* und *gesehenem Objekt/Bild* stärken. Mit zunehmender Übung verbessern sich die Prozesse der Hemmung: die zunächst blockierten, passiveren Pat. reagieren aktiver und rascher, andere korrigieren ihr zunächst übereiltes Zeigeverhalten und können später ohne Selbstkorrektur auf das genannte Bild zeigen. Die auditive Verarbeitungsroute und deren Koordination mit der visuellen Verarbeitung funktionieren normalisierter.

2. ANLAUF-Schritt – Zuordnen der Schriftstreifen: „Ziehen Sie …"

Schwerpunkt: Lese-Sinn-Verstehen

Die Ther. schreiben die Verb-Objekt-Verbindungen auf vier Schriftstreifen, während sie die Teilsätze für „schwache" Pat. laut artikulieren. Die Pat. ziehen je einen Schriftstreifen, lesen den Teilsatz und ordnen ihn dem jeweils passenden Situationsbild zu. Dabei werden drei Verarbeitungsrouten parallel aktiviert. Das *Laute Lesen* wird voraktiviert.

Auditive Verarbeitungsroute (bei schwer betroffenen Pat.)

Viele Betroffene können die erforderlichen visuellen und graphematischen Analyse-Prozesse beim Zuordnen von Schriftstreifen nicht parallel ausführen (vgl. Kap. 2.7, 2.9, gestörte Parallelität). In diesem Fall wiederholen Ther. das Verb und den Objektnamen, sodass Verb und Objekt von den Betroffenen auditiv analysiert werden. Im *auditiven Input-Buffer* werden Verb und Objektname kurz gespeichert sowie im *phonologischen Input-Lexikon* erneut entschieden, ob es sich um bekannte Phonemfolgen handelt. Daher wurde die auditive Route im Modell mit Klammern markiert. Das *semantische System* wird aktiviert, die Bedeutung des gelesenen Wortes abgerufen und das verbale Gedächtnis trainiert.

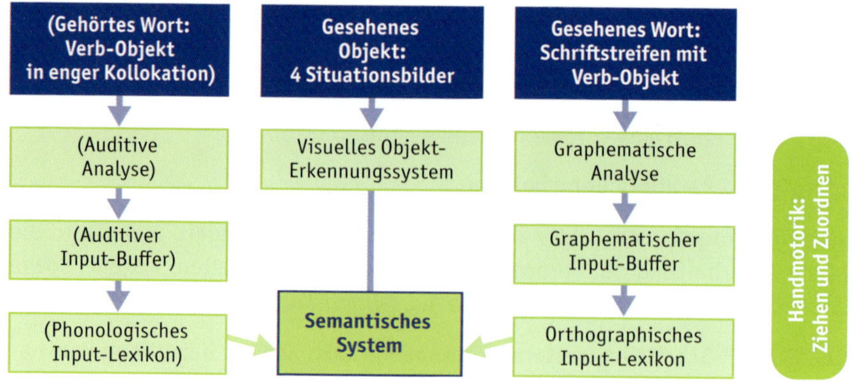

ABB. 26 *Modell: 2. ANLAUF-Schritt*

Visuelle Verarbeitungsroute

Pat. reaktivieren beim Entscheidungsprozess des Zuordnens der Schriftstreifen mehrfach das *visuelle Objekt-Erkennungssystem*.

Graphematische Verarbeitungsroute

Pat. analysieren die gesehenen Wörter (Verb – Objekt). Im ersten Schritt prüfen sie die räumliche Anordnung der Zeichen, indem sie den Schriftstreifen zum Lesen korrekt drehen und die Graphemfolgen in der graphematischen Analyse als Wort/Wörter erkennen. Im *orthographischen Input-Lexikon* wird entschieden, ob es sich bei dem Gelesenen um eine bekannte Graphemfolge handelt. Die Verb-Objekt-Verbindung erleichtert erfahrungsgemäß die anschließende Aktivierung des *semantischen Systems* (lexikalischer Einfluss). Pat. ordnen den Graphemfolgen die Bedeutung des Objektnamens vermutlich auch deshalb leichter zu, weil kein Einzelwort, sondern eine syntagmatische Verbindung analysiert wird, in der das Objekt in der Finalstellung besonders betont ist (syntaktischer Einfluss).

Handmotorik / Parallele Verarbeitung / Hemmung

Das Ziehen der Schriftstreifen aktiviert die Pat. und fördert ihre Auge-Hand-Koordination sowie den Pinzettengriff. Beim Zuordnen der Schriftstreifen erhalten Pat. gleichzeitig visuelle und auditive Stimuli (Förderung der Parallelität). Daher müssen sie Assoziationen hemmen, um den Schriftstreifen korrekt zuordnen zu können (Förderung der Hemmung).

Der 2. ANLAUF-Schritt im weiteren Therapieverlauf: Das Zuordnen der Schriftstreifen gelingt sicherer und zügiger. Aufgrund der gebesserten Prozesse der

Hemmung mitaktivierter unerwünschter Reize sowie der gebesserten Aktivierungsprozesse des *orthographischen Input-Lexikons* und des *semantischen Systems* baut sich das Lese-Sinn-Verstehen zunehmend auf.

3. ANLAUF-Schritt – Zurückgeben der Schriftstreifen: „Geben Sie ... backt Brot."

Schwerpunkt: Auditives Verstehen + Lese-Sinn-Verstehen

Ther. fordern dazu auf, ihnen jeweils einen von den unter den Situationsbildern liegenden Schriftstreifen zurückzugeben. Bei ausgeprägten Verständnisstörungen unterstützen Ther. die verbale Aufforderung durch eine zusätzliche Gestik: Ther. strecken erwartungsvoll die geöffnete Hand zu der betroffenen Person aus.

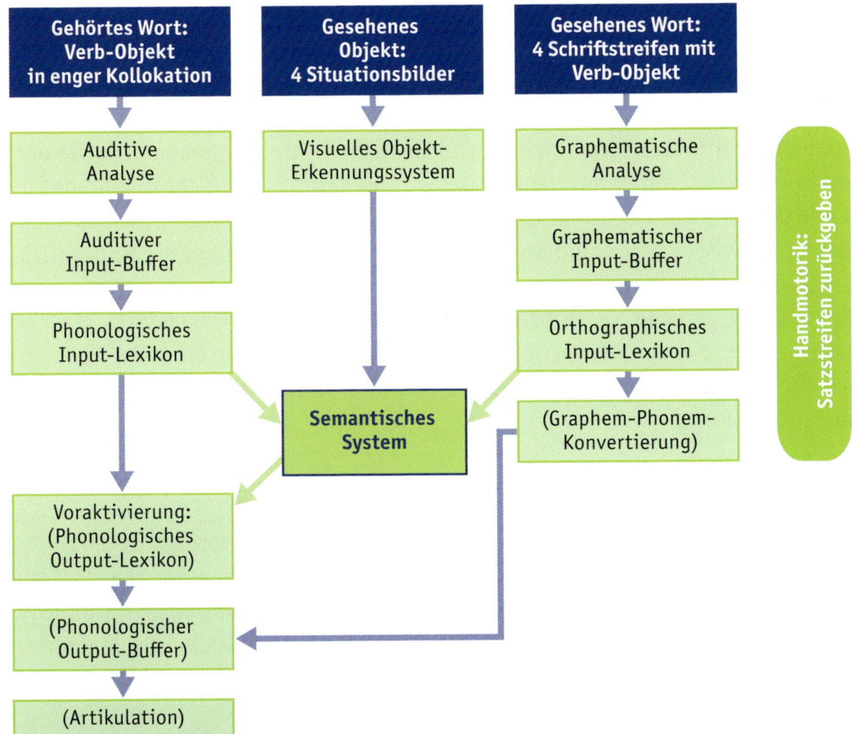

ABB. 27 *Modell: 3. ANLAUF-Schritt*

Auditive Verarbeitungsroute

Pat. hören die jeweilige Verb-Objekt-Verbindung erneut, aktivieren die Prozesse der *auditiven Analyse* und das *phonologische Input-Lexikon* sowie das *semantische System*. Das Arbeitsgedächtnis wird gefördert, da die Pat. während des Lesens der Schriftstreifen bzw. der Bildbetrachtung den auditiven Stimulus im Kurzzeitgedächtnis „parken" müssen. Das *semantische System* wird aktiviert und vermutlich gibt es Rückkopplungen zum *visuellen Objekt-Erkennungssystem* (Bildbetrachtung) sowie zum gesehenen Wort. Das *phonologische Output-Lexikon* wird voraktiviert.

Visuelle Verarbeitungsroute

Die visuelle Wahrnehmung (Bilderkennung) unterstützt bei schwer Betroffenen die auditive Verarbeitung. Es kommt vermutlich zu Rückkopplungen zwischen dem *phonologischen Input-Lexikon* (gehörter Teilsatz) und dem *visuellen Objekt-Erkennungssystem* (gesehenes Bild). Im Lesen noch stark eingeschränkte Pat. entscheiden sich mit Hilfe der auditiven Vorgabe für das passende Bild und greifen anschließend den dazugehörigen Schriftstreifen. Durch den Auswahlprozess wird die Fähigkeit zur Hemmung gefördert. Das *visuelle Gedächtnis* (Bilderkennung) und die Kopplung zwischen *gehörtem Wort* und *Bild* werden verstärkt.

Graphematische Verarbeitungsroute

Die Pat. aktivieren parallel zur *auditiven Analyse* die *graphematische Analyse* und benötigen zu Therapiebeginn die visuelle Unterstützung durch das Bild. Sie müssen dabei die mitaktivierten nicht korrekten Schriftstreifen hemmen sowie den korrekten Schriftstreifen auswählen. Das *orthographische Gedächtnis* wird gefördert und das Lesesinnverständnis aufgebaut. Dabei kommt es vermutlich zu Rückkopplungen zwischen Bild und Schrift. Die Pat. können sich über die Bilder rückversichern, das Gelesene richtig verstanden zu haben.

Das *orthographische Output-Lexikon* wird vermutlich voraktiviert. Manche aphasische Pat. beginnen, den Objektnamen laut zu lesen: Die *Graphem-Phonem-Konvertierung* und der *phonologische Output-Buffer* werden aktiviert und die Artikulation ausgelöst.

Handmotorik / Parallele Verarbeitung / Hemmung

Das Zurückgeben der Schriftstreifen aktiviert die Pat. und fördert deren *Auge-Hand-Koordination* sowie den Pinzettengriff. Beim Zurückgeben der Schriftstreifen erhalten sie visuelle und auditive Stimulation (Förderung der Parallelität). Somit müssen andere Assoziationen gehemmt werden, um den Schriftstreifen korrekt zurückgeben zu können (Förderung der Hemmung).

Der 3. ANLAUF-Schritt im weiteren Therapieverlauf: Das Lese-Sinn-Verstehen bessert sich allmählich, sodass die Pat. weniger visuelle Unterstützung durch die Bilder benötigen. Sie lesen die Objektnamen ganzheitlich über das *orthographische Input-Lexikon* sowie das *Semantische System*.

Manche aphasische Pat. beginnen im Therapieverlauf, die gehörte Verb-Objekt-Verbindung zu artikulieren. Dabei kommt es vermutlich zu Rückkopplungen zwischen der *auditiven* und der *graphematischen Verarbeitungsroute:* Der *phonologische Output-Buffer* hält die Phonemfolgen zur Artikulation bereit (Nachsprechen des zuvor Gehörten), die *Graphem-Phonem-Konvertierung* wird aktiviert (selbstständiges Lesen).

4. ANLAUF-Schritt – Zurückgeben der Bilder: „Geben Sie ..."

Schwerpunkt: Auditives Verstehen + Bilderkennen

Die Pat. haben nur noch vier Bilder vor sich liegen, die jeweils in zufälliger Reihenfolge nach Gehör zurückzugeben sind.

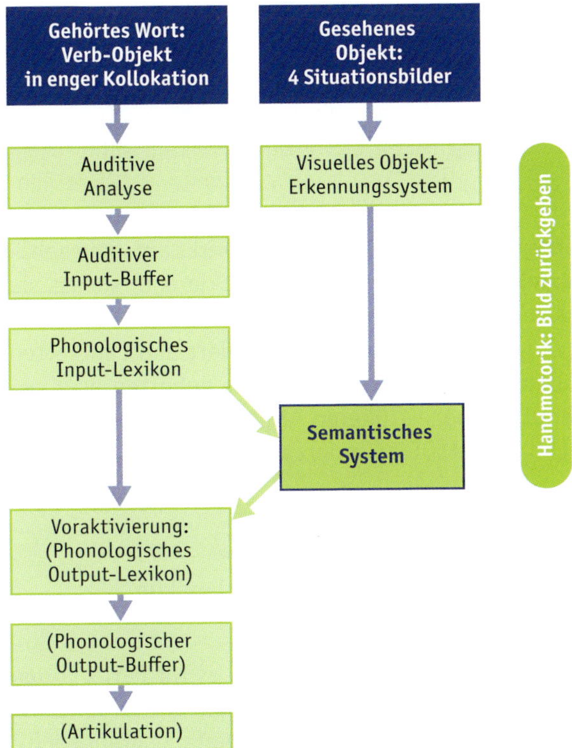

ABB. 28 *Modell: 4. ANLAUF-Schritt*

Auditive Verarbeitungsroute

Die Verbindungen zwischen dem *phonologischen Input-Lexikon* und dem *semantischen System* werden gefördert. Beim nochmaligen Hören der Verb-Objekt-Verbindungen festigt sich das Wortverstehen des jeweiligen Objektes. Die zuvor verarbeiteten Phonemfolgen (evtl. noch im aktivierten *phonologischen Input-Lexikon*) müssen dabei zurückgehalten werden (Übung der Hemmung).

Visuelle Verarbeitungsroute

Bei der Betrachtung der vier Bilder und der Auswahl des gewünschten Bildes kommt es erneut zur Aktivierung des *visuellen Objekt-Erkennungssystems*. Nicht passende Bilder müssen gehemmt werden.

Handmotorik / Parallele Verarbeitung / Hemmung

Die Prozesse des auditiven Verstehens und der visuellen Wahrnehmung werden verknüpft (Lutz, 2009, S. 18), sprachliche, visuelle und motorische Systeme laufen parallel ab. Hemmprozesse werden bei der Unterdrückung der mitaktivierten, nicht erwünschten Bilder und Teilsätze gefördert.

Der 4. ANLAUF-Schritt im weiteren Therapieverlauf: Mit zunehmender Übung gelingt das Zurückgeben der Bilder sicherer und zügiger. Vermutlich auf Grund gebesserter Hemm- und Aktivierungsprozesse wird die Verbindung von *gesehenem Objekt/Bild* und *gehörten Wortfolgen* schneller sowie fehlerfreier hergestellt.

Artikulation

Das Überreichen der Bilder fördert die Aufmerksamkeit und wirkt auf viele aphasische Pat. (ohne Sprechapraxie) im Therapieverlauf deblockierend, sodass sie mitunter bereits in diesem ANLAUF-Schritt Objektnamen bzw. Teilsätze mitsprechen: Der *phonologische Output-Buffer* wird dabei aktiviert und Lautketten werden artikuliert. Manche aphasische Pat. artikulieren die gehörten oder geschriebenen Objektnamen bereits in noch früheren ANLAUF-Schritten, obwohl lautsprachliche Äußerungen erst im DIALOG gefordert werden.

5. ANLAUF-Schritt – Wortlegen: „Legen Sie ... Brot."

Schwerpunkt: Abruf der Wörter aus dem orthographischen Lexikon + Graphem-Phonem-Konversion

Die Ther. wählen eines der vier Situationsbilder aus, legen es für Pat. auf den Tisch über ein Klemmboard und sagen noch einmal, was auf dem Bild zu sehen ist (Lutz, 2009, S. 19). Zwischen Bild und Klemmboard liegt das Anfangsgraphem für den jeweiligen Objektnamen (z. B. /B/), hinter dem die weiteren Buchstabenplättchen unsortiert folgen. Die Ther. bitten die betroffene Person: „Legen Sie ... Brot." Pat. probiert mehrere Buchstabenfolgen aus. Die Ther. bestätigen die richtige Reihenfolge bzw. geben verbale Hilfen zur Unterstützung der korrekten Graphemfolge.

Auditive Verarbeitungsroute

Zunächst aktivieren die Ther. mittels des auditiven Stimulus „backt Brot" (Verb-Objekt), über die *auditive Analyse* und das *phonologische Input-Lexikon* sowie das *semantische System*.

Dabei unterstützt das Syntagma das auditive Verstehen. Anschließend sprechen die Ther. noch einmal nur den Objektnamen „Brot", um das *phonologische Input-Lexikon* und die Semantik ohne syntagmatische bzw. lexikalische Unterstützung zu aktivieren.

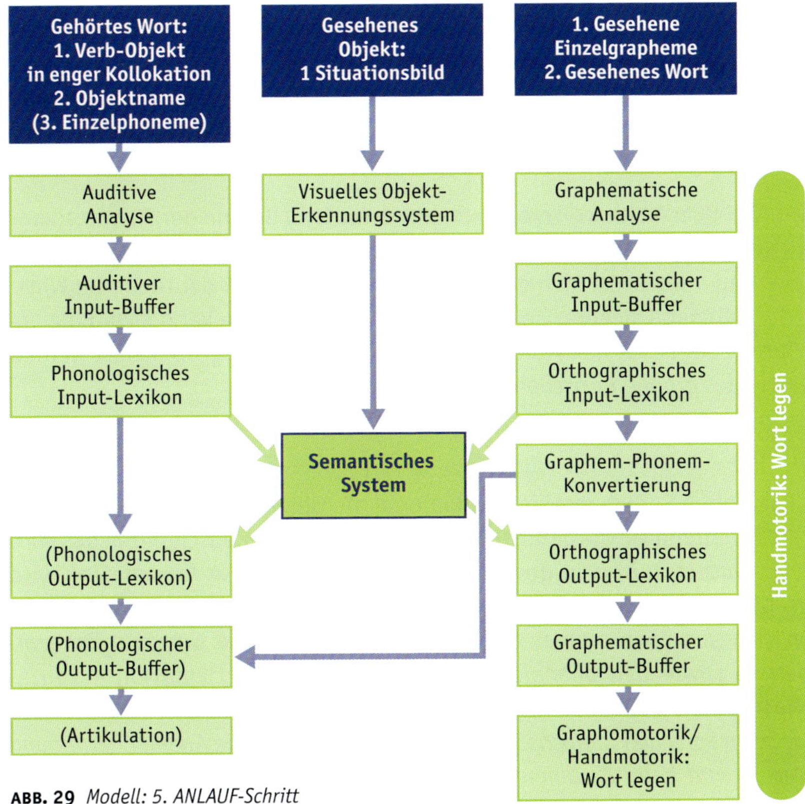

ABB. 29 *Modell: 5. ANLAUF-Schritt*

Phonem-Graphem-Konvertierung

Während die Pat. den Objektnamen legen, artikulieren die Ther. diesen mehrfach, um die *Phonem-Graphem-Konvertierung* zu unterstützen. Dieser auditive Reiz aktiviert die Verarbeitungsroute über das *phonologische Input-Lexikon* das *semantische System*, das *phonologische Output-Lexikon* sowie den *phonologischen Output-Buffer* (Gedächtnis für gehörte Lautfolgen).

Visuelle Verarbeitungsroute

Zur Unterstützung der semantischen Prozesse und zur Verknüpfung von Bild mit Schrift liegt ein jeweiliges Situationsbild auf dem Tisch.

Graphematische Verarbeitungsroute

Da es bis auf das erste Graphem keine schriftliche Vorlage für das zu legende Wort gibt, legen die Pat. das Anagramm selbstständig und aktivieren beim Ausprobieren der Graphemfolge das *orthographische Input-Lexikon* (Erkennen von Wort/ Nichtwort) sowie das *orthographische Output-Lexikon*, den Speicher für orthographisches Wissen.

Handmotorik / Parallele Verarbeitung / Hemmung

Die Ther. motivieren die Pat., ggf. durch geführtes Schieben der Grapheme, zum aktiven Umgang mit Buchstaben. Dabei findet eine Verknüpfung der visuellen, auditiven und handmotorischen Systeme statt. Die Graphem-Phonem-Konvertierung wird gefördert, indem Ther. die Grapheme lautierend ausspricht.

Der 5. ANLAUF-Schritt im weiteren Therapieverlauf: Zu Beginn der Therapie können manche schwer Betroffenen die korrekte Graphemfolge nicht erkennen. Im Therapieverlauf verbessert sich das Legen der Objektnamen deutlich; die Wortform wird zunehmend sicherer hergestellt. Die Graphemfolge kann im *graphematischen Output-Buffer* für den Abruf der Wortform kurzzeitig gespeichert werden (Aktivierung des *graphematischen Output-Buffers*).

Artikulation

Manche Pat. (ohne Sprechapraxie) artikulieren die Objektnamen allmählich mit. Dabei transformieren sie die gehörten Lautfolgen nach dem Durchlaufen des *phonologischen Output-Buffers* in gesprochene Lautfolgen. Diese Artikulation wird von Ther. nicht gefordert. Eventuell liest eine Person mit Aphasie das gelegte Wort von sich aus noch einmal vor und aktiviert damit die *Graphem-Phonem-Konvertierung* sowie den *phonologischen Output-Buffer* (Artikulation = *Lautes Lesen*). Nach Lutz fördert das Legen von Wörtern auch die innere Artikulation. *„Das, was beim Sprechen in Höchstgeschwindigkeit abläuft - die Aneinanderreihung von Lauten -, wird beim Zusammenlegen der Buchstaben auf dem Tisch langsam vollzogen, also in einem für Aphasiker angemesseneren Tempo."* (Lutz, 2009, S. 19)

6. ANLAUF-Schritt – Abschreiben + Einsetzen des betonten Vokals: „Schreiben Sie ... Brot."

Schwerpunkt: Abschreiben + Graphem-Phonem-Konversion

Das gelegte Wort liegt auf dem Tisch, die Ther. nehmen den betonten Vokal aus dem Objektnamen heraus („Ich nehme das ‚o' weg."; Bsp. /Brot/) und fordern die Pat. auf, das Wort abzuschreiben und den Vokal dabei selbstständig einzusetzen. Während die Pat. schreiben, artikulieren die Ther. das Wort langsam mit. Dabei werden vielseitige Verarbeitungsprozesse angeregt.

Auditive Verarbeitungsroute

Das gehörte Wort durchläuft die *auditive Analyse*, wird im *phonologischen Input-Lexikon* als Wort erkannt und aktiviert die Bedeutung *(semantisches System)*. Die Ther. aktivieren die *Phonem-Graphem-Korrespondenz*, wenn sie den betonten Vokal laut nennen.

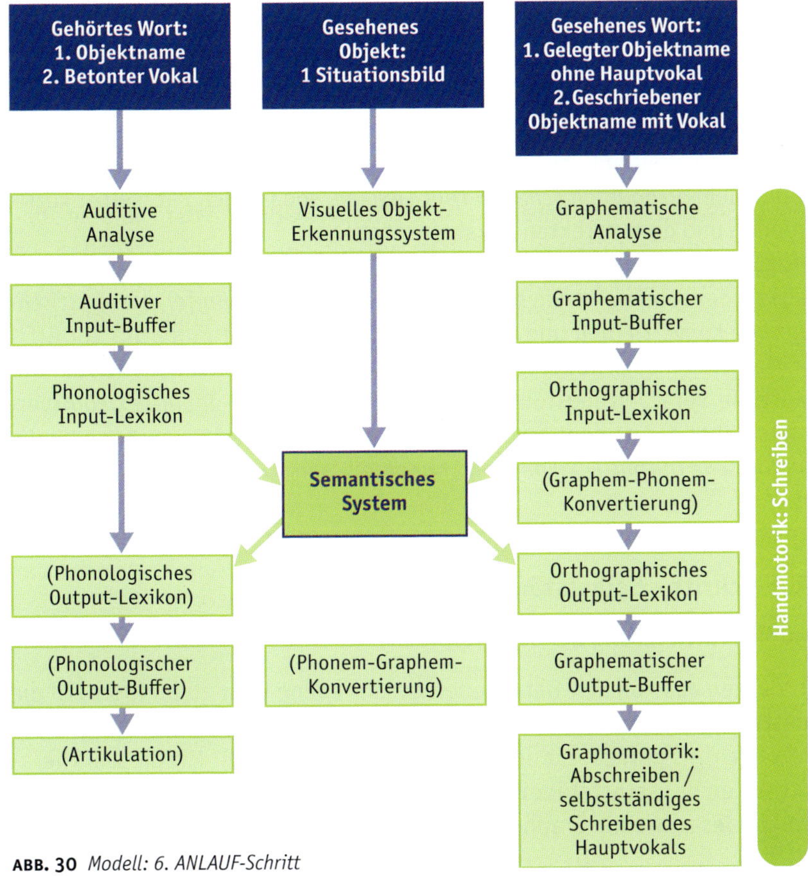

ABB. 30 *Modell: 6. ANLAUF-Schritt*

Visuelle Verarbeitungsroute

Zur Unterstützung der Semantik und zur Verknüpfung von Bild mit Schrift liegt das Situationsbild als visuelle Unterstützung über dem gelegten Wort auf dem Tisch.

Graphematische Verarbeitungsroute

Beim selbstständigen Einsetzen des betonten Vokals wird der *graphematische Arbeitsspeicher* aktiviert. Schwer Betroffene setzen häufig den falschen Vokal ein. Die MODAK®- Ther. bieten dann drei Vokale zur Auswahl an.

Handmotorik / Parallele Verarbeitung / Hemmung

Während die aphasischen Pat. die vor ihnen liegenden Grapheme auf das DIN A4-Blatt übertragen, laufen komplexe visuelle Analyse- und graphomotorische Prozesse ab. Beim Anblick der Buchstabenplättchen sowie beim Schauen auf das Papier und die entstehenden Buchstaben wird das visuelle Gedächtnis gefördert. Das Abschreiben verbessert die häufig bestehenden visuellen und apraktischen

Störungen in der neuromuskulären Ausführung. Dabei „werden die Hemmprozesse geübt, weil Buchstaben-Assoziationen unterdrückt werden müssen." (Lutz, 2009, S. 20).

Der 6. ANLAUF-Schritt im weiteren Therapieverlauf: Im Verlauf der Therapie verbessern sich die visuellen Rückmeldeprozesse zwischen dem graphomotorischen Resultat und dem *orthographischen Output-Lexikon*, sodass sich Pat. selbst korrigieren können und den korrekten Vokal einsetzen.

Viele Pat. sprechen den gehörten Vokal nach. Dabei läuft der auditive Verarbeitungsweg von der *auditiven Analyse* über den *auditiven Input-Buffer*, die *akustisch-phonologische Konvertierung* und den *phonologischen Output-Buffer* bis zur Artikulation. Manche aphasische Personen wiederholen den Objektnamen vollständig. Dabei läuft die Verarbeitungsroute über das *phonologische Input-Lexikon* (vermutlich auch über das *semantische System*, da das Bildmaterial vor ihnen liegt), das *phonologische Output-Lexikon*, den *phonologischen Output-Buffer* bis zur Artikulation.

7. ANLAUF-Schritt – Selbstständiges Schreiben

Schwerpunkt: Aktivierung der Schriftsprache

Die Ther. decken das von den Betroffenen geschriebene Wort zu und fordern die Pat. unmittelbar nach dem Abschreiben zum nochmaligen Schreiben des Wortes aus dem Gedächtnis auf: „Jetzt nochmal!" (Lutz, 2009, S. 20). Mit diesem Therapieschritt sollen der selbstständige Abruf des zuvor gespeicherten graphematischen Wortbildes sowie die Graphomotorik geübt werden.

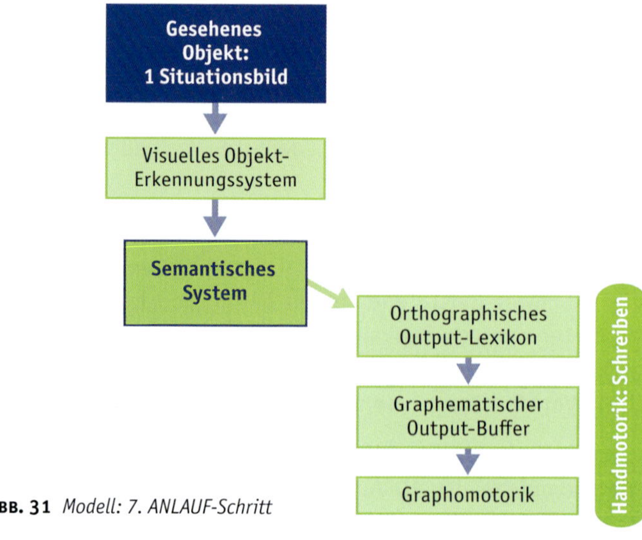

ABB. 31 *Modell: 7. ANLAUF-Schritt*

Visuelle Verarbeitungsroute

Das jeweilige Situationsbild liegt auf dem Tisch über dem Klemmbrett. Die visuelle Darbietung soll das *semantische System* aktivieren und Rückkopplungen zwischen dem *graphematischen Output-Buffer* und dem *graphematischen Output-Lexikon* herstellen.

Graphematische Verarbeitungsroute

Das Wortbild steht für kurze Zeit nach dem Abschreiben im *graphematischen Output-Buffer* zur Verfügung. Dabei handelt es sich nicht um einen selbstständigen Wortabrufprozess im Sinne eines selbstständigen schriftlichen Benennens, sondern um einen selbstständigen Abruf des Wortbildes aus dem verbal-visuellen Gedächtnis *(graphematischer Output-Buffer)*.

Handmotorik / Parallele Verarbeitung / Hemmung

Beim nochmaligen Schreiben üben Pat. die Steuerung paralleler visueller und graphomotorischer Prozesse. Unerwünschte, mitaktivierte Grapheme müssen gehemmt, ggf. Selbstkorrekturen vorgenommen werden (visuelle Kontrolle / *Self-monitoring*).

Der 7. ANLAUF-Schritt im weiteren Therapieverlauf: Beim Betrachten des geschriebenen Wortes finden vermutlich Rückkopplungen zum *graphematischen Output-Buffer* bzw. zum *graphematischen Output-Lexikon* statt: Pat. erkennen im Therapieverlauf Abweichungen ihres geschriebenen Wortes vom zuvor wahrgenommenen gespeicherten Schriftbild. Die Grapheme werden rascher und automatisierter geschrieben und orthographisch korrekter umgesetzt, sodass Fortschritte in der graphomotorischen Ausführung und im Speichern von Graphemfolgen *(graphematischer Output-Buffer)* deutlich werden.

8. ANLAUF-Schritt – SpAT®

Schwerpunkt: Artikulatorische Erarbeitung des Objektnamens

Durch den **ANLAUF im MODAK®-Grundprogramm** werden die der Artikulation vorgeschalteten Systeme und die zu artikulierende Zielstruktur (zunächst substantivisches Objekt ohne Artikel) maximal **aktiviert** (vgl. Lutz, 2009, Kap. 2.3).

Der gesunde komplexe artikulatorische Hochleistungsvorgang mit 15 Lauten und 1500 Muskelbewegungen pro Sekunde verläuft bei Aphasie mit zusätzlich bestehender Sprechapraxie durch fehlerhafte Programmierung zeitlicher und räumlicher Aspekte der Lautbildung sowie der Lautfolgen nicht bzw. nicht mehr automatisiert. In Folge dessen kann der **Wortabruf aus den Silbenspeichern trotz Aktivierung** durch den ANLAUF nicht gelingen. Bei schwerer Aphasie in Kombination mit Sprechapraxie gelingt ohne Hilfen der Ther. weder die Verarbeitungsroute über das semantische System, noch über das *phonologische Output-Lexikon,* noch über die *akustisch-phonologische Konvertierung*.

Zusätzlich besteht mitunter eine Dysarthrie, die schwer von den sprechapraktischen Anteilen abzugrenzen ist (vgl. Kap. 3.2 , Differentialdiagnostik).

Bei schwerer Sprechapraxie reicht demnach weder das *semantische Priming* (Wortabrufhilfe durch das Verb) noch eine Anlauthilfe zur Deblockierung der Sprachproduktion aus. Der zu deblockierende Objektname muss folglich bei einer schweren Störung artikulatorisch vollständig erarbeitet, im *auditiven* Speicher kurz „gehalten" und mittels der Lautgesten der Ther. deblockiert werden.

Bevor es in der Folge zu einer **„neuromuskulären Ausführung" (Artikulation)** beim MODAK®-DIALOG kommen kann, wird durch SpAT® der 8. ANLAUF-Schritt eingeführt. Jeder Objektname wird artikulatorisch erarbeitet, nachdem er die sieben ANLAUF-Schritte durchlaufen hat.

Beispiel 8. ANLAUF-Schritt:

1. Ther. zeigt auf den von Pat. zuvor im ANLAUF-Schritt 7 selbstständig geschriebenen einsilbigen Objektnamen (z. B. /Uhr/, Wortgruppe 1, vgl. Kap. 6.4.1) und artikuliert ihn langsam und deutlich:
   Ther.: *„Sie wollen das Wort ja auch sprechen. Ich male Ihnen auf und erkläre Ihnen, wie das geht … [u:ɐ]."*
2. Ther. malt das erste Mundbild für [u:] auf und gibt beim Zeichnen parallel die verbalen Hilfen (vgl. Kap. 5.2, 6.3., 6.4).
3. Ther. artikuliert den Vokal [u:] und zeigt dabei parallel die Lautgeste für [u:].
4. Ther. fordert Pat. zur Imitation des Einzellautes auf, artikuliert mit Pat. gemeinsam und unterstützt die Artikulation dabei durch die Lautgeste für [u:]. Bei lautlichen Abweichungen wird eine korrektive verbale Hilfe gegeben.
5. Anschließend gibt es eine Wiederholung des Ziellautes, bei dem Ther. die eigene Stimmlautstärke ggf. etwas reduziert.
6. Ther. malt das Mundbild für den zweiten Laut [a:] auf, gibt die notwendigen verbalen Hilfen (vgl. Kap. 5.2) und artikuliert [a:] zeitgleich mit Lautgeste.
7. Anschließend soll Pat. den Laut [a:] gemeinsam mit Ther. artikulieren (parallel) und den zweiten Laut [a:] noch einmal selbstständig wiederholen.
8. Ther. malt einen Bogen (Silbenbogen) unter die beiden Mundbilder als Zeichen der Lautsynthese (vgl. Kap. 6.4) und erklärt, dass sie jetzt gemeinsam das *ganze* Wort sprechen.
9. Dann artikulieren Ther. und Pat. parallel die Silbe [u:ɐ], während Ther. dabei beide Laute mit ihren/seinen Lautgesten begleitet.
10. Im Anschluss fragt Ther. zum Situationsbild zeigend noch einmal „Was stellt er nochmal? Er stellt die …?" und begleitet den Wortabruf mit den beiden aufeinander folgenden Lautgesten zur Unterstützung der Artikulation (vgl. Kap. 6.4, Einübung der Lautsynthese/Koartikulation).

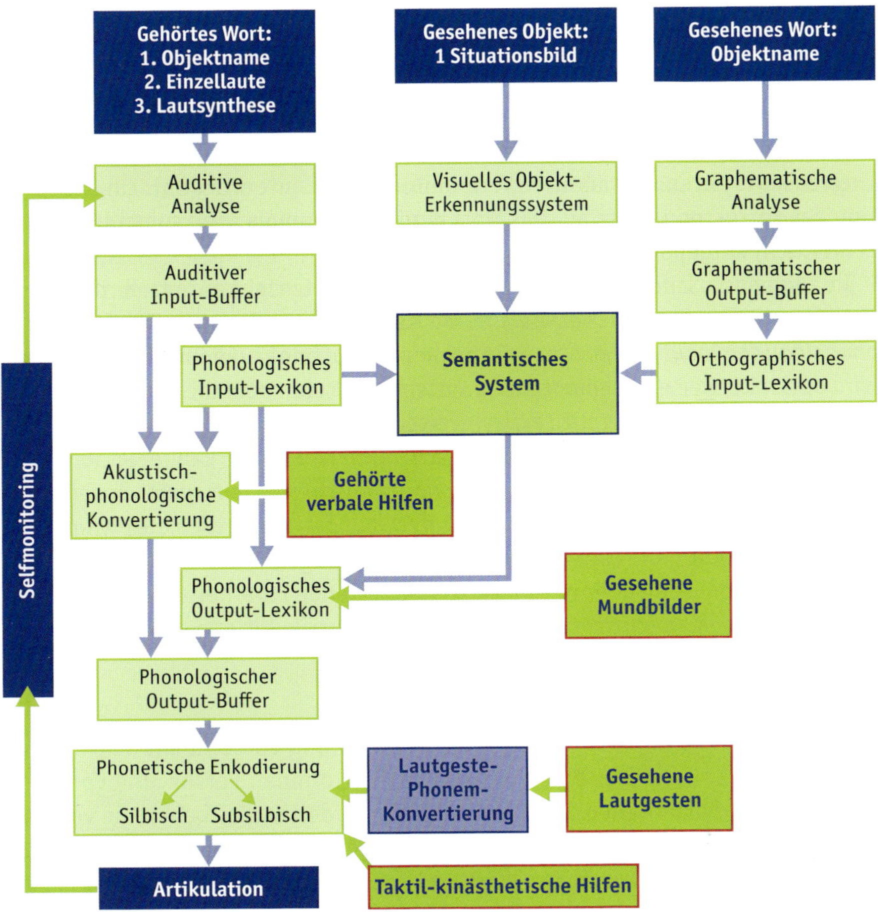

ABB. 32 *Modell: 8. ANLAUF-Schritt*

Auditive Verarbeitungsroute

Im ersten Schritt durchläuft das gehörte Wort (Silbe) [u:ɐ] die *auditive Analyse* und aktiviert den *Input-Buffer*, das *phonologische Input-Lexikon* sowie das *semantische System* (s.o.). Das *phonologische Ausgangslexikon* wird voraktiviert.

Anschließend wird der auditive Reiz (z. B. das Phonem [u:]) als einzelner Sprachlaut analysiert und im *auditiven Arbeitsspeicher (auditiver Input-Buffer)* kurz bereitgestellt. Der Einzellaut wird dann in der *akustisch-phonologischen Konvertierung* in einen gesprochenen Laut konvertiert. Dabei können vermutlich bereits sprechapraktische Probleme entstehen. Ther. geben die verbalen Hilfen für die Realisierung des Artikulationsortes und der Artikulationsart sowie für die Stimmgebung des jeweiligen Lautes, z. B. [u:], [a:], die vermutlich in einer Wechselwirkung zur *akustisch-phonologischen Konvertierung* stehen (vgl. Kap. 5.2). Pat. können mit Hilfe der verbalen Hinweise die Lautprogrammierung besser steuern (vgl. Kap. 2.8, *phonologisch phonetisches System / phonetische Enkodierung* im

Modell). Pat. speichern das Phonem jeweils im *phonologischen Output-Buffer* und imitieren den Laut. Dabei wird die **auditive Rückkopplung** *(Selfmonitoring)* angeregt: Pat. hören die eigene Artikulation und vergleichen sie mit dem zuvor gehörten „Original" der Ther. bzw. mit dem parallel gesprochenen Laut. Sie versuchen, sich bei Abweichungen selbst bzw. mittels weiterer verbaler Hilfen von Ther. zu korrigieren. Der auditive Verarbeitungsweg läuft erneut bis zur Artikulation des korrekten Lautes ab. Das Wort wird zu Therapiebeginn subsilbisch (einzelheitlich) aufgebaut (vgl. Kap. 6.4).

Im folgenden Schritt hören Pat. die Synthese der Einzel-Laute (z. B. [uːɐ]) und aktivieren über die *auditive Analyse* und den *auditiven Input-Buffer* erneut das *phonologische Input-Lexikon*, das die bekannte Lautfolge erkennt. Die Bedeutung wird optimalerweise im *semantischen System* abgerufen oder die Lautfolge sofort an das *phonologische Output-Lexikon* weitergegeben, in dem die phonologische Wortform angesteuert werden soll. Die abstrakte Wortform (Länge, Silbenstruktur, Position der Phoneme) soll in den *phonologischen Arbeitsspeicher* weitergegeben werden *(phonologischer Output-Buffer)*, auf den vermutlich die *phonetische Enkodierung* folgt (vgl. Kap. 2.8, Modelle), die im Logogen-Modell von Patterson (1988) nicht eingezeichnet ist. Diesen entscheidende Verarbeitungsschritt kann man zwischen *phonologischem Output-Buffer* und Artikulation verorten.

Visuelle Verarbeitungsroute

Zur Unterstützung der Semantik und zur Verknüpfung von Bild mit Schrift liegt das jeweilige Situationsbild im Sichtfeld der betroffenen Person. Die von Ther. gezeichneten dynamischen SpAT®-Mundbilder werden rechts neben die von Pat. geschriebenen Objektnamen gezeichnet. Sie geben Hilfestellung bei der Programmierung der *phonologischen Wortform*: Sie verdeutlichen nochmal visuell die Anzahl und Position der Phoneme innerhalb der Silbe. Durch das entsprechende Symbol (kurz/lang) wird die Vokallänge (Betonung) innerhalb der Silbe markiert.

Die präsentierten Lautgesten der Ther. dienen als visuelle Programmierungshilfe der Lautparameter bei der *phonetischen Enkodierung*: Sie wirken als Aktivierungshilfe innerhalb der subsilbischen Route (einzelheitlicher Wortaufbau) sowie als visuelle Programmierungshilfe zum Aufbau der Silbe innerhalb der segmentalen Route (silbische Route) und zeigen die Lautparameter an, die von Pat. für die korrekte Lautbildung programmiert werden müssen. Auch demonstrieren Ther. die Reihenfolge der nacheinander umzusetzenden Lautbildungsschritte, die häufig nicht mehr gleichzeitig ausgeführt werden können, beim Zeichnen der dynamischen Mundbilder sowie beim Präsentieren der Lautgesten: Die Abfolge der Lautgesten hilft den Pat. dabei, im 8. ANLAUF-Schritt das Zielwort gemeinsam mit den Ther. zu artikulieren, um es im DIALOG dann möglichst selbstständig noch einmal abrufen zu können.

Die Pat. bauen im Laufe der Therapie eine Lautgeste-Phonem-Konvertierung auf: Eine Lautgeste deblockiert dann das gesamte „Befehlsbündel der wichtigen Lautbildungsschritte", das Phonemprogramm.

Graphematische Verarbeitungsroute

Die betroffene Person sieht den von ihr zweimal (evtl. dreimal) geschriebenen Objektnamen. Sie analysiert die Grapheme nochmals als Wort *(graphematische Analyse)*, speichert sie kurz im *graphematischen Input-Buffer* und entscheidet im *orthographischen Input-Lexikon*, dass es sich um die zum Situationsbild passende Wortform handelt. Das *semantische System* wird aktiviert.

Aktivierung / Hemmung / Parallele Verarbeitung

Die Lautgesten der Ther. wirken stark aktivierend auf die visuelle und auditive Aufmerksamkeit der Pat. Zunächst üben diese das Zuhören und Beobachten der Lautbildung, während die Ther. das Zielwort vorsprechen. Pat. hemmen dabei die eigene Lautproduktion. Beim gleichzeitigen Sprechen üben sie das imitierende zeitgleiche Programmieren der Phoneme und trainieren das parallele Artikulieren sowie Hören der eigenen Äußerung. Das gemeinsame Sprechen mit Ther. (Parallelsprechen) erfordert die gleiche zeitliche Strukturierung. Das Umsetzen der gesehenen Lautgesten in Phoneme *(Lautgeste-Phonem-Konvertierung)* erfordert eine parallele Steuerung visueller und auditiver Prozesse. Nicht adäquate Lautbildungseigenschaften müssen unterdrückt, nicht passende Phonemprogramme bei der Einhaltung der Phonemreihenfolge zeitlich gehemmt werden.

Der 8. ANLAUF-Schritt im weiteren Therapieverlauf: Zu Beginn der Therapie führen die Ther. die Artikulation maximal über ihre Artikulation und die präsentierten Lautgesten. Ther. und Pat. sprechen parallel. Jede Lautgeste wird im Verlauf der Therapie mit einem Phonem assoziiert, sodass die gezeigte Lautgeste die Programmierung der Lautbildungsparameter auslöst und die Bildung des gewünschten Sprachlautes zunehmend automatisiert ausgelöst werden kann. Mit Hilfe des sich bessernden auditiven und taktil-kinästhetischen Rückkopplungsmechanismus *(Selfmonitoring)* können Pat. die Phoneme/Silben zunehmend selbstständiger imitieren, zeitlich aufrechterhalten (speichern) und schließlich ohne therapeutische Hilfe artikulieren.

Die visuelle Hilfe durch die gezeichneten dynamischen Mundbilder kann im Therapieverlauf entfallen, sobald Einzellaute und Koartikulationen mit Hilfe der Lautgesten geführt werden können. Die Lautgesten sollten v.a. beim Einstieg in eine neue Wortgruppe und bei Objektnamen mit initialen Konsonantenverbindungen *(Onset-Cluster)* weiter genutzt werden, um Lautabfolgen zu verdeutlichen (vgl. Kap. 5.2).

Der DIALOG bei der Kombination von MODAK® mit SpAT®

Schwerpunkt: Sprechen/Gesprächsreaktionen

Der DIALOG bei MODAK® in Kombination mit SpAT® unterscheidet sich aufgrund der sprechapraktischen Symptomatik ein wenig vom DIALOG bei rein aphasischen Pat. Bei Pat. mit Aphasie + Sprechapraxie erfolgt der DIALOG, nachdem die acht ANLAUF-Schritte durchgeführt worden sind. Für sprechapraktisch-aphasische

Pat. werden die umgeknickten Satzstreifen von den Ther. rasch unter die Situationsbilder gelegt und die erste DIALOG-Frage zu dem artikulatorisch zuletzt erarbeiteten Objektnamen gestellt, um die noch aktivierte Wortform bzw. Lautfolge aus dem 8. ANLAUF-Schritt zu nutzen. Artikel werden dabei unberücksichtigt gelassen.

Ther. kündigt folgendes Vorgehen an:
„Ich lenke Sie jetzt ab – ich frage Blödsinn – Sie antworten mit [ne:].“

Beispiel: /stellt Uhr/ [u:ɐ]

Ther.	Therapeutische Hilfen	Pat.
„Stellt er … Tische?“		möglichst verneinend: „Nee“ bzw. „Nein“
„Er stellt … (die) …?“	Lautgeste für [u:] evtl. lautiert Ther. mit evtl. beide Lautgesten für [u:ɐ]	„U…“ [u:] „Uhr“ [u:ɐ]
„Was stellt er nochmal? Er stellt … (die) …?“	Lautgesten für beide Laute	„Uhr“ [u:ɐ]

Dieser Zwischenschritt ist kommunikativ sinnvoll und fördert die pragmatischen Fähigkeiten. Das Verneinen kann erarbeitet werden, sobald das Phonem [n] und die Koartikulation [ne:] gelingen. Zu Beginn sind alle Formen der nonverbalen Verneinung ausreichend. Auch das Kopfschütteln kann therapeutisch imitativ, ggf. mit taktilen Hilfestellungen, eingeübt werden. Der sich anschließende Frage-Antwortteil DIALOG evoziert dann im zweiten Schritt den Wortabruf. Da bei schwerer Sprechapraxie das semantische *Priming* zum Wortabruf über das Verb auf Grund sprechmotorischer Planungsprobleme der *phonetischen Enkodierung* nicht ausreicht, geben die SpAT®-Ther. eine Abfolge von deblockierenden Hilfen:

1. Ther. zeigt die Lautgeste für den ersten Laut (z. B. für [u:]). Lautiert Pat. nicht eigenständig, gibt Ther. den ersten Laut [u:] vor und wartet, bis Pat. den Laut [u:] imitiert.
2. Ther. gibt die Lautgeste für [a:] ohne Phonation. Evtl. artikuliert Pat. nun die ganze Silbe [u:ɐ].
3. Gelingt der Silbenabruf nicht, zeigt Ther. die zweite Lautgeste *und* artikuliert den zweiten Laut [a:].
4. Ther. und Pat. artikulieren den Objektnamen parallel, mit Lautgesten-Begleitung der Ther.
5. Ther. fordert eine Wiederholung und tut so, als ob Ther. abgelenkt gewesen sei und nicht richtig verstanden hätte: „Was stellt er nochmal? Er stellt (die) …“ und begleitet jetzt möglichst stimmlos mit Lautgesten-Begleitung (Abbau der Hilfen).

Taktil-kinästhetische Hilfen werden nur dann eingesetzt, wenn trotz Lautgesten, verbaler Hilfen und Vorstellungshilfe der Laut- bzw. Wortabruf blockiert wäre.

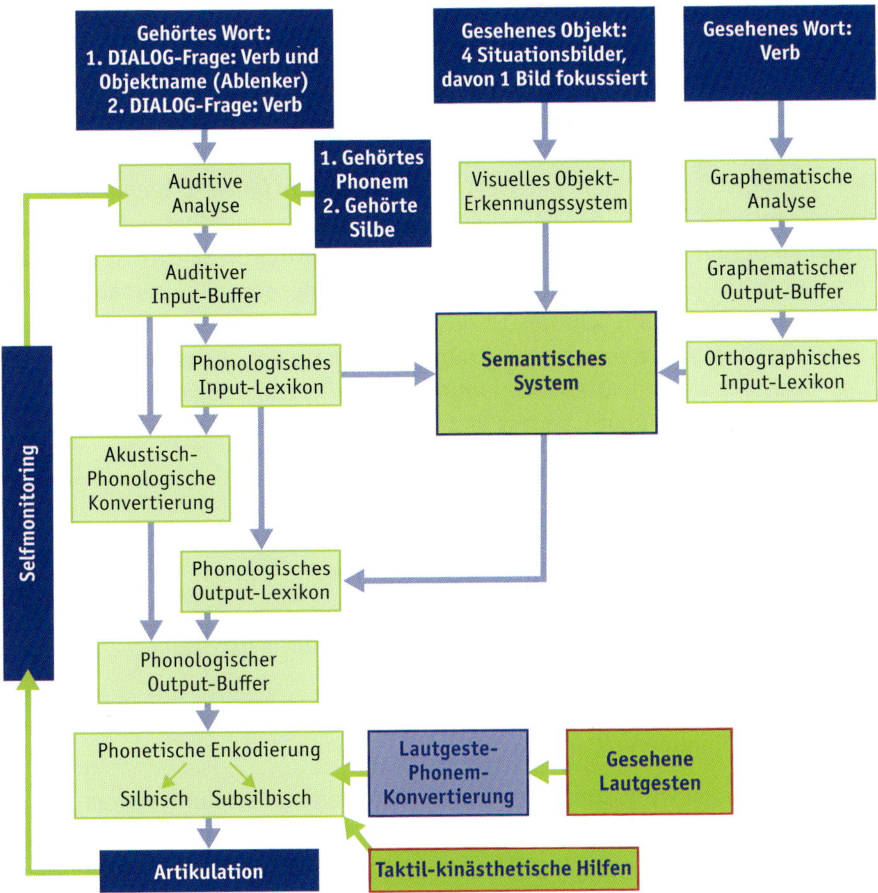

ABB. 33 *Modell: DIALOG MODAK® + SpAT®*

Auditive Verarbeitungsroute

Das Verb und der unpassende Objektname werden auditiv analysiert, im *auditiven Input-Buffer* gespeichert sowie im auditiven *Input-Lexikon* als Wörter erkannt. Die Bedeutung der gehörten Verb-Objekt-Verbindung wird im *semantischen System* mit der durch den visuellen Stimulus (Situationsbild) aktivierten Bedeutung abgeglichen. Im *semantischen System* findet ein Entscheidungsprozess statt, der zur Ablehnung der DIALOG-Frage führt und so die Sprachproduktion angeregt wird, den gehörten nicht adäquaten Objektnamen zu korrigieren. Daher aktivieren die *semantischen Prozesse* über das aktive *phonologische Output-Lexikon* den *phonologischen Output-Buffer*. Dabei wird die passende, gespeicherte Phonemfolge ausgesucht, deren Lautbildung in der *phonetischen Enkodierung* programmiert wird. Trotz der zuvor erarbeiteten Artikulation in ANLAUF-Schritt 8 können erneut

Probleme auftauchen, sodass eine Lautgestenhilfe notwendig ist. Häufig brechen Pat. ihren Artikulationsversuch unmittelbar ab, sobald sie keine stimmliche Verstärkung durch die Ther. erhalten. Die Silbe ist in diesem Fall zu Therapiebeginn noch nicht ausreichend im Kurzzeitspeicher gespeichert. Im Therapieverlauf gelingt der wiederholte Abruf aus dem Silbenspeicher zunehmend selbstständiger.

Visuelle Verarbeitungsroute

Das jeweilige Situationsbild aktiviert über das *visuelle Objekt-Erkennungssystem* das *semantische System*, das dem Objekt die Bedeutung zuordnet und im *phonologischen Output-Lexikon* die Wortform sucht. Im 8. ANLAUF-Schritt ist die Wortform durch die gezeichneten dynamischen Mundbilder sowie die verbalen Hilfen voraktiviert worden. Die Lautgesten der Ther. führen zur *Lautgeste-Phonem-Konvertierung*, sodass die Verarbeitungsrouten innerhalb der *phonetischen Enkodierung* aktiviert werden: Die Einzellautgeste aktiviert die einzelheitliche, evtl. bereits die silbische Route, sodass es zu einer Deblockierung der evtl. noch gespeicherten Silbe kommt.

Graphematische Verarbeitungsroute

Der sichtbare Teil des Satzstreifens zeigt das Verb, das in der *graphematischen Analyse* als Wort identifiziert und im *graphematischen Input-Buffer* gehalten wird. Von dort werden das *orthographische Input-Lexikon* sowie das *semantische System* aktiviert.

Aktivierung/Hemmung/Parallelität

Die DIALOG-Frage wirkt stark aktivierend: Pat. werden kommunikativ angeregt, die aktiv sprechende Rolle zu übernehmen und den Sprecheinsatz zu üben (vgl. Lutz, 2009, S. 23). „Turntaking" ist eine wichtige Vorbereitung auf spontanes Sprechen. Es übt den willkürlichen Abruf aus den Wortspeichern. Das Verb deblockiert im MODAK®-DIALOG das Objekt *(semantisches Priming)*. Dabei werden das *semantische System* und das *phonologische Output-Lexikon* genügend aktiviert, sodass aphasische Pat. zum Wortabruf gelangen. Bei sprechapraktischen Pat. wirken die Lautgesten zusätzlich aktivierend auf den Wortabruf, indem sie die Lautprogrammierung führen, somit den Abruf der Silbe aus dem Silbenspeicher ermöglichen.

Der SpAT®-DIALOG im weiteren Therapieverlauf: Zu Therapiebeginn führen die Ther. die Artikulation vollständig durch Lautgesten und Parallelsprechen. Evtl. geben sie weitere verbale Hilfen zur Lautbildung, wenn es zu phonetischen oder phonematischen Abweichungen kommt. Manchmal treten überschießende Bewegungen oder hartnäckige Perseverationen eines zuvor artikulierten Phonems auf, dann muss das unerwünschte Lautbildungsprogramm „gelöscht" und der korrekte Lautbildungsbefehl initiiert werden. Wenn nötig, können die Ther. den blockierten sprechmotorischen Planungsschritt durch eine taktile Hilfe führen (z. B.

Kieferöffnung zum [a:] in der zunächst leicht gedehnten Koartikulation [o:a:], vgl. taktil-kinästhetische Hilfen, Kap. 5.2). Im Verlauf der Therapie führen die Lautgesten immer mehr zur korrekten Programmierung der sprechmotorischen Bewegung, Luftführung und Stimmgebung. Mit verbesserten Lautsynthesefähigkeiten bauen sich vermutlich Silbenprogramme auf, sodass die Lautgeste für den Anlaut ausreicht, um die Silbe zu deblockieren. Lautliche Abweichungen werden von den Pat. zunehmend genauer wahrgenommen, sodass sie Selbstkorrekturversuche unternehmen. Dabei tritt ohne Lautgestenhilfen bzw. verbale Hilfen der Ther. häufig artikulatorisches Suchverhalten auf, mitunter auch ein „conduite d'écart" (vgl. Kap. 2.5). Die gezielten Hilfen der Ther. führen über die verbesserte phonologische und *phonetische Enkodierung* sowie die zunehmenden auditiven und taktil-kinästhetischen Rückmeldeprozesse zunehmend zu flüssigerer und natürlicher klingender Artikulation.

Zusammenfassung

Der ANLAUF des MODAK®-Grundprogramms bereitet die Sprachproduktion (zunächst Objektnamen) in allen sprachlichen Modalitäten vor und trainiert alle sprachlichen Ebenen. Dabei fördert er gezielt die Komponenten der auditiven, visuellen und graphematischen Verarbeitungsrouten (vgl. Logogen-Modell). Mehrere Planungs- und Verarbeitungsschritte müssen im MODAK® + SpAT®-Vorgehen parallel ausgeführt werden, sodass die gestörten neurophysiologischen Prozesse der Aktivierung, der Hemmung und der Parallelität geübt werden. Die parallel aktivierten Netzwerke werden in ihrer Aktivität verstärkt (vgl. Lutz, 2009, S. 11) und im Therapieverlauf normalisiert. Dadurch verbessern sich alle sprachlichen Ebenen.

Die Durchführung des DIALOGs muss für Menschen mit Aphasie + Sprechapraxie um einen wesentlichen ANLAUF-Schritt erweitert werden, um die bei ihnen zusätzlich zur Aphasie schwer beeinträchtigte Verarbeitungskomponente *phonetische Enkodierung* zu verbessern und ihnen einen Wortabruf im DIALOG zu ermöglichen. Die SpAT®-Hilfen der Ther. fördern dabei gezielt die artikulatorischen Verarbeitungsschritte: Sie verbessern die Aktivierung der abstrakten Wortform, die Programmierung der Lautparameter sowie der Phonemreihenfolge und reaktivieren das *Selfmonitoring* der Betroffenen. In der wiederholten DIALOG-Frage wirken die Lautgesten der Ther. deblockierend. Ohne diese Hilfen kann die schwer sprechapraktische Person im MODAK®-DIALOG nicht zur Artikulation des Zielwortes kommen. Durch die parallele Arbeit mehrerer Modalitäten wird das *semantische System* im gesamten ANLAUF bei jedem Schritt mitaktiviert.

6 SpAT®-Therapie: Durchführung

Von schwerer Aphasie und Sprechapraxie betroffene Menschen benötigen einen möglichst raschen Therapiebeginn, um ihre häufig als quälend erlebte Kommunikation zu verbessern, die in den Kapiteln 1 und 2.7 umfassend dargestellt wurde. Bei schwersten und schweren Sprechapraxien weist bereits der diagnostische Prozess einen Therapiecharakter auf, da Ther. vielfältige Hilfen anbieten müssen, um relevante diagnostische Informationen zu erhalten, Erkenntnisse zu gewinnen und Vertrauen aufzubauen.

6.1 Therapieplanung aus den diagnostischen Ergebnissen

Während der SpAT®-Diagnostik konnten Ther. sprachliche und allgemeine Verhaltensreaktionen beobachten und dokumentieren. Die ermittelten Daten und die aus ihnen gewonnenen Hypothesen und Erkenntnisse werden im förderdiagnostischen Verständnis und entsprechend der in den Kapiteln 3.4 und 5.1 formulierten Ziele und Leistungen für die Therapieplanung genutzt. Ther. besprechen Ergebnisse und Therapievorgehen möglichst transparent mit den Pat. und Angehörigen.

Zentrale Aspekte der Therapieplanung

- Erhebung anamnestischer Daten (vgl. Anamnesebogen)
  Therapieplanung: Wichtige Kommunikationspersonen werden ermittelt. Gemeinsame Therapiesitzungen mit Angehörigen können geplant werden. Angehörige und Freunde unterstützen den Transfer in den Alltag. Biografisch relevante Namen, Informationen und geäußerte Therapieziele finden Berücksichtigung bei der Reihenfolge der Lautanbahnung, der Worterarbeitung, in Artikulationsübungen und weiteren Aufgabenstellungen.
- Feststellen, ob eine Sprechapraxie vorliegt oder nicht
  Therapieplanung: Bestätigen die quantitativen Ergebnisse und die differentialdiagnostische Abklärung eine sprechmotorische Störung mit sprechapraktischer Ursache, beginnt die Therapie der einzelheitlichen *phonetischen Enkodierung* (Lautbildung) und/oder ganzheitlichen *phonetischen Enkodierung* (Lautsynthese).
- Differentialdiagnostische Abklärung, ob zusätzliche Lähmungen bestehen (Dysarthrie)
  Therapieplanung: Bestätigen sich Paresen mit Auswirkungen auf die Artikulation, werden phonembezogene spezifische Übungen angeboten und die Betroffenen und ggf. Mitbetroffenen in das *häusliche Üben* eingeführt.
  Die Therapie beginnt jedoch stets mit vorhandenen sprechmotorischen Fähigkeiten, die rasch erweitert werden sollen.

- Ermittlung des Störungsschwerpunktes durch die Untersuchung der *sprechmotorischen Enkodierungsrouten*: einzelheitliche Route (Lautbildung) und silbische/ganzheitliche Route (Lautsynthese)
  Therapieplanung: Mögliche Phoneme werden für exemplarische Lautsynthesen genutzt; nicht mögliche Laute werden angebahnt. Das Phoneminventar erfährt eine systematische Reorganisation. Die Koartikulationsfähigkeit (Lautsynthesefähigkeit) wird exemplarisch eingeübt, die Silbenkomplexität durch die Arbeit mit Wortgruppen allmählich gesteigert.
- Qualitative Ermittlung von intakten und gestörten sprechmotorischen Lautbildungs- und Silbenprogrammen (Koartikulationsfähigkeit)
  Therapieplanung: Die Therapie beginnt mit Ressourcen, um fehlende sprechmotorische Planungsprozesse zu erweitern. Aktivierung, Hemmung und Parallelität sowie Komplexität werden gefördert.
- Einschätzung des Schweregrads
  Therapieplanung: Ther. klären Pat. und Angehörige auf, schaffen Akzeptanz und Transparenz. Ein kleinschrittiges Vorgehen ist nötig. Eine hohe Therapiefrequenz ist indiziert. Strategien und viel Geduld sind erforderlich.
- Überprüfung der Therapievoraussetzungen: ausreichende Hör- und Sehfähigkeit, Wachheit, Aufmerksamkeitsfokussierung, Blickfokussierung, Imitationsfähigkeit, Motivation, emotionale Situation
  Therapieplanung: Neuropsychologische Einschränkungen sollten berücksichtigt und gefördert werden. Ther. vermitteln interdisziplinäre Angebote. Blickfokussierung ermöglicht Transparenz, Aufforderungen und Hilfen. Es empfiehlt sich, Widerstände offen anzusprechen und auszuräumen. Methodenwechsel schafft bessere Konzentrationsfähigkeit und Lernerfolge.
- Berücksichtigung aphasischer und neuropsychologischer Einschränkungen
  Therapieplanung: Die Fähigkeit zum Parallelsprechen |p| und Nachsprechen |n| muss gefördert werden, jedoch sollte keine reine Nachsprechtherapie erfolgen. Ther. üben stets semantisch eingebettet, benutzen vereinfachte Sprache und dennoch erwachsenengerecht. Wiederholungen sind nötig, erfolgen in vielen Kontexten und Settings sowie in allen Modalitäten. Tendenzen zu neuen Automatismen sind dabei unbedingt zu beachten. Beobachtete Einschränkungen der Blickfokussierung, auditiven, visuellen oder konzentrativen Aufmerksamkeit und Merkfähigkeit erfordern Anpassungen des Tempos, eine Staffelung der Hilfen und der Materialauswahl (z. B. Wortgruppe), der Übungsfrequenz und der Therapietechniken (s.o.). Ggf. sind weitere Untersuchungen und Kompensationshilfen nötig, z. B. Sehhilfen, Hörverstärker; HNO-Untersuchung, Medikation.
- Informationsgewinnung für die Entwicklung einer Behandlungsplanung; Ermittlung des Therapieeinstiegs
  Therapieplanung: Vorhandene Ressourcen stellen den Einstieg dar. Schwerst und schwer Betroffene starten entweder über Vokale oder stimmlose Laute. Erste Koartikulationen (Lautsynthesen) werden rasch erarbeitet und erweitert.

- Einschätzung der Auswirkungen auf Aktivität und Teilhabe
  Therapieplanung: Beobachtete spontansprachliche Reaktionen, diagnostizierte Imitationsfähigkeiten und Kompensationsmöglichkeiten lassen eine Einschätzung aktueller kommunikativer Fähigkeiten zu. Mit Hilfe der anamnestischen Daten können Möglichkeiten und Einschränkungen der sozialen, beruflichen und gesellschaftlichen Teilhabe befundet werden.
- Aufbau einer „resonanten Beziehung"
  Therapieplanung: Eine förderdiagnostische Haltung, Interesse, Transparenz, Ermutigung zu systematischer kleinschrittiger Imitation und zunehmend autonomerem Transfer schaffen Vertrauen und Therapiemotivation.
- Möglichkeit zur quantitativen und qualitativen Erfassung von Verbesserungen/Veränderungen im Therapieverlauf (Evaluation)
  Therapieplanung: Im Therapieverlauf wird die SpAT®-Diagnostik wiederholt (Rediagnostik/Vergleichsdiagnostik), durch die *Erweiterte Diagnostik* und *Kurzdiagnostik* können Therapieverbesserungen erfasst und das therapeutische Vorgehen entsprechend aktualisiert ausgerichtet werden.
- Gesprächsgrundlage für die Beratung der Betroffenen und Mitbetroffenen
  Therapieplanung: Optimalerweise nehmen Angehörige an der Diagnostiksituation teil und partizipieren gelegentlich an Therapiesitzungen. Anzustreben ist ein wechselseitiger Austausch über die aktuellen kommunikativen Fähigkeiten sowie über mögliche Anpassungen der Therapie und des Alltags.

Therapieplanung aus der Erhebung anamnestischer Daten

Beispiel 1: Unverständliche flüssige Sprache, Zweisprachigkeit

Herr M. zeigt in der Anamnese ausgeprägte pragmatische Fähigkeiten, bei gutem Situationsverständnis. Eine Stimmgebung ist möglich. Er antwortet, versucht selbst Fragen zu stellen, widerspricht und bestätigt Aussagen seiner Frau. Der Patient nutzt Gestik und das Schreiben von Einzelwörtern zur Kommunikation. Er kann seinen vollständigen Namen und Wohnort orthographisch korrekt mit der rechten Hand schreiben und seine Handynummer notieren. Herr M. zeigt die Anzahl seiner Kinder auf italienische Art mit Zeigefinger und Mittelfinger, nutzt das Skizzieren als nonverbale Verständigungshilfe. Seine z. T. flüssige Spontansprache ist jedoch kaum verständlich, aufgrund ausgeprägter Neologismen und phonematischer Paraphasien, phonetischer Abweichungen und einem *Sprachenswitch* (Deutsch, Italienisch, Englisch). In der Reflexion über Therapieziele kann Herr M. unterstützt durch die Grafik (Abb. 3, Kap. 2.7) verdeutlichen, dass er Hilfe beim Sprechen und Schreiben benötigt sowie das Verstehen von Zahlen erschwert sei. Als wichtige familiäre Kommunikationspersonen notiert sich Ther. die Vornamen seiner Frau, der gemeinsamen einjährigen Tochter, seiner Schwiegereltern, des Schwagers sowie seiner 13-jährigen Tochter aus erster Ehe. Frau M. wünscht sich v.a. eine bessere Verständlichkeit sowie ein sichereres Sprachverständnis im Alltag, auch im Hinblick auf ihre kleine Tochter. Eine berufliche

Tätigkeit ist für Herrn M. als IT-Unternehmer mit zahlreichen Angestellten zzt. nicht möglich. Seine Frau befindet sich in Elternzeit und regelt alle mündlichen und schriftlichen kommunikativen Aufgaben für ihren Mann. Herr M. hat noch keine Fahrerlaubnis, sodass seine Frau ihn zu allen Terminen fährt und z.T. begleitet. Zu Therapiebeginn finden nur Treffen und Kontakte mit Familienangehörigen statt, die Herrn M. noch anstrengen. Er ist schnell erschöpft. Außer Sensibilitätsstörungen des rechten Arms und der rechten Hand bestehen keine Lähmungen.

Therapieplanung: Im Einvernehmen wird besprochen, dass aufgrund der Alltagsrelevanz die Zweitsprache (Deutsch) als Therapiesprache gewählt wird und die italienische Muttersprache zunächst nicht gleichzeitig im Fokus von Übungen stehen sollte.

Eine Therapiefrequenz von 3–4 Stunden à 60 Minuten pro Woche wird vereinbart und dabei die Mittagsschlafzeit der kleinen Tochter berücksichtigt. Ther. führt die SpAT®-Diagnostik zur Abklärung der Sprechapraxie sowie die Aphasie-Check-Liste (ACL; Kalbe, E. et al., 2002) als standardisierte, normierte Aphasiediagnostik durch. Der Therapiefokus wird auf die Verbesserung der mündlichen Verständlichkeit, der eigenständigen Kommunikationsfähigkeit (verbal, schriftlich, nonverbal) und des Sprachverstehens gelegt.

Therapieplanung nach der Auswertung der *Diagnostik Lautbildungsrelevante Bukkofaziale Bewegungen*

Ausgeprägte lautbildungsrelevante Bewegungsabweichungen von Kiefer-, Lippen- und Zungenbewegungen oder Nullreaktionen bedeuten gravierende sprechmotorische Einschränkungen: entweder (sprech)apraktisch bedingt oder paretisch/dysarthrisch verursacht. Wie bereits im Kapitel 3.2 zur Differentialdiagnostik beschrieben wurde, lassen konstante Abweichungen paretische/dysarthrische Ursachen vermuten; dieser Verdacht kann in der 2. Diagnostik Lautbildung bestätigt bzw. widerlegt werden.

- **konstante Symptomatik = paretische/dysarthrische Ursachen**
- **inkonstante und inkonsistente Symptomatik = sprechapraktische Ursachen**

Bestehen ausgeprägte Symptome, wird die sprechmotorische Therapie erfahrungsgemäß kleinschrittig voranschreiten, da Imitationsfähigkeit und Selbstkorrekturfähigkeit sehr erschwert sind; mit deutlichen Auswirkungen auf die Auswahl und Geschwindigkeit notwendiger Phonemanbahnungen.

Beispiel 2: Keine alveolare Zungenelevation

In der *Diagnostik Lautbildungsrelevante Bukkofaziale Bewegungen* zeigt Frau S. zweimal keine Zungenelevation, sondern nur eine leichte Kieferöffnung. Auch gelingt in der *Diagnostik Lautbildung* weder die Imitation des Laterals [l] noch die Imitation anderer Alveolarlaute, es ist keine Zungenhebung zu beobachten, nur eine leichte Kieferöffnung mit scheinbarem Anstrengungsverhalten, sichtbar an der angespannten rechten Hand→ konstante Symptome lassen eine paretische Ursache vermuten.

Therapieplanung: Ist die Imitation der Zungenhebung bei Pat. nicht möglich, wird die Anbahnung der häufig ebenfalls nicht gelingenden Alveolarlaute (Lautbildung) zunächst zurückgestellt und Konsonanten werden vorgezogen, die gezeigte, also mögliche lautbildungsrelevante Bewegungen erfordern, z. B. Lippenschluss → [m], [b], [p] werden angebahnt und jeweils in Koartikulation semantisch eingebettet und in Transferübungen eingeübt.

Zeigen Pat. gelungene Okklusion/Kieferschluss (die Pat. beißen die Zähne zusammen), wird die beobachtete Fähigkeit genutzt und der stimmlose Frikativ [s] zu einem frühen Therapiezeitpunkt angebahnt und mit diesem anschließend die Lautsynthese [as] eingeübt. Durch die zunehmende Fähigkeit zur taktil-kinästhetischen Selbstkontrolle gelingt die Erarbeitung der Zungenelevation im Therapieverlauf häufig leichter (bei apraktischer Ursache). Ist die Zungenelevation trotz SpAT®-Hilfen nicht evozierbar, liegen meist dysarthrische Ursachen vor und die Ther. müssen als gezielte Vorbereitung auf die Phonemanbahnung [l] intraorale Stimulationsübungen durchführen (Dysarthrietherapie).

Beispiel 3: Inkonstante oder ungestörte alveolare Zungenelevation

Therapieplanung: Zeigen Pat. eine inkonstante oder konstant ungestörte Zungenelevation, kann der Lateral [l] zu einem frühen Therapiezeitpunkt angebahnt werden, da keine Parese vorliegt. Möglichst rasch wird eine erste Koartikulation angestrebt, die Lautsynthese [a:l].

Beispiel 4: Kein willkürlicher Kieferschluss/Okklusion

Einem Patienten mit deutlich eingeschränkter visueller und auditiver Aufmerksamkeit sowie mit Verdacht auf depressive Verstimmung gelingt das Zähne-Zusammenbeißen in der *Diagnostik Lautbildungsrelevanter Bukkofazialer Bewegungen* in beiden Imitationen nicht: Zweimal zeigt er einen Kreuzbiss. Dem Patienten gelingt auch die Phonemrealisation [s] nicht, die Ther. notiert zwei Nullreaktionen (–), (–). Beide Imitationen des stimmhaften Frikativs [z] können ebenfalls nicht realisiert werden, die Ther. notiert in der Spalte | Anmerkungen | „Kopfschütteln". Die konsistente Symptomatik lässt zwar den Verdacht auf dysarthrische Störungsanteile des Kieferschlusses zu, wird jedoch, aufgrund der o.g. zusätzlichen Aufmerksamkeits- und Motivationsdefizite, nur unter Vorbehalt angekreuzt.

Therapieplanung: Eine Phonemanbahnung der Frikative [s] und [z] wird zunächst zurückgestellt, um mit Hilfe der vorhandenen Ressourcen erste rasche Therapieerfolge zu erreichen, eine gemeinsame zeitliche Strukturierung, eine gebesserte Eigenwahrnehmung beim Parallelsprechen zu fördern sowie durch artikulatorische Erfolge Motivation und Vertrauen aufzubauen. Die mögliche Stimmgebung beim Vokal [o] und die gezeigte Kieferöffnung für [a] ohne Phonation bieten einen leichteren Therapieeinstieg als stimmlose Laute, sodass die Therapie über die Variante A erfolgt: Vokalanbahnung (vgl. Reihenfolge der Lautanbahnung) mit raschen ersten Koartikulationen.

Beispiel 5: Keine Lippenrundung, keine Lippenspreizung

Die *Diagnostik Lautbildungsrelevante Bukkofaziale Bewegungen* imitiert keine Lippenrundung und keine Lippenspreizung; der Vergleich mit den Ergebnissen der *Diagnostik Lautbildung* ist notwendig, um eine Aussage zur Differentialdiagnostik machen zu können. Er bestätigt einen Zusammenhang: Die Patientin zeigt weder Lippenspreizung noch Lippenrundung. Die Lautbildungen [a], [o], [u] sind mit leichter Kieferöffnung und ohne Lippenrundung möglich, jedoch phonetisch auffällig gepresst und rückverlagert; die Vokale [e], [i] können nicht realisiert werden (Nullreaktionen)→ Verdacht auf beidseitige Fazialisparese mit Lähmung des *Orbicularis oris, risorius* u. a. Die Lautbildungsdiagnostik zeigte auch bei Frikativen ([s], [sch]) weder Lippenrundung noch -spreizung sowie keine Luftführung. Die Luftführung [h] war bei leicht geöffnetem Kiefer leise, angestrengt möglich.

Therapieplanung: Die ermittelte Fähigkeit zum Kieferschluss wird genutzt, zusammen mit der ermittelten Fähigkeit zur Luftstromlenkung [h], um den Frikativ [s] ohne Lippenspreizung anzubahnen (vgl. Kap. 6.3.3). Die vermutete Parese erschwert zwar die Lautanbahnung der Frikative [s], [sch] und der Vokale, macht sie aber nicht unmöglich, da Vokale vor allem über den Grad und Ort der Engebildung/Zungenhebung gebildet werden.

Therapieplanung nach der Auswertung der *Diagnostik Lautbildung*

Quantitative Ergebnisse / Schweregrad

Mit Hilfe der quantitativen Daten (Anzahl möglicher Lautimitationen, Anzahl möglicher Silben/Wortimitationen) kann zunächst der sprechapraktische Schweregrad ermittelt werden (vgl. Kap. 2.6, 3.4). Dieser erleichtert im beruflichen Alltag die Korrespondenz zwischen den Behandelnden, kann in schriftlichen Berichten und in interdisziplinären Teambesprechungen sowie in Beratungsgesprächen mit Betroffenen und Angehörigen eine erste hilfreiche Information bieten. Auch ermöglicht eine Rediagnostik quantitativ messbare Leistungsvergleiche sowie die Evaluation eigenen therapeutischen Handelns.

Qualitative Ergebnisse

Therapierelevanz haben jedoch v.a. die qualitativen Beobachtungen und die gewonnenen Antworten auf die im Kapitel 3.4 aufgelisteten Fragen.

Die gelungenen Imitationen geben einen Eindruck noch bestehender Lautbildungsfähigkeiten (Phonemprogramme). Schwer betroffene Personen zeigen nur noch vereinzelte gelungene Imitationen, verfügen z. B. häufig nur über einen oder zwei Vokale sowie über ein oder zwei Konsonanten: [a] und [o], evtl. [m] und [l]. Die Programme für palatale, velare, uvulare und glottale Laute scheinen gelöscht zu sein. Auf Grund ihrer Mittel- und Hinterzungenbeteiligung sind sie für Pat. visuell schwerer zu identifizieren bzw. zu imitieren und mitunter auch aufgrund zungenparetischer Einschränkungen neuronal schwerer zu reorganisieren. Daher werden sie im therapeutischen Prozess eher später reinstalliert – es sei denn, sie sind von individueller Relevanz für die betroffene Person (vgl. *Beispiele*).

Können Einzellaute zeitlich verzögert nachgesprochen werden |n|, besteht eine phonologische Speicherfähigkeit (Kurzzeitgedächtnis). Artikuliert die untersuchte Person ausschließlich parallel |p|, ist die Speicherfähigkeit noch begrenzt und es ist vermutlich kein sicheres Phonemprogramm vorhanden.

Mögliche Reihenfolge der Lautanbahnung

Die **Reihenfolge** der Phonemanbahnungen (Reorganisation) richtet sich sowohl nach den ermittelten Lautimitationen als auch nach den diagnostizierten lautbildungsrelevanten bukkofazialen Fähigkeiten (vgl. o.g. *Beispiele*). Die folgende vorgeschlagene Lautanbahnungs-Reihenfolge stellt daher nur einen groben Fahrplan im therapeutischen Prozess dar. Übereinstimmende Beobachtungen von Therapierenden aus zahlreichen Praxen und Kliniken bestätigen eine „Schwierigkeits-Hierarchie" in der Reorganisation der Phonemprogramme. Genaues verlaufsdiagnostisches Beobachten, Abwägen und Flexibilität sind nötig, durch tagesformabhängige Leistungsunterschiede und das sich ständig verändernde Störungsbild. Biografische Relevanz und dialektale Besonderheiten stellen weitere Kriterien für die Priorisierung anzubahnender Phoneme dar (vgl. *Beispiele*).

Zur Reorganisation der schwerst oder schwer betroffenen subsilbischen phonetischen Enkodierungsroute bieten sich zwei Wege des therapeutischen Vorgehens an:

Variante A: Therapieeinstieg über Anbahnung der Vokale
+ jeweilige Lautsynthese
Variante B: Therapieeinstieg über stimmlose Laute [h], [s], [ts], [ʃ]
+ jeweilige Lautsynthese

Variante A: *Therapieeinstieg über Vokale*

Die Variante A empfiehlt sich, wenn Betroffene im Anamnesegespräch und in der SpAT®-Diagnostik evozierte oder spontane Stimmgebung zeigten: z. B. Automatismen, Recurring Utterances, Laute, Silben/Wörter.

Anbahnung des ersten Vokals [a]

- Anbahnung des zweiten Vokals [o] + erste Lautsynthese [o:ɐ]
- Anbahnung des Vokals [u] + zweite Lautsynthese [u:ɐ]
- Anbahnung des Vokals [i] + Lautsynthese
- Anbahnung des Vokals [e] + Lautsynthese
- Anbahnung des stimmhaften Bilabials [m] + Lautsynthese

- bei guter Zungenelevation Anbahnung des ersten Zungenlauts [l] + Lautsynthese
- anschließende Anbahnung des Nasals [n] + Lautsynthese
- Anbahnung des ersten stimmlosen und hinteren Lautes [h]
- bei guter Okklusion Einstieg in stimmlose Frikative [s], [ts], [ʃ] + jeweilige Lautsynthese
- anschließend evtl. stimmhafte Bildung [z] + Lautsynthese
- Einstieg in Plosive durch stimmlosen Bilabial [p] + Lautsynthese oder stimmhaften Bilabial [b] + Lautsynthese
- erster velarer Laut [x] + Lautsynthese
- anschließend Uvular [R] + Lautsynthese
- Einübung stimmloser alveolarer Plosiv [t] + Lautsynthese oder stimmhafter alveolarer Plosiv [d] + Lautsynthese
- Einübung labiodentaler stimmloser Frikativ [f] + Lautsynthese; anschließend stimmhaftes [v] + Lautsynthese
- Einübung velarer stimmloser Plosiv [k] + Lautsynthese; anschließend stimmhaftes [g] + Lautsynthese
- Einübung stimmloser Approximant [ç] + Lautsynthese
- Einübung von Konsonantenclustern, Umlauten und velarem Nasal [ŋ], jeweils in Koartikulation

Erläuterungen: Die Therapie beginnt bei schwer Betroffenen mit der Anbahnung der Vokale, weil diese als Öffnungslaute weniger Hindernisbildung erfordern. Zugleich sind sie zur Bildung sinntragender Wörter unerlässlich: „Kein Wort ohne Vokal". Der Vokal [a:] erfordert die geringsten artikulatorischen Voraussetzungen: Er benötigt keine Engebildung im Mundraum, keine Zungenhebung und lediglich etwas Kieferöffnung (vgl. Vokaltrapez). Die Zunge kann unten am Mundboden liegen, sodass der Vokal [a] auch bei evtl. zungenparetischer Symptomatik angebahnt werden kann. Vermittelt wird die Bildung erfahrungsgemäß gut über eine weite Kieferöffnung. Als nächster Vokal wird bei vielen schwer Betroffenen der Vokal [o:] angebahnt, der eine velare Zungenhebung / Engebildung und mehr Kieferschluss erfordert. Über die Lippenrundung und die mit ihr verbundene muskuläre Anspannung gelingt die Steuerung der Kieferstellung und Zungenhebung meist gut; Vorstellunghilfen wirken deutlich unterstützend.

Die Einübung der ersten exemplarischen Lautsynthese erfolgt entweder in der gleichen oder nächsten Therapieeinheit: die Vokal-Vokal-Synthese [o:ɐ].

Variante B: *Therapieeinstieg über stimmlose Laute*

Variante B ist indiziert, wenn im diagnostischen Prozess keinerlei Stimmgebung hörbar war und ggf. auch andere Ther./Angehörige/Pflegekräfte bestätigen, dass auch sie seit dem kritischen Ereignis (Insult/Schädel-Hirn-Trauma) von der betroffenen Person keine stimmliche Äußerung wahrgenommen haben: kein Automatismus, Schimpfen, Rufen.

Anbahnung erster stimmloser Laut [h]

- Anbahnung [s]
- anschließende Anbahnung verkürzte Variante [ts]
- evtl. Anbahnung [ʃ]

Weiter wie in Variante A: Anbahnung des ersten Vokals [a]

- evtl. erste Lautsynthese [as] oder
- Anbahnung des zweiten Vokals [o] + erste Lautsynthese [o:ɐ]
- Anbahnung des Vokals [u] + zweite Lautsynthese [u:ɐ]
- Anbahnung des Vokals [i] + Lautsynthese
- evtl. Anbahnung des Vokals [e] + Lautsynthese
- Anbahnung des stimmhaften Bilabial [m] + Lautsynthese
- bei guter Zungenelevation Anbahnung des ersten Zungenlauts [l] + Lautsynthese
- anschließende Anbahnung des Nasals [n] + Lautsynthese
- Anbahnung stimmloser/stimmhafter Plosiv [p/b] + Lautsynthese
- evtl. Anbahnung stimmhafter Frikativ [z] + Lautsynthese
- erster velarer Laut [x] + Lautsynthese
- anschließend Uvular [R] + Lautsynthese
- Einübung stimmloser alveolarer Plosiv [t] + Lautsynthese oder stimmhaftes [d] + Lautsynthese
- Einübung labiodentaler stimmloser Frikativ [f] + Lautsynthese, anschließend stimmhaftes [v] + Lautsynthese
- Einübung velarer stimmloser Plosiv [k] + Lautsynthese, anschließend stimmhaftes [g] + Lautsynthese
- Einübung stimmloser Approximant [ç] + Lautsynthese
- Einübung Konsonantencluster, velarer Nasal [ŋ] und Umlaute + Koartikulationsübungen

Erläuterungen: In vielen Fällen kann die Stimmgebung noch nicht evoziert werden, sodass zunächst stimmlose Laute angebahnt werden sollten. Stimmgebung erfordert Parallelität, die Pat. zu Beginn überfordern kann: Luftführung + Stimmgebung. Als erster stimmloser Laut bietet sich der Frikativ [h] an. Vorbereitende phonembezogene Luftstromübungen werden bei Bedarf durchgeführt (vgl. Kap. 6.3.3). Es ist möglich, weitere stimmlose Frikative einzuüben [s] und die verkürzte Variante [ts], ggf. [ʃ], um das Selfmonitoring und die Fähigkeit zur willkürlichen parallelen Steuerung artikulatorischer Eigenschaften zu verbessern und anschließend erfolgreich zur Stimmgebung zu kommen (vgl. Kap. 6.3.1).

Sobald die Stimmgebung für den Vokal [a] gelingt, wird dieser zur Vorbereitung auf koartikulatorische Prozesse gedehnt eingeübt. In der Folgestunde wird der zweite Vokal [o] angebahnt und seine Lautdehnung geübt. Anschließend erfolgt die Anbahnung der ersten Lautsynthese [o:ɐ] (vgl. Kap. 6.4.1). Schritt für Schritt folgen weitere Lautanbahnungen sowie in der gleichen oder nächsten Therapieeinheit jeweils eine Lautsynthese-Übung mit dem erarbeiteten „neuen" Laut. Transferübungen festigen die bereits möglichen Laute und Koartikulationen (vgl. Kap. 6.4.2). Nachdem ausreichend Lautprogramme erarbeitet und die Koartikulationsfähigkeit mit Hilfe exemplarischer Lautsynthesen reorganisiert werden konnte, erfolgt die Kombination mit dem MODAK®-Grundprogramm, um alle 4 sprachlichen Modalitäten im MODAK®-ANLAUF miteinander zu verknüpfen. Dafür sind grundsätzlich mindestens 5 Phoneme (4 Vokale und 1 Konsonant) erforderlich, sodass wenigstens 5 Therapieeinheiten einzuplanen sind, bevor die 4 Situationsbilder auf den Tisch gelegt werden und mit dem MODAK®-ANLAUF begonnen werden kann (vgl. 6.5). Zeigt die Lautdiagnostik bereits gelungene Imitationen, wird mit diesen möglichen Phonemen jeweils eine exemplarische Lautsynthese eingeübt. Die Reihenfolge der Phonemanbahnung ändert sich entsprechend.

Beispiel 6: Inspiratorische Sprechversuche

Eine Patientin zeigt inspiratorische Sprechversuche, atmet stimmhaft Luft ein und die Phonation klingt wie ein phonetisch „unreiner" Vokal, ähnlich [a].

Therapieplanung: Die Sprechapraxietherapie startet mit der Variante B: Ther. bahnt [h] an, gibt dabei ausgiebige Erklärungen zum exspiratorischen Luftstrom, verdeutlicht diesen mit ihrer Lautgeste und zeichnet die ausströmende Luft im dynamischen Mundbild in blauer Farbe ein. Bei Bedarf werden vorbereitende Übungen zur Aktivierung und taktil-kinästhetischen Wahrnehmung der Luftstromlenkung angeboten (vgl. Kap. 6.3.3, Anbahnung [h]).

Beispiel 7: Keine Luftführung, keine Stimmgebung

Herr T. imitiert die lautbildungsrelevanten bukkofazialen Bewegungen ohne sichtbare Einschränkungen, zeigt jedoch keine gelungenen Lautimitationen. Bei Vokalen imitiert er die lautspezifische Kieferöffnung und Lippenform konstant korrekt, jedoch ohne Luftführung und Stimmgebung. Der Lippenschluss bei Bilabialen ist möglich, wieder ohne Stimmgebung oder Luftführung. Die Zungenelevation ist vorhanden, durch eine weite Kieferöffnung jedoch nicht bis zu den Alveolaren, keine Stimmgebung bei [l]. Der Patient zeigt ein gutes Aufgabenverständnis, eine gute Blickfokussierung, schüttelt den Kopf nach den o.g. Lautimitationsversuchen, zeigt Widerstände. Ther. meldet ihm zurück, dass seine Mundbewegungen ja korrekt sind, er nur keine Luft strömen lasse und keine Stimme hörbar sei (vgl. verbale Hilfen, Kap. 3.4.2). Sie fragt ihn, ob er noch ein wenig Kraft hätte, sie möchte sich noch etwas anschauen. Er nickt. Ther. untersucht nun gezielt die Imitationsfähigkeit weiterer stimmloser Laute [s], [f], [ʃ], [x] und [h], bei denen jedoch auch kein Luftstrom beobachtbar ist. Herr T. scheint sich seiner Einschränkungen bewusst zu sein. Aufgrund fehlender Lautbildungsfähigkeiten und Anstrengungsverhaltens des Patienten wird die Lautsyntheseuntersuchung anschließend auf die folgenden vier Items beschränkt: [uɐ], [da:], [iç], [ha:]. Weder Luftführung noch Stimmgebung können evoziert werden, nur eine konstante Kieferöffnung und schließlich Kopfschütteln. Einzelheitliche und phonetische Enkodierungsroute sind folglich schwerst betroffen. Die frühere Lebenspartnerin berichtet auf Nachfrage, dass sie Herrn T.s Stimme seit dem Insult nicht mehr gehört habe.

Therapieplanung: Die Therapie startet bei der Erarbeitung der willkürlichen oralen Luftführung für die Anbahnung stimmloser Laute [s, ts, sch], um anschließend auch die Stimmgebung zu erzielen. Falls der Patient trotz aller SpAT®-Hilfen (vgl. Kap. 5.2, 6.3.1) keine Stimmgebung erreichen würde, sollte Ther. eine Empfehlung zur transnasalen Endoskopie in einer HNO-Praxis empfehlen.

Beispiel 8: Ausgeprägter Automatismus

Pat. zeigt im Anamnesegespräch einen ausgeprägten Automatismus [jaoɐ]-[jaoɐ]. In der *Diagnostik Lautbildungsrelevanter Bukkofazialer Bewegungen* fiel ihm die Hemmung des Automatismus schwer. Unterstützt durch verbale Hilfen d. Ther. gelangen eine willkürliche Kieferöffnung sowie die Lippenspreizung ohne Stimmgebung. Alle weiteren Wiederholungen führten zu Kopfschütteln oder Automatismus. Die *Diagnostik Lautbildung* zeigte ebenfalls eine schwere Störung: Nur der Vokal [a] gelang in der zweiten Imitation. Die Blickfokussierung auf die Artikulatoren d. Ther. gelang nur sehr kurz, der Patient zeigte ausgeprägte visuelle und auditive Aufmerksamkeitseinschränkungen bei ganzkörperlicher motorischer Unruhe.

Therapieplanung: Der Therapieeinstieg erfolgte über die Variante A: nochmalige willkürliche Anbahnung des Phonems [a] mit Lautgeste, Vorstellungshilfe, gezeichnetem dynamischen Mundbild. In der gleichen Therapieeinheit wurden die Phonationslänge [a:] erweitert (Dehnung) und das Graphemplättchen /A/ aus dem Buchstabenkasten mit Hilfe herausgesucht, die Stifthaltung angebahnt, das Graphem abgeschrieben sowie nochmals aus dem Kopf geschrieben (orthographischer Buffer). Der zweite Vokal [o:] konnte angebahnt und die erste willkürliche Lautsynthese [oɐ] mühelos erarbeitet und in einer Transferübung mit Lautgestenhilfe für den Initiallaut selbstständig abgerufen werden.

Beispiel 9: Fehlende Lautsynthesefähigkeit

Eine österreichische Betroffene zeigt gute Imitationsleistungen der lautbildungsrelevanten bukkofazialen Bewegungen, nur der Kieferschluss (Okklusion) gelingt nicht: Sie schiebt den Unterkiefer stets seitwärts, geht in einen Kreuzbiss. Die einzelheitliche phonetische Enkodierung ist mittelgradig betroffen: Alle Vokale, die Bilabiale und Zungenelevationslaute [l], [n], zwei hintere Laute [x], [h] gelingen, wenn auch inkonstant. In der *Diagnostik Lautsynthese* zeigen sich jedoch keine gelungene Lautsynthese, sondern ein Artikulationsstopp nach dem ersten Laut bzw. Nullreaktionen und Kopfschütteln.

Therapieplanung: Die Therapie startet mit der Anbahnung der Lautsynthesefähigkeit aus zwei Vokalen, anschließend Vokal-Konsonant- bzw. Konsonant-Vokal-Synthesen. Kieferschluss/Okklusion werden dann phonembezogen für das Phonem [s] erreicht. Dabei wurden zahlreiche Hilfen benötigt (vgl. Kap. 6.3.3, Anbahnung [s]). Der stimmhafte Frikativ [z] wird aufgrund der österreichischen Muttersprache im Lautinventar nicht benötigt. Es wurden im Anschluss die verkürzte Variante [ts] + Lautsynthese sowie der Frikativ [ʃ] angebahnt.

Beispiel 10: Biografisch relevante erste Wörter

Für Frau F. (vgl. Kap. 7.1) war es notwendig, den Nasal [n] und den Vokal [e:] früh anzubahnen sowie ihre Lautsynthese für die Verneinung [ne:] einzuüben. Ihr Mann berichtete, dass er seine Frau nie mit dem Kind alleinzulassen wage, da sie ihrer kleinen Tochter keine Grenzen setzen und sie vor Gefahren beschützen konnte. Das Kind kletterte z. B. auf das Fensterbrett bei geöffnetem Fenster oder riss sich im Straßenverkehr von der Hand der Mutter los, ohne dass diese sie physisch oder verbal stoppen konnte.

Therapieplanung: Ther. bahnte nach den ersten Lautsynthesen bald den Labial [l] sowie die Lautsynthese [a:l] an. In der folgenden Therapieeinheit wurde der Nasal [n] erarbeitet sowie eine erste Lautsynthese [na?]. In der nächsten Therapiestunde konnte nach angebahntem Vokal [e:] dann das Zielwort [ne:] artikulatorisch erarbeitet und semantisch eingebettet abgerufen werden. Mit Hilfe der vereinfachten Verneinung [ne:] eroberte sich die Patientin ihre Autorität zurück.

Beispiel 11: Biografisch relevante Namen

Manche Pat. haben den dringenden Wunsch, den Namen eines Angehörigen artikulieren zu können. Die in der Anamnese ermittelten relevanten Namen aus Familie, Freundschaften, vom Arbeitsplatz, aus der Nachbarschaft oder Tiernamen (vgl. Kap. 3.4.1) beeinflussen daher ggf. die Reihenfolge der Phonemanbahnung aufgrund ihrer biografischen Relevanz. Einsilbige Vornamen sind zu einem frühen Therapiezeitpunkt möglich, jedoch eher ein „Glücksfall“.

Therapieplanung: Heißt der Sohn „Lars“, werden die Ziellaute [l, a, s] früh angebahnt; die Artikulation der Namen „Jannik“, „Eberhard“ oder „Franziska“ wird jedoch auf einen späteren Therapiezeitpunkt verschoben. Häufig finden leichter zu artikulierende einsilbige Abkürzungen (Ann-Christine → „Ann“) oder Zweitnamen („Eugen“ (Paul) → „Paul“) gute Akzeptanz (vgl. Kap. 5.3).

Therapieplanung nach der Auswertung der *Diagnostik Lautsynthese*

Quantitative Ergebnisse / Schweregrad

Mit Hilfe der quantitativen Daten (Anzahl möglicher Silben/Wortimitationen) kann zunächst der sprechapraktische Schweregrad für die silbische phonetische Enkodierungsroute ermittelt werden. Dieser erleichtert die Korrespondenz zwischen Ther. im beruflichen Alltag, kann in schriftlichen Berichten und in interdisziplinären Teambesprechungen eine erste hilfreiche Einschätzung der verbalen Kommunikationsfähigkeit bieten. Wie in den Kapiteln 2.7 und 3.4.5 dargestellt, zeigen sich bei schwerster Sprechapraxie keine Stimmgebung, folglich keine gelungenen Imitationen von Silben/Wörtern. Bei schwerer Sprechapraxie in Kombination mit schwerer Aphasie sind keine verständlichen spontansprachlichen Äußerungen möglich und die Pat. können einfachste Lautsynthesen nicht oder nur sehr eingeschränkt parallelsprechen oder nachsprechen. Die silbische, ganzheitlich phonetische Enkodierungsroute arbeitet nicht oder nur minimal. Auch ermöglicht der quantitative Datenvergleich nach einer Vergleichsdiagnostik einen messbaren Leistungsvergleich und eine Evaluation des eigenen therapeutischen Handelns.

Qualitative Ergebnisse:

Therapierelevanz haben jedoch v.a. die qualitativen Beobachtungen und Antworten auf die in Kapitel 3.4 aufgelisteten Fragen. Therapeutische Ziele sind daher die Anbahnung der Lautsynthesefähigkeit und die allmähliche Erweiterung der Koartikulationsfähigkeit zum Aufbau eines Silbenlexikons.

Beispiel 12: Keine Lautsynthesefähigkeit und fehlende Speicherfähigkeit

Frau B. zeigt keine gelungene Imitation von Lautsynthesen. Sie bricht die Artikulation nach dem ersten Laut ab: [aɪ] → [a]; [au] → [a]; [o:ɐ] → [o] oder zeigt Nullreaktionen und Kopfschütteln. Die Lautbildungsfähigkeiten sind ebenfalls begrenzt auf die beiden Vokale [a] und [o]. Eine Lautsynthesefähigkeit besteht nicht. Außer einer leichten nicht artikulationsrelevanten Fazialisparese rechts lassen sich keine Paresen feststellen. Die Patientin spricht stets parallel mit der Untersucherin und es ist ihr nicht möglich, kurz zu warten und *nach* der Untersucherin zu sprechen. Frau B. kann das gehörte Phonemprogramm nicht aufrechterhalten, sodass von phonologischen Speicherproblemen ausgegangen werden muss.

Therapieplanung: Die Therapie startet mit der Anbahnung der ersten Lautsynthese [o:ɐ] (vgl. Kap. 6.4.1).

Beispiel 13: Keine Lautsynthesefähigkeit trotz guter Phonemprogramme und Speicherfähigkeit

Ther. ermittelt in der *Diagnostik Lautsynthese* keine gelungenen Koartikulationen, sondern ein „Hüpfen" vom ersten zum zweiten Laut. Es besteht keine Lautverbindungsfähigkeit und folglich eine schwerste Störung der silbischen phonetischen Enkodierung (vgl. Kap. 2.6, Schweregrade). Können die Einzellaute unauffällig artikuliert und in korrekter Reihenfolge abgerufen werden, ist von intakten einzelheitlichen Lautprogrammen sowie einem phonologischen Speicher für Phoneme und ihre Serialität auszugehen. Diese Hypothese wird durch einen Vergleich mit den Ergebnissen der *Diagnostik Lautbildung* bestätigt. Ther. müssen qualitativ untersuchen, ob konstant keine Koartikulationsfähigkeit besteht oder eine Regelhaftigkeit zu erkennen ist. Sollten z. B. alle Lautsynthesen betroffen sein, die eine Kieferöffnung erfordern, z. B. [o:ɐ], [u:ɐ], [ma:], [ha:], Koartikulationen hingegen möglich sein, die keine Kieferöffnung erfordern, ist ursächlich von einer Parese des Kieferöffners auszugehen.

Therapieplanung: Das therapeutische Wortmaterial wird angepasst und zunächst werden geschlossene Silben oder Wörter ausgewählt, deren finale Laute eine Kieferverengung erfordern, wie z. B. [a:m], [as], [aɪ]. Die dysarthrischen Ursachen bedürfen nochmaliger diagnostischer Abklärung und ggf. gezielter Therapie.

Beispiel 14: Flüssiges neologistisches Sprechen

Herr M. (*Beispiel 1*) zeigte eine Störung der lautbildungsrelevanten bukkofazialen Bewegungen (mind. 1mal Abweichung oder 2mal Selbstkorrektur; vgl. Kap. 3.4.3): Die Okklusion gelang nicht, der Patient schloss nur die Lippen. Er hob die Zunge verlangsamt an die oberen Frontzähne statt an den Zahndamm und perseverierte jeweils die Bewegungsausführung des vorigen Prüfitems (Hemmproblematik). Es zeigten sich eine unzureichende Hemmung der Stimmgebung, eine ungenaue Blickfokussierung sowie unpräzise inkonstante Steuerungsprozesse der Artikulatoren. Es gab keine Anzeichen für Paresen, keine Fazialisparese, jedoch ergab die Untersuchung Sensibilitätseinbußen an den Lippen, Wangen und im Mundinnenraum (N. trigeminus). Die einzelheitliche phonetische Enkodierung war schwer betroffen: Von 23 überprüften Phonemen realisierte Herr M. 9 Phoneme in beiden Imitationen unauffällig, 13 Phoneme waren nicht realisierbar, 1 Phonem in Imitation 1 korrekt. Es zeigten sich qualitative Übereinstimmungen zwischen den lautbildungsrelevanten bukkofazialen Bewegungen und der Lautbildung: artikulatorisches Suchverhalten, inkonsistente Realisationen, v.a. der Zungenlage: interdental bei [l], extraoral gestreckt bei [n]. Die Okklusion gelang nicht: [s] → Substitution durch [ç]; Perseveration der vorherigen Items bzw. Lauteigenschaften. Der Einzellaut [v] wurde einmal silbisch [fy], einmal stimmhaft-silbisch [vy] realisiert. Einige hintere Laute waren konstant realisierbar: [ç, k, x, R, h], auch das italienische [r] war konstant möglich. Die *Diagnostik Lautsynthese* bestätigte koartikulatorische Fähigkeiten (Lautsynthesefähigkeit vorhanden), die sprechmotorische Imitationsfähigkeit zeigte sich schwer betroffen (27 untersuchte Lautsynthesen): 3mal gelungene Lautsynthesen [ba:], [du:], [tu:]; 2mal korrekte Realisationen in der 2. Imitation [bu:], [ha:]; 1x phonetische Abweichung [ʃi:] lateral; viele Substitutionen Artikulationsort und -art; viele Hinzufügungen von Lauten und Silben sowie Perseverationen von Lauten und Silben:

[au] → [a:to] [uɐ] → [ye:to] [i:ɐ] → [iytɐ] [he:] → [xiuə].

Herr M. sprach z.T. flüssig, jedoch bis auf einige wenige *Inseln störungsfreien Sprechens* (vgl. Kap. 2.5) unverständlich. Spontansprache und evozierte Sprache wirkten aufgrund zahlreicher phonologischer Abweichungsprozesse etwas „chaotisch": Es lag eine schwere aphasisch bedingte phonologische sowie eine schwere sprechapraktisch bedingte phonetische Enkodierungsstörung vor, mit zusätzlichen phonologischen Speicherproblemen.

Therapieplanung: Die Therapie begann bereits während der Diagnostik: Herrn M. war seine unverständliche Sprache nicht bewusst, da er sich beim Artikulieren nicht zeitgleich hören konnte. Während der Diagnostik bemerkte er aufgrund der

Rückmeldungen d. Ther. allmählich Differenzen zwischen vorgegebenem Input und seinem Output. In den ersten Therapieeinheiten wurden die silbische Route (Einsilber; 2 Laute; vgl. Kap. 5.1, 5.3) reorganisiert und allmählich nicht mögliche Phonemprogramme angebahnt. Es erfolgte ein rascher Einstieg in das MODAK®-Grundprogramm.

Beispiel 15: Dialektspezifische Grußformeln

Zu den wesentlichen alltagsrelevanten kommunikativen Fähigkeiten gehört es, unser Gegenüber zu begrüßen und zu verabschieden. Pat. mit schwerer Sprechapraxie in Kombination mit Aphasie ist es zunächst nicht möglich, die prämorbid gewohnten Wortfolgen „Guten Tag" bzw. „Grüß Gott" zu artikulieren. Sie benötigen dialektspezifische Vereinfachungen.

Therapieplanung: Für schwer Betroffene eignet sich zunächst ein lockeres „Na?". Selbstständig kommunikativ eingesetzt, bedeutet es für sie bereits einen großen Erfolg. Hamburger und norddeutsche Betroffene üben relativ früh ihr prämorbides, plattdeutsches „Moin" ein. Hochdeutsch sprechende Pat. bevorzugen ein sehr verlangsamtes, wie zwei Einzelworte abgerufenes „Ha:--lo:", das aufgrund der Zweisilbigkeit erfahrungsgemäß über einen längeren Zeitraum Unterstützung benötigt. Österreichische Pat. benötigen das zweisilbige „Ser—vus" und zur Verabschiedung „Ba--ba". Für Menschen aus Köln wird ein vereinfachtes „Tschö" → [ʃø:] und mit norddeutschen Personen das vereinfachte „Tschüß" → [ʃy:s] eingeübt, sobald die benötigten Umlaute erarbeitet werden konnten (vgl. Kap. 6.3.2).

Therapieplanung nach der Auswertung der Blickfokussierung

Gute Blickfokussierung

Eine „gute Blickfokussierung" stellt eine wesentliche Ressource für die Sprechapraxietherapie dar (vgl. Kap. 3.4.6): Es ist zu erwarten, dass die betroffene Person die artikulatorischen Hilfen motiviert aufzugreifen versucht. Die Artikulationstherapie kann direkt beginnen.

Eingeschränkte Blickfokussierung

Werden Einschränkungen der Blickfokussierung diagnostiziert, sind diese ggf. bereits in der Anamnese bzw. Diagnostikeinheit ursächlich erfasst, konnten besprochen und weiterführende Untersuchungen abgewogen werden. Wurde während der Diagnostik eine Blickfokussierung für kurze Zeit erzielt, ist diese für den Therapiebeginn ausreichend: Die Artikulationstherapie kann direkt beginnen.

Therapieplanung: Ther. weisen diese Pat. vor Imitationsaufgaben mit deutlichen verbalen und gestischen Hilfen darauf hin, auf die Artikulatoren der behandelnden Person zu schauen und sich die lautbildungsrelevanten Informationen dort „abzuholen" und anschließend parallel mit ihnen zu artikulieren: „Ich mache

Ihnen jetzt etwas vor. Sie schauen (Geste auf Augen von Ther.) hier auf meinen Mund (Geste auf den Mund von Ther.) und machen genau das Gleiche wie ich, wir beide zusammen (Geste zwischen Pat. und Ther.) – schauen Sie – jetzt." (vgl. Kap. 3.4.3). Insbesondere nach phonetischen oder phonematischen Abweichungen haben die Ther. mittels ihres Feedbacks die visuelle Aufmerksamkeit der Betroffenen erneut auf die Artikulatoren zu lenken. Mitunter ist es notwendig, die auditive und visuelle Fokussierung der betroffenen Person durch den Vor- und Nachnamen und/oder mit Hilfe eines taktilen Hinweisreizes am Arm zu erreichen. Hilfreich ist es auch, sich näher an die Pat. heranzusetzen, möglichst über Eck. Für stark seheingeschränkte Betroffene kann ein aufgetragener Lippenstift die Blickfokussierung unterstützen. Machen Pat. Fortschritte in der Blickfokussierung, wirken positive Rückmeldungen der Ther. nochmals verstärkend. Die Dauer der Aufmerksamkeitsspanne (sowohl visuell als auch auditiv) lässt sich allmählich erweitern.

Keine Blickfokussierung

Lehnt es eine Person in der SpAT®-Diagnostik ab, auf den Mund der untersuchenden Person zu schauen, wird die Notwendigkeit der Blickfokussierung für artikulatorische Verbesserungen von den Ther. angesprochen. Falls sich die Gründe für den Widerstand noch nicht klären ließen und keine Bereitschaft erreicht werden konnte, wurde die Diagnostik ggf. abgebrochen.

Therapieplanung: Ther. sollten die Untersuchung der sprechmotorischen Fähigkeiten in der Folgesitzung wieder aufgreifen und Blickfokussierung und Imitation erneut sanft fordern. „Sie haben eine Sprechapraxie: Ihr Mund weiß nicht mehr, wie er sich bewegen muss beim Sprechen. Ich bin sicher, dass ich Ihnen helfen kann. Wenn Sie mich anschauen – Schauen Sie auf meinen Mund – Ich zeige Ihnen, was Ihre Lippen, die Zähne, die Zunge tun müssen, beim Sprechen. Sie machen das Gleiche wie ich. Wir beide zusammen." Dabei zeigen sie verbal, gestisch und ggf. mit Hilfe von Skizzen und weiteren Ideen, dass sie um das Vertrauen der Pat. bemüht sind, um diesen helfen zu können. Die Ther. verbalisieren ihre Vermutung zu den Hintergründen der Ablehnung (z. B. Scham, Hoffnungslosigkeit) und bieten damit eine Kooperationsgrundlage an. Häufig gelingt es dann doch, einen kurzen Moment der Blickfokussierung und erste Imitationsleistungen zu erreichen. Diese sollten unmittelbar positiv verbal verstärkt und erweitert werden. Bei funktionell bedingten Seheinschränkungen, massiver motorischer Unruhe oder Depression kann die Therapie mit therapeutischen Imitationsaufgaben begonnen werden, die noch keine Blickfokussierung auf den Mund der Ther. erfordern, sondern handlungsorientierter sind. Das ermöglicht, dennoch im therapeutischen Kontakt zu sein, Vertrauen aufzubauen durch erste gemeinsame „Erfolge" und dabei Sprachverständnis, allgemeine Imitationsbereitschaft, auditive und visuelle Aufmerksamkeit, Selbstwahrnehmung und Selbstwirksamkeit zu fördern. Eine systematische Lautanbahnung wird in diesem Fall noch zurückgestellt. Ergänzende interdisziplinäre Therapieangebote sind notwendig und gezielte Kooperationen hilfreich. Auch kann die Therapie zunächst mit nonverbalen oder schriftsprachlichen Übungen (vgl. Kap. 6.6, 6.8.2) starten und es können nach ein paar Einheiten dann erste diagnostisch-therapeutische und artikulatorische Trainings (Imitation lautbildungsrelevanter bukkofazialer Bewegungen, Anbahnung Luftführung oder Phonemanbahnung) hinzugenommen werden, bis schließlich der in Kapitel 5.1. dargestellte *rote Faden* der Therapie aufgenommen wird.

Sobald Pat. erleben können, dass sie mit den visuellen Hilfen der Ther. zur Lautimitation gelangen, stellen sie zunehmend Blickfokussierung her. Sie nutzen schließlich unaufgefordert die Lautgesten und Artikulationsbewegungen der Ther. und imitieren bereitwillig. Zu einem späteren Therapiezeitpunkt fordern Pat. die Hilfen der Ther. häufig aktiv ein. Schamgefühle nehmen mit wachsendem Vertrauen in die Ther. und in die eigenen Fähigkeiten allmählich ab.

Sollten sich keine Imitationsbereitschaft, keine Blickfokussierung und folglich keine Arbeitshaltung aufbauen oder sich diese im Therapieprozess verschlechtern, könnte ursächlich eine depressive Episode bzw. Depression bestehen. Mit den Angehörigen und den behandelnden Ärztinnen/Ärzten kann eine evtl. zeitlich begrenzte medikamentöse Unterstützung besprochen werden. Im Fall einer sich im Therapieverlauf verschlechternden Blickfokussierung und deutlicher Widerstände muss ggf. auch eine beginnende Demenz in Betracht gezogen werden. Auf jeden Fall sollte mit Angehörigen über die Beobachtungen gesprochen und sollten diese nach Verhaltensauffälligkeiten im Alltag befragt und eine Untersuchung des Hirnstatus mittels bildgebender Verfahren angeraten werden.

Beispiel 16: Depressive Tendenz / Mutlosigkeit 10 Jahre nach Insult

Herr P. kam in Begleitung seiner Frau zur Intensivtherapie nach Hamburg. Als er im Therapieraum Platz nahm, legte er seinen Kopf auf den Tisch und verharrte auf diese Weise. Seine Frau, entsetzt, versuchte auf ihn einzuwirken.

Ther., verwundert, zeigte Frau P. per Handzeichen, nicht weiter zu intervenieren und sprach mit ruhiger Stimme: „Lassen Sie Ihren Mann. Lassen Sie ihn – Er hat bestimmt seine Gründe, warum er den Kopf auf den Tisch legt – Herr P., ich bin jetzt überrascht – Ich hatte mit Ihrer Frau am Telefon alles besprochen. Ihre Frau sagte, dass Sie wirklich zur Therapie kommen möchten – Das sieht aber nicht so aus – Mmh, wer hatte denn die Idee, dass *Sie* nach Hamburg kommen?“

Herr P., mit der Stirn auf der Tischplatte, zeigte mit dem linken Arm auf seine Frau.

Ther.: „Ach, Mensch, was machen wir denn jetzt?“ Keine Reaktion von Herrn P.

Ther.: „Sie kommen ja gerade mit dem Auto aus dem Rheinland – ohje – das sind ja mehr als 4 Stunden – auf der A 1 – ohje – immer Stau, das kenne ich – am Kamener Kreuz geht's schon los.“

Herr P. „nickte“, die Stirn dabei auf der Tischplatte entsprechend bewegend.

Ther.: „Nein, da können Sie jetzt nicht sofort wieder 4 Stunden zurückfahren – Mmh – Tja, dann machen wir das so: Wir arbeiten jetzt nur eine Stunde zusammen und wenn Sie danach sagen „Das war doof und hat mir gar nichts gebracht“, dann fahren Sie wieder nach Hause. O.k.?“

Herr P. „nickte“ erneut, mit Kopf auf dem Tisch und mit leichter Stimmgebung unverständlich lautierend.

Ther.: „Dann schlage ich vor, dass Sie sich aufrecht hinsetzen und wir uns begrüßen.“ Herr P. richtete sich auf, Ther. fragte, welche Hand sie ihm geben könne: „Hallo – Moin – Mit *der* Hand oder mit *der*?“

Herr P. reichte ihr seine linke Hand (rechts paretisch), sichtlich überrascht.

Ther.: „Sie hatten einen Schlaganfall, vor 10 Jahren (zeigt 10 Finger), stimmt das?“

Herr P. nickte, ohne Mimik.

Ther.: „Das Sprechen ist schwer für Sie. Und ich will mal sehen, was Sie alles können. Ich bin sicher, Sie können etwas. Schauen Sie mal auf meinen Mund und Sie machen das Gleiche wie ich. Wir beide zusammen.“

Ther. begann mit der 1. SpAT®-Diagnostik. Herr P. zeigte jeweils einen kurzen Moment Blickfokussierung, Ther. lobte unmittelbar. Während sie sich Notizen machte, ging sein Blick scheinbar desinteressiert an der Diagnostik zum Fenster hinaus. Nach erneuter Aufforderung d. Ther. „Schauen Sie nochmal“, blickte Herr P. bei jedem Item auf den Mund d. Ther. Auf diese Weise konnte eine erste Auswahl an Lautprogrammen und Lautsynthesen überprüft werden.

Therapieplanung: Ther. ermutigte Herrn P., indem sie ihm rückmeldete, dass er keine sichtbaren Lähmungen im Mundraum habe und auch Stimme bilden könne. Die Therapie begann unmittelbar: Der bereits mögliche Vokal [a] wurde nochmal „gesichert“ und dabei die Lautgeste eingeführt. Ther. erreichte anschließend die Vokaldehnung [a:] als Vorbereitung auf die Koartikulationsfähigkeit. Sie bahnte noch in der gleichen Stunde den Vokal [o] an; dabei benötigte sie eine Vorstellungshilfe, vom Stau auf der A 1. Herr P. bekam den Bleistift mit Radieraufsatz gereicht und wurde aufgefordert, das passende Graphem zu schreiben, was ihm auch gelang. Er blickte erstaunt und wirkte „überrumpelt“, zugleich doch stolz auf seine Fähigkeiten. Ther. äußerte ihre Vermutung, dass Herr P. die Hoffnung aufgegeben hat, nach 10 Jahren Fortschritte zu machen. Sie vermittelte ihm ihre Gewissheit, dass er immer noch Einiges erreichen könne. Ther. schaute auf die Uhr, äußerte ihr Bedauern, dass Herr P. nun zurück ins Rheinland fahren würde und reichte ihm die Hand. Ther.: „Schade, Sie fahren jetzt wieder auf die Autobahn, oder?“ Herr P. schüttelte den Kopf, blieb sitzen, als seine Frau und Ther. aufstanden und hielt sich mit der linken Hand an der Tischplatte fest. Ther. setzte sich wieder: „Heißt das, wir beide sehen uns morgen wieder?“ Herr P. nickte heftig. Ther.: „Oh, das freut mich wirklich, Herr P.! Gut so – genau richtig. Dann sehen wir uns morgen, wie geplant, zwei Stunden, von 10 bis 12 Uhr, o.k.?“ Der Patient nickte, lächelnd. Ther. schrieb die Therapiezeit nochmal für ihren Pat. auf. Herr P. nahm seinen Terminplan und ging, in Begleitung seiner sichtlich erleichterten Frau.

Beispiel 17: Widerstände

Ther. stellte sich dem Ehepaar E. (vgl. Kap. 7, Therapiebeispiel) kurz vor und sprach ein paar einleitende Worte zur geplanten Durchführung der SpAT®-Diagnostik. Herr E. zeigte seine Ablehnung gegenüber Imitationsaufgaben unmittelbar, mit ausgestrecktem Arm und seine Handfläche wie ein Schutzschild vor sein Gesicht haltend. Er sprach unverständliche Wortfolgen, scheinbar schimpfend. Nach einer kurzen Pause versprachlichte Ther. die vermuteten Beweggründe, stellvertretend für den Patienten: Gefühle von Abwertung, Infantilisierung und Scham. „Herr E., ich kann mir gut vorstellen, wie unangenehm es für Sie ist, mit *Ihrem* beruflichen Hintergrund, *Ihrer* Lebenserfahrung und *Ihrem* Wissen. Das ist unangenehm für Sie, mir auf den Mund zu schauen, stimmt's? Aber ich zeige *Ihrem* Mund, wie er sich bewegen muss. Das geht nicht mehr richtig. Das fühlt sich am Anfang albern an, mit mir kleinste Artikulationsübungen zu machen. Aber *so* kann ich Ihnen helfen. Das hat nichts mit Ihrer Intelligenz zu tun. Die ist voll da. Vertrauen Sie mir. Wir müssen in kleinen Schritten anfangen. Wir bauen Ihr Softwareprogramm wieder auf – wie bei einem Computer – wir installieren nochmal neu. Haben Sie Geduld. Wir schaffen das." Herr E. lehnte vehement ab, die lautbildungsrelevante Bewegung zu imitieren. Ther. überlegte kurz und hatte eine Idee. Sie schlug vor, sie wolle mal sehen, ob *seine Frau* die Bewegungen und Laute nachmachen könne. Herr E. nickte und machte in neologistischer Sprache und deutlich souveräner Körperhaltung klar, dass er gerne bereit sei, gemeinsam mit mir seine Frau zu *testen*.

Frau E. imitierte die lautbildungsrelevanten Bewegungen und einige ausgewählte Laute verständnisvoll, konzentriert und mit ernster Miene. Ther. bestätigte zwischendurch anerkennend und stets zu Herrn E. sprechend: „Das macht sie richtig gut, oder? Sehr gut." Schließlich verdeutlichte Herr E., dass er das auch könne – witzelte etwas herum, indem er artikulatorische Suchbewegungen zeigte. Ther. bot ihm an, dass *er* nun *seine* Fähigkeiten zeigen könne – und die Diagnostik begann.

Gerade Menschen, die vor dem kritischen Ereignis in Führungspositionen oder sehr leistungsorientiert arbeiteten, reagieren manchmal mit einem ausgeprägten Misstrauen, Angst vor Infantilisierung und eigener Schwäche. Sie erleben vermutlich starke Schamgefühle, sobald sie eine Aufgabe nicht umsetzen können, v.a. beim artikulatorischen Imitieren. Je früher Ther. diese kontraproduktiven unnötigen negativen Selbstbewertungen offenlegen, desto entlasteter ist die betroffene Person und desto resonanter ist die therapeutische Beziehung (vgl. Kap. 2.11).

Beispiel 18: Beginnende Demenz

Nach zwei Monaten Sprachtherapie verschlechterte sich die Blickfokussierung von Herrn T. und auf mehrmalige Nachfrage vertraute die Partnerin d. Ther. die seit Wochen bestehenden Verhaltensauffälligkeiten an: Herr T. wolle seinen Regenschirm mit ins Bett nehmen und stehe nachts mehrfach auf, um duschen zu gehen.

Eine strukturierte Aphasie- und Sprechapraxietherapie stellte sich als nicht mehr sinnvoll heraus. Ther. riet zu einer handlungsorientierten Ergotherapie im Hausbesuch und nach kurzer Zeit, aufgrund der Berufstätigkeit der Partnerin, zu einem täglichen Aufenthalt in einer Tagespflegeeinrichtung mit Fördermaßnahmen.

6.2 Planung des Therapiematerials

Wie im Kapitel 5.3 erläutert, berücksichtigt SpAT® bei der Auswahl des Therapiematerials eingeschränkte neurophysiologische Steuerungsfähigkeiten (Aktivierung, Hemmung, Parallelität), phonetische Enkodierungsprobleme und reduzierte neuropsychologische Speicherfähigkeiten von schwerst bzw. schwer Betroffenen. Der Therapiebeginn erfolgt mit einsilbigen Hauptwörtern (Objektnamen) und reduzierter Phonemanzahl. Die Zielwörter werden bei aphasisch-sprechapraktisch Betroffenen nach den diagnostisch ermittelten bzw. den bereits erarbeiteten sprechmotorischen Fähigkeiten ausgewählt. Bei der Planung des Wortmaterials können die individuellen Ressourcen bzw. Einschränkungen auf diese Weise gezielt berücksichtigt und zugleich an biografische und individuelle Interessen angeknüpft werden. Mit Hilfe der Situationsbilder im Grundprogramm, ausgesuchter Schlagzeilen und individuellen Materials lassen sich zuvor angebahnte Phoneme festigen und systematisch in verschiedenen Koartikulationen und Wortpositionen einüben.

Beispiel Materialauswahl für Pat. in Wortgruppe 2:
angebahnter plosiver Alveolarlaut [t]

→ Auswahl von drei Situationsbildern mit Auslaut [t] (/sägt Ast/, /probiert Hut/, /singt Lied/) sowie einem Kontrastwort mit Auslaut [n] (/fährt Bahn/), um die Hemmung zu fördern und einem neuen Automatismus vorzubeugen.

Alle Phoneme der Zielwörter müssen zuvor im Phoneminventar vorhanden bzw. angebahnt worden sein.

SpAT® arbeitet wie MODAK® nicht mit Einzelwörtern, sondern mit Verb-Objekt-Sätzen, deren Objektnamen artikuliert werden und die in möglichst enger Kollokation mit dem Verb stehen. Für die Kombination von SpAT® mit dem MODAK®-ANLAUF stehen 38 digitalisiert angebotene Situationsbilder (über QR-Code hier im Buch abrufbar) sowie 48 gedruckte Situationsbilder (im Kartenset erhältlich bei ProLog) zur Verfügung. Zusätzlich können die über 60 Verb-Objekt-Sätze von Lutz (MODAK®, 2016) genutzt werden.

Die Berücksichtigung der Wortgruppen gilt sowohl für die Auswahl der Situationsbilder des MODAK® + SpAT®-ANLAUFs als auch für die Arbeit mit Schlagzeilen, für das STUFENSPRECHEN und weitere SpAT®-Techniken.

SpAT®-Wortmaterial in drei Wortgruppen:

Wortgruppe 1: Die Objektnamen bestehen aus zwei Phonemen.
VV = Vokal-Vokal-Synthesen (z. B. /isst Ei/)
KV = Konsonant-Vokal-Synthesen (z. B. /pudert Po/)
VK = Vokal-Konsonant-Synthesen (z. B. /zeigt Ass/)

Wortgruppe 2: Die Objektnamen bestehen aus drei Phonemen.
VVK = Vokal-Vokal-Konsonant-Synthesen (z. B. /isst Eis/)
KVV = Konsonant-Vokal-Vokal-Synthesen (z. B. /fotografiert Meer/)
KVK = Konsonant-Vokal-Konsonant-Synthesen (z. B. /erntet Kohl/)

Wortgruppe 3: Die Objektnamen bestehen aus vier bis fünf Phonemen.
KVVK = Konsonant-Vokal-Vokal-Konsonant-Synthesen (z. B. /fängt Maus/)
KVKK = Konsonant-Vokal-Konsonant-Konsonant-Synthesen (z. B. /tröstet Kind/)
KKVK = Konsonant-Konsonant-Vokal-Konsonant-Synthesen (z. B. /schneidet Brot/)
VKKK = Vokal-Konsonant-Konsonant-Konsonant-Synthesen (z. B. /wiegt Obst/)
KKVVK = Konsonant-Konsonant-Vokal-Vokal-Konsonant-Synthesen (z. B. /macht Sport/)
Alle Diphthonge werden zunächst als serielle Abfolge zweier Einzelvokale (VV) erarbeitet!

Kriterien für die Auswahl des Therapiematerials für MODAK® + SpAT® im ANLAUF:

Die Ther. wählen pro Sitzung, in der sie den ANLAUF durchführen möchten, je vier Bilder zu folgenden Kriterien aus:

- Vier Verb-Objekt-Verbindungen mit vier verschiedenen Objektnamen
- Vier Verb-Objekt-Verbindungen mit vier verschiedenen flektierten, transitiven Verben in der 3. Person Präsens; nicht möglich: z. B. /fährt Rad/ *und* /fährt Bus/.
- Vier Objektnamen aus der gleichen Wortgruppe, in der aktuell geübt wird: 4x WG 1 bzw. 4x WG 2 bzw. 4x WG 3; die interne Silbenstruktur kann, muss jedoch nicht identisch sein.
- Vier verschiedene Anlaute der Objektnamen müssen beachtet werden: um die lautsprachliche Perseverationsneigung der Pat. zu hemmen und um vier verschiedene Anlaute speichern und artikulieren zu üben. Nicht möglich: /trinkt Wein/ *und* /fotografiert Wald/.
- Vier verschiedene Vokale der Objektnamen müssen gewählt werden: um vier verschiedene Vokale beim Legen und Schreiben der Wörter zu rezipieren und zu produzieren und damit auch das schriftliche (visuelle) Perseverieren zu hemmen; um die Objektnamen visuell und auditiv leichter differenzieren zu können. Nicht möglich: /lobt Sohn/ *und* /schießt Tor/.
- Bei Diphthongen entfernen („klauen") die Ther. im 6. ANLAUF-Schritt das zweite Graphemplättchen (zweiter Vokal): z. B. /küsst Frau/ → /Fra_/

Das /u/ wird entfernt; der erste Vokal bleibt stehen. Pat. können sich zunächst nur einen Vokal merken und wissen damit, dass der einzusetzende Vokal ein anderer sein muss als der sichtbare.

- Bei Doppelvokalen werden beide Grapheme entfernt: z. B. /fährt Boot/ → /B__t/. Pat. muss sich nur eine Graphemform merken und wird nicht verwirrt.
- Die Verb-Objekt-Sätze sollten aus verschiedenen semantischen Feldern stammen, um bei schweren rezeptiven Störungen eine semantische Nähe zu vermeiden. Semantische Ablenker können bei leichteren rezeptiven Einschränkungen oder zu einem späteren Therapiezeitpunkt gezielt eingesetzt werden: z. B. /fährt Boot/, /steuert Schiff/, /putzt Rad/, /sucht Weg/ oder /trinkt Kaffee/, /schneidet Torte/, /spült Geschirr/, /backt Plätzchen/.
- Artikel bleiben im MODAK®+SpAT®-ANLAUF zunächst unberücksichtigt; der Artikel wird von Ther. beim Sprechen entweder ausgelassen oder leise-unbetont mitgesprochen, z. B. Ther.: „Zeigen Sie: stellt Uhr" oder „Zeigen Sie: stellt (die) Uhr". Ther. notieren die Artikel zunächst auch nicht auf den Satzstreifen; später werden Artikel systematisch eingeführt.
- Die Affrikate [ts] gilt bei SpAT® als *ein* Phonem: Sie wird als verkürzte, vereinfachte Variante von [s] angebahnt, somit gehört die Verb-Objekt-Verbindung /verbindet Zeh/ mit dem Objektnamen [tse:] zur Wortgruppe 1.
- Alle vier Situationsbilder sollten grundsätzlich gleichfarbig sein: entweder vier schwarz-weiße SpAT®- oder MODAK®-Bilder oder vier farbige Situationsbilder nach den o.g. Kriterien. Pat. würden sonst auf den andersartigen Bildern visuell perseverieren und ihre Rezeption wäre blockiert.
- Je nach diagnostischen Ergebnissen werden Sätze mit individuell passenden Objektnamen nach Lautbildungsfähigkeit und Phonemanzahl/Wortgruppe ausgewählt: Die erforderlichen Laute müssen artikulatorisch möglich, d.h. entweder im diagnostischen Lautinventar vorhanden oder bereits angebahnt sein. Die Wortgruppe entspricht dem nächsten koartikulatorischen Entwicklungsschritt. Zeigen Pat. noch Probleme damit, den dritten, finalen Laut flüssig zu artikulieren und benötigen noch therapeutische Hilfen dafür, verbleiben sie in der Wortgruppe 2. Können Pat. Silben mit 3 Phonemen flüssig artikulieren, beginnen sie mit der nächsten Wortgruppe 3.
- Max. 3 gleiche Auslaute können vorkommen, um gezielte Auslautübungen ab WG 2 durchzuführen. *Ein* Auslaut-Kontrast ist erforderlich, um Übergeneralisierungen bzw. neue Automatismen zu vermeiden.
- Ther. können gezielt Objektnamen auswählen, die einen biografischen Bezug zu den Pat. haben. Beispiele: Ein Künstler erhält das Bild /malt ein Haus/ oder /malt eine Frau/, dabei kann sogar zwischen einer weiblichen Aktantin und einem männlichen Aktanten ausgewählt werden, da beide Bilder existieren; eine Hobbyseglerin erhält die Bildvariante /steuert Schiff/; ein Hamburger Hobbyruderer bekommt /rudert Boot/, eine Patientin, die vor ihrem Insult leidenschaftlich Puppenkleider nähte, erhält in Wortgruppe 3 /näht Kleid/. Im *erweiterten* DIALOG wird dann ein Gespräch initiiert (vgl. Kap. 6.5.6).

- Alle Situationsbilder sollten aus hygienischen Gründen desinfiziert angeboten werden: Das gedruckte SpAT®-Material (Set) kann mit Desinfektionstüchern gesäubert werden, das digitalisierte SpAT®-Material und älteres MODAK®-Material sollte zur Wiederverwendung vor dem Einsatz laminiert werden.
- Pro Therapiestunde, in der ein ANLAUF durchgeführt wird, sollten vier *neue* Situationsbilder ausgesucht werden. Der Objektname kann identisch sein, das Bildmaterial sollte jedoch Abwechslung bieten. Falls in einer Therapieeinheit aufgrund von Verlangsamungsprozessen der Pat. nur zwei Objektnamen im DIALOG artikulieren konnte, ist es möglich, die Bilder der nicht gelegten, geschriebenen und artikulierten Objektnamen in einer nächsten Sitzung nochmals zu nutzen, plus zwei neue Situationsbilder.
- Zeigen Pat. in der Wortgruppe 3 gute koartikulatorische Fähigkeiten von 4 Phonemen, können zum Ende dieser Wortgruppen-Phase ein paar komplexe Silbenstrukturen mit 5 Phonemen trainiert werden, z. B. /macht Sport/, /näht Kleid/, für nicht hochdeutsch sprechende Pat. /streichelt Pferd/.

Warum werden die Situationsbilder nicht mehrfach vorgelegt? Warum werden nicht jede Therapiestunde die gleichen Bilder verwendet?

Zahlreiche Gründe sprechen gegen ein hochfrequentes Nutzen immer *gleicher* Bildvorlagen: Die Variation des Materials soll die visuellen, sprachverarbeitenden und -produktiven Prozesse stets neu anregen: Hemmung, Aktivierung, Parallelität. Zudem soll einem ungünstigen Gefühl von Leistungsdruck vorgebeugt werden, da sich Stress kontraproduktiv auf Lernsituationen auswirkt (vgl. Kap. 2.10–2.12). Lägen die gleichen Bilder auf dem Tisch, entstünde bei Pat. das Gefühl, die Zielwörter „können" zu müssen. Es ist besser, den gleichen Objektnamen in der Folgesitzung mit einer unbekannten Bild-Variante zu üben, einem Situationsbild mit gleichem Objektnamen aber anderem Verb (z. B. 1. /fährt Rad/, 2. /repariert Rad/). Zur mehrmaligen Einübung von Objektnamen, insbesondere für schwer betroffene Pat. am Therapiebeginn, stehen häufig zwei Bildvarianten zur Verfügung: z. B. /untersucht Ohr/, /reinigt Ohr/ oder /fährt Ski/, /leiht Ski/ oder /stellt Uhr/, /repariert Uhr/ oder /hebt Arm/, /gipst Arm/. Wie bereits in den Kapiteln 2.12 und 5.4 erörtert, sind Wiederholungen der Zielwörter erwünscht und notwendig, werden bei SpAT® jedoch sowohl mit Hilfe verschiedener Therapiesettings, Therapietechniken, Modalitäten als auch unterstützt durch verschiedene Abbildungen erreicht. Um eine geübte Koartikulation (Wort) aus der Therapiesituation heraus in die Alltagssprache zu bringen, bedarf es diverser Transferangebote mit verschiedenem Therapiematerial (vgl. Kap. 6.6.6, verschiedene Situationsbilder, Zeitungsschlagzeilen, handlungspraktische Übungen). Ein hochfrequentes Nutzen immergleicher Abbildungen würde vielleicht irgendwann zu messbaren Erfolgen beim Benennen dieser Objektnamen zu diesen Bildern führen, jedoch keinen Transfer auf andere Abbildungen und in die Kommunikation ermöglichen, der von Pat. und Angehörigen so dringend gewünscht wird und erklärtes Therapieziel der WHO ist. Eine Bild-Wort-Kopplung ist daher zu vermeiden. Sie hat nach Ansicht von

Lorenz mit kognitiver und sprachlicher Flexibilität, Kreativität und Freude am Lernen zudem nichts gemein.

Wann wird mit Objektnamen der nächsten Wortgruppe begonnen?

Sobald die Synthese (Koartikulation) der jeweiligen Phonemanzahl innerhalb der Wortgruppe ohne „Hüpfen“ oder artikulatorische Kunstpausen relativ flüssig gelingt, kann mit Objektnamen der nächsthöheren Wortgruppe begonnen werden: Die Artikulationsübungen verbleiben in WG 2, wenn Pat. den Auslaut noch mit deutlicher zeitlicher Verzögerung anhängen, z. B. /knackt Nuss/ → [nu:—s]. SpAT® legt Wert auf die Erarbeitung von einsilbigen, aber bereits recht komplexen Wörtern aus der Wortgruppe 3, bevor mit zweisilbigen Objektnamen begonnen wird. Die Fähigkeit zur Koartikulation und zur Speicherfähigkeit von vier Phonemen sowie die Fähigkeit zur Artikulation von Clustern verbessern das Selfmonitoring erfahrungsgemäß derart, dass Pat. anschließend sowohl den Schwa-Laut [ə] als auch Umlaute und prosodische Merkmale (Zweisilbigkeit) umso leichter programmieren können. Eine Ausnahme stellen biografisch relevante Namen und Begrüßungsformeln dar, die vorgezogen werden können (vgl. Kap. 6.1, Bsp. 11, 15).

Archivierung der Situationsbilder, ein Ordnungssystem aus mind. 4 Kästen:

- drei Kästen mit einsilbigen Objektnamen: 1x Wortgruppe 1, 1x Wortgruppe 2 und 1x Wortgruppe 3
- ein Kasten für zweisilbige Objektnamen
- ggf. ein weiterer Kasten für drei- und viersilbige Objektnamen sowie ein Kasten für Verben ohne Objektnamen, Partikelverben und Präpositionen
- Unterteilung der einsilbigen Objektnamen nach Vokalen /a, e, i, o, u/ (z. B. /a/: /fährt Rad/; /e/: /fotografiert Meer/; /i/: /singt Lied/; /o/: /baut Boot/; /u/: /fährt Zug/)
- alphabetische Sortierung der Objektnamen nach erstem Graphem (z. B. WG 2, /o/: /lobt Sohn/ vor /öffnet Tor/)
- alphabetische Sortierung der Verben nach erstem Graphem vor gleichen Objektnamen (z. B. WG 2, /a/: /fährt Rad/ vor /putzt Rad/ vor /repariert Rad/)

Es empfiehlt sich, SpAT®-Situationsbilder in drei Kästen nach Wortgruppen 1, 2 und 3 aufzuteilen. Ältere MODAK®-Situationsbilder müssen zunächst nach einsilbigen und zweisilbigen (evtl. drei- bis viersilbigen) Objektnamen getrennt sortiert werden. Häufig kann ein zweisilbiger Objektname als einsilbiger genutzt werden, z. B. /brät Eier/ → /brät Ei/; /kämmt Haare/ → /kämmt Haar/ (vgl. Wortlisten über QR-Code im Anhang). Innerhalb dieser drei Wortgruppenkästen findet eine Unterteilung nach den in den Objektnamen enthaltenen vier Vokalen statt (vgl. 6. ANLAUF-Schritt; Materialkriterien: 4 verschiedene Vokale). Auf diese Weise wird die Auswahl eines 4er-Bildsettings vereinfacht: Ther. denken daran, stets nur ein Bild aus einer Vokal-Gruppe zu wählen. Vor jedem Bild steckt eine Trennkarte, auf der die Verb-Objekt-Verbindung notiert ist, um das Zusammenstellen der 4er-Gruppe in der täglichen Arbeit zu erleichtern. Nun sind die Objektnamen wiederum alphabetisch nach ihrem Anfangsgraphem einsortiert. Da zu vielen Objektnamen Bildvarianten mit differenten Verben angefertigt wurden, findet eine zusätzliche alphabetische Anordnung der Verben statt.

Dokumentation der Verb-Objekt-Verbindungen

Zur Therapiedokumentation tragen Ther. die jeweils in der Therapiestunde verwendeten vier Verb-Objekt-Verbindungen in einer Dokumentations-Liste ein (über QR-Code im Anhang), um einen inhaltlichen und zeitlichen Überblick über das geübte Wortmaterial, die genutzten Situationsbilder, die Verweildauer in einer Wortgruppe und die Anzahl der durchgeführten ANLÄUFE zu haben. Dabei empfiehlt sich die übersichtliche Aufteilung in fünf Spalten nach Vokalgruppen der Objektnamen sowie eine Datumsangabe. Auch gewährleistet die Dokumentation eine Kooperation und den Austausch im Team über die gemeinsam behandelten Pat.

Archivierung von Zeitungsmaterial

Auch Zeitungsmaterial kann nach Wortgruppen in Ordnern archiviert werden (vgl. Kap. 6.6, Abb. 45), um geübte Wörter nochmals in einem Transfersetting mit Schlagzeilen zu festigen oder gezielt neue Koartikulationen zu einem gerade erarbeiteten Laut anbieten zu können. Im Laufe der Zeit entsteht eine Fülle an interessanten Schlagzeilen zu den unterschiedlichsten Themen. Innerhalb der Wortgruppen nochmals alphabetisch sortiert, sind passende Zielwörter zum individuellen sprechmotorischen Üben griffbereit.

6.3 Einzelheitliche phonetische Enkodierungsroute: Lautanbahnung

Nach Auswertung der SpAT®-Diagnostik und der sich anschließenden Therapieplanung erfolgt die Lautanbahnung, eine der drei Basiskomponenten der Therapie. Die Neuprogrammierung von Phonemen sowie die anschließende Einübung exemplarischer Lautsynthesen mit ansteigender Länge und Komplexität stehen im Mittelpunkt der SpAT®-Therapie. Das Vorgehen erfolgt theoriegeleitet, systematisch und multimodal (vgl. Kap. 4.1, 5.1, 5.6). Es ist weder möglich noch sinnvoll, eine allgemeingültige Chronologie der Lautanbahnung bei schwerer Sprechapraxie und schwerer Aphasie festzuschreiben, aufgrund der diagnostizierten individuellen Fähigkeiten und Einschränkungen der Betroffenen. Dennoch haben sich die beiden in Kapitel 6.1 dargestellten Varianten für den Therapiebeginn (A: Vokale bzw. B: stimmlose Laute) sowie die vorgeschlagene Lautanbahnungsreihenfolge als **„roter Faden“** bewährt.

Das folgende Kapitel soll Ther. als **Therapiehandbuch** und **Nachschlagewerk** dienen, als ein praktikables Vorgehen bei der Reorganisation der sprechmotorischen Programme. Zur besseren Übersichtlichkeit gliedert es sich in Beschreibungen von Vokalen, Umlauten, Konsonanten und Konsonantenverbindungen. Die Darstellungen der Konsonanten-Anbahnungen liegen nach Artikulationsorten geordnet vor.

Für jeden Ziellaut werden die spezifische Lautgeste (LG), die verbalen Hilfen (vH) mit ergänzenden Vorstellungshilfen (VH) sowie die taktil-kinästhetischen Hilfen (tH) beschrieben.

Die abgebildete Grafik stellt eine verschönerte Skizze des gezeichneten dynamischen Mundbildes (MB) dar, das in der Therapiestunde live und vereinfacht lebendig entsteht, begleitet von den spezifischen verbalen Hilfen. Daher dienen die Skizzen in diesem Kapitel zunächst nur als Anschauungsmaterial für Ther.; empfohlen wird jedoch das praktische Einüben der gezeichneten dynamischen Mundbilder mit den dabei gesprochenen verbalen Hilfen, wie beispielhaft veranschaulicht (Kap. 5.2, Abb. 21). Das dynamische Zeichnen der Mundbilder kann bei Lorenz im Präsenzseminar eingeübt werden.

Ein Foto der jeweiligen **Lautgeste** ermöglicht Ther., jede Lautgeste phonembezogen zu erlernen und erneut nachschlagen zu können, um sie allmählich zu festigen. Nach kurzem Ausprobieren kann die behandelnde Person entscheiden, welche Hand sie für die Lautgesten nutzt. Rechtshändige Ther. führen die Lautgesten erfahrungsgemäß mit der rechten Hand aus und behalten sich aus hygienischen Gründen die linke Hand für evtl. taktile Hilfen an den Artikulatoren der Pat. vor; entsprechend nutzen linkshändige Ther. häufig die linke Hand als Lautgestenhand und führen eine taktile Hilfe dann mit der rechten Hand an Pat. aus.

Dabei empfiehlt sich eine möglichst nahe Sitzhaltung, rechts von Pat. über Eck, die gelähmte Körperhälfte mit einbeziehend. Bei Bedarf kann ein Lautgestenfoto für Pat. oder Angehörige im Anschluss der jeweiligen Phonemanbahnung zum Eigenüben ausgedruckt mit nach Hause gegeben werden.

Vorgehen: Vormachen – Parallelsprechen – Wiederholung

- Ther. sprechen den Ziellaut vor und zeigen dabei die passende Lautgeste an ihren Artikulatoren. Pat. schauen und hören dabei nur zu. Ihre Hände bleiben auf dem Tisch liegen bzw. „ruhen sich aus".
- Ther. erklärt die einzelnen erforderlichen Artikulationsschritte der Lautbildung (verbale Hilfen) und zeichnet dabei ein dynamisches Mundbild für Pat.
- Ther. fordert Pat. zum Mitsprechen auf. Ther. artikuliert den Ziellaut gemeinsam mit Pat. und führt die Artikulation mit Hilfe der Lautgeste.
- Sobald Ther. Abweichungen von den Programmierungsschritten bemerken, geben sie unverzüglich die notwendigen Korrekturen in Form von verbalen Hilfen (vH) und evtl. Vorstellungshilfen (VH), ggf. taktilen Hilfen (tH).
- Ther. fordern *eine* korrekte Wiederholung von Pat. und begleiten diese nach Bedarf vollständig mit Lautgesten und Stimmgebung bzw. nur mit initialer und/oder finaler Lautgeste, parallel lautierend oder stimmlos (vgl. Kap. 2.12, 5.4).

Zentrale Aspekte der Lautanbahnung

- Jedes Phonemprogramm wird als Sequenz von Einzelsteuerungsschritten reorganisiert. Reihenfolge und therapeutische Vereinfachungen sind dabei von großer Bedeutung (vgl. Kap. 2.7, 2.14, 5.2).
- Pat. sollen die Lautbildung im ersten Schritt nur beobachten und aufmerksam zuhören, um ihre auditive Wahrnehmung und ihre Rückmeldeprozesse zu aktivieren und zu schulen. Sie sollten daher nicht sofort parallelsprechen. Gleichzeitiges Hören und Sprechen ist ihnen nicht möglich (vgl. Kap. 2.9, Parallelität).
- Ther. sprechen das Zielphonem mit überdeutlichen und verlangsamten Artikulationsbewegungen vor, damit Pat. die einzelnen Bewegungsschritte visuell und auditiv wahrnehmen und im Anschluss imitieren können.
- Frikative werden zunächst gedehnt angeboten, um sie hörbar werden zu lassen; Plosive werden zunächst doppelt vorgegeben, um sie und ihre Lauteigenschaft wahrnehmbar werden zu lassen, z. B. [p-po:]. Pat. imitieren nur die einfache Lautsynthese, z. B. [po:].
- Die Vermittlung der Lautparameter geschieht durch das direkte Vorbild der Ther., durch Imitation. Das jeweilige Lautgestenfoto kann ggf. zum häuslichen Eigenüben (einmal pro Tag, eine korrekte Wiederholung) mitgegeben werden.
- Pat. sollen die Lautgesten nicht selbst ausführen, ihre Hände „ruhen sich aus". Pat. üben nicht die Lautgesten (Steuerung der Hände), sondern die Steuerung der Lautbildung (Artikulatoren)! Individuelle Ausnahmen für einzelne Laute sind vorübergehend zur Selbstdeblockierung möglich, der Einsatz von Lautgesten durch Pat. sollte jedoch bald wieder abgebaut werden.
- Die Lautgesten entsprechen der phonetischen Realisation des Zielwortes und nicht der orthographischen Schreibweise der Zielwörter. Pat. und Angehörigen

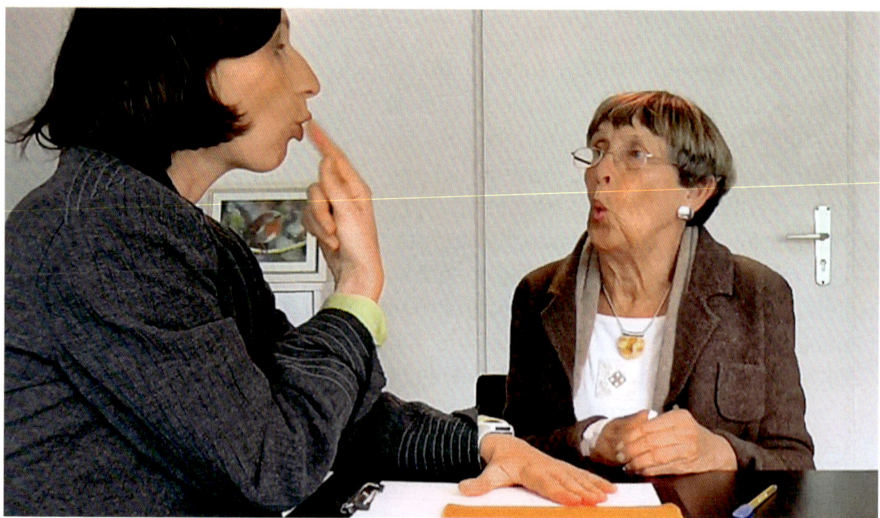

ABB. 34 *Therapiebeispiel Lautanbahnung des Phonems [o:] mit Lautgeste*

wird diese Tatsache bei Bedarf erklärt; z. B. /Ei/ → [ai] → 1. Lautgeste für [a], geht in 2. Lautgeste für [i] über.

- Das *Korrektive Feedback* der Ther. erfolgt unmittelbar in Form ihrer verbalen Hilfen, die zu einer allmählichen Normalisierung der Eigenbewertung und Selbstkorrekturfähigkeit der Pat. führen.

Lautanbahnung in Teilschritten am Beispiel [ʃ]

Die Artikulation des postalveolaren Frikativs [ʃ] erfordert die parallele Steuerung dreier Artikulationsschritte, die zunächst jedoch in Teilschritten seriell präsentiert angeboten und von den Pat. imitiert und programmiert werden müssen:

Kieferschluss (Zähne zu) + Lippenform (rund) + Luftführung (viel Luft strömen lassen)

Die geringe Kieferöffnung (Schwebestellung) wird im Anbahnungsprozess zunächst vereinfacht und als eindeutiger Kieferschluss (Okklusion) vermittelt, da schwer Betroffene zunächst nur Öffnung und Verschluss, jedoch keine differenzierten Öffnungsgrade erreichen können. Im Therapieverlauf passen Pat. ihre Kieferstellung allmählich an die physiologische Schwebestellung an.

- Ther. spricht den Ziellaut [ʃ] vor, indem Ther. die einzelnen Artikulationsschritte durch ausgeprägte Einzelbewegungen verdeutlicht:
  1. Ther. beißt die Zähne zusammen.
  2. Ther. rundet die Lippen.
  3. Ther. gibt viel Luft und zeigt gleichzeitig mit der Luftführung die Lautgeste (LG) mit Hand: Ther. zieht das Geräusch mit allen Fingern von den Lippen nach vorne „heraus“ („5-Finger-Griff“).
- Ther. zeichnet das dazugehörige dynamische Mundbild (MB) und gibt beim Zeichnen folgende verbale Hilfen (vH) für die Einzelschritte: „Die Zähne sind zu – die Lippen sind rund – ganz viel Luft“. Ther. zeichnet zuerst die Zähne, dann die Lippen und schließlich die Luftführung ein, markiert diese nochmals blau.
- Jetzt fordert Ther. Pat. auf, gemeinsam zu lautieren (Parallelsprechen) und dabei begleitet Ther. die Lautbildung wieder durch die Lautgeste am eigenen Mund – Pat. und Ther. artikulieren den Laut [ʃ] parallel.
- Ther. bestätigt und fordert zur Wiederholung auf: „Und nochmal!“ Pat. und Ther. (mit Lautgestenbegleitung) wiederholen den Laut einmal; evtl. „schaltet“ Ther. die eigene Stimme/Luftführung bereits leiser.

Beispiele für Korrekturhilfen bei Abweichungen:

Falls diese Erklärungen zur Imitation des korrekten Lautes nicht ausreichen, erfolgen weitere, häufig kombinierte SpAT®-Hilfen zu dem jeweilig auftretenden problematischen Lautbildungsschritt:

- Wenn kein Kieferschluss möglich ist, sondern sich Suchverhalten, Kreuzbiss oder Progenie zeigen.
  → Ther. zeigt Okklusion durch das Kauen (Öffnen und Schließen) auf einem Kauschlauchstück und fordert Pat. dann zur Imitation auf einem zweiten Kauschlauchstück auf; anschließend erfolgt das Öffnen und Schließen in korrekter Okklusion ohne Kauschlauch.
  → Bei geschlossenen Zähnen erfolgt dann die Luftführung zum Ziellaut.
- Häufig können Pat. die Zähne nicht geschlossen halten, während sie die Lippen runden (gestörte Parallelität). Dann animieren die Ther. dazu, sich nur auf die geschlossenen Zähne zu konzentrieren (verbale Hilfe) und Ther. führt die Lippen der Pat. rund (taktile Hilfe). Ther. fordert dabei zur Luftführung auf (verbale Hilfe). Die Wiederholung erfolgt ohne taktile Hilfe d. Ther.
- Bei Ausbleiben der Luftführung erfolgt eine Vorstellungshilfe: „Ganz viel Luft. Es rauscht. Wie ein Zug – ein ICE, der vorbeirauscht." Bei Bedarf wird die Luft spürbar gemacht (taktile Hilfe), indem Ther. auf die Hand d. Pat. „rauscht". Der Luftstrom des Frikativs wird durch die Wärmerezeptoren der Hand wahrgenommen. Die Pat. werden aufgefordert, sofort auf die gleiche Stelle zu „rauschen" (verbale Hilfe).
- Bei zu schwacher Luftführung → Ther. gibt verbale Hilfen: „Kräftiger, mehr Luft."
- Fehlende Lippenrundung trotz verbaler Hilfen → Ther. gibt eine taktile Hilfe (tH): Ther. führt die Lippenrundung der Pat. mit beiden Daumen und Zeigefingern, indem Ther. ca. 1 cm neben den Mundwinkeln der Pat. ansetzt.
- Viele Pat. können ihren eigenen Output zu Beginn der Therapie nicht ausreichend hören, während sie selbst sprechen (Parallelitätsprobleme/gestörtes Selfmonitoring). Daher ist es wichtig, dass Ther. beim Parallelsprechen allmählich leiser artikuliert.

6.3.1 Vokale

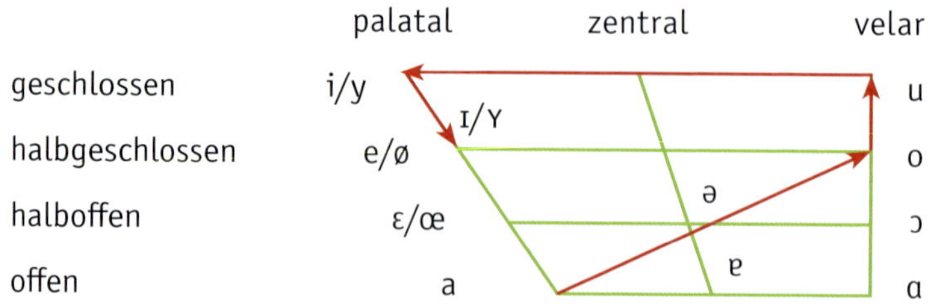

ABB. 35 *Die primären Kardinalvokale (nach Pétursson & Neppert, 2002, vereinfacht von Lorenz)*

Vokale sind stimmhafte Öffnungslaute und werden nach den Lautkriterien Öffnungsgrad, Artikulationsstelle und Lippenrundung bestimmt (vgl. Pétursson & Neppert, 2002). Sie werden unterschieden durch die **Weite der Kieferöffnung** (Öffnungsgrad), den **höchsten Punkt der Zungenwölbung** (Artikulationsstelle) und das **Vorstülpen oder Nichtvorstülpen der Lippen** (Rundung). Der Öffnungsgrad des Kiefers liest sich im Vokaltrapez an den Vertikalen ab (geschlossen, halbgeschlossen, halboffen, offen). Die Horizontalen verdeutlichen den genauen Ort der Zungenanhebung (Wölbung), zwischen dem vorderen, harten Gaumen (palatal) und dem hinteren, weichen Gaumen (velar). Das oben abgebildete Vokaltrapez zeigt die für die Lautanbahnung bzw. den Therapieverlauf von SpAT® relevanten Vokale. Diese Auswahl wird bedingt durch die Notwendigkeit zur therapeutischen Vereinfachung bei schwerst und schwer sprechapraktisch betroffenen Personen (vgl. Kap. 2).

Anhand des Vokaltrapezes kann veranschaulicht werden, welche artikulatorischen Programmierungsschritte zur Bildung der Vokale notwendig sind. Die Erkenntnisse aus der Praxis lassen die Annahme einer Schwierigkeitshierarchie beim Erarbeiten der Vokale und folglich eine optimierte Reihenfolge der Vokalanbahnung im therapeutischen Prozess zu. Die häufig zusätzlich zu sprechapraktischen Ursachen vermuteten oder diagnostizierten dysarthriebedingten Einschränkungen der Muskulatur zur Zungenanhebung und Kieferstellung werden im SpAT®-Vorgehen bei der Auswahl erster exemplarischer Lautsynthesen berücksichtigt, um die Koartikulationsfähigkeit rasch wiederaufbauen zu können.

SpAT® beginnt mit der Anbahnung des Vokals [a:], da er die geringsten Anforderungen an die Zungensteuerung stellt; Pat. müssen so gut wie keine Zungenhebung leisten, sondern die Zunge dorsal platzieren. Erfahrungen zeigen, dass es gut möglich ist, in der folgenden Therapieeinheit den Vokal [o:] anzubahnen. Dafür muss eine Verengung am weichen Gaumen durch mehr Kieferschluss und Zungenrückenhebung erzeugt werden. Die Lippenrundung mit deutlicher Anspannung des Ringmuskels (Orbicularis Oris) unterstützt diese Vokaltraktverengung, und eine Vorstellungshilfe aktiviert dabei die Stimmgebung und erleichtert somit die Phonemanbahnung. Am Vokaltrapez lässt sich verstehen, warum sich die Vokal-Vokal-Synthese [o:ɐ] besonders gut als erste Koartikulation eignet: Gelingt die gedehnte Imitation von [o:], braucht nur der Kiefer geöffnet zu werden und die Zunge kann im Mundraum „fallen".

Diese erste exemplarische Lautsynthese kann zudem mit taktiler Hilfe therapeutisch geführt werden (vgl. Kap. 6.4.1). Gelingt die maximale Engebildung beim anschließend angebahnten velaren [u:] und ist die Koartikulation [u:ɐ] mit semantischer Einbettung geübt, sind Pat. vorbereitet für die maximale palatale Engebildung beim [i:]. Aufgrund häufig nicht intakter propriozeptiver und kinästhetischer Fähigkeiten der Zunge und des Kiefers werden die Vokale [i:] und [e:] nicht als erste Vokale gewählt. Auch erfordern Diphthonge, wie z. B. [aɪ] und [aʊ], einen Wechsel von einer tiefen zu einer hohen Zungenposition, der mit Artikulationsbeginn nicht leistbar ist. Daher eignen sich Diphthonge nicht als erste Vokal-Vokal-Synthesen bei schwerer Sprechapraxie. Diagnostizierte noch vorhandene Lautbildungsfähigkeiten, z. B. [m], können für Vokal-Konsonant-Synthesen als erste exemplarische Lautsynthesen genutzt werden, z. B. /Arm/ → [a:m] (vgl. Kap. 6.1).

Alle Vokale werden zunächst lang angebahnt (gedehnt) und auch bei der Lautsynthese gedehnt artikuliert (vgl. Kap. 2.9, 2.14, 5.2). Zu Therapiebeginn ist es empfehlenswert, *keine* halboffenen Vokale wie [ɛ:] und [ɔ] zu fordern, sondern diese in der Koartikulation, wie gedehnte halbgeschlossene Vokale [e:] und [o:], zu führen und zu akzeptieren, da die erforderliche Feineinstellung des Vokaltrakts sprechapraktisch schwer betroffene Personen zu Beginn der Therapie überfordert. Auch werden die zentralisierten, fast geschlossenen Vorder- bzw. Hinterzungenvokale [ɪ], [ʏ] bzw. [ʊ] als gedehnter vorderer [i:], [y:] bzw. hinterer Vokal [u:] vereinfacht. Die vereinfachte und noch etwas unnatürlich klingende Artikulation der Pat. ist unumgänglich und zugleich unproblematisch, da sie sich im Therapieverlauf durch die sich zunehmend bessernden auditiven und taktil-kinästhetischen Rückmeldeprozesse und mit steigender artikulatorischer Geschwindigkeit rasch der natürlichen Aussprache annähert (vgl. Kap. 2.9, *Selfmonitoring*).

Bei Bedarf können halboffene Vokale dann auch gezielt erfahrbar gemacht und koartikulatorisch eingeübt werden, z. B. /gräbt Loch/, /bürstet Fell/. Die Vokallänge können Ther. beim Zeichnen der dynamischen Mundbilder graphisch verdeutlichen: Sie malen einen langen Strich auf das Blatt oder unter das Graphem, ggf. unter das Mundbild des langgesprochenen Vokals, bzw. einen Punkt für einen kurzen Vokal und erklären diese Tatsache parallel zum Zeichnen (verbale Hilfe „ganz kurz"). Anschließend lässt sich die Phonationsdauer auch gestisch vermitteln, indem Ther. ihre Hände vor ihrem Körper zunächst zusammenführen und parallel zu ihrer Phonation so lange voneinander entfernen, bis die Phonation endet.

Der halboffene **Zentralvokal Schwa [ə]** wird erst im späteren Therapieverlauf bei zweisilbigen Wörtern benötigt und kann zu diesem Therapiezeitpunkt durch wenige verbale Hilfen dann in der Regel problemlos imitiert werden (vgl. Kap. 5.3). Mit zunehmenden *Selfmonitoring*-Fähigkeiten gleichen Pat. ihre Vokalproduktion der auditiven Vorgabe der Ther. an und steuern die feinen Grade der Kieferweite ohne therapeutisches *korrektives Feedback*. Die Vokale [e:] und [i:] bzw. [o:] und [u:] lassen sich bei Paresen auch ohne die Fähigkeit zur Lippenspreizung bzw. -rundung anbahnen; jedoch deutlich mühsamer und meist mit phonetischer Unreinheit. Dysarthriespezifische Übungen für den Orbicularis Oris bzw. Hypoglossus begleiten die Therapiesitzungen, wenn nötig.

Aus o.g. Gründen wird die Lautanbahnung der *langen (gedehnten/gespannten)* Vokale in der folgenden Reihenfolge beschrieben:

[a:], [o:], [u:], [i:], [e:]

Anbahnung Vokale

[a:]

LG: Ther. öffnen ihren Kiefer durch Anlegen des rechten Zeigefingers an ihr Kinn, mit leichter Druckausübung nach unten.

vH: „Der Mund geht auf – weit auf." Ggf. weitere Hilfen: „Die Zungenspitze ist unten. Mit Stimme. Lauter – ich höre gar nichts – [a:]".

VH: Bei fehlender Kieferöffnung: „Ich schaue mal in Ihren Mund, wie Ihr Zahnarzt." (HNO-Arzt; evtl. den Namen des behandelnden, verordnenden Arztes nennen; eine Mundlampe oder Spatel verwendend)

Bei fehlender Stimmgebung nach Einsatz der VH mit Mundlampe bzw. Spatel: Ther. ergänzt unmittelbar zusätzliche verbale Hilfen: „Bitte ein [a:]." Ther. lautiert parallel. Es erfolgt eine Wiederholung, ohne Mundlampe bzw. Spatel.

Für Pat., die Kieferöffnung zeigten, jedoch keine Stimmgebung: Ther. geben die VH des Singens „Wir singen uns mal ein – ich habe eine Altstimme – [a:] – und Sie? Jetzt wir beide zusammen – [a:]." Hilfreich und lebendig ist die Partizipation von Angehörigen, die zur Stimmprobe [a:] aufgefordert werden und somit anschließend die betroffene Person aktiviert werden kann. Ggf. fingieren die Ther. einen Chor, ahmen eine Sopranstimme und einen Bass nach und fordern dann die Pat. auf, auch zu singen [a:].

tH: Wenn trotz verbaler Hilfen und der Verwendung der Mundlampe bzw. des Spatels keine Kieferöffnung erfolgt, bewirken Ther. mit ihrem linken Zeigefinger am Kinn der Pat. einen leichten Druck nach unten zur Kieferöffnung. Bei ausbleibender Stimmgebung trotz o.g. vH und VH bieten sich vorbereitende Übungen zur Wahrnehmung der Phonation mittels taktiler Hinweisreize am oberen Brustbein der betroffenen Person (Resonanzraum) an: Dabei veranschaulichen Ther. den Resonanzraum zunächst bei sich selbst mit ihrer rechten flachen Hand auf ihrem Brustbein, indem sie vibrierend phonieren. Anschließend üben sie mit ihrer linken Hand leichten Druck im Intervall auf dem oberen Brustbereich der Pat. aus, als Zeichen der Stimmgebung. Zusätzliche Erklärungen (vH) der Ther. zur Stimmbildung im Kehlkopf und Vergleiche mit Musikinstrumenten für Pat., die prämorbid selbst ein Instrument spielten, sind hilfreich (vgl. Kap. 6.3). Schwerst betroffene Personen (häufig zuvor intubierte) benötigen erfahrungsgemäß multimodale Hilfen: auditive Beispiele, Vorstellungshilfen, taktil-kinästhetische Hilfen und manchmal ist es nötig, die Lieblingsmusik oder hochautomatisierte Lieder zum Mitsingen anzubieten, um emotionale und motivationale Blockaden zu lösen und die Stimmgebung zu deblockieren. Sobald ein Ton hörbar ist, demonstrieren die Ther. die Lautgeste samt Kieferöffnung, um den Ziellaut wiederholbar führen zu können.

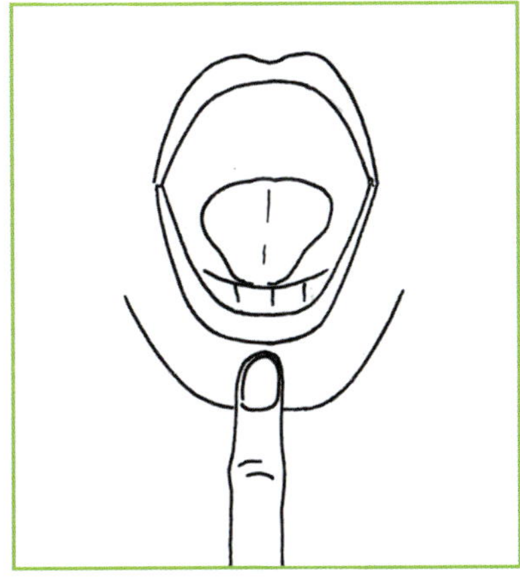

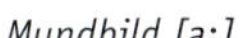

Mundbild [a:]

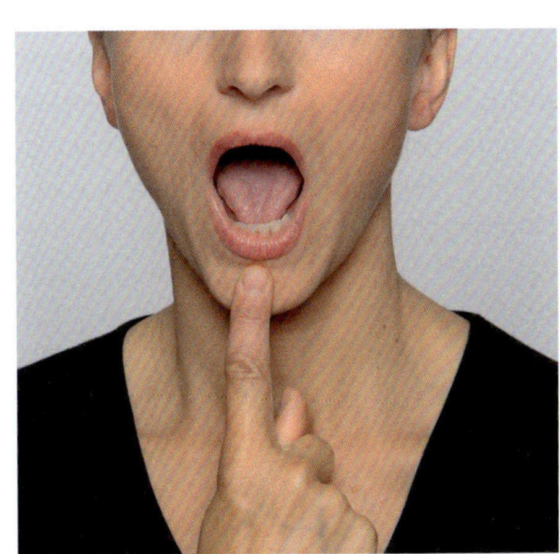

Lautgeste [a:]

Material:*

gedehnter Vokal [a:]: /verkauft Aal/; /gipst, hebt Arm/; /wischt Bar/; /nimmt Bad/; /rasiert Bart/; /fährt, repariert Rad/; /zeigt Saal/; /hütet, streichelt Schaf/; /strickt Schal/; /beobachtet Wal/; /schreibt Zahl/; /untersucht Zahn/; /trocknet Glas/

mit kurzem Vokal [a]: /spielt Ass/; /sägt Ast/; /spielt Bass/; /füttert Lamm/; /grüßt, rettet Mann/; /spielt Schach/; /begrüßt Gast/; /gibt Hand/; /pflügt Land/; /streut Salz o. Sand/; /fotografiert Wald/; /streicht Wand/

als vokalisiertes /r/ im Auslaut → [ɐ]: /putzt, untersucht Ohr/; /repariert, stellt Uhr/; /fotografiert Meer/; /schreibt Vier/

in Diphthongen [aɪ]/[aʊ]: /brät, isst, kauft *Ei*s/; /trinkt, öffnet W*ei*n/; /saugt Raum/; /streicht Zaun/; /küsst Fr*au*/

[o:]

LG: Ther. runden ihre Lippen zum Ziellaut und artikulieren ihn. Sie kreisen dabei mit ihrem rechten Zeigefinger gegen den Uhrzeigersinn um ihre gerundeten Lippen.

Zu einem späteren Zeitpunkt können sie zur Stärkung der Phonem-Graphem-Korrespondenz auf die ebenfalls runde Form des Graphems /o/ hinweisen.

vH: „Der Mund ist rund – ganz rund."

VH: Aktuelles oder biografisch Relevantes: „Heute Morgen gab es einen herrlichen Regenbogen – [o:] – haben Sie den auch gesehen? – wir beide – [o:]." Weitere Beispiele: Es gibt endlich Regen nach tagelanger großer Hitze. – Es beginnt zu schneien. – Ein Blumenstrauß steht auf dem Tisch (in der Klinik / beim Hausbesuch). – Pat. trägt die Haare anders, war beim Frisör. – Pat. trägt ein Schmuckstück, eine neue Kleidung. – Ein Angehöriger ist anwesend, das Haustier ist sichtbar (Hausbesuch). – Ein Tier, Sonne, Wolken oder Wind sind durchs Therapiefenster zu sehen.

tH: Bei ausbleibender Lippenrundung: Ther. runden die Lippen der Pat., indem sie ihren linken Daumen und ihren linken Zeigefinger, ggf. mit beiden Daumen und Zeigefingern, neben den Mundwinkeln der Pat. ansetzen und die Mundwinkel aufeinander zuführen. Bei einer einseitigen Fazialisparese (Mundastschwäche / einseitige Lähmung des Orbicularis Oris) erläutern Ther. die bestehende Einschränkung und kündigen die ggf. zusätzlich geplanten Übungen an. Die Zielbewegung kann in dem Moment dennoch „vorausschauend" taktil geführt werden. Auch ohne Protrusion der Lippen (bei beidseitiger Fazialisparese) ist die Realisation des Vokals [o:] allein über die Zungenhebung möglich, erfordert jedoch vH bei guten rezeptiven Fähigkeiten sowie taktile Hilfen am hinteren Mundboden der Pat. Eine erschwerte Lautanbahnung ist mitunter durch eine gestörte Unterkiefermuskulatur oder velare Zungenheberschwäche verursacht. Dann sind spezifische Bewegungsübungen indiziert (Dysarthrietherapie; vgl. Kroker et al., 2018).

* Zum Zielwort stehen mehrere Bilder zur Verfügung, z.B.: /fährt, repariert Rad/
Zu einem Bild wählt Ther. das Zielwort aus, z.B. /streut Salz o. Sand/

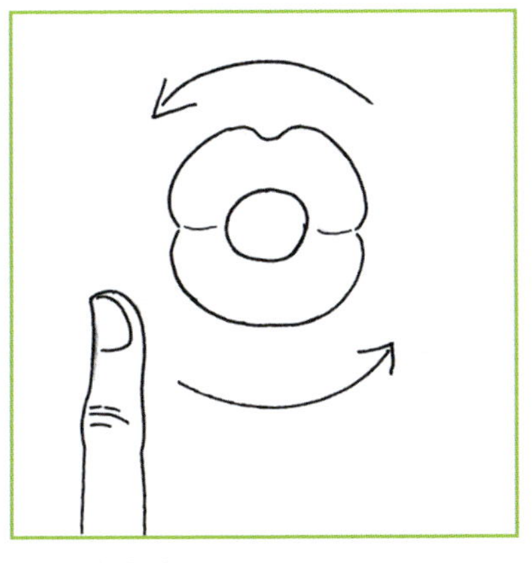

Mundbild [o:]

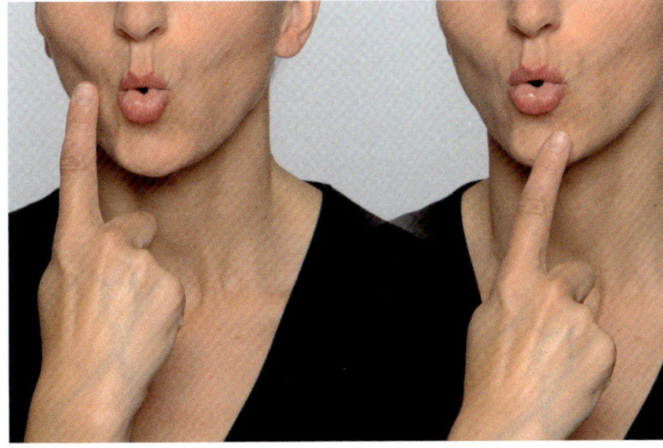

Lautgeste [o:]

Erste Koartikulation mit Semantik:
[o:ɐ] /Ohr/ Körperteil der Ther. und Pat.

Material:
gedehntes [o:]: /reinigt, untersucht Ohr/; /pudert Po/; /besucht Zoo/; /fährt Boot/; /fegt Hof/; /erntet Kohl/; /lobt Sohn/; /öffnet Tor/; /schießt Tor/; /sieht Mond/; /backt, schneidet Brot/; /sagt Prost/
als halboffener Vokal [ɔ]: /lobt Koch/; /bohrt Loch/; /spielt Golf/; /hackt, zieht Holz/; /trägt Korb/; /bringt Post/; /spült Topf/; /flicht o. macht Zopf/; /macht Sport/

[u:]

LG: Ther. setzen mit ihrem rechten Daumen und Zeigefinger unter der Unterlippe an, schieben ihre gerundeten Lippen nach oben und heben dabei leicht den Kopf. Der Vokal [u:] hat eine höhere Zungenlage als der Vokal [o:] (vgl. Vokaltrapez) und diese Lauteigenschaft „Heben" wird über die gehobene Lippenstellung und Kopfhebung sichtbar gemacht – ein notwendiger „kompensatorischer Trick", da die Zungenhebung weder intraoral noch extraoral sichtbar ist und auch verbal zunächst nicht erklärt werden sollte, um keine Zungenspitzenhebung zu evozieren, die anschließend wieder gehemmt werden müsste. Zusätzlich zur Kopfhebung können Ther. ihre Stimmlage deutlich anheben und dabei die Bildung von Assoziationen (Hund/Wolf/Uhu als VH) evozieren. Ther. formen mit Daumen und Zeigefinger das sichtbare Graphem /u:/ und können auf die Form des Graphems aufmerksam machen, um die Phonem-Graphem-Korrespondenz zu stärken.

vH: „Die Lippen gehen hoch – ganz hoch."

VH: „Wie ein Uhu in der Nacht." Oder „Wie ein kleiner Hund, er ist alleine und jault – [u:]." Ther. können eine persönliche Geschichte erzählen: „Ich hatte einen Hund, einen ganz kleinen Schäferhund. Der hatte Silvester immer Angst, wenn es knallte. Und er jaulte – ganz hoch – [u:]."

tH: Ther. legen ihren Daumen und Zeigefinger an die Unterlippe der Pat. und schieben die Lippen gerundet nach oben; fordern die Pat. zur Imitation der Kopfhebung auf. Weitere verbale und grafische Hilfen zur Differenzierung zwischen dem häufig von Pat. lautierten [o:] und dem angestrebten „höheren" [u:] können für die Pat. kontrastierend aufgezeichnet werden.

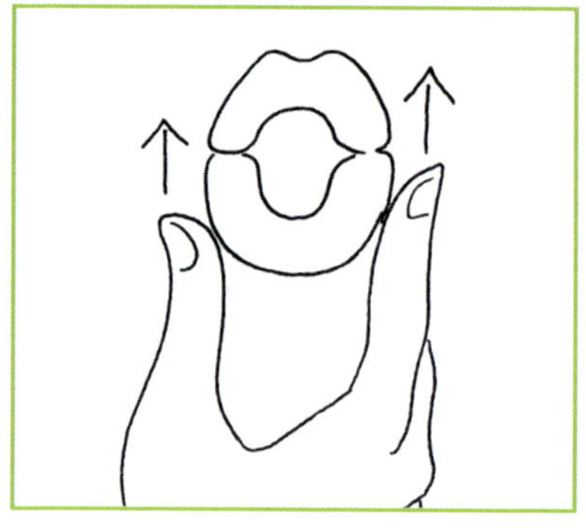

Mundbild [u:]

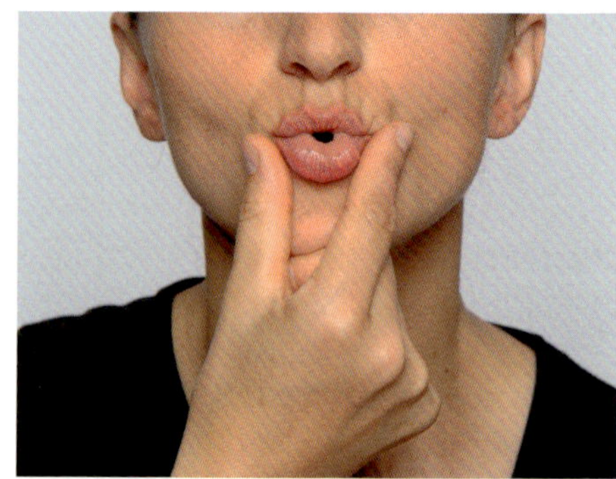

Lautgeste [u:]

Erste Koartikulation mit Semantik:
[u:ɐ] /Uhr/ der Zeitmesser am Arm, im Handy, im Raum; die Maßeinheit der Zeit

Material:
gedehntes [u:]: /kauft, repariert, stellt Uhr/; /melkt Kuh/; /kauft o. probiert, putzt, repariert Schuh/; /liest, signiert Buch/; /füttert, isst Huhn/; /probiert Hut/; /reinigt Pool/; /bindet Tuch/; /fährt Zug/
als zentralisierter, fast geschlossener Vokal [ʊ]: /fährt Bus/; /schreibt Null/; /knackt Nuss/; /bürstet, füttert, streichelt Hund/; /öffnet, schminkt Mund/
in Diphthongen [aʊ]: /untersucht Bauch/; /pflanzt Baum/; /saugt Raum/

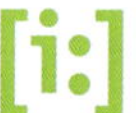

LG: Ther. spreizen ihre Lippen (wie beim [e:]) und schieben ihre Mundwinkel mit ihrem rechten Daumen und Zeigefinger deutlich nach oben. Der Vokal [i:] wird vorne und hoch gebildet (vgl. Vokaltrapez). Ther. können diese Vokaleigenschaften mit Hilfe der Position der Lippen, der Mundwinkel sowie der Kopf- und Stimmhebung verdeutlichen. Über die Vorstellungshilfe (Ekel) ist das sprechmotorische Programm des Phonems häufig gut zu deblockieren.

vH: „Die Lippen sind breit und hoch. Die Zähne sind etwas auf. Sie schieben die Lippen ganz hoch." Bei Bedarf: „Die Zungenspitze ist unten."

VH: z. B. „Hundekot – am Schuh – das stinkt (Geste zugehaltene Nase) – [i:]". Je nach individuellen Empfindungen der betroffenen Person: Erbrochenes; Kaugummi am Schuh, das klebt; Haare im Hallenbadwasser an den Händen; verschmutztes Klo. Die Ther. heben ihre Stimme wiederholt sehr hoch, erweitern die Vorstellungshilfen um den Ekel veranschaulichende authentische gestische und lautmalerische oder skizzierende Beschreibungen, z. B. den Hundekothaufen aufmalend. Die effektivste Vorstellungshilfe ist der persönliche Ekel der Betroffenen!

VH (Dialekt): [i:] = /ich/ (vgl. Phonemanbahnung [ç])
Ther. zeigt auf sich selbst mit Zeigefinger oder flacher Hand auf dem Brustbein und stellt Fragen, die Ther. selbst mit /ich/ beantworten kann: „Wer von uns beiden heißt ...?“ (Name Ther.); „Wer von uns beiden trägt/hat – (aktuell sichtbares Merkmal von Ther., z. B. Brille, Ohrringe, Kleidungsstück)?“
Anschließend stellt Ther. Fragen, die Pat. mit [i:] beantworten kann: „Wer von uns beiden heißt x?“; „Wer von uns beiden hat x Kinder/Enkel?“ (ein Haus? eine Wohnung? ein Haustier? o.ä.). Ther. fordert Pat. dazu auf, die Lippen zu spreizen und mit Zeigefinger oder ganzer Handfläche auf sein oberes Brustbein zu zeigen und zu lautieren.

tH: Ther. führen mit ihrem linken Daumen und Zeigefinger die Mundwinkel der Pat. erst breit und dann deutlich hoch. Sie unterstützen ggf. dabei, das Kinn zu heben.

Bei beidseitiger Fazialisparese erklären Ther. die bestehende Problematik der Bewegungseinschränkung der spreizenden Muskulatur. Sie verdeutlichen, dass die Zungenspitze unten bleiben, sich die Zungenfläche aber heben muss und geben mit ihrem Zeige- und Mittelfinger Druck am Mundboden der Pat. zur Stimulation der Zungenhebung.

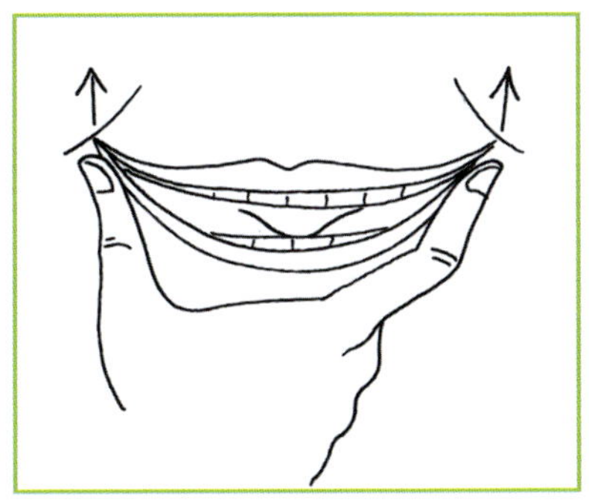

Mundbild [i:]

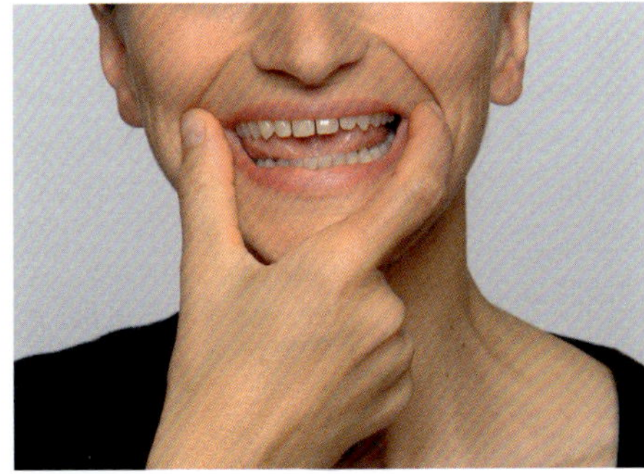

Lautgeste [i:]

Erste Koartikulation mit Semantik:
[i:a:] /Ja/ vereinfachte Artikulation der Zustimmung mit Kopfnicken

Material:
gedehntes [i:]: /fährt, leiht o. verleiht Ski/; /treibt Vieh/; /bringt, trinkt Bier/; /fängt Dieb/; /singt Lied/; /schreibt Vier/; /liest, schreibt Brief/
als zentralisierter, fast geschlossener Vokal [ɪ]: /malt Bild/; /brät, isst, fängt Fisch/; /deckt Tisch/; /sieht Film/; /trägt, tröstet Kind/; /trinkt Milch/
im Diphthong /ei/ → [aɪ]: /isst, brät Ei/; /isst, kauft Eis/; /hackt Mais/; /isst Reis/
im Diphthong /eu/ → [ɔɪ]: /füttert, gibt Heu/

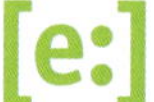

LG: Ther. spreizen ihre Lippen mit leicht geöffnetem Kiefer, indem sie ihre Mundwinkel mit ihrem rechten Daumen und rechten Zeigefinger deutlich breitziehen. Der Vokal [e:] hat eine mittelhohe palatale Zungenposition (Zungenwölbung), die sich über folgende verbale Hilfen erklären lässt:

vH: „Die Lippen sind breit – die Zähne sind etwas auf – Sie schieben die Lippen ganz breit." Falls notwendig zur Ergänzung: „Der Ton ist tiefer." Viele Pat. rufen den zuvor angebahnten Vokal [i:] ab; vgl. tH/Kontrastierung. Bei Bedarf: „Die Zungenspitze ist unten."

VH: „Ihr/Mein Enkel/Kind weint(e) manchmal – [e:] – [e:]." Ther. machen einen jammernden, weinerlichen Ton vor, bei entsprechender Mimik.
Ther. passen die Vorstellungshilfe der individuellen biografischen Situation der Pat. an oder nennen ihre eigenen Angehörigen als Beispiel.
Häufig effektivere Variante: „Jemand versucht, Ihr Geld zu stehlen – aus der Hosentasche – [e:] bzw. [he:]".

tH: Daumen und Zeigefinger der Ther. führen die Lippenspreizung an den Mundwinkeln der Pat. Die Phonemanbahnung gelingt leichter, wenn zuvor der Vokal [i:] angebahnt wurde (vgl. Reihenfolge, Vokaltrapez). Von [i:] ableitend ist dann lediglich das leichte Absenken der Zunge erforderlich, das gut über das Senken des Kopfes und das Absenken der Stimmlage demonstriert, ggf. auch durch kontrastive verbale und grafische Hilfen unterstützt werden kann: „[i:] können Sie, das ist hoch – [i:] – jetzt aber tiefer [e:]."

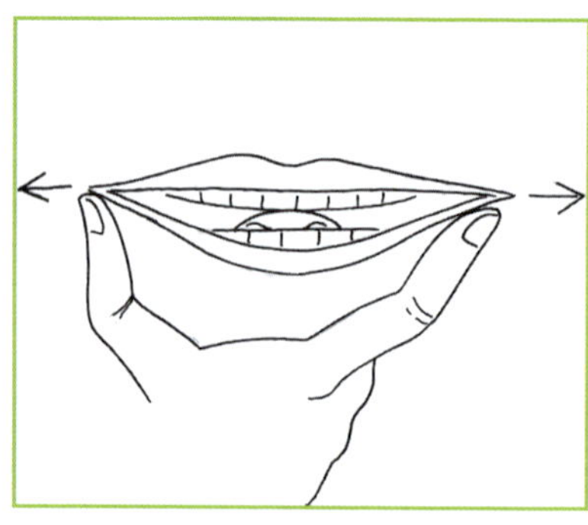

Mundbild [e:]

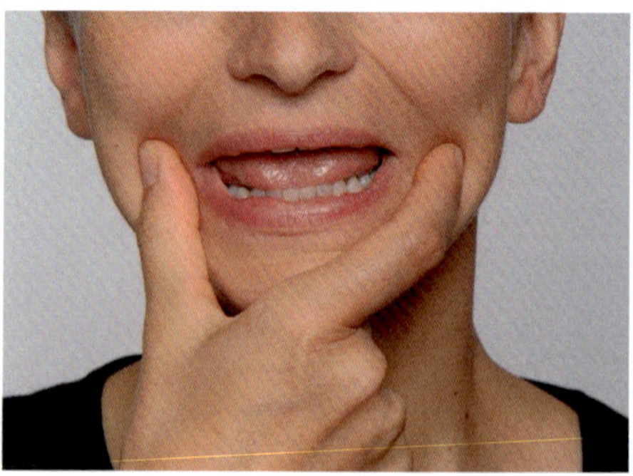

Lautgeste [e:]

Erste Koartikulationen mit Semantik:
[e:ɐ] /er/ eine unbekannte männliche Person, Personalpronomen
[ne:] /Nee/ Kurzform der Verneinung /Nein/

Material:
gedehntes [e:]: /sieht Reh/; /malt See/; /kocht, trinkt Tee/; /verbindet Zeh/; /hackt Beet/; /fotografiert Meer/; /sucht Weg/; /schreibt Zehn/
als kurzer, offener Vokal [ɛ]: /macht Bett/; /bürstet Fell/; /feiert Fest/; /holt, zählt Geld/; /bügelt, probiert Hemd/; /putzt Herd/; /streichelt, füttert Pferd/; /trinkt Sekt/; /sichert Zelt/

6.3.2 Umlaute

Die Anbahnung der Vokale [ɛ:], [ø:], [y:], auch als Umlaute bezeichnet, erfolgt nicht zu Beginn des Therapieverlaufs. Sie wird der Übersichtlichkeit halber dennoch an dieser Stelle beschrieben. Die willkürliche Erarbeitung der Umlaute setzt die sichere Programmierung der Vokale [a, e, i, o, u] sowie gute taktil-kinästhetische und auditive Rückmeldeprozesse voraus (vgl. Kap. 2.7, 6.1). Die Umlaute [ɛ:], [y:] können mit Hilfe der Verb-Objekt-Verbindungen des MODAK® +SpAT®-ANLAUFs /bürstet F*e*ll/ und /öffnet T*ü*r/ oder in der Erarbeitung biografisch relevanter Eigennamen (z. B. Familie /K*ü*hn/, Vornamen /J*ö*rg/, /G*ü*l/) gezielt angebahnt werden. Im Rahmen der TAGESSCHAU/WOCHENENDSCHAU sprechen Pat. Umlaute (z. B. /schön/) und in kommunikativen Übungen zu Herkunft oder Reisen (z. B. /Köln/, /Mölln/, Inseln /Fyn/, /Föhr/, /Sylt/), während der Arbeit mit Zeitungen oder Rezepten (z. B. /Müll/, /Öl/) sowie in Grußformeln (Verabschiedung /Tschüss/ bzw. /Tschö/, /Grüß Gott/; vgl. Kap. 6.1). Auch die Arbeit mit einsilbigen Verben kann gezielt zur Erarbeitung von Umlauten genutzt werden (vgl. Materialbeispiele der einzelnen Umlaute).

Anbahnung Umlaute

[ɛ:]

Der ungerundete, halboffene Vorderzungenvokal [ɛ] wird mit einer Kieferöffnungsposition zwischen den Vokalen [e:] und [a:] gebildet. Dabei öffnet sich der Kiefer geringfügig weiter als beim Vokal [e:], jedoch weniger weit als beim Vokal [a:] (vgl. Kap. 6.3.1, Vokaltrapez). Der Zungenrücken hebt sich zudem bei [ɛ:] etwas mehr als bei [a:], jedoch weniger als bei [e:]. Als gedehnter Laut [ɛ:] entspricht er dem schriftlichen Umlaut /ä/ wie in /Bär/. In einigen Regionen, wie z. B. in Norddeutschland, wird [ɛ:] dialektal als Vokal-Vokal-Synthese [e:ɐ] realisiert, z. B. /Bär/ → [be:ɐ], /fährt/ → [fe:ɐt]. Die Dehnung erleichtert schwer sprechapraktischen Pat. die Artikulation. Mit zunehmender artikulatorischer Geschwindigkeit und Selfmonitoring gelingt die notwendige Adaptation an die erforderliche diffizile Kiefer- und Zungenstellung rasch. Ther. können zudem zwischen einer Vorstellungshilfe oder Ableitungsmöglichkeit wählen, falls diese Vereinfachung regional nicht adäquat wäre. Hochfrequenter werden Umlaute zumeist erst in Verben und v.a. in zweisilbigen Wörtern benötigt (vgl. Material).

Anbahnung über VH: Für Pat., die gut auf Vorstellungshilfen reagieren, eignet sich die Anbahnung über die Vorstellungshilfe der Empörung/Ablehnung/Verwunderung („ä“? Was soll das denn?). Dabei wird eine übertrieben weite Kieferöffnung (noch weiter als bei [a:]) mit deutlicher Zungenwölbung imitiert. Ther. könnten die Lautgeste für [a:] nutzen und eine noch weitere (übertriebene) Kieferöffnung demonstrieren; ggf. mit ausgeprägter Mimik (gerümpfte Nase, gerunzelte Stirn).

Ableitung über [e:]: Ther. artikulieren ein gedehntes [e:] und ziehen mit dem rechten Zeigefinger den Kiefer etwas weiter auf, sodass ein Lautkontinuum hörbar wird: [e:--- ɛ:]. Pat. werden aufgefordert, dieses Vorgehen zu imitieren – entweder mit eigenem Zeigefinger an ihrem Kinn – oder Ther. übernehmen die Kieferöffnung mit ihrem Zeigefinger, während Pat. lange [e:] artikulieren. Die Ableitung über [e:] gelingt in der Regel gut, sobald eine ausreichende auditive Differenzierungsfähigkeit besteht und die taktil-kinästhetischen Rückmeldekreise verbessert sind.

Material:
/macht Bett/; /bürstet Fell/; /feiert Fest/; /trinkt Sekt/
Zweisilbige Phase: /isst Hähnchen/; /trägt Mädchen/
Arbeit mit Zeitungen: /Fan/
Verbphase: */fährt* Auto/; */kämmt* Haare/; */trägt* Koffer/; */schält* Äpfel, Möhren, Kartoffeln, Zwiebeln/; */wäscht* Fuß, Hand, Haare/

[ø:] Der halbgeschlossene Vorderzungen-, Palatalvokal [ø:] erfordert im Gegensatz zu [o:] eine Zungenhebung im vorderen Mundraum, bei gerundeten Lippen. Die Engebildung entspricht der von [e:], unterscheidet sich jedoch durch die gerundeten Lippen. Es stehen folglich zwei Möglichkeiten der Phonemanbahnung zur Disposition:

Ableitung von [o:] zu [ø:] durch Vorverlagerung der Zunge: Ther. artikulieren ein langes [o:], verändern bei gehaltener Stimme die gerundeten Lippen zu deutlich gespitzten Lippen und strecken den Kopf vor, um die Richtung der Zungenbewegung im Mund sichtbar zu machen. Sie fordern Pat. zur Imitation auf.

Die muskuläre Anspannung des Lippenringmuskels (Orbicularis Oris) hilft erfahrungsgemäß bei der Zungenvorverlagerung. Zur auditiven Diskriminierung kann die Tonhöhe angehoben werden („ganz hoch, oben"); Ther. unterstützen Pat. bei der Assoziation der nötigen Umlautpunkte (Trema) *oben* auf dem Graphem /ö/.

LG: Ther. können die gleiche Lautgeste wie bei [o:] verwenden, jedoch mit deutlich vorgestreckten gespitzten Lippen und vorgestrecktem Oberkörper/Kopf.

vH: „Die Lippen sind rund und ganz spitz, ganz vorne, die Zunge rutscht ganz spitz, nach ganz vorne." „Noch höher, noch spitzer – [ø:]."

Ableitung von [e:] zu [ø:] durch Lippenrundung: Für Pat. mit eingeschränkten taktil-kinästhetischen Rückmeldungen der Zungenlage eignet sich die Ableitung über das gedehnte [e:] im Lautkontinuum zum gerundeten Umlaut [ø:], ggf. mit zusätzlicher taktiler Hilfe zur Lippenrundung.

LG: Ther. verwenden die Lautgeste für [e:] und lassen diese in die Lautgeste für [ø:] übergehen, die der Lautgeste [o] entspricht.

vH: „Sie sprechen ein ganz langes [e:] – alles so lassen – nur die Lippen gehen dabei langsam rund [e:]----[ø:]."

tH: Ther. führen die Lippen mit beiden Daumen und Zeigefingern rund, während Pat. sich nur auf die Artikulation des gedehnten [e:] konzentrieren.

Es erfolgt eine Wiederholung ohne die taktile Hilfe der Ther. sowie die erste Koartikulation zum beabsichtigten Zielwort, z. B. /Öl/.

Erste Koartikulationen mit Semantik:
[ø:l] /Öl/
[nø:] umgangssprachliche oder dialektale Verneinung von /nein/

Material:
Ausruf/Bewertung (TAGESSCHAU, WETTERNACHRICHTEN): /schön/
Arbeit mit Zahlen (Schlagzeilen; STUFENSPRECHEN): /zwölf/
Arbeit mit Atlas bzw. Handy: /Föhr/, /Köln/
Zweisilbige Namen: /Sören/
Objektnamen: /schält Möhren/; /füttert Vögel/
Verbphase: /*föhnt* Haare/; /*hört* Musik/

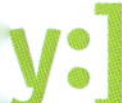

Der Vokal [y:] ist ein gerundeter Vorderzungenvokal, er weist dabei die gleiche Zungenposition auf wie der Vokal [i:], erfordert jedoch gerundete Lippen. Die Anbahnung kann entweder über den hinteren gerundeten Vokal [u:] oder über den vorderen ungerundeten Vokal [i:] erfolgen. Im Anbahnungsprozess ist es dabei nicht ratsam, von einer „gehobenen Zunge" zu sprechen, da Pat. sonst in eine ungünstige Zungen*spitzen*elevation gehen, die anschließend wieder gehemmt werden müsste. Hilfreich sind dagegen visuelle und verbale Richtungshinweise, sowie der Tonhöhenanstieg und Kontrastierungen.

Ableitung von [u:] zu [y:] durch Vorverlagerung der Zunge: Ther. artikulieren ein langes [u:], verändern bei gedehnter Phonation die gerundeten Lippen zu deutlich gespitzten Lippen, schieben den Kopf vor, um die Richtung der Zungenbewegung im Mund sichtbar zu machen und heben ihre Tonhöhe an, um auditiv zu kontrastieren. Sie fordern Pat. zur Imitation auf.

Die muskuläre Anspannung des Lippenringmuskels (Orbicularis Oris) hilft erfahrungsgemäß bei der Zungenvorverlagerung. Der Tonhöhenanstieg korrespondiert mit den Umlautpunkten (Trema) auf dem Graphem /ü/.

LG: Ther. können die gleiche Lautgeste wie bei [u:] verwenden, jedoch mit deutlich vorgestreckten gespitzten Lippen und vorgestrecktem Oberkörper/Kopf.

vH: „Die Lippen sind ganz spitz, ganz vorne, die Zunge rutscht ganz spitz, nach ganz vorne." „Noch höher, noch spitzer – [y:]."

Ableitung von [i:] zu [y:] durch Lippenrundung: Für Pat. mit eingeschränkten taktil-kinästhetischen Rückmeldungen der Zungenlage eignet sich die Ableitung über das gedehnte [i:] mit ggf. zusätzlicher taktiler Hilfe zur Lippenrundung.

LG: Ther. verwenden die Lautgeste für [i:] und lassen diese in die Lautgeste für [u:] bzw. [y:] übergehen.

vH: „Sie sprechen ein ganz langes [i:] – alles so lassen – nur die Lippen gehen dabei langsam rund [i:]----[y:]."

tH: Ther. führen die Lippen mit beiden Daumen und Zeigefingern rund, während Pat. sich nur auf die Artikulation des gedehnten [i:] konzentrieren.

Es erfolgt eine Wiederholung ohne die taktile Hilfe der Ther. anschließend die Koartikulation zum beabsichtigten Zielwort z. B. /Tür/.

Material: Situationsbild /öffnet Tür/; Arbeit mit Zahlen /fünf/; Schlagzeilen, Tagesschau; Atlas bzw. Handy zu /kühl/; /Fyn/; zweisilbige Zielwörter z. B. /Müsli/; /Türkei/; Situationsbild mit zweisilbigen Objektnamen /füttert Hühner/, /grillt Würstchen/; zweisilbige Verben z. B. /füttert Hund, Katze, Hühner, Vögel, Pferd/

6.3.3 Konsonanten

Ein Konsonant entsteht durch ein **Hindernis** im Ansatzrohr (Pharynx, Mundhohlraum, Nasenhohlraum) oder in der Glottis. Der exspiratorische Luftstrom wird durch die **Engebildung der Artikulatoren** gelenkt und geformt. Diese phonemspezifischen Kiefer-, Zungen- und Lippenpositionen können bei Sprechapraxie jedoch nicht mehr, unpräzise oder inkonstant und inkonsistent programmiert werden.

Mit Hilfe der SpAT®-Lautgesten sollen Ort und Art der Engebildung visuell verdeutlicht und zunächst mittels zeitgleicher motorischer Realisation von Ther. vollständig geführt werden. Verbale Hilfen, Vorstellungshilfen, graphische (gezeichnete dynamische Mundbilder) und gestische Hilfen (Lautgesten) unterstützen die Vermittlung der jeweilig wichtigsten phonologischen Informationen für den Ziellaut. Zusätzlich signalisieren Ther., dass es sich um einen stimmhaften Laut handelt – mit der Hand der Ther. auf ihrem Brustbein. Die Stimmerzeugung findet zwar durch die Schwingung der Stimmlippen *im Kehlkopf* statt, dennoch ist die Verdeutlichung der Stimmgebung *am Brustbein* sinnvoller, da unter diesem der Resonanzkörper liegt. Zudem sind Berührungen am Kehlkopf für viele Betroffene unangenehm, insbesondere nach Luftröhrenschnitt (Tracheotomie), vgl. auch Anbahnungsübungen Stimmgebung.

Die nun folgenden Beschreibungen der Lautanbahnung nach SpAT® sind nach Artikulationsorten übersichtlich gelistet:

- Bilabiale [m, p, b]
- Labiodentale [f, v]
- Alveolare [l, n, t, d, s, z, ʃ, ʒ, r]
- Palatale [ç, j]
- Velare [x, k, g, ŋ]
- Uvular [R]
- Glottal [h]

Anbahnung Bilabiale

m] Die Lautgeste für den Bilabial [m] wird nicht direkt am Artikulationsort gezeigt, sondern am Bauch der Ther., um einen Kontrast zu den plosiven Bilabialen [b] und [p] zu erreichen. Auf diese Weise kann Differenzierungsproblemen vorgebeugt werden. Für Pat., die auf Grund visueller Einschränkungen die Lautgeste nicht ausreichend wahrnehmen, machen Ther. auf ihre Hand am Bauch aufmerksam, rutschen ggf. mit ihrem Stuhl zurück oder stehen auf (vgl. Blickfokussierung, Kap. 3.1, 3.4). Die nasale Luftführung wird bewusst nicht erwähnt, um einer Differenzierungsschwäche zum alveolaren Nasal [n] vorzubeugen. Damit Pat. ein eigenständiges „Klangbild" des Bilabial [m] abspeichern können, wird ihnen die Lautgeste am Bauch zusammen mit der Vorstellungshilfe Lieblingsessen und Genuss angeboten.

LG: Ther. lautieren mit geschlossenen Lippen, legen mit deutlicher Geste die rechte flache Hand auf ihren Bauch und kreisen dort mehrmals; die Mimik der Ther. spiegelt dabei ein Wohlgefühl.

vH: „Die Lippen sind zu – locker zu – Sie brummen."
Wenn die Lippen geschlossen sind, aber der Ziellaut nicht hörbar ist, erfolgen weitere verbale Hilfen bzw. die VH.

VH: „Was essen Sie richtig gerne? Zu Weihnachten esse *ich* gerne (z. B.) Gänsebraten mit Rotkohl und Kartoffeln – mmm!" Die Ther. könnten sich vor der geplanten Stunde bei den Angehörigen nach bevorzugten Speisen und Abneigungen der Pat. erkundigen und diese berücksichtigen: „Essen Sie auch gerne (Lieblingsspeise)? – [m:]." (z. B. Pizza, Schokopudding, Sachertorte etc.). Bei Pat. mit dauerhafter Magensonde: Sonne auf der Haut; angenehme Massage.

tH: Bei fehlendem Lippenschluss trotz erfolgter **vH:** Die Ther. betonen ihren eigenen Lippenschluss mit ihrem waagerecht positionierten rechten Daumen und Zeigefinger (wie ein seitlicher Pinzettengriff) – bei Bedarf führen Ther. die Lippen der Pat. anschließend mit einem seitlichen Pinzettengriff beider Hände zum Lippenschluss.

Bei ausbleibender Stimmgebung können Ther. diese unterstützen, indem sie die nicht paretische Hand der Pat. auf deren Bauch kreisend führen. In der Wiederholung lautieren Ther. und Pat., indem sie beide mit ihrer Hand am Bauch kreisen. Die tH setzen Pat. später nur noch optional zur Selbstdeblockierung ein. Bei Pat. mit dauerhafter Magensonde: Linke Hand streicht über rechten Arm, um VH angenehme Massage zu aktivieren.

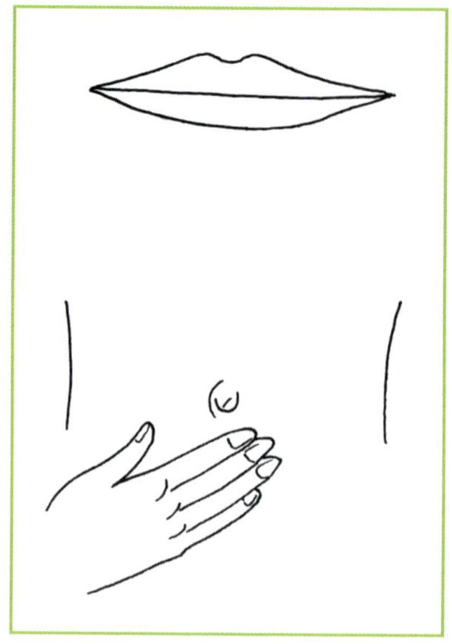

Mundbild [m]

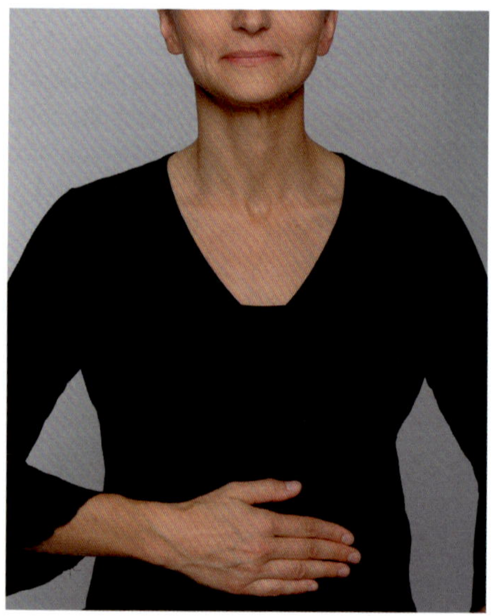

Lautgeste [m]

Erste Koartikulationen mit Semantik:
[a:m] /Arm/ Körperteil der Pat. bzw. Ther.
[mo:] /Mo/ Vorname oder Abkürzung für Montag
[ma:] /Maar/ Vulkansee Eifel

Material:
/fragt, rettet o. trägt Mann/; /fotografiert Meer/; /wiegt Mehl/; /hackt Mais/; /fängt Maus/; /gibt, trinkt Milch/; /sieht o. zeigt Mond/; /schminkt Mund/
in finaler Position: /hebt, gipst Ar*m*/; /füttert La*mm*/; /schmückt, pflanzt Bau*m*/; /schaut o. sieht Fil*m*/; /öffnet Schir*m*/; /baut Tur*m*/
relevant für Wochentage: /Montag/; /Mittwoch/

[p] Der bilabiale Plosiv [p] wird *vor* den alveolaren Plosiven angebahnt, da die Verschlussbildung für Pat. gut sichtbar ist. Aufgrund der kurzen *Voice Onset Time* (VOT) sind die stimmlosen Plosive für schwer Betroffene kaum wahrnehmbar und werden in der Koartikulation häufig elidiert, z. B. /Paar/ → [a:]. Ther. unterstützen die Sichtbarkeit des Plosivs, indem sie ihn zunächst doppelt anbieten: [p]-[pa:]. Eine weitere Möglichkeit, den nicht dehnbaren Verschlusslaut hörbar werden zu lassen, besteht darin, ihn aspiriert zu sprechen, ihn von einem deutlichen Lufthauch gefolgt zu artikulieren: [p^{h}a:]. Pat. nehmen den Plosiv auf diese Weisen besser wahr.

LG: Ther. legen ihren rechten Zeigefinger mit der Fingerkuppe senkrecht auf ihre geschlossenen Lippen und lautieren [p]-[p] zweimal hintereinander, um den sehr kurzen Laut hörbar zu machen. Dabei entfernen sie den Zeigefinger schnell von den Lippen, horizontal nach vorne (Differenzierung zu [t], vgl. LG und MB [t]).

vH: „Die Lippen sind zu – fest zu – die Lippen knallen auf." – Wenn Pat. den Laut stimmhaft als Silbe [ba] realisieren: „Nein, leise – nur Luft." Imitieren Pat. den stimmlosen Plosiv [p] nur silbisch [pa], wird gelobt, aber darauf hingewiesen, dass bereits zwei Laute gesprochen wurden. Ther. unterstützen die einzelheitliche phonetische Enkodierung dann durch die verbale Hilfe: „Nur ein Geräusch – ganz leise – [p]." (mit Lautgeste).

VH: „Schauen Sie – Sie blasen die Wangen auf und lassen sie platzen." oder: „Sie sind mit einem Vorschlag nicht einverstanden und lehnen ihn hochnäsig ab – [p]."

tH: Ther. fordern die Pat. auf, ihren Zeigefinger ebenfalls auf ihre Lippen zu legen, zu drücken und mit dem Geräusch nach vorne zu „schleudern".

Druckaufbau/Luftanhalten in den Wangen wird mit Vorstellungshilfe präsentiert; er kann auch mit vorbereitendem „Wassersammeln" in den Wangen und „von Wange zu Wange spülen" eingeübt werden (bei Pat. ohne Dysphagie!), in der Wiederholung dann nur mit Luft von Wange zu Wange, schließlich mit Luft in beiden Wangen und anschließendem „platzen lassen" [p].

Oder: Ther. steht hinter Pat. und zieht mit seitlichem „Pinzettengriff" die Ober- und Unterlippe der Pat. nach vorne weg, dabei setzen beide Daumen und Zeigefinger waagerecht an.

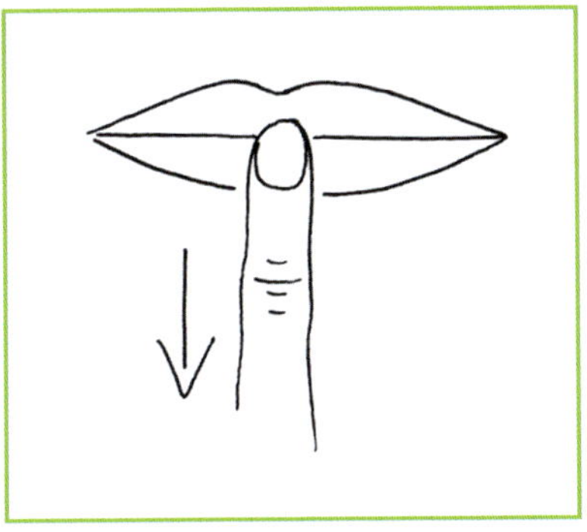

Mundbild [p]

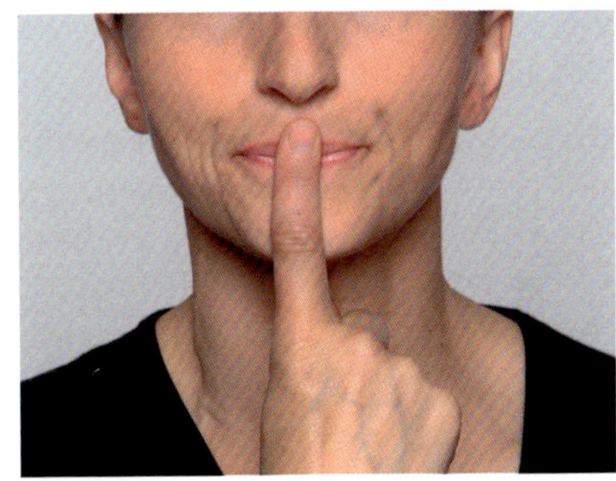

Lautgeste [p]

Erste Koartikulationen mit Semantik:
[pa:] /Paar/ Liebespaar, Elternpaar
[pe:] /P/ Buchstabe
[pi:] Kreiszahl in der Mathematik
[po:] /Po/ Körperteil oder italienischer Fluss
[pu:] /Puh!/ Ausruf, Stöhnen bei Hitze oder schwerer Aufgabe; /Pu/ Bauschaum; /Pu der Bär/ Kinderbuch-Figur

Material:
/cremt o. pudert Po/; /reinigt Pool/; /sucht Pilz/; /bringt, liest Post/
in finaler Position: /fängt o. fesselt Die*b*/; /harkt Lau*b*/; /trägt Kor*b*/
in initialem Cluster [ʃp]: /macht *Sp*ort/
in finalen Clustern [-pf]/[-pst]: /spült To*pf*/; /kauft, wiegt O*bst*/

[b] Die Verschlusslösung des stimmhaften bilabialen Plosivs erfolgt bei gesunden Personen mit Hilfe des mittleren Schwas [ə] zu [bə]. Aufgrund der diffizilen mittleren Position kann dieser Schwa-Laut jedoch von schwer sprechapraktischen Pat. nicht erreicht werden, sondern wird mit mehr Kieferöffnung und kaum Zungenhebung als [bɐ] realisiert. Der lautliche Unterschied wird nur dann erklärt, wenn Pat. ihn während der artikulatorischen Erarbeitung des Zielwortes bemerken. Diese Abweichung wird therapeutisch nicht kommentiert und muss auch nicht korrigiert werden, da der stimmhafte Plosiv koartikulatorisch korrekt möglich sein wird, z. B. [bo:t] (vgl. mediale Lage im Vokaltrapez). Zudem gelingt unwillkürlich bereits die erste sinntragende Lautsynthese [bɐ] (Ausruf der Ablehnung/Ekel), die im Anschluss unmittelbar mit gedehntem Vokal [ba:] und Semantik /Bar/ (Lokalität) bzw. /bar/ (Zahlweise) kommunikativ eingebettet geübt werden kann.

LG: Die Ther. legen ihren rechten Zeigefinger mit der Fingerkuppe senkrecht auf ihre geschlossenen Lippen; ihre linke Hand ruht flach auf ihrem oberen Brustbein als Zeichen für Stimmhaftigkeit. Sie lautieren [bə] zweimal hintereinander, um den sehr kurzen plosiven Laut hörbar zu machen und bewegen dabei den Zeigefinger von den Lippen gerade nach vorne weg.

vH: „Die Lippen sind fest zu – sie knallen auf und es brummt (bzw. Sie geben Stimme)."

VH: „Ein kleines Kind hebt etwas Schmutziges auf: /ba/!" oder: „Sie halten die Luft an – die Luft platzt heraus."

tH: Die Ther. können den Zeigefinger der Pat. auf deren geschlossene Lippen führen, damit Druck geben und ihn nach vorne-unten bewegen. Wenn notwendig, können Ther. die Verschlusslösung führen, in dem sie die Lippen der Pat. mit beiden Daumen und Zeigefingern (hinter Pat. stehend) gerade nach vorne ziehen. Auch können Ther. zur Fazilitierung der Stimmgebung ihre linke flache Hand auf das obere Brustbein der Pat. legen und dort leichten Druck geben.

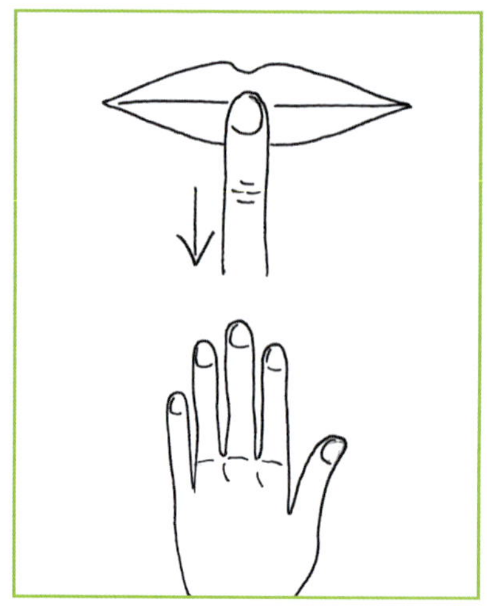

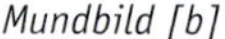

Mundbild [b]

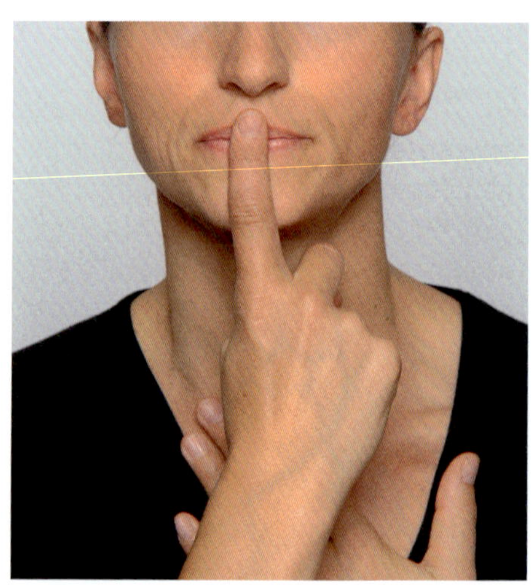

Lautgeste [b]

Erste Koartikulationen mit Semantik:
[ba:] /bar/ Zahlweise; /Bar/ das Lokal
[be:] /B/ Buchstabe

Material:
/wischt Bar/; /nimmt Bad/; /rasiert Bart/; /schießt, spielt, wirft Ball/; /fährt Bahn/; /spielt Bass/; /hackt Beet/; /macht Bett/; /bringt, trinkt Bier/; /fährt Boot/; /fährt Bus/; /untersucht Bauch/; /schmückt, pflanzt Baum/; /massiert, ölt o. rasiert Bein/; /malt Berg/; /malt Bild/
in initialem Cluster: /bringt, liest, schreibt *Br*ief/; /backt, schneidet *Br*ot/

Anbahnung Labiodentale

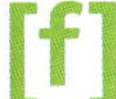

Die Bildung des Frikativs [f] erfordert eine labiodentale Engebildung: Die oberen Schneidezähne berühren die Unterlippe. Diese Kieferposition auf der leicht zurückgezogenen Unterlippe ist für viele sprechapraktische Pat. zunächst schwer einzunehmen. Vor der Anbahnung ist es empfehlenswert, bereits andere Strömungslaute mit Engebildung, wie [s] und die Affrikate [ts], ggf. auch [sch], angebahnt zu haben, um die notwendige Parallelität von Engebildung und Luftführung eingeübt zu haben (vgl. Kap. 6.1, mögliche Reihenfolge der Lautanbahnung). Für die Anbahnung des labiodentalen Frikativs [f] bieten sich zwei Varianten an, je nach individuellen Fähigkeiten zur Kiefersteuerung:

Variante 1 (für Pat., die ihre Kieferposition nicht willkürlich steuern können)

LG: Die Ther. spitzen ihre Lippen, legen dann ihren rechten Zeigefinger (Fingerkuppe) mit etwas Druck senkrecht auf ihre Unterlippe und führen diese dabei zu ihren oberen Schneidezähnen. Sie pusten, gedehnt, deutlich hörbar bei sehr gespitzten Lippen.

vH: „Die Lippen sind spitz – Sie pusten – nur Luft." – Wenn der Laut stimmhaft gebildet wird: „Nur Luft – ganz leise."

VH: „Sie haben Ihren Finger verbrannt beim Kochen – heiß – [f]." Geste des Rührens mit Zeigefinger senkrecht in einem imaginierten Topf; Ther. pusten dann auf ihren Zeigefinger. oder: „Sie wechseln die kaputte Glühbirne aus – heiß – [f]." Ther. zeigen Drehbewegung Richtung Lampe im Raum und pusten dann auf ihren Zeigefinger – [f]".

tH: Bei unzureichender Engebildung, fehlender Luftführung und wenn Pat. den Luftstrom/Laut nicht hören können: Die Ther. machen die Luft spürbar, indem sie auf den Zeigefinger der nicht gelähmten Hand der Pat. pusten und fragen, ob die Pat. die warme Luft spüren; ggf. wiederholen sie das Pusten bis zu einer bestätigenden Reaktion der Pat. Anschließend führen sie diesen Zeigefinger an die Unterlippe der Pat., schieben diese mit leichtem Druck zu den oberen Frontzähnen und fordern die Pat. zum Pusten auf ihren Zeigefinger auf. Wenn möglich, spitzen die Pat. zuerst die Lippen. Evtl. muss das Prozedere im Wechsel mehrfach wiederholt werden, um die Luftführung zu aktivieren. Anschließend ermutigen die Ther. dazu, weiter auf ihren Finger zu pusten, während die Ther. diesen loslassen. Pat. werden nach einer kurzen Pause ermutigt, selbstständig noch einmal auf ihren Finger zu pusten und anschließend den Laut auch ohne ihren Zeigefinger zu artikulieren, während die Ther. diesen mit ihrer Lautgeste nur „spiegeln".

Variante 2

LG: Ther. schieben ihre oberen Schneidezähne deutlich über ihre Unterlippe, „beißen" vorsichtig darauf, legen dann ihren rechten Zeigefinger (Fingerkuppe) auf die Unterlippe und pusten deutlich hörbar.

vH: „Sie beißen auf die Unterlippe. Ganz vorne. Sie pusten."

tH: Bei zu starker Überlappung der Zähne auf der Unterlippe ist die Luftführung nicht mehr möglich, Pat. blockieren. Die Kieferstellung ist nur schwer direkt taktil führbar, wenn sie von Pat. nicht imitiert werden kann bzw. eine Okklusion eingenommen wird.

Ther. können die Unterlippe vorsichtig mit einem Wattestab unter die oberen Frontzähne schieben. Oder: Ther. kleben Esspapier oder geben Honig auf die Unterlippe, die anschließend von den oberen Schneidezähnen „abgeschabt" werden sollen; in dieser Kieferstellung wird dann gestoppt. Wenn Pat. den Luftstrom der Ther. oder den eigenen Laut nicht hören können oder er ausbleibt: Die Ther. nehmen den Zeigefinger der Pat. und pusten auf die Fingerkuppe, drücken diese leicht auf die Unterlippe der Pat. und fordern zum Pusten auf.

Achtung bei Variante 2: Selbstverletzungsgefahr der Pat. durch starkes Zubeißen.

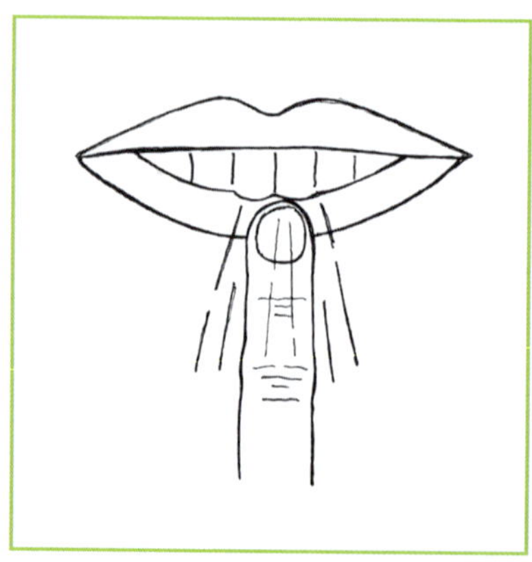

Mundbild [f]

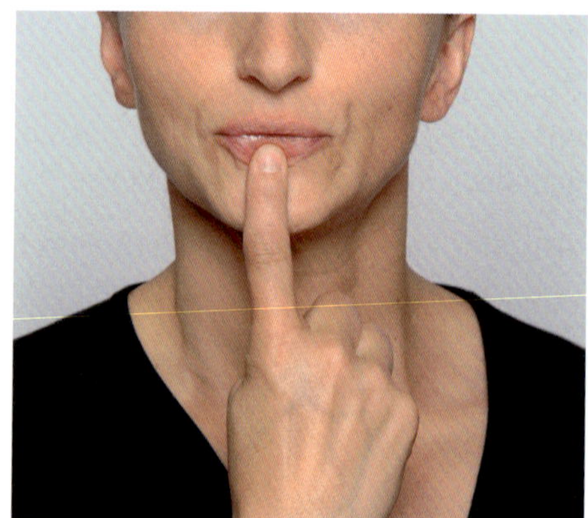

Lautgeste [f]

Erste Koartikulationen mit Semantik:
[fa:] /Fa/ Duschzeug, Körperpflege-Marke; /fahr!/ Ausruf an der Ampel, im Verkehr
[fe:] /Fee/ Vorname oder Märchenfigur
[fi:] /Vieh/ Nutztiere

Material:
/treibt Vieh/; /bürstet Fell/; /brät, isst, fängt Fisch/; /wäscht Fuß/; /schreibt Vier/; /pflügt Feld/; /feiert o. gibt Fest/; /schaut o. sieht Film/
in finaler Position: /fegt Ho*f*/; /hütet, streichelt Scha*f*/; /spielt Go*lf*/
in initialem Cluster: /küsst *Fr*au/
relevant für Wochentag: /Freitag/
im finalen Cluster: /pumpt Lu*ft*/; /spült To*pf*/
relevant im Anlaut/Auslaut für Zahlen: /vier/; /*f*ün*f*/; /e*lf*/; /zwö*lf*/

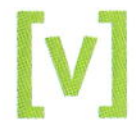

Vor Anbahnung des stimmhaften Labiodentals [v] sollte der stimmlose Frikativ [f] erarbeitet worden sein, da die zusätzliche Stimmgebung für viele Pat. anspruchsvoller ist. [v] erfordert eine parallele Steuerung von Engebildung, Luftführung und Stimmgebung. Ther. wählen die zuvor gewählte Variante 1 bzw. 2 der Anbahnung des stimmlosen Lautes [f] auch zur Lautanbahnung [v] aus. Sie ergänzen ihre Lautgeste nur um die zusätzliche Hand auf ihrem Brustbein, als Zeichen für Stimmhaftigkeit. Die verbalen Hilfen werden ebenso um den Hinweis auf die Stimmgebung ergänzt. Zahlreiche Vorstellungshilfen bieten sich zur Aktivierung der Stimmgebung an.

Variante 1

LG: Die Ther. spitzen ihre Lippen und legen dann ihren rechten Zeigefinger (Fingerkuppe) mit etwas Druck senkrecht auf ihre Unterlippe und führen diese dabei zu ihren oberen Schneidezähnen. Sie pusten deutlich gedehnt und hörbar, bei sehr gespitzten Lippen. Ther. legen ihre andere Hand flach auf ihr Brustbein, um die Stimmhaftigkeit (Resonanzraum) des Lautes zu verdeutlichen.

vH: „Die Lippen sind spitz – Sie pusten – und brummen – [v]." – Wenn der Laut stimmlos gebildet wird: „Lauter – ganz tief – [v]." (mit gesenktem Kinn und deutlich tieferer Stimme)

VH: „Sie schalten den Motor an – laut und tief – [v]." Je nach Vorerfahrungen der Pat. sprechen die Ther. von Auto, Motorrad, Waschmaschine, Rasenmäher, Motorboot, Wind o.ä.

tH: Wie bei [f]; zusätzlich können Ther. zur Fazilitierung der Stimmgebung ihre linke flache Hand auf das obere Brustbein der Pat. legen und im Intervall leichten Druck einmal bzw. mehrmals ausführen.

Variante 2

LG: Die Ther. schieben ihre oberen Schneidezähne deutlich über ihre Unterlippe, „beißen" vorsichtig darauf, legen dann ihren rechten Zeigefinger (Fingerkuppe) auf die Unterlippe, pusten, legen dabei ihre linke flache Hand auf ihr Brustbein und brummen in tiefer Stimmlage.

vH: „Sie beißen auf die Unterlippe. Ganz vorne. Sie pusten und es brummt."

tH: Wie bei [f]. Zusätzlich können Ther. zur Fazilitierung der Stimmgebung ihre linke flache Hand auf das obere Brustbein der Pat. legen und im Intervall leichten Druck einmal bzw. mehrmals ausführen.

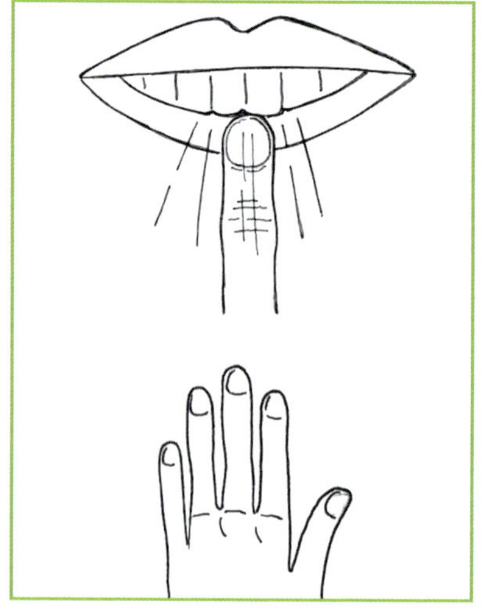

Mundbild [v]

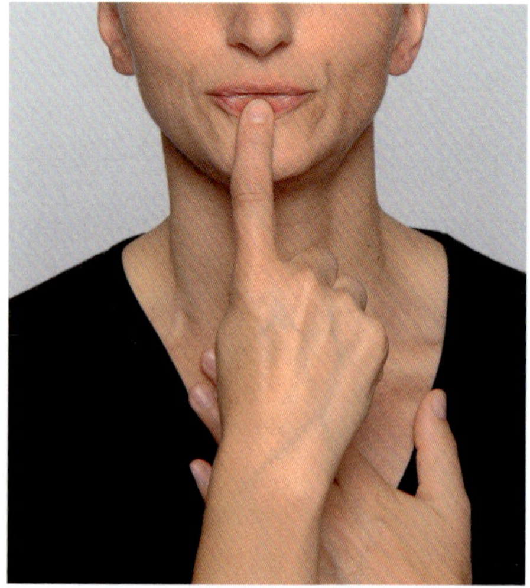

Lautgeste [v]

Erste Koartikulationen mit Semantik:
[vo:] /Wo?/ Fragewort, Pronomen
[vi:] /Wie?/ Fragewort, Pronomen

Material:
Wie bei [f]; zusätzlich /beobachtet o. sieht Wal/; /sucht Weg/; /öffnet, trinkt Wein/; /fotografiert Wald/; /streicht Wand/
im initialen Cluster: /*zw*ei/; /*zw*ölf/

Anbahnung Alveolare

[l] Die Lautanbahnung des stimmhaften, lateralen Approximanten erfordert eine Zungenelevation an den Zahndamm. [l] wird als erster Zungenlaut angebahnt, vor dem Nasal [n] und vor den alveolaren Plosiven [t] und [d]. Falls Personen deutlich nasalieren, ist die vorherige Anbahnung und Sicherung des Nasals [n] empfehlenswert, um nach ersten Koartikulationen anschließend den lateralen Zungenlaut [l] kontrastiv anzubahnen (vgl. Differenzierung [n]-[l]).

LG: Die Ther. öffnen deutlich ihren Mund und strecken dann ihre Zungenspitze hoch, hinter ihre oberen Schneidezähne (an den Zahndamm). Sie demonstrieren die Zungenhebung durch den sich senkrecht hebenden rechten Zeigefinger und den im 90-Grad-Winkel horizontal gestreckten rechten Daumen, mit denen sie Pat. zugleich das Graphem /L/ demonstrieren. Rechts ausgeführt, schauen die Ther. auf ihren Handrücken; links ausgeführt, zeigen Ther. den Handrücken zu den Pat., damit diese das angedeutete Graphem nicht spiegelbildlich gezeigt bekommen.

vH: „Die Zunge geht hoch – [l:]." Falls die Zungenlage nicht erreicht wird, die Zunge nicht stabil gerade bleibt: „Ganz hoch – oben dran – ganz gerade – die Zunge drückt oben." Bei ausbleibender Stimmgebung: „Lauter – ich höre gar nichts." Bei nasalierter Bildung: „Der Ton kommt aus dem Mund – hier vorne raus kommt die Luft." mit einer Geste der Ther., als wenn sie mit allen Fingern Luft von den Lippen waagerecht nach vorne ziehen.

VH: Bei ausbleibender Stimmgebung trotz verbaler Hilfe: „Wir singen den Ton – [l:]." und „Wie zum Geburtstag!", evtl. die Angehörige nach ihrem Geburtstag fragen und für diesen Tag nun ein Ständchen einüben: [la:] – [la:]. Oder: Ther. können einen imaginären Chor beim Einsingen vorspielen: „Der Sopran, bitte, dahinten – [la:] – [la:]." (Ther. mit hoher Stimme) – „Und der Tenor (oder Bass), bitte, [la:]." (Ther. mit tiefer Stimme). „Und jetzt wir beide zusammen – [la:]." Ther. fordern Pat. zum gemeinsamen Singen auf. Angehörige sind erfahrungsgemäß gerne einverstanden, sich am „Vormachen" zu beteiligen, sodass die Pat. zur Imitation/Stimmgebung optimal aktiviert sind.

tH: Bei Pat. ohne Prothese des Oberkiefers können Ther. den Zahndamm der Pat. mit einem Wattestab berühren (ggf. zuvor die Zungenspitze) und fragen, ob die Pat. die Berührung spüren. Sie fordern die Pat. auf, die Zunge an diese Stelle zu drücken, dort oben zu halten. Anschließend erfolgt die verbale Hilfe bzw. Vorstellungshilfe.

Bei Pat. mit einer Oberkieferprothese oder ausgeprägter Hypersensibilität können Zungenlage und Zungendruck auch stellvertretend an der Handfläche der Pat. demonstriert werden: Ther. nimmt die nicht paretische Hand der Pat., hält sie waagerecht vor sie und drückt mit dem rechten Zeigefinger von unten senkrecht (wie eine Zunge) gegen die Handfläche mit **vH:** „Das hier ist die Zunge, die drückt oben dran, spüren Sie das?" Ther. zeigt dann zum Vergleich auf die angehobene Zunge am Zahndamm, wieder auf die Handfläche und auf den Mund der Pat. kann auch ein taktiler (Esspapier am Zahndamm) oder ein gustatorischer Reiz (z. B. Honig oder Nutella) am Zahndamm platziert werden. Ther. fordern die Pat. auf, die Zungenspitze nach oben zu führen, müssen jedoch den Kieferschluss der Pat. verhindern, da der Geschmacksreiz bei geschlossenem Kiefer unmittelbar „abgeleckt" wird, ohne dass es dabei zu einer willkürlichen Zungenspitzenhebung kommt. Bei dysarthrischer/paretischer Zunge oder paretischem Kieferöffner bzw. -schließer sind vorbereitende Übungen zu Kieferöffnung bzw. Zungenelevation notwendig.

Differenzierung [n] – [l]: Falls der Laut nasaliert wird und [n] zuvor bereits angebahnt wurde: Ther. zeigen die Lautbildungsunterschiede, indem sie beide dynamischen Mundbilder aufzeichnen: Mundbild [n] oben auf das Blatt, Mundbild für den Ziellaut [l] unten auf das Blatt. Ther. erklären dabei die jeweiligen Lauteigenschaften; können sich ihre Nase zuhalten und den Ziellaut [l] quasi ohne Nasenbeteiligung demonstrieren. Mittels ihrer Geste (5 Finger ziehen Luft aus dem geöffneten Mund heraus) demonstrieren die Ther. nochmals die orale Luftführung. Sie kontrastieren die Phoneme und betonen die tiefe Stimmlage bei [l:].

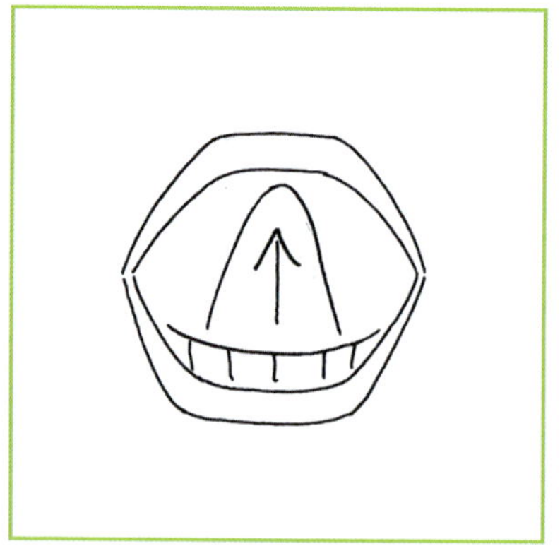

Mundbild [l]

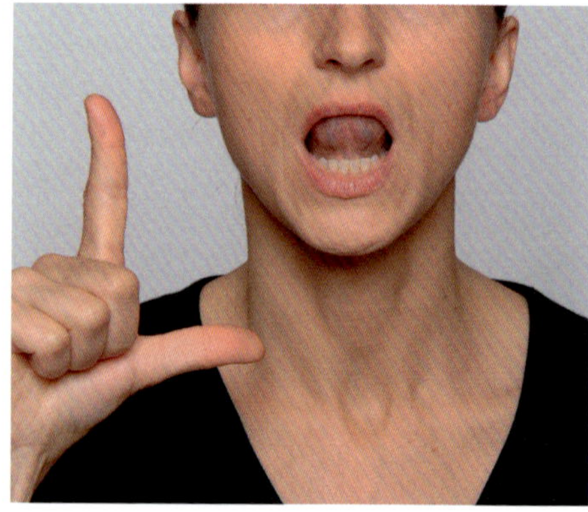

Lautgeste [l]

Erste Koartikulationen mit Semantik:
[la:] /La-la/ Passepartout-Silbe beim Singen; /Laar/ Stadtteil von Duisburg bzw. Stadt in Niedersachsen
[a:l:] /Aal/ Fischart
[al:] /All/ Weltraum

Material:
/füttert Lamm/; /singt Lied/; /bohrt, gräbt Loch/; /pflügt Land/; /harkt Laub/; /pumpt Luft/
in finaler Position: /verkauft o. zeigt Aa*l*/; /schießt, spielt, wirft Ba*ll*/; /bürstet Fe*ll*/; /wiegt Meh*l*/; /schreibt Nu*ll*/; /reinigt Poo*l*/; /zeigt Saa*l*/; /beobachtet o. sieht Wa*l*/
im initialen Cluster: /näht *Kl*eid/
in finalen Clustern: /malt Bi*ld*/; /zählt Ge*ld*/; /spielt Go*lf*/; /streut Sa*lz*/; /fotografiert Wa*ld*/; /sichert Ze*lt*/

[n]

Aufgrund der hohen Alltagsrelevanz sollte der Nasal früh im Therapieverlauf angebahnt und als Silbe [ne:] bzw. in süddeutscher und österreichischer dialektaler Variante [na:] zur Verneinung eingeübt werden. Mit therapeutischer Hilfe ist es möglich, eine Ja-Nein-Kommunikation schrittweise wieder aufzubauen: Nachdem die Vokal-Vokal-Synthese [ia:] (vereinfacht für /Ja/) über ein paar Therapieeinheiten und mit Hilfe von Transferübungen allmählich in der Spontansprache „ankommt", kann die vereinfachte Verneinung [ne:] /Nee/ bzw. [na:] /Na/ eingeführt und kommunikativ gefordert werden. Sie wird auch im MODAK® + SpAT®-DIALOG dialogisch eingeübt. Achtung: /Ja/ und /Nein/ sollten zunächst nicht kontrastiv geübt werden, da sie semantisch zunächst konsolidiert sein müssen!

Der Nasal [n] setzt eine alveolare Zungenhebung voraus, die den oralen Luftraum abschließt; das Velum (weicher Gaumen) senkt sich, sodass die Luft durch die Nase ausströmt, Nasenraum und Mundhöhle zum Resonanzraum werden. Bei der Lautanbahnung des Nasals [n] werden Vorstellungshilfen und grafische Hilfen eingesetzt, um die Schallmodifizierung mit Nasenhohlraumbeteiligung zu erreichen.

Das „Umschalten“ vom häufig zuvor bereits erarbeiteten Phonemprogramm [l] mit oraler Bildung zur nun geforderten nasalen Bildung bedarf mehrerer Vermittlungshilfen, einer deutlichen Kontrastierung und ggf. einer silbischen Deblockierung.

LG: Ther. öffnen ihren Mund und heben ihre Zunge deutlich, aber lautlos hoch, hinter die oberen Schneidezähne (wie bei [l]). Sie legen dann zur Verdeutlichung der Nasalität ihren rechten Zeigefinger schräg und mit leichtem Druck an ihren rechten Nasenflügel und lautieren [n:].

vH: „Die Zunge geht hoch – die Luft geht in die Nase.“ Weitere Hilfe: „Die Zunge drückt oben.“ „Ganz hoch – [n:].“ Ther. lautiert mit übertrieben hoher Stimmlage. „Schnupfen – hören Sie mal den Ton, der geht hier ganz hoch in die Nase.“

vH zur einzelheitlichen Lautanbahnung: Wenn Pat. den Laut nicht einzelheitlich, sondern nur silbisch realisieren können, schreiben Ther. das Wort /Nee/ auf bzw. zeichnen die beiden dynamischen Mundbilder und ermutigen die Pat., nur den ersten Laut [nnnnne:] langzuziehen und die Zunge oben zu lassen. Das Herunterfallen bzw. -lassen der Zungenspitze muss verhindert werden, um den Einzellaut zu erreichen und diesen in jeder Koartikulation, z. B. auch final programmieren zu können (vgl. Kap. 2.7, 5.1). „Ziehen Sie das [n:] ganz lang – und die Zunge bleibt oben – [n:] – Stopp.“

VH: „Viele Leute haben wieder Schnupfen ... – die Nase ist total verschnupft – [n:].“ Ther. rümpfen dabei die Nase, drücken dabei ggf. mit Daumen und Zeigefinger von beiden Seiten gegen die Nasenflügel. Die Ther. können ihre Stimme sowie ihren Kopf deutlich heben und fordern Pat. zur Imitation auf. Lautieren Pat. noch immer den oralen Liquid [l], kontrastieren Ther. die Phoneme durch Gestik und Stimmhebung; tiefes [l:] und hohes [n:] mit übertriebener Kopfhebung. Sie verdeutlichen die nasale Luftführung grafisch, indem sie in das dynamische Mundbild mit blauem Buntstift eine kreisende Luftspirale in den Nasenflügel einzeichnen.

tH: Wenn die Luftführung in die Nase nicht gelingt, können Ther. den Zeigefinger der nicht paretischen Hand der Pat. führen und ihn auf den Nasenflügel der Pat. legen (nicht paretische Seite) und leicht drücken, um den Resonanzraum und Luftaustritt aus der Nase (Nasalität) zu verdeutlichen. Dabei halten die Pat. die korrekte Zungenlage ein.

Es ist empfehlenswert, in der gleichen Therapieeinheit auch das Kopfschütteln anzubahnen, das die Ther. zunächst vormachen und ggf. den Kopf der Pat. behutsam mit beiden Händen leicht zur Drehung führen. In einer weiteren Ablenkerfrage sollen Pat. den Kopf nochmal ohne taktile Hilfe der Ther. imitativ „schütteln“ und dabei mit [ne:] bzw. [na:] verneinen.

Deblockierung über die silbische Route: Ther. stellen eine unsinnige Ablenkerfrage (vH), um einen evtl. noch vorhandenen mentalen Lexikon-Eintrag über die silbische Enkodierungsroute zu aktivieren.

Ther. fordern Pat. dazu auf, die Zunge zu heben, den Zeigefinger an ihren Nasenflügel zu legen und entschieden abzulehnen: „Sie sind nicht einverstanden – [ne:] – Sie schütteln den Kopf dabei – [ne:].“

Beispiele: Ther. zur weiblichen Patientin: „Heißen Sie Frau Merkel?“ (bzw. aktuelle Politikerin oder Star)

Ther. zum männlichen Patienten: „Heißen Sie Olaf Scholz?“ (bzw. aktueller Politiker oder Star)

Ther. und Pat. gemeinsam den Kopf schüttelnd: [ne:] bzw. [na:] (im Dialekt).

Wiederholungsfrage: „Haben Sie fünf Kinder?“

Pat. selbstständig antwortend: „Nee!“ bzw. „Na!“

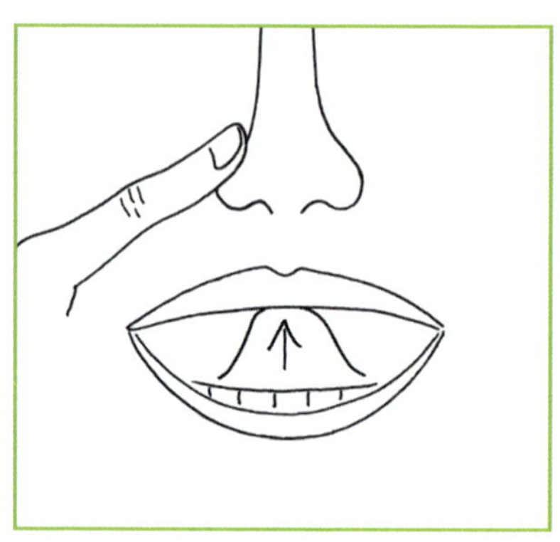

Mundbild [n]

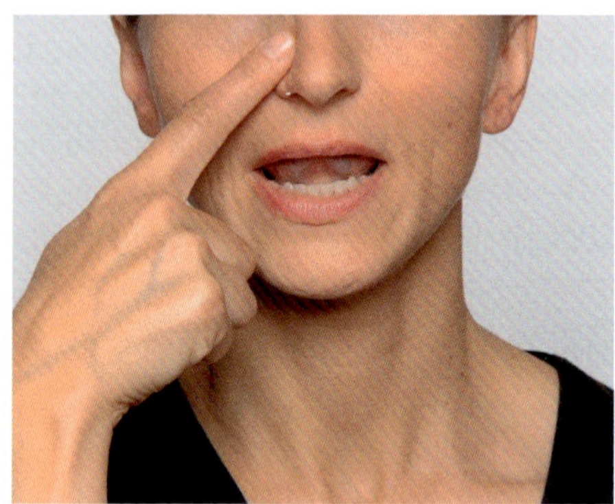

Lautgeste [n]

Erste Koartikulationen mit Semantik:
[ne:] /Nee/ Kurzform der Verneinung /Nein/
[na:] /Na/ dialektale Verneinung; /nah/ kurze Entfernung bzw. vertraut; /Na?/ fragende Begrüßung

Material:
/schreibt Null/; /knackt Nuss/
in finaler Position: /fährt Bah*n*/; /cremt o. rasiert, massiert Bei*n*/; /rettet o. trägt Ma*nn*/; /lobt Soh*n*/; /untersucht Zah*n*/; /öffnet, trinkt Wei*n*/; /streicht Zau*n*/
im finalen Cluster: /trägt, tröstet Ki*nd*/; /pflügt La*nd*/; /streut Sa*nd*/; /streicht Wa*nd*/

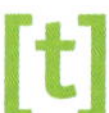

Alveolare Plosive stellen hohe Anforderungen an die Zunge, die den oralen Luftraum durch Zungenanhebung und Druckaufbau am Zahndamm abschließt und die Luft sich damit staut. Ruckartig wird der Verschluss aufgegeben, indem die Zunge sich schnell abwärts bewegt und die Luft aus dem Mund heraus „geschleudert“ wird. Dafür ist ein Druckaufbau vom Zwerchfell bis zur Zungenspitze erforderlich.

Vor der Anbahnung [t] ist es empfehlenswert, die Zungenhebung bereits bei [l] und [n] und den Druckaufbau bereits mit dem stimmlosen bilabialen Plosiv [p] eingeübt zu haben. Ther. sollten den alveolaren Plosiv [t] zunächst doppelt vorsprechen [t]-[t], um ihn durch die wiederholte Lautgeste sichtbar und durch die Dopplung auditiv wahrnehmbar werden zu lassen. Aufgrund der kurzen Voice Onset Time (VOT) sind die stimmlosen Plosive in der Koartikulation für schwer Betroffene kaum wahrnehmbar und werden von Pat. häufig elidiert, z. B. /Tee/ → [e:], wenn sie nicht zunächst doppelt angeboten werden. [t] im Anlaut kann zwar nicht gedehnt, aber zusätzlich hörbar gemacht werden, indem er aspiriert gesprochen wird: [t^he:]. Bei manchen Pat. gelingt die Anbahnung des Einzellauts [t] leichter *nach* der Anbahnung des stimmhaften Lautes [d] bzw. seiner vokalischen Verschlusslösung [da:] und Vorstellungshilfe/Zeigegeste (vgl. Anbahnung [d], erste Lautsynthese).

LG: Ther. öffnen den Mund und strecken die Zunge deutlich sichtbar nach oben hinter die Schneidezähne bzw. den Zahndamm, an den die Zunge oben drückt. Dann legen sie ihren rechten Zeigefinger senkrecht und seitlich gedreht vor ihre geöffneten Lippen und bewegen den Zeigefinger gleichzeitig mit der herabschnellenden Zunge und Lautierung [t] nach vorne-unten (zum Fußboden, neben den Tisch), um die Verschlusslösung zu verdeutlichen und in der Anbahnungsstunde die Assoziation des Spuckens zu evozieren. Es folgt eine sofortige Wiederholung, um den Laut nochmals hörbar zu machen (s.o.). In der Koartikulation wird die Lautgeste weniger ausgeprägt und zu den Pat. hin, im Bogen nach vorne Richtung Tischfläche ausgeführt. Die Dopplung des Anlauts hilft zur Wahrnehmung des Plosivs, dabei geht die zweite Ausführung der Lautgeste in die Lautgeste des Folgevokals über: [t-te:].

vH: „Die Zunge geht hoch – die Zunge knallt runter – Sie spucken." Erweiterte verbale Hilfe: „Die Zunge drückt oben." Falls Pat. den Verschluss stimmhaft-vokalisch lösen, wird gelobt, aber korrigiert: „Prima, aber ganz leise – [t]- [t]."

VH: „Sie spucken – eine Fliege – die muss raus – [t]." oder: „Wie beim Fußball – [t]."

Wenn Pat. den stimmhaften Laut [l] produzieren: „Ganz leise – Zunge hoch – leise – drücken – und loslassen – [t] – nur Luft – [t]." „Schauen Sie mal: Der Druck kommt aus dem Bauch." Ther. legen ihre flache Hand auf ihren Bauch und holen Luft durch den Mund, Zunge hoch: „Einatmen – Zunge hoch – drücken – loslassen – [t]."

Oder als alternative VH von Wasserhahn, Regen: „Es tropft – [t] – [t]."

tH: Ther. können mit einem Wattestab am Zahndamm der Pat. drücken und loslassen. Bei Oberkieferprothesen drückt ein Wattestab die gehobene Zunge von unten an den Zahndamm. Bei Hypersensibilität oder Oberkieferprothese lässt sich der Zungendruck auch stellvertretend mit dem Zeigefinger der Ther. von unten gegen die erhobene horizontal gehaltene flache Hand der Pat. erfahrbar machen. Der Zungendruck am Zahndamm / an der Prothese soll anschließend unmittelbar von Pat. imitiert werden. Manche Pat. unterstützt es in ihrer Wahrnehmung von Druckaufbau, wenn sie selbst mit ihrem Zeigefinger gegen die erhobene horizontal gehaltene flache Hand der Ther. drücken und anschließend sofort mit der Zunge den Druckaufbau am Zahndamm imitieren. Problematisch kann die erforderliche Verschluss*lösung* sein, da kein oder zu wenig Druck im Ansatzrohr/Zwerchfell aufgebaut wurde. Das Ausspucken von Wasser ins Waschbecken kann bei Pat. ohne Dysphagie als vorbereitende Übung in der Therapie und als *häusliche Übung* angeboten werden.

Aufgrund der Auslautverhärtung kommt der Plosiv [t] im Deutschen in finaler Wortposition häufig vor. Er kann mit Hilfe zahlreicher Objektnamen in der Wortgruppe 2 und 3, später mit Verben in der 3. Person Präsens und im Artikulationstraining STUFENSPRECHEN geübt werden.

Der Alveolar [t] tritt in diversen finalen Clustern auf: [-*ft*], [-*kt*], [-*lt*], [-*nt*], [-*st*]. Das Cluster [-*pst*] ist eine sehr anspruchsvolle Koartikulation, wird mitunter erst in der zweisilbigen Phase erarbeitet. Da das hochfrequente Wort „Obst" für viele Menschen als fester Teil im Speiseplan eine hohe Alltagsbedeutung hat, wird es so früh wie möglich artikulatorisch erarbeitet.

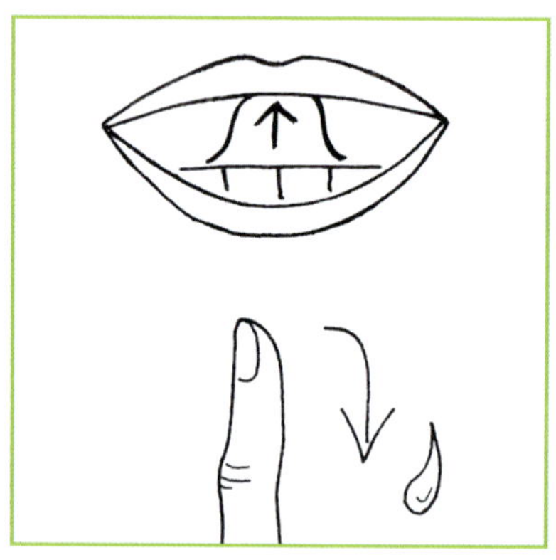

Mundbild [t]

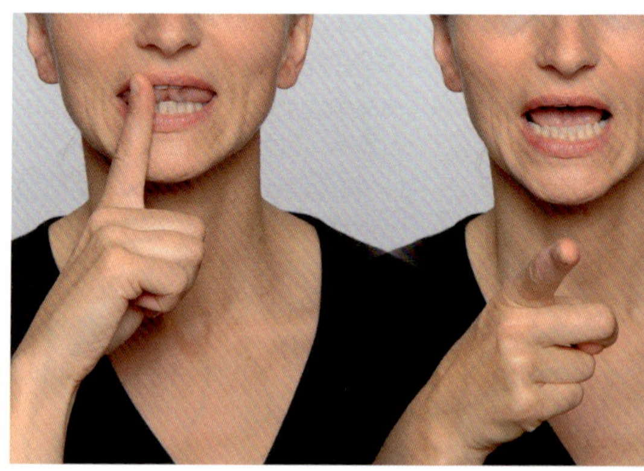

Lautgeste [t]

Erste Koartikulation mit Semantik:
[te:] /Tee/ Heißgetränk oder /T/ Buchstabe

Material:
/kocht, trinkt Tee/; /deckt Tisch/; /öffnet/schließt Tor/; /schießt Tor/; /öffnet Tür/; /bindet Tuch/; /spült Topf/; /baut Turm/
in finaler Position: /nimmt Ba*d*/; /rasiert Bar*t*/; /hackt Bee*t*/, /macht Be*tt*/; /probiert Hu*t*/; /singt Lie*d*/; /fährt, putzt, wechselt Ra*d*/; /füttert, reitet, streichelt Pfer*d*/
in finalen Clustern: /malt Bi*ld*/; /pflügt Fe*ld*/; /feiert Fe*st*/; /holt, zählt Ge*ld*/; /gibt Ha*nd*/; /badet, bürstet, füttert, streichelt Hund/; /trägt, lobt, tröstet Ki*nd*/; /pumpt Lu*ft*/; /sieht o. zeigt Mo*nd*/; /schminkt Mu*nd*/; /bringt Post/; /streut Sa*nd*/; /trinkt Se*kt*/; /fotografiert Wa*ld*/; /streicht Wa*nd*/; /befestigt o. sichert Ze*lt*/; /kauft, wiegt O*bst*/

[d] Sprechapraktische Pat. imitieren den stimmhaften alveolaren Plosiv nicht mit dem sich anschließenden mittleren Schwa-Laut [də], sondern lösen den Verschluss am Zahndamm stimmhaft-vokalisch in den fast offenen Zentralvokal [ɐ] → [dɐ], da sie die mittlere Zungenposition nicht einnehmen können, sondern die Zunge „fallen lassen“ (vgl. Vokaltrapez). Ther. brauchen keine Korrekturhilfe zu geben, da der Vokal koartikulatorisch nicht mehr auftauchen wird. Wenn der stimmlose Plosiv [t] bisher nicht angebahnt werden konnte, eignet sich die Silbe [da:] als Einstieg in die alveolare Plosivbildung (vgl. Lautanbahnung [t]).

LG Variante 1: Wenn der stimmlose Plosiv [t] bereits gelingt: Ther. öffnen den Mund, strecken die Zunge nach oben hinter die Schneidezähne. Dann legen sie ihren rechten Zeigefinger seitlich senkrecht vor ihre geöffneten Lippen. Zusätzlich ruht ihre linke Hand flach auf ihrem oberen Brustbein (Resonanzraum), um die Stimmhaftigkeit des Lautes anzuzeigen. Die Ther. bewegen nun den Zeigefinger mit der Lautierung nach vorne-unten (zur Tischfläche) [də] – [də]. Der Laut wird zweimal vorgesprochen, um ihn hör- und sichtbar zu machen (vgl. Plosivbildung [p], [t]).

LG Variante 2: Wenn [t] noch nicht angebahnt werden konnte, erfolgt zunächst eine Ableitung über die Silbe [da:]. Ther. stellen eine sinnhafte „Suchfrage“, z. B.: „Wo steht das (Mineral)Wasser?“ und zeigen mit ihrem Zeigefinger und ruckartig ausgestreckten Arm auf das gesuchte Mineralwasser bzw. den gesuchten Gegenstand im Raum und beantworten die Frage selbst: „Da!“ Anschließend sollen Pat. *ihre* Zunge am Zahndamm positionieren, dort drücken und mit ihrer nicht paretischen Hand und gestrecktem Zeigefinger ruckartig den Arm zum gesuchten Gegenstand ausstrecken. Diese Zeigegeste muss ggf. einmal von Ther. geführt eingeübt werden. Erfahrungsgemäß sind mehrere Wiederholungsfragen nötig, bis Pat. mitsprechen.

Diese Zeigegeste ist eine alltagsrelevante nonverbale und zunehmend verbal begleitete Kommunikationsmöglichkeit, um Angehörigen Hinweise auf Bedürfnisse und intendierte Gesprächsinhalte zu geben – Geste und Ausruf werden „gekoppelt“.

vH Variante 1: „Die Zunge ist oben – die Zunge knallt runter – Sie spucken und es brummt.“ Wenn keine Stimmgebung erfolgt: „Ich höre nichts – Sie geben Stimme dazu – lauter.“

vH/VH Variante 2: Sinnhafte Suchfragen: „Wo steht das (Mineral)Wasser?“ Oder: „Ihr Kind / Ihr Mann / Ihre Frau/Freundin / Ihr Freund sucht das Handy – Sie sehen es: [da:].“ Oder: „Sie möchten reisen – aber das Wort können Sie nicht sprechen – Sie zeigen auf der Landkarte, wo Sie sein möchten – [da:].“

tH Variante 1 und 2: Wenn Pat. keinen Verschluss durch Druck der Zungenspitze am Zahndamm herstellen, können Ther. mit einem Wattestab einen Hinweisreiz am Zahndamm geben. Bei Oberkieferprothesen ist es möglich, einen stellvertretenden Druck mit dem Zeigefinger von unten senkrecht gegen die flache horizontal angehobene Handfläche der Pat. zu demonstrieren, auf die Zunge der Pat. zu verweisen und auf die drückende Zunge der Ther. an ihrem Zahndamm aufmerksam zu machen. Auch können Ther. den Zeigefinger der Pat. von unten gegen die Handfläche der Ther. drücken. Eine weitere taktile Hilfe ist der Druck mit dem Wattestab von unten an die gehobene Zungenspitze der Pat. gegen den Zahndamm. Wenn das Phonem stimmlos gebildet wird, zeigen Ther. die Stimmgebung zunächst mit ihrer linken flachen Hand auf ihrem Brustbein (Resonanzkörper) und fazilitieren anschließend ggf. die Stimmgebung durch Intervalldruck ihrer linken flachen Hand auf dem oberen Brustbein der Pat. und fordern zur Stimmgebung auf (s. vH).

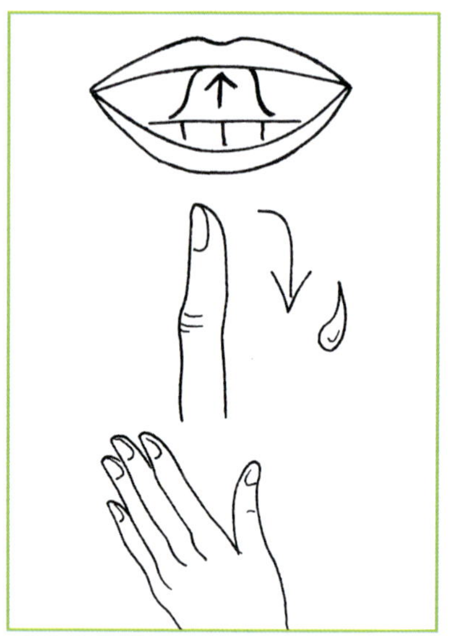

Mundbild [d]

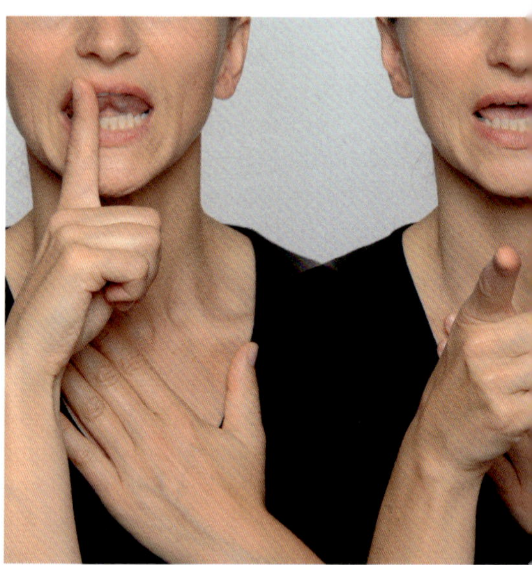

Lautgeste [d]

Erste Koartikulationen mit Semantik:
[da:] /da!/ Ausruf, Hinweis mit Zeigegeste
[du:] /Du/ persönliche Anrede, Pronomen
[di:] /die/ getroffene Auswahl mit Zeigegeste, Artikel

Material:
/deckt Dach/; /fängt, fesselt Dieb/
im initialen Cluster: /d*r*ei/
relevant für Wochentage: /Dienstag/; /Donnerstag/

[s] Der stimmlose Frikativ [s] erfordert einen Kieferschluss (Okklusion) bei gleichzeitiger Lippenspreizung. Da es verschiedene individuelle physiologische Zungenpositionen gibt (unten, mittig oder oben hinter den Frontzähnen) und Ther. die prämorbide Zungenlage der Pat. nicht bekannt ist sowie diese ggf. nach neurologischen Verletzungen neu gefunden werden muss, können Ther. nur den Hinweis auf eine Zungenposition *direkt hinter* den Zähnen vermitteln (Artikulationsort). Ein gutes Gehör der Pat. im Bereich hoher Frequenzen ist notwendig, daher erfragen Ther. nach der Präsentation des Lautes, ob die betroffene Person den Laut hören kann: „[s] – Hören Sie das Geräusch? – [s]?“ Evtl. sind Hörverstärker zur Demonstration des Phonems nötig: Z. B. zischen Ther. durch einen kurzen Strohhalm, den sie sich vor die Zähne halten. Bei Bedarf wird eine Diagnostik in einer HNO-Praxis oder in der Hörgeräteakustik empfohlen.

LG: Die Ther. beißen die Zähne zusammen und spreizen dann deutlich ihre Lippen. Sie zeigen mit der Fingerspitze ihres Zeigefingers auf die Mitte ihrer Zahnreihen (Artikulationsort) und lautieren dabei.

vH: „Die Zähne sind zu – die Lippen sind breit – ganz vorne – es zischt.“ Wenn die Luftführung lateral erfolgt: „Ganz vorne – kommt die Luft – vorne.“ Wenn die Zunge zurückverlagert ist: „Die Zunge ist direkt an den Zähnen – ganz vorne dran (versus zurückgezogener Zungenlage bei [sch]).“ Wenn Pat. den Laut stimmhaft bilden: „Nur Luft – leise – es zischt nur.“ „Wie eine Schlange.“

VH: „Wie eine Schlange – beim Wandern – ich trample auf den Boden – die Schlange bewegt sich und zischt [s:].“ Viele Pat. kennen Schlangen von ihren Urlauben in Südeuropa. Die spontane Zeichnung einer Schlange, die auf dem sonnigen Wanderweg liegt und wie das Graphem /S/ aussieht, unterstützt die semantische Aktivierung.

tH: Bei ausbleibender Luftführung und v.a. bei auditiver Einschränkung nehmen Ther. die nicht paretische flache Hand der Pat. und zischen aus geringem Abstand auf deren Handrücken, um die Luft spürbar werden zu lassen. Sie fragen, ob die betroffene Person die Luft gespürt hat, führen den Handrücken dann unmittelbar vor die geschlossenen Zähne und gespreizten Lippen der Pat. und fordern diese zum Zischen auf die gleiche Stelle der Hand auf. Häufig ist eine Wiederholung durch die Ther. nötig. Es ist auch möglich, die Pat. durch einen kurzen Strohhalm zum Zischen zu aktivieren, der an ihre geschlossenen Zähne gehalten wird – nachdem Ther. dieses selbst mit ihrem Strohhalm demonstriert haben. Auch bei lateraler Luftführung eignet sich die gezielte Luftführung in den mittig vor die Zähne gehaltenen Strohhalm.

Bei ausbleibender Lippenspreizung können Ther. mit ihrem Daumen und Zeigefinger die Mundwinkel der Pat. in Spreizung führen und dann loslassen, sodass Pat. die Spreizung eigenständig einhalten. Bei einseitiger Fazialisparese ist dieses einseitig möglich, bei beidseitiger Fazialisparese nicht möglich.

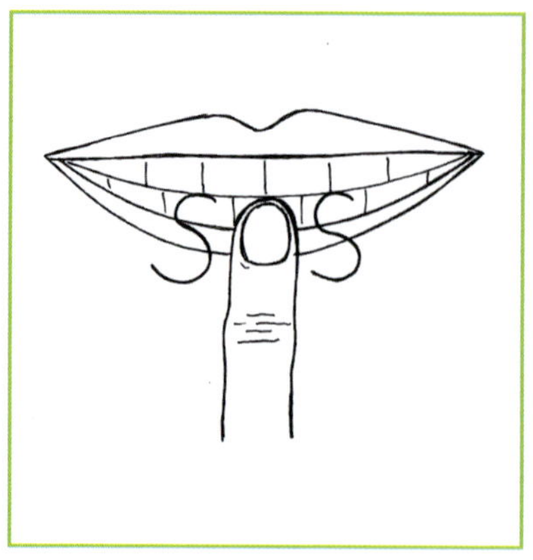

Mundbild [s]

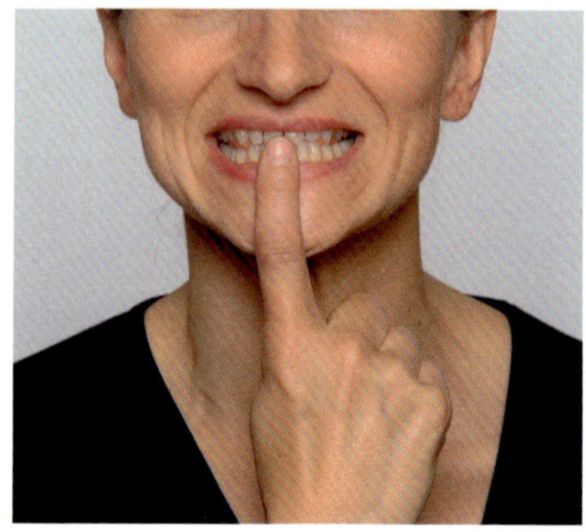

Lautgeste [s]

Erste Koartikulationen mit Semantik:
[as] /Ass/ Spielkarte oder Person mit außergewöhnlicher Fähigkeit
Im Dialekt: **[se:]** /See/; **[si:]** /sie/ weibliche Person, Personalpronomen

Material:
/spielt Ass/; /spielt Bass/; /fährt Bus/; /isst Eis/; /gibt Kuss/; /knackt Nuss/; /malt Haus/; /isst Reis/; /hebt Glas/; /hackt Mais/; /fängt Maus/
in finalem Cluster: /sägt Ast/; /bringt, liest Post/; /sagt Prost/

[z]

Wenn der stimmlose Frikativ [s] gelingt und mindestens eine erste Lautsynthese eingeübt wurde, kann bei Bedarf das stimmhafte Phonem [z] in einer der folgenden Therapieeinheiten angebahnt werden. Die notwendige parallele Programmierung von Luftführung und Stimmgebung bedeutet erhöhte Anforderungen.

LG: Ther. beißen ihre Zähne zusammen und spreizen die Lippen. Sie legen ihren rechten Zeigefinger an die Mitte ihrer Zahnreihen und zusätzlich ihre linke flache Hand als Zeichen der Stimmgebung auf ihr oberes Brustbein.

vH: „Die Zähne sind zu – die Lippen sind breit – Sie zischen und summen – [z:]." Bei ausbleibender Stimmgebung kann ergänzt werden: „Lauter – mit Stimme." „Ganz tief – es brummt – hier unten drin." Ther. verweisen mit der Hand auf ihr Brustbein, lautieren mit sehr tiefer Stimmgebung und ggf. gesenktem Kopf, auf den Resonanzraum im Körper verweisend.

VH: „Wie eine Biene, die summt – [z:]." „Eine dicke, schwere Hummel – [z:]." Ther. weisen auf Blüten draußen, ggf. ein Insekt im Raum hin; malen ein fliegendes Insekt auf und/oder führen mit ihrer Hand eine kreisende Fluggeste in der Luft aus. Ein Honigglas auf dem Tisch aktiviert durch auf dem Etikett abgebildete Bienen.

tH: Da Lippenspreizung und Luftführung von Pat. bereits durch die vorherige Anbahnung des stimmlosen Frikativs ausgeführt werden können, benötigen Ther. zur Stimulation der Stimmgebung meist nur den taktilen Hinweisreiz durch ihre flache Hand auf dem oberen Brustbein der Pat. Häufig reicht es aus, sich dem Brustbein der Pat. mit der taktilen Hand zu nähern, ohne diese zu berühren.

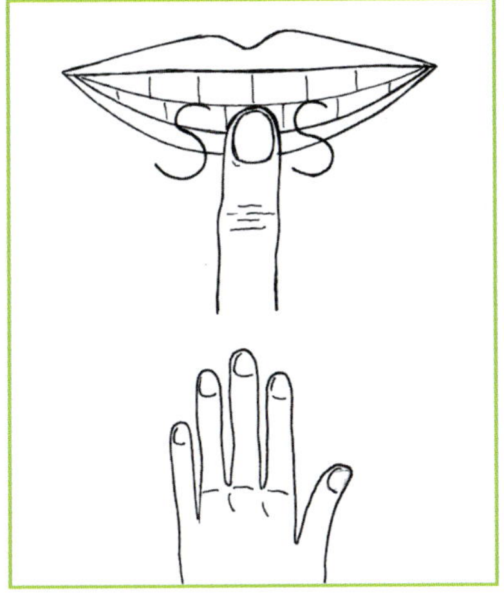

Mundbild [z]

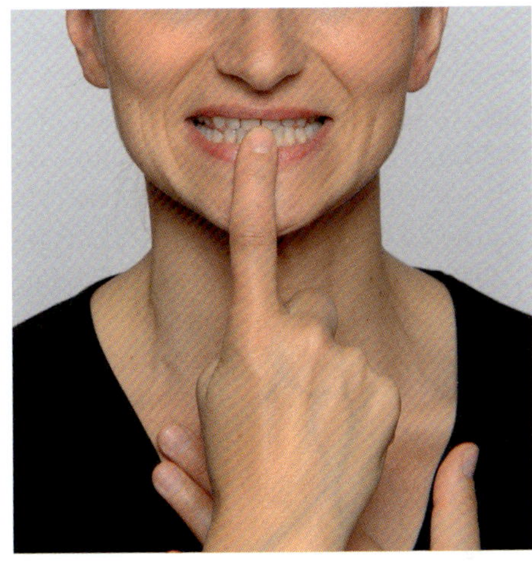

Lautgeste [z]

Erste Koartikulationen mit Semantik:
[ze:] /See/ Gewässer
[zi:] /sie/ unbekannte Person, Personalpronomen
[zo:] /so!/ Ausruf nach Beendigung einer Tätigkeit oder zur Korrektur einer Tätigkeit, Interjektion

Material:
/malt See/; /zeigt Saal/; /lobt Sohn/; /trinkt Saft/; /streut Salz o. Sand/
relevant für Zahlen: /sechs/; /sieben/

[ʃ]

Die Bildung des postalveolaren Frikativs [ʃ] erfordert parallele Steuerungsprozesse von Kiefer, Lippenform, Zungenlage und Luftführung (vgl. Kap. 2.9, gestörte Parallelität). Erfahrungsgemäß gelingt die Neuprogrammierung leichter, wenn zuvor der stimmlose Frikativ [s] eingeübt wurde und sich die Fähigkeiten zu Parallelität und Selbstkontrolle bereits gebessert haben.

LG: Ther. beißen die Zähne zusammen und runden dann die Lippen. Sie setzen mit allen 5 Fingerspitzen der Lautgestenhand vor den Lippen an und machen eine horizontale Handbewegung, als ob sie das Geräusch nach vorne aus dem Mund herausziehen.

vH: „Die Zähne sind zu – die Lippen sind rund – ganz viel Luft." Bei zu schwacher oder lateraler Luftführung: „Stärker – viel Luft."

VH: „Wie ein ICE – der vorbeirauscht– [ʃ:]." Ther. geben ein anhaltendes Rauschen vor. Oder: „Eine alte Dampflok fährt los – [ʃ:]." Oder: „Wasser rauscht (Wellen, Wasserfall) – [ʃ:]." Dabei unterstützen konkrete, den Pat. bekannte Orte bzw. Flussnamen bzw. Meere.

tH: Bei unzureichender Okklusion oder Suchverhalten des Kiefers: Ther. nimmt ein bereitgestelltes Stück Kauschlauch und demonstriert das Zubeißen auf diese „Nudel". Pat. bekommen ebenfalls ein Stück Kauschlauch in die Hand, zusätzlich festgehalten von Ther. Die Pat. werden aufgefordert, darauf zu kauen – von den Molaren bis zu den Frontzähnen, zu beiden Seiten, mit gerader Kopfhaltung. Dann stoppen die Ther. und ziehen den Kauschlauch aus den zugebissenen Zähnen vorsichtig heraus. Die Pat. sollen noch einmal die Zähne öffnen und zubeißen (ohne Kauschlauch) und in Okklusion stoppen. In dieser Position erfolgt dann die Lautgeste der Ther., die zum Zischen auffordert.

Bei unzureichender Lippenrundung: Häufig können Pat. die Zähne nicht geschlossen halten, während sie gleichzeitig die Lippen runden (gestörte Parallelität), daher fordern Ther. dazu auf, sich nur auf die geschlossenen Zähne zu konzentrieren. Zeitgleich führen die Ther. dann mit ihren beiden Daumen und Zeigefingern die Lippenrundung, halten diese kurz und fordern zur Luftführung auf – [ʃ:]. In der Wiederholung entfernen die Ther. ihre taktile Unterstützung und ermutigen die Pat., weiter zu lautieren und das „Geräusch" ohne ihre taktile Hilfe noch einmal zu wiederholen.

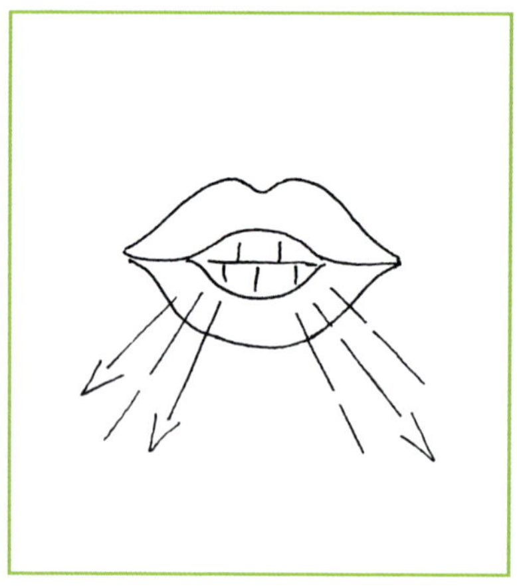

Mundbild [ʃ]

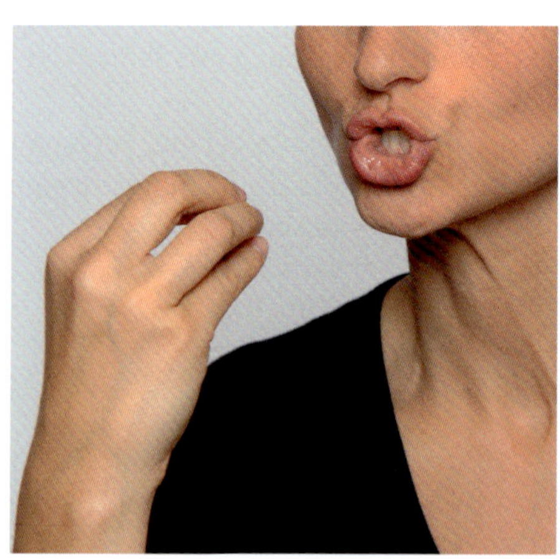

Lautgeste [ʃ]

Erste Koartikulationen mit Semantik:
[ʃu:] /Schuh/
[ʃi:] /Ski/ bzw. /Schi/
[ʃa:] /Schar/ Pflugschar oder Vogelgruppe

Material:
/fährt, läuft, leiht, verleiht Ski/; /bindet, kauft, probiert, putzt, repariert Schuh/; /strickt Schal/; /hütet, streichelt Schaf/; /steuert Schiff/; /öffnet Schirm/
in finaler Position: /brät, isst Fi*sch*/; /deckt Ti*sch*/
in initialen Clustern: /macht *Sp*ort/; /wirft *St*ock/; /trägt *St*uhl/; /füttert *Schw*ein/

[ʒ] Die stimmhafte Variante des Postalveolaren [ʃ] wird im Deutschen selten gebraucht und eher für englisch- oder französischstämmige Objekt- oder Eigennamen benötigt (Lehnwörter). Heißen relevante Personen aus der Familie, Freundes- oder Bekanntenkreis jedoch z. B. /John/ oder /Jill/, könnte eine Anbahnung aufgrund der biografischen Relevanz notwendig sein und anderen Konsonanten vorgezogen werden.

LG: Die Lautgeste entspricht der Lautgeste des stimmlosen Phonems [ʃ] und wird um die Hand auf dem oberen Brustbein als Zeichen von Stimmhaftigkeit ergänzt. Die verbalen Hilfen entsprechen ebenfalls den Hilfen des stimmlosen Lautes und sind um den Hinweis zum Stimmeinsatz zu erweitern.

vH: „Die Zähne sind zu – die Lippen sind rund – ganz viel Luft – und *mit* Stimme – es brummt."

Erste Koartikulation mit Semantik: (vereinfacht)
[ʒo:] /Joe/ engl.-amerik. Vorname

[r] Bei der alveolaren Variante [r] (dialektale Variante), auch „Zungenspitzen-r" genannt, berührt die Zungenspitze den Übergang zwischen Zahndamm und dem vorderen harten Gaumen leicht und wird durch die darüber strömende Luft retroflex zum Schwingen gebracht.

Diese Bildung stellt jedoch hohe Anforderungen an Zungenspitzensteuerung und Luftführung; daher sollte mit Pat. und Angehörigen abgewogen werden, ob die mitunter leichter zu realisierende uvulare, hochdeutsche Variante [R] Akzeptanz finden könnte.

LG1: Ther. öffnen ihren Mund und heben ihre Zunge deutlich hinter die oberen Schneidezähne; die Lautgeste erfolgt wie bei [R], mit waagerecht vor dem Körper um sich kreisenden Zeigefingern (VH1).

LG2: Ther. bewegt den Zeigefinger im schnellen Intervall senkrecht nach oben zur Zimmerdecke (VH2: Bohrer in Decke).

vH1: „Die Zunge ist oben – hinter den Zähnen – sie [rɔlt] –[r:]."

vH2: Die Zunge ist oben – hinter den Zähnen – sie bohrt – [r:]."

VH 1*:* „Wie ein [ra:t], das [rɔlt] – [r:]." (Fahrradreparatur; Nähmaschinenspule + Nadelgeräusch u. a.) → **LG:** Ther. zeigt um sich selbst „rollende" Zeigefinger.

VH 2: „Wie eine Bohrmaschine, Sie bohren oben in die Decke – [r:]." Bohren in die Zimmerdecke, um Lampen aufzuhängen; für handwerklich praktizierende Menschen sinnvoll.

Oder: „Wie ein Specht – am Baum – er bohrt – [r:]." Für Menschen mit ornithologischem Interesse sinnvoll.

tH: Ther. können mit einem Wattestab am Zahndamm der Pat. im Intervall leichte vibrierende Berührungsreize setzen.

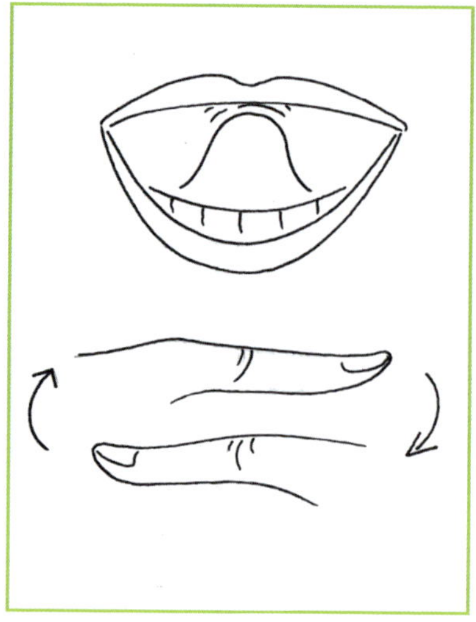

Mundbild [r]

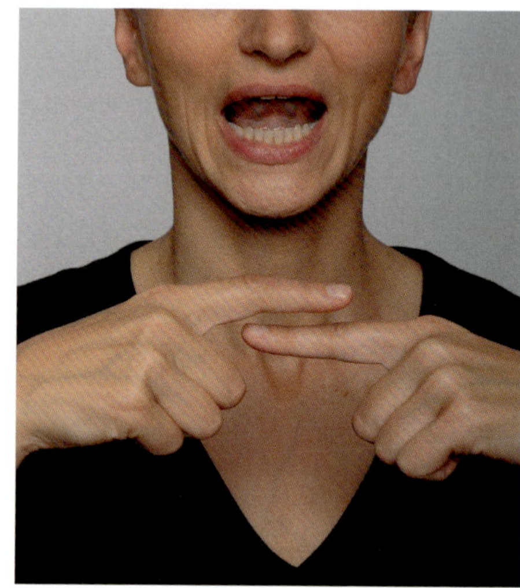

Lautgeste [r]

Erste Koartikulationen mit Semantik:
[ro:] /roh/ Garzustand
[re:] /Reh/ Waldtier bzw. Fleisch
[ra:] /rar/ selten vorkommend

Material
vgl. [R]: /beobachtet o. sieht Reh/; /fährt, putzt, repariert, wechselt Rad/, /isst Reis/; /saugt Raum/
in initialen Clustern: /liest, schreibt *Br*ief/; /backt *Br*ot/; /küsst *Fr*au/

Anbahnung Palatale

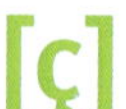

Die Bildung des stimmlosen palatalen Frikativs [ç] erfordert Anhebung und Druck der Mittelzunge gegen den Hochgaumen. Die Zungenspitze bleibt hinter den unteren Schneidezähnen positioniert. Diese besondere Engebildung im Mundraum ist am besten durch eine ausgeprägte Lippenspreizung (wie [i]) zu erreichen, die eine passende Kieferöffnung vorgibt. Die Anbahnung des palatalen Frikativs [ç] erfolgt erst zu einem fortgeschrittenen Therapiezeitpunkt, nachdem die Frikative [s, ʃ] artikulatorisch automatisiert gelingen. Für hochdeutsche Pat., wird der Laut vor allem für das Personalpronomen /ich/ sowie für entsprechende Satzstrukturen in der 1. Person Singular relevant. Der Laut kann gezielt mit Hilfe von Objektnamen der Wortgruppe 3 im Rahmen des Grundprogramms /trinkt Milch/, im persönlichen Erzählen (TAGESSCHAU/WOCHENENDSCHAU), in der Arbeit mit Schlagzeilen oder bei individuellem Bedarf (Kauf einer neuen Lampe → „Licht") koartikulatorisch eingeübt werden; hochfrequenter kommt er in zweisilbigen Wörtern vor /Mädchen/, /Brötchen/, /Bücher/, /München/ u.v.a.

LG: Ther. legen Daumen und Zeigefinger an ihre Mundwinkel an, spreizen deutlich ihre Lippen und heben dabei die Mundwinkel und den Kopf leicht in den Nacken (vgl. LG von [i:]). Ihre Zungenspitze ist dabei unten hinter den Schneidezähnen, die Zungenmitte wölbt sich hoch, die Kieferöffnung ist entsprechend eng. Mit gespreiztem Zeigefinger und Daumen lassen Ther. das Geräusch waagerecht nach vorne aus der Mundhöhle herausströmen.

vH: „Die Lippen sind breit und hoch – die Zähne sind etwas auf – die Zungenspitze ist unten – Sie schieben die Lippen ganz hoch – von hinten kommt Luft." – Wenn [i:] lautiert wird: „Ganz leise – nur Luft." – Wenn [x] lautiert wird: „Ganz vorsichtig – ganz hoch – ganz leise."

VH: „Sie kichern – [ç] – [ç]." Da die Vorstellungshilfe die Luftführung eher seltener deblockieren kann, bieten sich zwei Varianten der Ableitung an.

Ableitung über [i:] → einzelheitlich: Ther. fordert Pat. auf, zunächst zu beobachten: Ther. lautiert mit Lautgestenbegleitung an den Mundwinkeln ein langes [i:], gibt dann mit der linken Hand ein Stoppsignal als Zeichen der Unterbrechung der Stimmgebung (schneidet den Ton ab) und verharrt in dieser Mundstellung. Ther. lässt dann die Luft mit gespreiztem Daumen und Zeigefinger von den Mundwinkeln waagerecht nach vorne stimmlos aus dem Mund strömen. Ther. fordert Pat. auf, das Geräusch gemeinsam zu wiederholen.

Die meisten Pat. können ihre Phonation erfolgreich auf Stopp-Zeichen unterbrechen, verändern jedoch unmittelbar ihre Zungen- oder Kieferstellung; zumeist beißen sie die Zähne zu und artikulieren in der ihnen bekannten Kieferstellung [s]. Dann betonen die Ther., dass die Zähne offenbleiben und sich der Mund nicht verändern darf.

Können Pat. die Luftführung nicht initiieren, ohne ihre Artikulationsstellung zu verändern und lässt sich [s] nicht hemmen, bietet sich die Ableitung über die Aktivierung der silbischen Route mit Vorstellungshilfe an.

Ableitung über die Silbe [i:ç]: Ther. stellt Pat. Fragen und beantwortet sie zunächst selbst und auf sich zeigend: (vgl. Phonemanbahnung dialektale Variante [i:]). Je nach Sprachverständnis der Pat. unterstützen die Ther. mit sprachbegleitenden Gesten, z. B. Zahlen zeigen mit den Fingern, Geste für Tochter/Kind, Gesten z. B. für Kajakfahren. Anschließend stellt Ther. biografisch relevante Fragen zu Pat., evoziert die Zeigegeste auf sich selbst und die Phonation der Silbe [ich], mit gespreizten Lippen und korrekter Zungenlage.

Pat. zeigt erneut auf sich. Ther. phoniert die Silbe und präsentiert dabei die ineinander übergehenden Lautgesten für [i] und [ç].

Ther. fordert Pat. auf, die Lippen zu spreizen und aus dem [i:] in die Silbe – [iç] zu starten. Ther. können die Fragen als zusätzliche semantische Aktivierung notieren, vorlesen, die Pat. die Antwort aus Buchstabenplättchen legen, kopieren und schließlich selbstständig schreiben lassen.

Beispiele: Ther.: „Wer von uns beiden hat eine Tochter?" – Zeigegeste + „Ich."

„Wer von uns beiden fährt Kajak?" – Zeigegeste + „Ich."

Ther.: „Wer von uns beiden hat drei Kinder?" (Patient hat 3 Kinder.)

Pat. übt mit Ther. die Zeigegeste ein, entweder mit Zeigefinger oder flacher Hand auf dem Brustbein. Pat. zeigt und spricht: „Ich."

Ther.: „Wer von uns ist in Hamburg geboren?" (Patient ist in Hamburg geboren.) Pat. zeigt und spricht: „Ich."

Um den Laut anschließend einzelheitlich zu erreichen/anzubahnen: Ther. bitten die Pat. unmittelbar nach Abruf der Silbe [iç], den letzten Laut [ç:] langzuziehen, sodass er hör- und spürbar wird. Sie können diesen sowohl mit Hilfe der gezeichneten dynamischen Mundbilder verdeutlichen als auch über die Grapheme.

Ther.: „Und jetzt nur das letzte Geräusch – ganz lang – [iç::]." (Geste Längung). Gemeinsam wiederholen Ther. und Pat. den Ziellaut [ç:] nochmals. Dabei begleitet Ther. erneut mit der Lautgeste.

tH: Ther. können die Lippenspreizung mit Hilfe von Daumen und Zeigefinger an den Mundwinkeln der Pat. führen. Dabei fordern sie Pat. gleichzeitig zur Luftströmung auf.

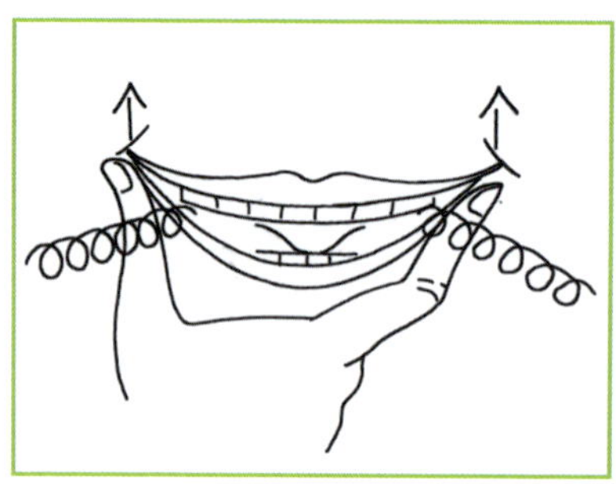

Mundbild [ç]

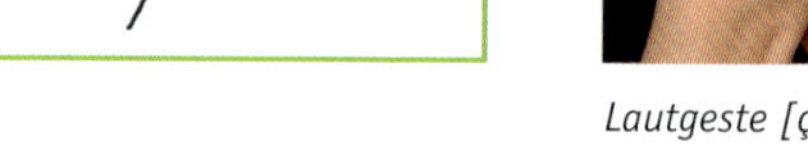

Lautgeste [ç]

Erste Koartikulation mit Semantik:
[iç] /ich/ Ther. bzw. Pat., Personalpronomen

Material:
/trinkt Milch/

[j]

Erste Koartikulation mit Semantik
[i:a:] vereinfachte Variante /ja/ Zustimmung auf Entscheidungsfrage, Partikel

Der stimmhafte palatale Approximant weist fast die gleichen Lautbildungseigenschaften auf wie [ç], mit zusätzlicher Stimmgebung. Er wird bei SpAT® nicht einzelheitlich angebahnt, sondern kann koartikulatorisch vereinfacht eingeübt werden, als Vokal-Vokal-Synthese [i:] und Folgevokal. Relevanteste Lautsynthese ist die zustimmende Antwort /ja/ → [i:a:], die mit Hilfe dieser artikulatorischen Vereinfachung zu einem frühen Zeitpunkt im Therapieprozess möglich wird. Es wird keine separate Lautgeste benötigt. Ther. begleiten die Koartikulation mittels der aufeinander folgenden Lautgesten für die Phoneme [i:] und [a:] und demonstrieren dabei das Kopfnicken, indem sie den Kopf bei [i:] dorsal heben (vgl. Phonemanbahnung) und bei [a:] mit der Kieferöffnung kaudal das Kinn zur Brust senken. Das Kopfnicken als kommunikative und sprachbegleitende Geste wird ggf. mit Hilfe taktiler Unterstützung angebahnt. Ther. betonen die Wichtigkeit des Zielwortes für die Kommunikation im Alltag mit den Angehörigen und allen weiteren Gesprächspersonen (vgl. Kap. 6.4.1).

Ziel ist es, dass sich Pat. die Lippenspreizung, Kopfhebung und das Nicken merken, um sich selbst deblockieren zu können. Ab dieser Therapieeinheit sollten Ther. in jeder Therapieeinheit in verschiedenen semantischen Kontexten alltagsrelevante und kommunikative Fragen stellen, die mit Sicherheit eine Ja-Antwort erfordern. Ther. unterstützen die lautsprachliche Zustimmung der Pat. in den folgenden Situationen, indem sie ihnen die Lautgeste des Anlauts anbieten und an die Kopfhebung erinnern, bis diese Hilfen allmählich entbehrlich werden.

Beispiele: *(mit semantischer Unterstützung durch geschriebene Namen und Gesten)*

Ther.: „Heiße ich Karen Lorenz?" Ther. hält ihre Visitenkarte oder Namensschild vor ihre Brust und zeigt laut lesend auf den Vor- und Nachnamen.

Ther.: „Heißen Sie Peter Meyer?" Ther. zeigt auf das Namensschild vor Pat. liegend.

Pat. + Ther.: „[i:a:]." Ther. mit Lautgestenunterstützung, parallel sprechend und nickend.

Ther. (am Ende der Therapieeinheit): „Sehen wir uns morgen?" Ther. artikuliert mit Gesten für „wir" und „morgen".

Pat.: „[i:a:]." Ther. hilft nur mit Lautgestenunterstützung, ohne Phonation, Pat. phoniert allein.

Anbahnung Velare

Velare Laute werden auch als Gaumensegellaute bezeichnet und erfordern eine Engebildung zwischen dem angehobenen Zungenrücken und dem hinteren weichen Gaumen (Velum). Sie sind daher für Pat. am Mundbild der Ther. visuell schwer erfahrbar. Als erster anzubahnender velarer Laut eignet sich der velare Frikativ [x] (/ch2/), da er keinen vollständigen Verschluss mit Verschlusslösung (wie beim Plosiv [k]) und keine zusätzliche Stimmgebung (wie bei [g]) erfordert.

[x] lässt sich dehnen und somit auditiv und taktil-kinästhetisch besser wahrnehmbar machen.

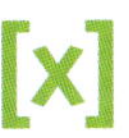

Bei dem stimmlosen velaren Frikativ [x] vibriert die Hinterzunge intermittierend in schneller Folge gegen das Gaumensegel. Der Glottal [h] sollte vorher angebahnt sein, um auf das bestehende sprechmotorische Programm: Kieferöffnung + stimmlose Luftführung im hinteren Mundraum aufbauen zu können.

LG: Ther. öffnet den Mund weit und positioniert die Zungenspitze unten. Ther. führt dabei mit beiden Händen und zu Katzenkrallen gespreizten Fingern eine Bewegung zu Pat. hin aus, rümpft die Nase und kräuselt die Stirn (wütende Mimik).

vH1: „Der Mund geht auf – die Zungenspitze ist unten – von hinten kommt Luft – Sie fauchen." Wenn ein stimmhafter Laut realisiert wird: „Ohne Stimme – leiser – nur Luft." Wenn [h] artikuliert wird: „Stärker."

vH2: „Der Mund geht auf – die Zungenspitze ist unten – von hinten kommt Luft – Sie schnarchen."

VH1: „Wie eine Katze, die einen Hund anfaucht – [x]." ggf. verstärkt Ther. die faziale und mit ihr häufig auch orale Muskelanspannung: „Die ist sauer – schauen Sie mal richtig wütend."

VH2: „Wie Schnarchen – [x:]." Ther. führt exspiratorisches Schnarchen vor und erzählt von eigenem Beispiel aus Familie oder Freundeskreis. Oder: Ther. befragt Pat. und Angehörige nach Schnarchverhalten in der Familie; diese schnarchende Person kann gut als aktivierendes Beispiel erwähnt werden.

tH: Ther. „faucht" Pat. auf den Handrücken, um die Luftführung spürbar werden zu lassen (vgl. Hauchen bei [h]).

tH mit Ableitung über [h]: Ther. artikuliert ein gedehntes [h:] und drückt vibrierend mit dem Zeige- und Mittelfinger am eigenen hinteren Mundboden, um den Luftraum im Intervall zu verengen. Ther. verdeutlicht die Enge im gezeichneten dynamischen Mundbild nochmals. Pat. wird aufgefordert, ein gedehntes [h:] zu artikulieren, während Ther. mit Zeige- und Mittelfinger am hinteren Mundboden von Pat. vibrierend Druck gibt.

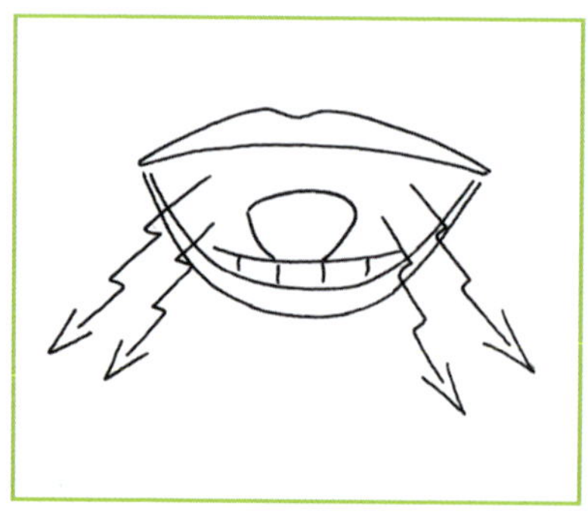

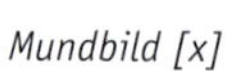

Mundbild [x]

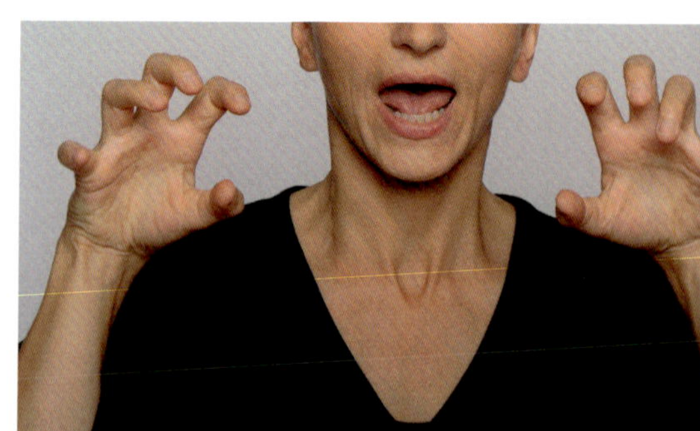

Lautgeste [x]

Erste Koartikulation mit Semantik:
[ax] /ach/ verärgerter, stöhnender Ausruf bzw. erstaunter, ungläubiger Ausruf, Interjektion

Material:
/liest, signiert Buch/; /deckt Dach/; /lobt Koch/; /bohrt, gräbt Loch/; /bindet Tuch/; /untersucht Bauch/; Zahl /acht/

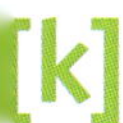

Die plosiven Velare [k] und [g] stellen hohe sprechmotorische Anforderungen durch die Zungenrückenhebung, den notwendigen Luftstau/Druckaufbau und das hohe Tempo der Verschlusslösung. Die damit verbundene kurze Artikulationsdauer bewirkt eine erschwerte auditive und visuelle Wahrnehmbarkeit. Ther. unterstützen die auditive und visuelle Wahrnehmung, indem sie die Ziellaute doppelt präsentieren (vgl. bilabiale Plosive), sodass Elisionen vorgebeugt wird. Bei dysarthrischen Symptomen sind vorbereitende Übungen zur Stärkung der Zungenrückenhebung, Zwerchfellaktivität, Verschlussbildung und Verschlusslösung notwendig. Der stimmlose plosive Velar [k] wird häufig *vor* dem stimmhaften Velar [g] angebahnt, der die Programmierung eines zusätzlichen Lautparameters erfordert: Stimmgebung (vgl. Reihenfolge der Lautanbahnung; Parallelität).

LG: Ther. öffnet den Mund weit. Die Zungenspitze ist unten hinter den Schneidezähnen. Sie wölbt die Hinterzunge hoch. Der rechte Zeigefinger hebt sich waagerecht zum hinteren Mundboden (oberhalb des Kehlkopfes) und klopft dort zweimal zur Verdeutlichung des Artikulationsortes und der Artikulationsart.

vH: „Der Mund ist auf – die Zungenspitze ist unten – das Geräusch ist hinten – im Hals – ganz kurz – es knallt."

VH1: „Sie schlagen – [k] – [k]." bzw. „Sie kicken – [k] – [k]." Ther. zeigt mit Fuß bzw. Arm, je nach individuell prämorbid ausgeübter, erlebter Sport- oder Bewegungsart der Pat.: Tennis, Tischtennis, Federball, Squash, Golf, Fußball etc.

VH2: „Wie beim Holzhacken – [k] – [k]." Ther. zeigt kurze, harte Schlagbewegungen wie mit einem Beil mit der Handkante auf den Tisch – für Personen mit Kamin.

tH: Ther. führt den Zeigefinger der Pat. zum Mundboden und übt dort mehrfach kurzen Druck aus, während Ther. selbst lautiert. Oder: Ther. gibt mittleren Druck mit Zeige- und Mittelfinger am Mundboden der Pat., um die Zungenrückenhebung zu verdeutlichen und zu stimulieren. Falls die Zungenspitze angehoben wird, kann Ther. die Zungenspitze mit einem Wattestab kurz unten halten, entfernen und dann zur Lautierung auffordern.

Vorbereitende Übungen bei Dysarthrie: Der Zungenrücken wird mit einem nassen oder vereisten Wattestab betupft und mit dem Spatel eine „Fahrstuhlübung" durchgeführt: Ther. übt mit dem Spatel passiven Druck auf den Zungenrücken aus, damit sich dieser reflexartig hebt; anschließend soll Pat. versuchen, mit dem Zungenrücken gegen den Spatel zu drücken.

Vorausgehende vertrauensbildende Maßnahme: Ther. gibt Pat. Spatel in die nicht paretische Hand und hält diesen gleichzeitig weiter fest, führt den Spatel auf die eigene Zunge, gibt Druck mit dem Spatel und lautiert [k] – [k], sodass Pat. die Zungenhebung am Spatel taktil erleben und sie dabei auch bei Ther. im Mundraum sehen können.

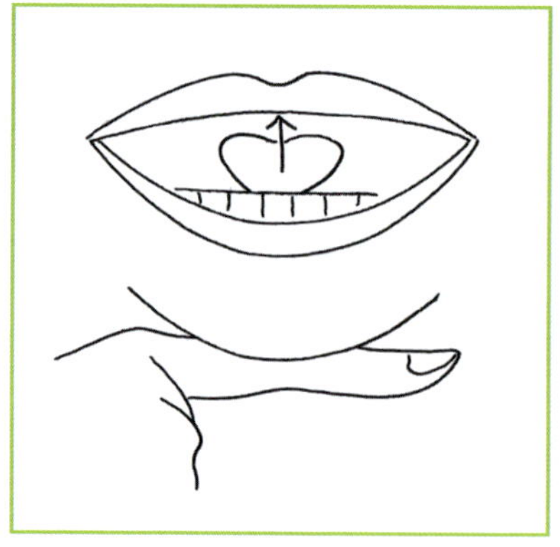

Mundbild [k]

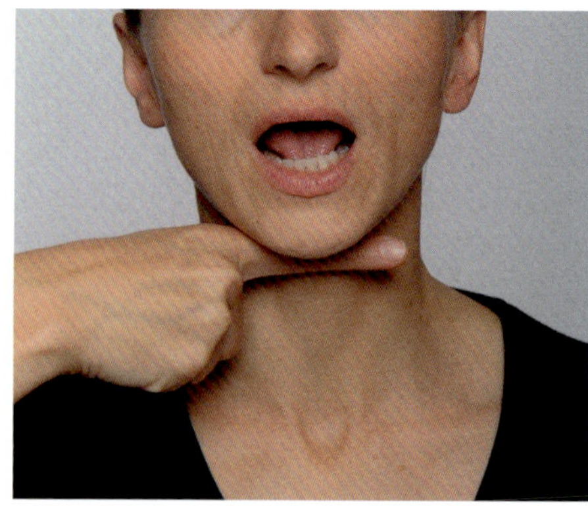

Lautgeste [k]

Erste Koartikulationen mit Semantik:
[ka:] /K/ Buchstabe; /Ford Ka/ PKW-Modell der Automarke Ford; /Kaa/ Name der Schlange im Märchen/Film/Musical Dschungelbuch
[ku:] /Kuh/ weibliches Rind

Material:
/melkt Kuh/; /lobt Koch/; /erntet o. schneidet Kohl/; /gibt Kuss/; /trägt, tröstet Kind/
in finaler Position: /sucht We*g*/; /fährt Zu*g*/; /malt Ber*g*/
in initialem Cluster: /näht *Kl*eid/
in finalem Cluster: /trinkt Se*kt*/

[g]

Gelingt der stimmlose plosive Velar [k], bereitet die Anbahnung des stimmhaften plosiven Velars [g] wenig Probleme, da nur die Stimmgebung hinzu programmiert werden muss. Die velare Verschlusslösung erfolgt bei [g] stimmhaft, wird jedoch wie bei allen stimmhaften Plosivlauten häufig zunächst nicht in den zentralen Schwa-Laut [ə], sondern [ɐ] → [gɐ] realisiert. Es gibt keinen Anlass zum korrektiven Feedback, da exemplarische Koartikulationen unauffällig gelingen (vgl. Phonemanbahnung [b], [d]) und das Schwa [ə] in den geplanten Lautsynthesen nicht benötigt wird. Es ist auch nicht notwendig, das Schwa [ɐ] zu hemmen, da dieses in der anschließenden Koartikulation (z. B. /geh!/= [ge:]) nicht wieder auftritt.

LG: Ther. öffnet den Mund weit. Die Zungenspitze ist unten hinter den Schneidezähnen, die Hinterzunge wölbt sich hoch. Ther. hebt den rechten Zeigefinger waagerecht zum Mundboden (oberhalb des Kehlkopfes) und klopft dort zwei- oder dreimal zur Verdeutlichung des Artikulationsortes und der Artikulationsart. Zusätzlich liegt die linke flache Hand als Zeichen der Stimmgebung am oberen Brustbein (Resonanzraum).

vH: „Der Mund ist auf – die Zungenspitze ist unten – hinten im Hals, es klopft und es brummt (bzw. mit Stimme)."

VH: „Wie Hühner, die gackern – [gɔ]-[gɔ]." oder: „Wie Gänse, die schnattern – [ga]-[ga]."

tH: Ther. stimuliert die Zungenrückenhebung der Pat. wie bei [k]. Zur Fazilitierung der Stimmgebung können Ther. mit ihrer linken flachen Hand einen kurzen Druck auf das obere Brustbein der Pat. ausüben bzw. sich dem Resonanzraum mit der flachen Hand nähern.

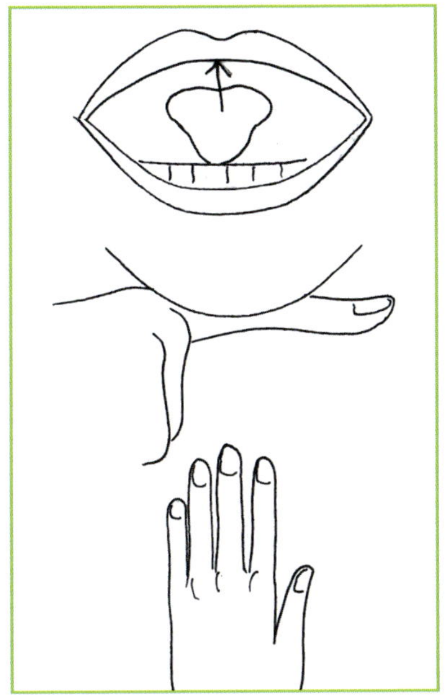

Mundbild [g]

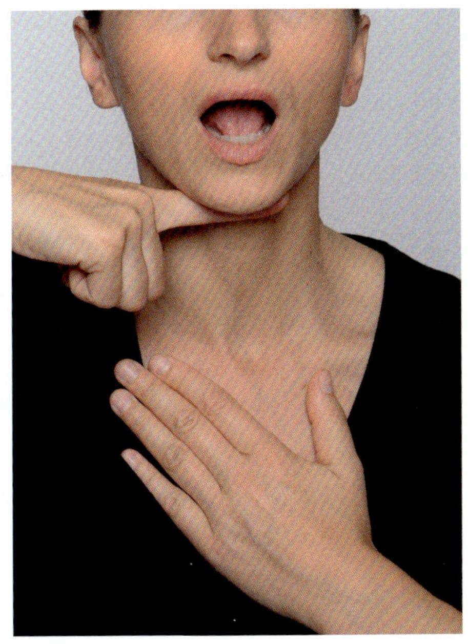

Lautgeste [g]

Erste Koartikulationen mit Semantik:
[ga:] /gar/ (fertig gekocht/gebacken bzw. aufgebraucht [dialektal]); Adjektiv/Adverb
[go:] /Go/ (Brettspiel, ähnlich Schach)
[ge:] /geh!/ (Ausruf, Interjektion); /G/ Buchstabe

Material:
/holt, zählt Geld/; /spielt Golf/; Bewertung/Antwort /gut/

[ŋ] Der stimmhafte velare Nasal stellt hohe sprechmotorische Anforderungen, durch die Zungenrückenhebung ans Gaumensegel und die nasale Luftführung bei gleichzeitiger Zungenspitzenplatzierung unten, hinter den Schneidezähnen. Die Anbahnung setzt dafür ein sicheres Gelingen des Nasals [n] voraus. [ŋ] erhält keine separate Lautgeste.

Der velare Nasal [ŋ] wird in nur wenigen einsilbigen Objektnamen benötigt (z. B. Bon, Ring, Gong, Angst), häufiger tritt er in Verben auf (z. B. „trinkt") oder in Lehnwörtern aus der französischen Sprache („Sal*on*, Balk*on*, Restaur*ant*"). Der velare Nasal kann zu einem fortgeschrittenen Therapiezeitpunkt, z. B. in der Verbphase des MODAK®-Grundprogramms, beim STUFENSPRECHEN oder mit Schlagzeilen eingeübt werden (vgl. Material).

Die sich im Therapieverlauf bessernden auditiven und propriozeptiven Rückmeldeprozesse (*Selfmonitoring*) ermöglichen die korrekte Imitation des velaren Nasals mit wenigen therapeutischen Hilfestellungen.

vH: „Die Zungenspitze ist unten – hinten – das Geräusch geht in die Nase." Ther. öffnet den Mund weit, rümpft die Nase, um die nasale Luftführung zu verdeutlichen.

Material:
Situationsbilder für die Verbphase: /si*ng*t Lied o. Lieder/; /bri*ng*t Bier, Post/; /schmi*nk*t Mund/; /tri*nk*t Kaffee, Saft, Sekt, Tee, Wasser/
STUFENSPRECHEN; Arbeit mit Schlagzeilen

Anbahnung Uvular

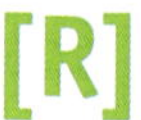

Der stimmhafte uvulare Vibrant [R] wird durch die Engebildung zwischen Hinterzunge und Gaumensegel gebildet. Der Luftstrom bringt das Gaumen-Zäpfchen zum Vibrieren. [R] kann leichter nach dem bereits gelingenden velaren Frikativ [x] angebahnt werden; die Lautbildung unterscheidet sich vor allem durch die Stimmgebung und die stärkere Beteiligung des Gaumensegels. Als „Rachen-R" bezeichnet steht der Laut im Gegensatz zum „Zungenspitzen-r" (vgl. Phonemanbahnung Alveolare).

LG: Ther. öffnen ihren Mund weit und platzieren die Zungenspitze unten hinter die Schneidezähne. Sie nähern ihre Zeigefingerspitzen einander an und drehen diese mehrfach kreisend parallel zueinander.

vH: „Der Mund geht auf – die Zungenspitze ist unten – hinten gurgelt es – es rollt."

VH1: „Sie gurgeln – schauen Sie mal (Ther. führt das Gurgeln mit sehr wenig Wasser vor) – [R]." evtl. „Wie früher – mit Odol-Mundwasser – riechen Sie mal – [R:]." Es ist mitunter möglich, allein durch den Geruch an einem Wasserglas mit etwas traditionellem Odol-Mundwasser die Assoziation an das früher geläufige Gurgeln nach dem Zähneputzen hervorzurufen (70er- bis 90er-Jahre) und das Gurgelgeräusch zu evozieren. Selbst bei dysphagischen Pat. reicht es mitunter, bei zurückgelegtem Kopf mit Hilfe des „So tun als ob"-Gurgelns das Rachen-R zu erreichen. In der Wiederholung wird jeweils ohne Wasser und mit geradem Kopf lautiert („gegurgelt").

VH2: „Wie ein Rad, das rollt – [R:]." (Ther. erinnern die Patientin, die viel genäht hat, an die konstante Abspulbewegung der Garnrolle; ein Patient mit einem neuen E-Bike erhält die Assoziation seines „schnurrenden" Rads, o.ä.)

VH3: „Wie ein Hund, der knurrt – [R:]." Bei Pat. mit Hund in der Familie / im Freundeskreis, der aus Angst knurrt.

tH: Wenn Pat. den stimmlosen velaren Laut [x] bilden, üben die Ther. zusätzlich zur verbalen Hilfe (s.o.) mit ihrer linken flachen Hand leichten Druck auf deren oberes Brustbein aus, um die Stimmgebung zu triggern. Falls keine Hinterzungenhebung gegen das Zäpfchen erfolgt, sind vorbereitende Übungen nötig, die sich am leichtesten mit dem Gurgeln verbinden lassen (nicht bei Dysphagie!).

tH und Ableitung über [a:]: Ther. fordern Pat. zur Artikulation eines gedehnten [a:] auf, während sie mit kräftig vibrierendem Zeige- und Mittelfinger am hinteren Mundboden der Pat. eine verengende und die Hinterzungenhebung stimulierende vibrierende Bewegung einleiten.

Vorbereitende/begleitende Übungen bei dysarthrischen Symptomen der Zunge: Die Stimulation des Velums mit einem kalten oder sogar vereisten Wattestäbchen kann hilfreich sein.

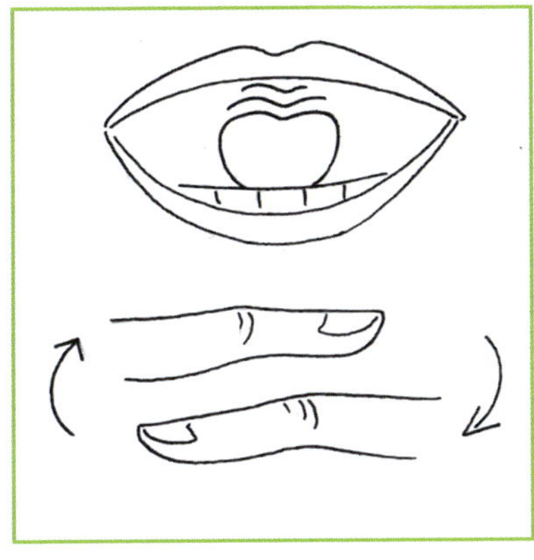

Mundbild [R]

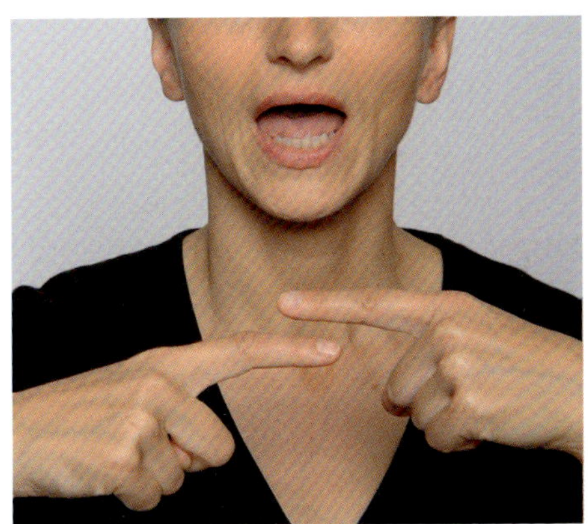

Lautgeste [R]

Erste Koartikulationen mit Semantik:
[Ro:] /roh/ Garzustand
[Re:] /Reh/ Waldtier bzw. Fleisch
[Ra:] /rar/ selten vorkommend

Material:
/beobachtet o. sieht Reh/; /fährt, putzt, repariert, wechselt Rad/, /isst Reis/; /saugt Raum/
in initialen Clustern: /backt, schneidet *Br*ot/; /liest, schreibt *Br*ief/; /küsst *Fr*au/; /sagt *Pr*ost/

Anbahnung Glottal

[h]

Der stimmlose Frikativ [h] wird im Kehlkopf (Larynx) an der Stimmritze (Glottis) erzeugt und daher als „Glottal" bezeichnet. Das Reibegeräusch entsteht durch starken Druck im Ansatzrohr und Engebildung an den Stimmbändern sowie im Artikulationstrakt oberhalb der Glottis. Die Kieferöffnung ist weit, mit eindeutiger Zungenposition am Mundboden.

Bei inspiratorischen Artikulationsversuchen von Pat. und aphonen Betroffenen wird [h] als erster Laut angebahnt, mit ggf. vorgeschalteten Luftführungsübungen (z. B. Feder am Faden flattern lassen). Der Glottal [h] stellt keine Anforderungen an die Kiefer- oder Zungenstellung, sodass er als erster stimmloser

Laut angebahnt werden kann. Die gelingende extraorale Luftführung und die Engebildung / der Druckaufbau sind Voraussetzungen für die Anbahnung des velaren Frikativs [x].

LG: Ther. öffnet den Mund weit, platziert die Zunge locker am Mundboden und haucht auf die rechte Handinnenfläche. In der Therapieeinheit der Lautanbahnung wird die Lautgeste mit überdeutlicher Handbewegung vom Mund weg in den Raum ausgeführt, um die Lauteigenschaften Luftströmung, Richtung der Luftführung (exspiratorisch) und Artikulationslänge zu verdeutlichen. In der Koartikulation wird die Lautgeste dann geringer ausgeführt und die Hand verbleibt nahe vor dem geöffneten Mund.

vH: „Der Mund geht auf – (die Zungenspitze ist unten) – von hinten kommt Luft – Sie hauchen." Wenn Pat. den stimmhaften Vokal [a:] realisieren, flüstern Ther.: „Ganz leise – nur Luft – [h:]."

VH: „Meine Hände sind kalt – [h:]." Ther. reiben und hauchen in beide Hände, dann gegen die rechte Hand. – „Warme Luft – [h:]." Ther. können Pat. fragen, ob deren paretische Hand auch kalt ist, und sie auffordern, ihre Hände zu fühlen. „Ui, ist das kalt draußen – ohne Handschuhe – [h:]." In Kombination mit der taktilen Hilfe: „Sie hauchen in Ihre Hände."

VH im Sommer: nach dem Festhalten eines kalten Getränks im Supermarkt, eines Glases Wasser mit Eiswürfeln/Eisbecher; kalte Hände nach einer Paddeltour; nach einem Bad in der Nordsee; Anhauchen der (Sonnen)Brille vor dem Säubern.

tH: Ther. nimmt die gesunde Hand der Pat. und haucht Atemluft auf die Handinnenfläche der Pat., damit Pat. die Luft über die Wärmerezeptoren der Haut wahrnehmen kann. Ther. fragt Pat., ob die Luft gespürt wurde (Nicken, Augenbewegung, Mimik ausreichend) und führt diese Hand anschließend vor den Mund der Pat. Bei geöffnetem Mund soll Pat. auf die gleiche Stelle der Hand hauchen. Evtl. muss Ther. das Prozedere wiederholen, um das gewünschte Programm zur lautlosen Luftführung zu aktivieren.

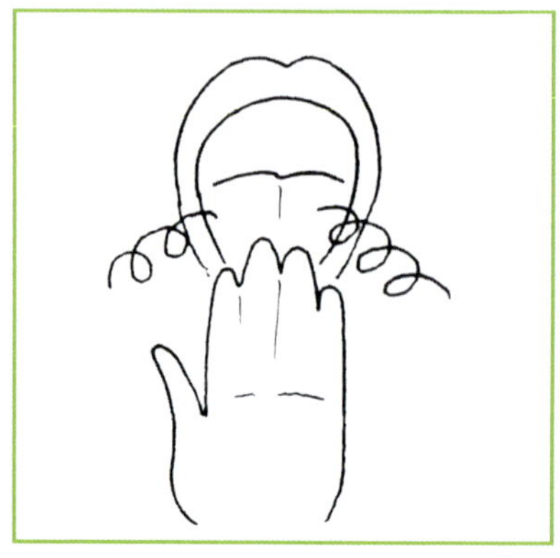

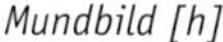

Mundbild [h]

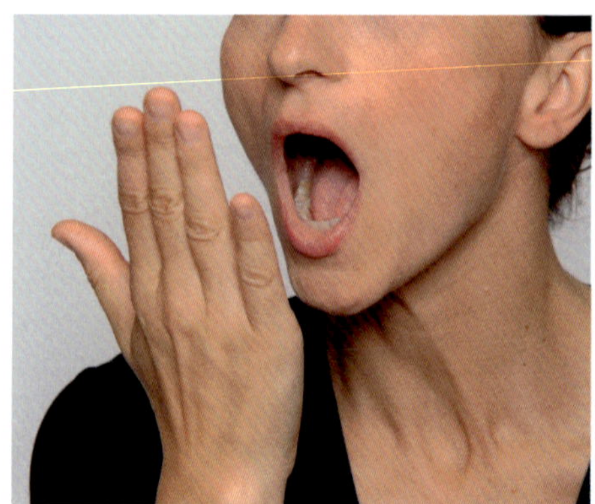

Lautgeste [h]

Erste Koartikulationen mit Semantik
[ha:] /Haar/, Körperbedeckung des Menschen; /Haar/ Ortschaften bzw. Ortsteile; Familienname; /H/ Buchstabe
[he:] /he!/ Ausruf, Interjektion

Material:
/bürstet, föhnt, flicht, frisiert, kämmt, wäscht, schneidet Haar/;
/füttert o. gibt Heu/; /fegt Hof/; /isst Huhn/; /probiert Hut/; /gibt Hand/;
/malt Haus/; /putzt Herd/; /bürstet, füttert, streichelt Hund/; /hackt, zieht Holz/

6.3.4 Affrikaten und Konsonantenverbindungen

Affrikaten: [ts], [pf]

Initiale Konsonantencluster: [bl], [bR], [pl], [pR], [ps], [tsv], [fl], [fR], [ʃm], [ʃp], [ʃpR], [ʃv], [ʃl], [ʃn], [ʃt], [ʃtR], [ʃR], [dR], [tR], [gl], [gR], [kl], [kn], [kR] u. a.

Finale Konsonantencluster: [-mt], [-ps], [-pst], [-lp], [-lt], [-ls], [-nt], [-nʃ], [-st], [-ʃt], [-ct], [-xt], [-kt], [-ks] u. a.

Affrikaten und Konsonantencluster stellen als Doppelkonsonanzen hohe sprechmotorische Anforderungen. Die Affrikaten [ts] und [pf] werden bei SpAT® so weit wie möglich vereinfacht. Einige hochfrequente finale Cluster, wie z. B. [-lt], [-nt], [-st], [-xt], bedeuten im Vergleich zu initialen Konsonantenverbindungen geringere sprechmotorische Anforderungen und bereiten Pat. kaum artikulatorische Schwierigkeiten, wenn sie durch Mundbilder und Lautgesten visualisiert werden. Sie können bereits in Wortgruppe 2 (3 Phoneme) im Grundprogramm (z. B. [-st] „sägt A*st*") oder [-xt] im eingeschränkten Reihensprechen (z. B. /acht/) sowie in der Arbeit mit Schlagzeilen oder der TAGESSCHAU/WOCHENENDSCHAU (z. B. [-lt] im Gespräch über Kleidung [alt] eingeübt werden. Die Artikulation finaler Cluster kann mit Hilfe des Grundprogramms in Wortgruppe 3 gezielt trainiert werden, indem drei von vier Objektnamen mit gleichen finalen Konsonantenverbindungen ausgesucht werden. *Ein* Kontrast sollte stets angeboten werden, um die Ausprägung von Übergeneralisierungen zu vermeiden (vgl. Kap. 6.2).

Beispiel: [-nt] → /gibt *Hand/*, /beobachtet *Mond/*, /tröstet *Kind/*
sowie als Kontrast /pflanzt *Baum/*

Insbesondere initiale Cluster erfordern ein höheres artikulatorisches Tempo und setzen daher sicher angebahnte Einzelphoneme voraus. Eine Visualisierung der Lautreihenfolge mit Hilfe von gezeichneten dynamischen Mundbildern sowie von Lautgesten, ein Stopp und Dehnungen sind hilfreich. Um Zahlenreihen artikulieren zu können, werden die initialen Cluster [tsv] und [dR] (für die Ziffern 2, 12 bzw. 3) sowie das anspruchsvolle finale Cluster [-ks] (für die Zahl 6) benötigt. Konsonantencluster am Wortbeginn lassen sich im Grundprogramm mit Objektnamen der Wortgruppe 3 üben, z. B. /backt Brot/, /liest Brief/, /küsst Frau/, /poliert Glas/, /sagt Prost/, /trägt Stuhl/, /macht Sport/.

Es ist ratsam, mit einem exemplarischen Konsonantencluster zu beginnen und dieses mit verschiedenem Wortmaterial und Transferideen über mehrere Therapiesitzungen einzuüben, z. B. ein MODAK®-Grundprogramm mit der V-O-Verbindung /küsst *F*rau/ oder /schneidet *B*rot/, in der nächsten Sitzung mit /schreibt oder liest *B*rief/. Dabei sollte nur *ein* initiales Cluster pro Grundprogramm-Set auftreten (vgl. Kriterien zur Materialauswahl). Je nach artikulatorischen Fähigkeiten und individueller Relevanz steuern die Ther. die Auswahl der Doppelkonsonanz und Cluster können hochfrequent im STUFENSPRECHEN trainiert werden (vgl. Kap. 6.8.1).

Beispiel: STUFENSPRECHEN mit initialem Cluster [bR]:

Britt
Britt bringt
Britt bringt Brot
Britt bringt Brot für die Braut
Britt bringt Brot für die Braut in Brühl

Für viele Personen eignet sich das initiale Cluster [fR] als Einstieg in die Koartikulation initialer Konsonanten aufgrund der Möglichkeit zur Dehnung des Frikativs /küsst *F*rau/ (vgl. S. 323, STUFENSPRECHEN).

Anbahnung Konsonantencluster

Beispiel: Anbahnung des Konsonantenclusters [fR] für das Zielwort /Frau/

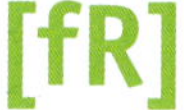

Ther. erklären, dass nun zwei Laute schnell hintereinander gesprochen werden. Sie artikulieren die Doppelkonsonanz [fR] und begleiten ihre Artikulation mit beiden Lautgesten, während die Pat. nur schauen.

Ther. zeichnen das erste und das zweite dynamische Mundbild und erklären die Lautbildung mittels verkürzter verbaler Hilfen (vH).

Anschließend artikulieren Ther. und Pat. sofort gemeinsam beide Laute hintereinander.

LG: Ther. zeigt die Lautgeste für den 1. Laut (z. B. [f]) und im Anschluss sofort die Lautgeste für den 2. Laut (z. B. [R]).

vH: „Die Lippen sind spitz – ganz vorne – Sie pusten – [f:] – und dann geht der Mund sofort auf und es rollt – [R:] – und jetzt beides hintereinander [f:R:].“

tH: Taktile Hilfen sind in der Regel nach sorgfältiger Anbahnung der Einzellaute nicht mehr notwendig.

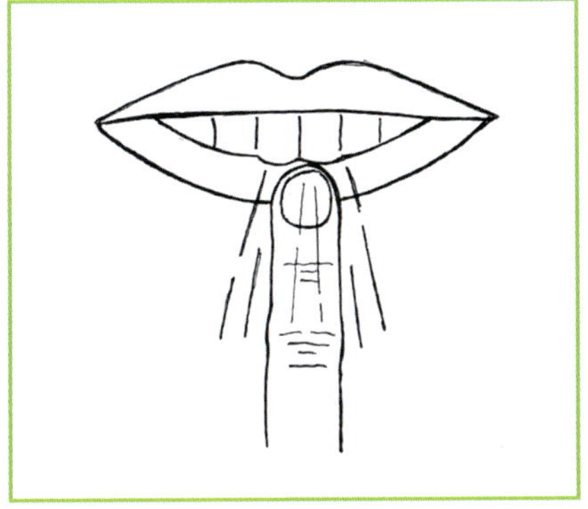

Mundbild [f]

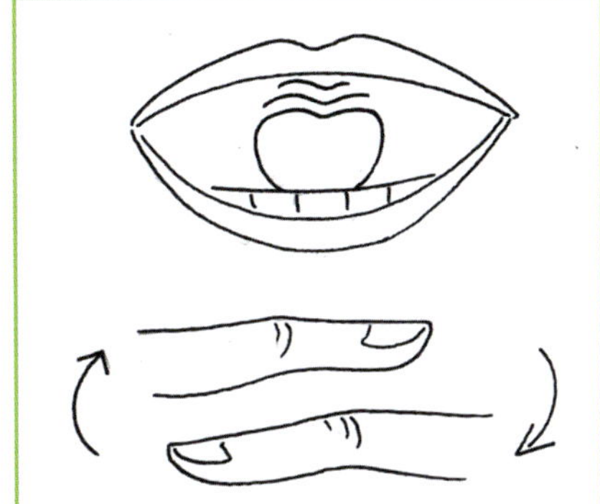

Mundbild [R]

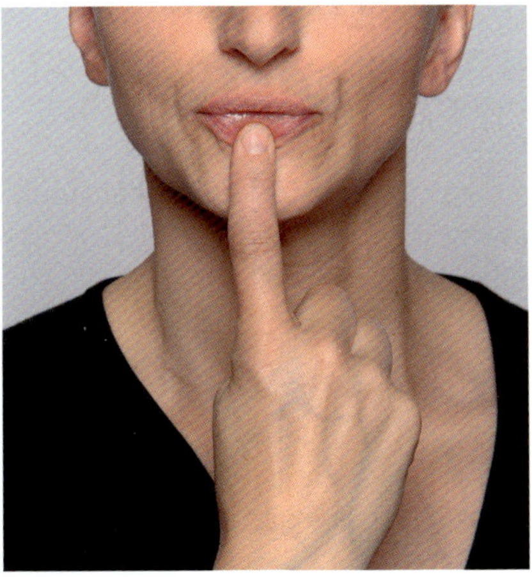

Lautgeste [f]

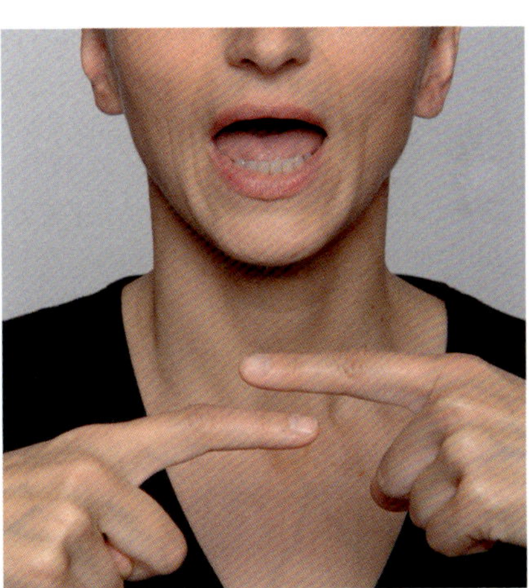

Lautgeste [R]

sv]

Dieses initiale Konsonantencluster fordert einen schnellen Wechsel der Kieferstellung von Kieferschluss/Okklusion zur labiodentalen Kieferstellung (Überlappen der Frontzähne). [tsv] wird v.a. für die Artikulation der einsilbigen Zahlwörter /zwei/ und /zwölf/, später der zweisilbigen /zwanzig/ benötigt.

LG: Die Erarbeitung erfolgt als Sequenz der Affrikate [ts] und des stimmhaften Frikativs [v] mit Hilfe entsprechender Lautgesten: Der rechte Zeigefinger der Ther. auf die Mitte der geschlossenen Zähne – [ts] – rutscht und kippt dann mit etwas Druck auf ihre Unterlippe zur Lautierung [v:] + linke Hand auf Brustbein (Stimmgebung).

Material:
Neben dem eingeschränkten Reihensprechen /*zw*ei/, /*zw*ölf/, /*zw*anzig/ und weiteren Transferübungen zur Artikulation von Zahlen (vgl. Kap. 6.6.5) kann das Cluster [tsv] mit Hilfe eines STUFENSPRECHENS gezielt trainiert werden, z. B. mit folgenden Zielwörtern:
/*Zw*ang/; /*Zw*eck/; /*Zw*eig/; /*Zw*ein/ (Stadt in Österreich); /*Zw*irn/; /*zw*ingt/

[ʃt] Das hochfrequente Konsonantencluster setzt ein sicheres Gelingen des frikativen Alveolars [sch] und plosiven Alveolars [t] voraus. Die rasche Abfolge Luftströmen-lassen und plötzlicher Luft-Stau durch alveolaren Verschluss wird mit Hilfe der Abfolge beider Lautgesten veranschaulicht und das Cluster zunächst separat eingeübt. Anschließend bieten sich folgende Übungsmöglichkeiten:

Material:
in initialer Position im Grundprogramm: /trägt *St*uhl/; /wirft *St*ein/; /schnitzt *St*ock/
in finaler Position im Grundprogramm Verbphase ohne bzw. mit Objektnamen: /du*scht*/, /fi*scht*/, /wi*scht* Bar/
in initialer Position mit Zeitungsschlagzeilen, Karikaturen und STUFENSPRECHEN: /Stamm/; /Stau/; /Stahl/; /Stein/; /Stiel/; /Stolz/; /Stopp/; /staunt/; /steigt/; /stiehlt/; /stillt/; /stimmt/; /still/; /stolz/; /stur/; /stumpf/
in finaler Position mit Zeitungsschlagzeilen, Karikaturen und STUFENSPRECHEN: /du*scht*/; /fi*scht*/; /lau*scht*/; /na*scht*/; /pfu*scht*/; /rau*scht*/; /wi*sch*t/

[ps] Dieses eher niedrig frequente Cluster stellt eine sprechmotorische Herausforderung dar und soll daher an dieser Stelle erläutert werden.

[ps] erfordert einen raschen Wechsel von bilabialer Lippensprengung (Plosiv) zu einer Kieferschluss-/Okklusionsstellung der Zähne mit Lippenspreizung.

LG: Die Ther. zeigen die Lautgesten für [p] und für [s] rasch nacheinander, indem sie ihren Zeigefinger frontal auf ihre geschlossenen Lippen legen (wie beim Einzellaut [p]) und ihre Zeigefingerkuppe dann mittig auf ihre geschlossenen Zahnreihen tippen – zum [s]. Dabei öffnen und spreizen sie ihre Lippen.

vH: „Die Lippen sind fest zu und knallen auf – und sofort zischen."

VH: „Leise – bitte nicht stören – [ps]." oder: „Etwas ist geheim – [ps]."

tH: Ther. legen den Zeigefinger der Pat. mit Druck auf deren Lippen, rutschen diesen Zeigefinger dann etwas auf deren Zähne herunter und fordern die Pat. zum gleichzeitigen Zischen auf.

Material:
Übungsmöglichkeit im Grundprogramm: /wiegt O*bst*/
Übungsmöglichkeit im STUFENSPRECHEN, in der WOCHENENDSCHAU, mit Zeitungen: /Mo*ps*/; /Pu*ps*/; /Ra*ps*/; /Schu*ps*/; /Schna*ps*/; /Her*bst*/; /Pa*pst*/
in initialer Position: /*Ps*alm/

[ks] Das Konsonantencluster [-ks] ist für die Artikulation aller Zahlwörter mit /sechs/ (6, 26, 36 usw.) erforderlich und wird aus diesem Grund dargestellt. Die Lautabfolge [ks] fordert einen raschen Wechsel der Artikulationszonen (von velar nach alveolar-dental) und stellt hohe Anforderungen an die Zungensteuerung und zungenmotorische Ausführung (Anhebung/Verschlussbildung velar, dann Vorverlagerung, Rinnenbildung). Daher wird ein sicheres Gelingen der Einzellaute [k] und [s] vorausgesetzt. Die Abfolge der Laute kann gut als Sequenz gezeichneter dynamischer Mundbilder und mit Hilfe der Lautgesten visualisiert werden.

Im Grundprogramm Zahlen (vgl. Lutz, 2009), im Eingeschränkten Reihensprechen (vgl. Kap. 6.6.5) und mit Hilfe von Objektnamen im STUFENSPRECHEN kann das Cluster [ks] eingeübt werden, z. B. /A*x*t/; /Fa*x*/; /Ma*x*/; /O*chs*/; /Se*x*/; /Ke*ks*/; /Te*x*t/.

Anbahnung Affrikate

[ts] Diese Affrikate kann am leichtesten als verkürzte Variante des zuvor angebahnten stimmlosen Frikativs [s] angebahnt werden. Sie wird zu *einem* Phonem vereinfacht.

LG: Ther. beißt die Zähne zusammen und spreizt die Lippen wie bei [s]. Ther. bewegt den rechten Zeigefinger zweimal in schnellem Tempo auf die Mitte der Zahnreihen zu, zischt jeweils kurz und kräftig. Die doppelte Ausführung erfolgt, da die Affrikate andernfalls aufgrund der kurzen Artikulationszeit von Pat. elidiert werden könnte (vgl. doppelte Ausführung von initialen Plosiven). Die rasche Fingerbewegung macht die Lauteigenschaft „kurz“ nochmals visuell erfahrbar.

vH: „Die Zähne sind zu – die Lippen sind breit – ganz vorne – es zischt – ganz kurz.“

VH: Ther. zeichnet zunächst eine lange Schlange auf und fordert zum langen Zischen auf [s:]. Anschließend werden nacheinander kürzer werdende Schlangen gezeichnet und der Laut gemeinsam verkürzt artikuliert, bis er schließlich zweimal hintereinander mit Druck als Einzelgeräusch realisiert wird.

Zusätzliche vH: „Es gibt lange Schlangen, die zischen ganz lang – [s:] – und es gibt etwas kürzere Schlangen (verweist auf die nächste Zeichnung) – [s] – und noch kürzere – fast wie ein Wurm – [s] – und welche, die sind gerade aus dem Ei geschlüpft – [ts]-[ts].“

Ther. setzt mit jedem kurzen Zischen mit dem Bleistift einen deutlich hörbaren Punkt aufs Papier.

tH: Wenn Pat. gedehnt zischen, können Ther. die Artikulationslänge taktil erfahrbar machen, indem sie mit ihrem Zeigefinger zweimal ganz kurz auf die Handfläche der Pat. drücken und dabei jeweils kurz zischen [ts]-[ts]. Es ist auch möglich, den Zeigefinger der Pat. zu führen und diesen in einer kurzen Bewegung (ähnlich der des Bleistiftes zuvor) senkrecht auf das Blatt schnellen zu lassen und ihn anschließend nochmals auffordern, jeweils kurz zu zischen.

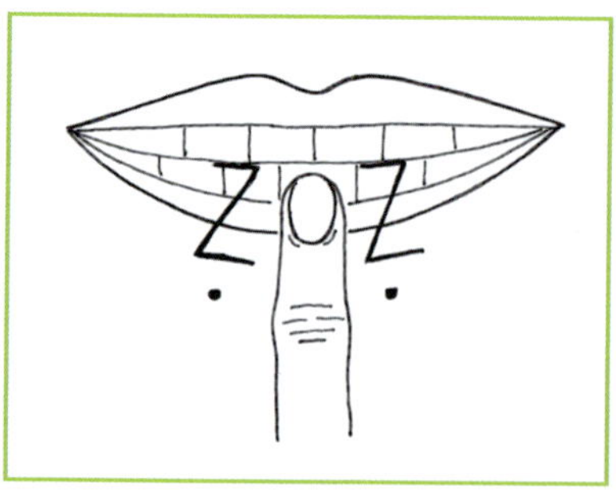

Mundbild [ts]

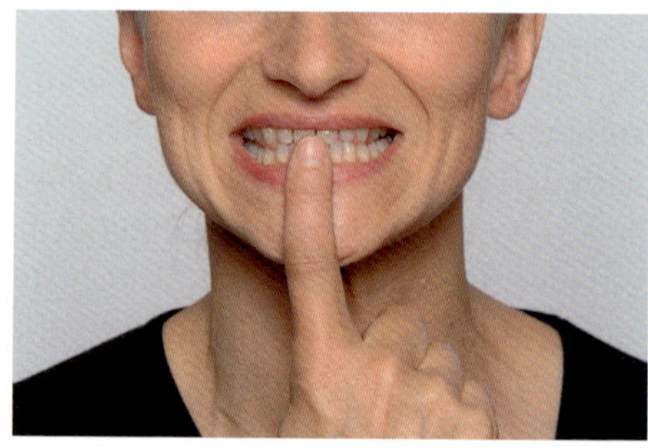

Lautgeste [ts]

Erste Koartikulationen mit Semantik:
[tse:] /Zeh/ Körperteil
[tso:] /Zoo/ Tierpark

Als erste Lautsynthese empfiehlt sich die Koartikulation mit [e:] → [tse:], da der sich anschließende Vokal ebenfalls eine Lippenspreizung erfordert und die Semantik durch Berühren des präsenten Körperteils gut aufzubauen ist.

Material:
/verbindet Zeh/; /besucht Zoo/; /schreibt Zahl o. Zehn/; /untersucht Zahn/; /fährt Zug/; /streicht Zaun/; /sichert Zelt/
in finaler Position: /hackt, zieht Hol*z*/

[pf]

In einigen Sprachregionen kann die Affrikate in initialer Wortposition als Einzelphonem [f] vereinfacht werden, so in Norddeutschland und Nordrhein-Westfalen, z. B. /Pferd/ → [feɐt] oder /Pfund/ → [fʊnt]. In finaler Wortposition wird die Affrikate jedoch stets als Konsonantencluster realisiert, z. B. /Topf/ → [tɔpf]. In Bayern, Baden-Württemberg und Österreich wird die Affrikate durchgängig in allen Wortpositionen benötigt.

LG: Ther. verbinden in schneller Abfolge die Lautgesten für den Plosiv [p] und den Frikativ [f], indem sie mit ihrem Zeigefinger an ihren geschlossenen Lippen auf die Unterlippe herunterrutschen und diese dabei zum Pusten mit leichtem Druck gegen die oberen Frontzähne schieben.

vH: „Die Lippen sind fest zu und dann pusten Sie – [pf]-[pf]."

VH: „Sie sprühen Haar-/Deospray – [pf]-[pf]." oder: „Ein Reifen platzt – [pf]-[pf]."

tH: Ther. legen den Zeigefinger der Pat. auf deren Lippen und rutschen den Zeigefinger auf die Unterlippe zum Pusten herunter. Mit leichtem Druck führen die Ther. dabei die Unterlippe der Pat. gegen die oberen Frontzähne und fordern sie zum Pusten auf.

Material:
/füttert, reitet, streichelt *Pf*erd/
in finaler Position: /spült To*pf*/; /macht o. flicht Zo*pf*/

6.4 Ganzheitliche phonetische Enkodierungsroute: Lautsynthese

Die Fähigkeit zur Koartikulation ist bei schwerer Sprechapraxie kaum oder nicht möglich (vgl. Diagnostik der Lautsynthese / silbische Route). Das sprechmotorische Wissen über die Verbindung von Lauten zu Silben, vergleichbar mit einer Artikulations-Software, muss folglich reinstalliert werden (vgl. Kap. 2.2, 3.4.5, 6.1). SpAT® beginnt mit „exemplarischen" Lautsynthesen und berücksichtigt dabei die diagnostisch ermittelten ggf. noch vorhandenen Lautbildungsfähigkeiten. Erste Lautsynthesen stellen einfachste Silbenstrukturen dar: Vokal-Vokal, Konsonant-Vokal, Vokal-Konsonant und sind stets sinntragende Lautverbindungen (Realwörter). Die ersten Lautverbindungen werden von Pat. und Ther. parallel artikuliert, da eine zeitversetzte Imitation vielen nicht möglich ist. Die Fähigkeit zur Speicherung visueller und auditiver Vorgaben gelingt schwer Betroffenen noch nicht: Sprechmotorische Abläufe sind ausgeprägt verlangsamt, sodass der Kurzzeitspeicher nicht ausreicht (vgl. Kap. 2). Die Anbahnung der Lautsynthesefähigkeit erfordert aufmerksame Hilfestellungen und Korrekturen.

Einübung von Lautsynthesen/Silben

- Ther. baut Semantik auf.
- Ther. spricht die Lautsynthese 1x mit Lautgesten vor.
- Ther. zeichnet das 1. MB mit vH; Pat. schaut und hört zu.
- Pat. und Ther. sprechen den 1. Laut parallel; Ther. gibt dabei LG für 1. Laut.
- Ther. zeichnet 2. MB mit vH; Pat. schaut und hört zu.
- Pat. und Ther. sprechen den 2. Laut parallel; Ther. gibt dabei LG für 2. Laut.
- Ther. erklärt Lautübergang = zeichnet den Silbenbogen und artikuliert dabei den 1. + 2. Laut als Synthese.
- Pat. und Ther. artikulieren die Lautsynthese parallel; Ther. gibt dabei beide LG; evtl. Korrekturen und Hilfen.
- Ther. fordert 1 korrekte Wiederholung, parallel sprechend mit beiden LG (ggf. schaltet Ther. eigene Stimme leiser).

6.4.1 Erste Koartikulationen

Wie in Kapitel 6.1 dargestellt, wählen Behandelnde den Therapieeinstieg bei schwerster und schwerer Sprechapraxie über die Anbahnung entweder von Vokalen oder von stimmlosen Lauten. Die Anbahnung der Lautsynthesefähigkeit erfolgt so bald wie möglich aus ersten angebahnten Lauten. Zeigen Pat. noch bestehende Lautbildungsfähigkeiten, jedoch keine Lautsynthesefähigkeit, wird die exemplarische Lautsynthese aus den noch vorhandenen Lautprogrammen eingeübt bzw. ein noch nicht möglicher Vokal angebahnt. Für eine VK- oder KV-Lautsynthese wird ebenfalls der Vokal [a] genutzt und erfahrungsgemäß eher ein stimmhafter Konsonant für eine erste exemplarische Lautsynthese gewählt [a:m], [a:l] (vgl. Kap. 6.4.1), da der Wechsel zwischen „stimmhaft" und „stimmlos" die ersten Koartikulationen erschwert.

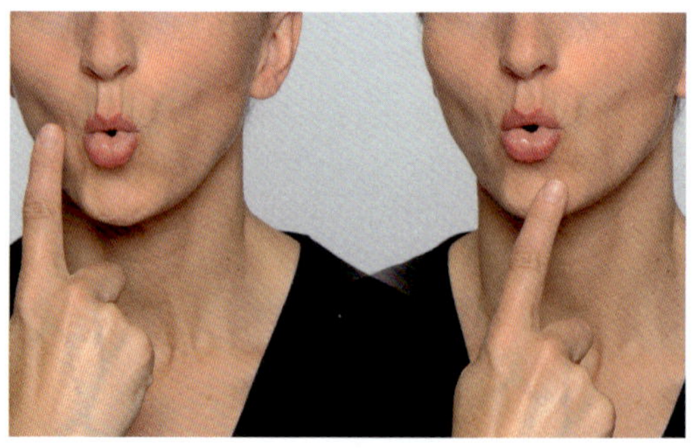

Lautgeste [o]

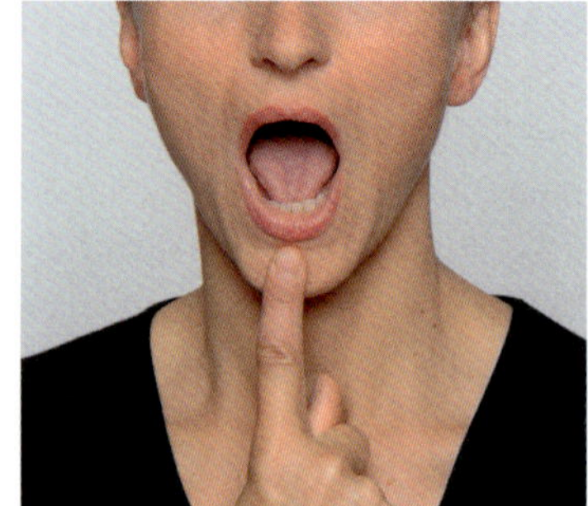

Lautgeste [a]

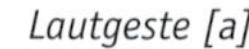

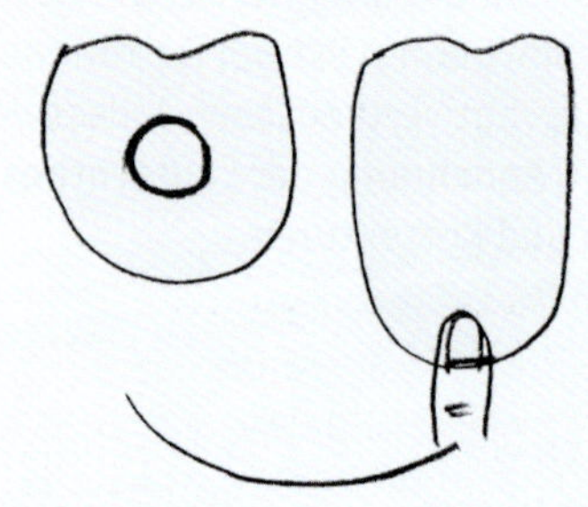

ABB. 36 *Therapiebeispiel Lautsynthese: Gezeichnete dynamische Mundbilder [o] und [a] mit Silbenbogen*

Durchführung erste exemplarische Lautsynthese am Beispiel Variante A:
Therapieeinstieg über Vokale → erste Koartikulation /Ohr/ → [oːɐ]

Für schwer betroffene Pat, die spontane Stimmgebung zeigen, bei denen diagnostisch jedoch weder willkürliche Lautbildungs- noch Lautsynthesefähigkeiten ermittelbar sind, empfiehlt sich die Anbahnung der Vokale [a:] und [o:] (jeweils in einer separaten Therapieeinheit). Anschließend eignet sich diese Vokal-Vokal-Verbindung als erste exemplarische Lautsynthese /Ohr/ → [oːɐ], da sie geringe kiefer- und zungenmotorische Anforderungen stellt, sich der Lautübergang durch Vokaldehnung [o:], Kieferöffnung und Zungenabsenkung (Zunge muss nur fallen) leichter erreichen lässt als z. B. die Koartikulationen [aʊ] oder [aɪ]), die eine Zungenanhebung erfordern würden (vgl. Vokaltrapez).

- **Aufbau der Semantik des Zielwortes /Ohr/**
  Ther.: „Sie können jetzt zwei Laute (zeigt zwei Finger). Heute üben wir ein Wort – wir verbinden zwei Laute (zeigt erneut zwei Finger). Es geht um unser Ohr (zeigt auf eigenes Ohr). Können Sie mich gut hören? Auch so leise? (flüstert dabei). Das ist wichtig, unser Ohr. Wo ist Ihr Ohr? Fühlen Sie mal, ist es warm, Ihr Ohr?" Ther. hilft Pat. ggf. dabei, mit der nicht paretischen Hand das eigene Körperteil anzufassen. Häufig wird das Zielwort erst durch den persönlichen Bezug, hier die Berührung, semantisch erfasst. Pat. zeigen dann ein verstehendes Nicken.

- **Vorsprechen der Lautsynthese mit Lautgesten**
  Ther. spricht das Zielwort einmal mit beiden Lautgesten gedehnt vor, Pat. schaut nur zu. „Ich spreche unser Wort einmal vor, schauen Sie und hören Sie, jetzt – [o:a:]."
- **Zeichnen des ersten dynamischen Mundbildes und Erklären der Lautbildung mit verbalen Hilfen**
  Ther. malt das erste Mundbild für [o:] auf und erklärt die Lautbildung mit vH „Der Mund ist rund – ganz rund."
- **Parallelsprechen des ersten Lautes**
  Ther. fordert Pat. zum gemeinsamen Artikulieren auf; Ther. begleitet mit der ersten Lautgeste: „Wir beide zusammen – [o:]. Prima." (bei Bedarf Korrekturhilfen)
- **Zeichnen des zweiten dynamischen Mundbildes und Erklären der Lautbildung mit verbalen Hilfen**
  Ther. malt das zweite dynamische Mundbild für [a:] auf und erklärt die Lautbildung mit vH: „Der Mund geht auf – weit auf – [a:]."
- **Parallelsprechen des zweiten Lautes**
  Ther. fordert Pat. zum gemeinsamen Artikulieren auf; Ther. begleitet mit der zweiten Lautgeste: „Wir beide zusammen – [a:]. Prima."
- **Zeichnen des Silbenbogens und Aufforderung zur Lautsynthese**
  Ther. kennzeichnet die Lautverbindung unter den Mundbildern durch einen Silbenbogen und erklärt: „Und jetzt beide Laute zusammen, das ganze Wort." (zeigt erneut auf eigenes Ohr / Aufbau Semantik)
- **Parallelsprechen beider Laute mit Lautgestenbegleitung**
  Ther. und Pat. artikulieren gemeinsam gedehnte Vokale; Ther. begleitet mit beiden Lautgesten, die ineinander übergehen: „Wir beide zusammen – [o:a:]."

Pat. ohne Lautsynthesefähigkeit **„hüpfen"** zunächst von Laut zu Laut; es zeigt sich ein Abbruch der Stimmgebung zwischen den isoliert abgerufenen Lautprogrammen: Während die Kieferöffnung des zweiten Lautprogramms [a] erfolgt, kann die Stimmgebung nicht gleichzeitig aufrechterhalten werden und die Stimme reißt folglich ab. Das lautverbindende Wissen fehlt, die „Software für Koartikulation" (vgl. Kap. 2.2, 2.7, 3.4.5).

Korrekturen/Hilfen zum Aufbau der Koartikulationsfähigkeit

- **Verbales und visuelles Kontrastieren**

SpAT®-Ther. unterstützen Pat., indem sie das wahrgenommene „Hüpfen" nochmals übertrieben imitieren, durch zwei getrennte, sehr kurze Laute und dabei zwei kurze, laute Knalle mit dem Zeigefinger auf das jeweilige Mundbild. Anschließend wird das erwünschte gedehnte Verbinden der Laute modellhaft **verbal und visuell kontrastiert** durch eine weiche gedehnte Stimmgebung und einen dabei gezeichneten Silbenbogen unter den Mundbildern „Sie sind gehüpft – [o] – [ɐ]! Wir wollen beide Laute schön verbinden – so – [o:a:]." Ther. fordert Pat. zur nochmaligen gemeinsamen Artikulation auf, erneut zuvor auf das eigene Ohr zeigend und mit Lautgesten artikulierend: „Und nochmal – [o:ɐ]."

- **Taktiles Führen**

Wenn die Kontrastierung nicht ausreicht, macht es keinen Sinn, weitere Syntheseversuche zu unternehmen, sondern bei dem Programmierungsschritt zu unterstützen, der den Stimmabriss auslöst, also die Kieferöffnung zu führen, während Pat. sich nur auf die Stimmgebung/Dehnung des ersten Vokals konzentrieren können.

Ther.: „Wir machen einen Trick: Sie ziehen das [o:] ganz lang und halten es – ganz lang. Und ich helfe und öffne gleich Ihren Mund." Dabei nähert Ther. den linken Zeigefinger dem Mund von Pat., um die geplante taktile Hilfe anzukündigen. „Wir üben das mal zusammen – [o:]." Ther. zeigt dabei erst die Lautgeste, dann sofort die Geste für Lautdehnung. „Und nochmal [o:] – prima – und nochmal das ganze Wort [o:ɐ]." Ther. spricht parallel mit Pat., gibt mit der rechten Hand beide Lautgesten und während Ther. den eigenen Kiefer öffnet, öffnet Ther. gleichzeitig mit dem linken Zeigefinger den Kiefer von Pat., während Pat. weiter die Stimme hält und die erste Lautsynthese gelingt.

Ther.: „Prima. Und nochmal – wir hören mit dem [o:ɐ]." Ther. begleitet nur mit den Lautgesten und gibt in dieser Wiederholung keine taktile Hilfe mehr. Ther. sollten diesen helfenden „Griff" zuvor sicher einüben, damit er als Therapietechnik sicher zur Verfügung steht. Er fordert auch von Ther. parallele Steuerungsprozesse.

Viele Pat. sind überrascht über ihren Wortabruf, den sie als taktil-kinästhetisches und auditives neues Erlebnis wahrnehmen. Sie sind verwundert, mitunter emotional sehr berührt. Auch partizipierende Angehörige nehmen diesen besonderen Moment erster Lautsynthese wahr und manche reagieren sichtlich bewegt. Unmittelbare zusätzliche Wiederholungen wären auch aus diesem Grund kontraproduktiv (vgl. Kap. 2.12, Übungsfrequenz).

Mögliche weitere erste exemplarische Lautsynthesen

- **[u:ɐ] /Uhr/**

Der Vokal [u:] wird angebahnt, die Semantik des Zielwortes /Uhr/ mit Hilfe einer möglichst analogen Armbanduhr oder Therapieuhr auf dem Tisch erarbeitet. Pat. wird befragt, ob er *auch* eine Uhr trägt und Ther. schaut gemeinsam mit Pat. am Arm von Pat. nach, um den semantischen Bezug herzustellen. Die Lautsyntheseübung [u:ɐ] wird durchgeführt; ggf. nochmals kontrastierende oder taktile Hilfestellungen gegeben.

- **[i:a:] /Ja/**

Aus der höchsten Zungenposition und maximalen Engebildung im velaren Bereich bei [u:] gelingt es erfahrungsgemäß gut, in der Folgestunde die Engebildung vorne zum [i:] zu erreichen. Lippenspreizung und Vorstellungshilfe (Ekel) unterstützen und aktivieren dabei zum Vokal [i:] (vgl. Kap. 6.3.1). In einer gesonderten Therapieeinheit wird die vereinfachte Lautsynthese [i:a:] eingeübt, um die Bejahung /Ja/ ausführlich semantisch zu erarbeiten. Ther. erklären die Wichtigkeit dieses Wortes für die Angehörigen im Alltag und nennen ein möglichst persönliches Beispiel.

Für eine Tee trinkende Patientin: „Ihr Mann hat mir erzählt, Ihr Mann fragt Sie nachmittags: Möchtest Du Tee? Sie lieben Tee. Also antworten Sie erfreut mit [i:a:]!" Ther. spreizt dabei die Lippen, mit LG, und hebt Kopf und Stimme, um dann mit der Kieferöffnung ins Nicken überzugehen. Ziel ist es, über die Imitation des Kopfhebens auch bei Pat. das gleichzeitige Artikulieren und Nicken einzuüben. Achtung: Dabei sollte keine Kontrastierung zur Verneinung erfolgen, da sonst semantische Verwechslungen gefördert werden.

- **[ha:] /Haar/; [as] /Ass/; [tse:] /Zeh/ oder [tso:] /Zoo/**

Bei Pat., die in der Diagnostik keinerlei Stimmgebung zeigten, insbesondere auch bei inspiratorischen Artikulationsversuchen, erfolgt der Therapiebeginn über stimmlose Laute: Nach Gelingen erster stimmloser Konsonanten [h], [s], ggf. [ts] kann die jeweilige Lautsynthese eingeübt werden. Der Glottal [h] eignet sich als erster Konsonant, da dieser nur Kieferöffnung und Luftführung erfordert. Die Zunge bleibt am Mundboden, Pat. atmen quasi nur aus, das Anschalten der Stimme zum Vokal [a:] wird mit verbalen Hilfen und Vorstellungshilfen gefördert, ggf. mit einer taktilen Hilfe unterstützt.

- **[a:m] /Arm/**

Sollten Pat. den bilabialen Nasal [m] diagnostisch gezeigt haben, kann die Lautsynthese /Arm/ → [a:m] als erste exemplarische Lautsynthese eingeübt werden. Dabei fragt Ther. nach dem Befinden / der Temperatur oder der Bewegungsfähigkeit des Arms von Pat. und fordert diesen auf, den eigenen Arm anzufassen und zu fühlen bzw. zu bewegen.

- **[a:l] /Aal/**

Konnten Pat. den Lateral [l] in der Lautbildungsdiagnostik artikulieren, eignet sich die Lautsynthese [a:l] /Aal/ als erste Koartikulationsübung. Ther. malt einen Aal und könnte diesen gezeichneten besonderen Fisch in einem Angelbuch/Fischbuch suchen lassen, um die Semantik aufzubauen.

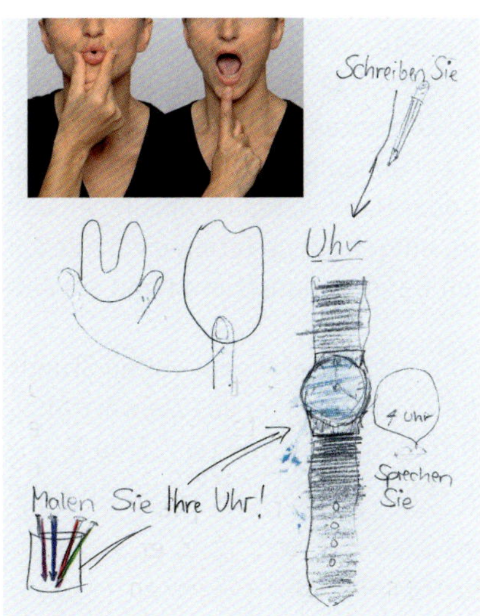

ABB. 37 *Therapiebeispiel Lautsynthese /Uhr/ [uɐ]*

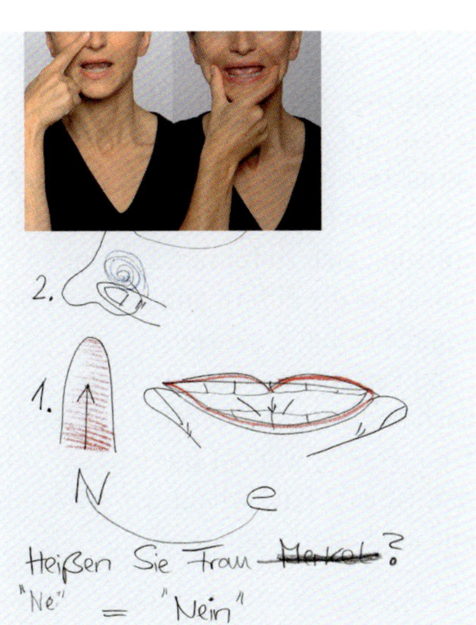

ABB. 38 *Therapiebeispiel Lautsynthese /Nee/ [ne:]*

6.4.2 Transfer: Kommunikation und *häusliche Übungen*

Um koartikulatorische Fähigkeiten zu verbessern, die Verknüpfung der phonologischen Wortform mit dem semantischen System zu festigen (vgl. Logogen-Modell, Kap. 5.6) und den Abruf erster exemplarischer Lautsynthesen aus dem Silbenspeicher zu üben, sind Wiederholungen notwendig. Diese erfolgen bei SpAT® in kommunikativen Settings, verschiedenen Modalitäten und mit Hilfe diverser Transferideen. Eine erste Möglichkeit zur wiederholten Beschäftigung mit dem in der Therapieeinheit Geübten stellt die *häusliche Übung* dar. Diese ist stets gekoppelt an die jeweilige Stunde und wird als empfohlene, aber freiwillige Möglichkeit für Pat. erachtet, Zielwörter und mit ihnen verbundene Alltags-Themen nochmals aufzugreifen. *Häusliche Übungen* sollten in der Therapieeinheit stets so weit vorbereitet werden, dass Pat. sie anschließend *selbstständig* zuhause ausführen können, ohne Hilfen der Angehörigen; es sei denn die *häusliche Übung* zielt explizit darauf ab, Pat. und Angehörige in Kommunikation zu bringen (vgl. Kap. 6.6.6).

Transferideen zu ersten Lautsynthesen

- **[ha:] /Haar/**

Ther. greifen eine veränderte Frisur bei sich selbst, den Pat. oder Angehörigen auf, kommentieren diese, um bei Pat. das Zielwort zu evozieren, z. B.: „Oh, Sie sehen verändert aus – Sie hatten einen Termin - (zeigt auf den Kopf von Pat.) - das Wort können Sie sprechen." Ther. greift in eigenes Haar und zeigt dann die erste Lautgeste für [h] und artikuliert parallel mit Pat. [ha:].

- **[u:ɐ] /Uhr/**

Anschließend kann Ther. mündlich oder schriftlich fragen, um wieviel Uhr der Frisör-Termin gewesen ist, gemeinsam mit Pat. die Uhrzeit mit den Händen zeigen und das Zielwort [u:ɐ] erneut fordern. Ther. können Pat. die nächsten Therapietermine diktieren und sie sich nochmals laut „vorlesen" lassen; anschließend ergänzt Ther. sie um die notwendigen Minutenangaben (2 Uhr → 2:15 Uhr). Pat. erlernen auf diese Weise auch die Strategie, Uhrzeiten zunächst *ungefähr* zu vermitteln und sich nicht durch den Anspruch auf Genauigkeit zu blockieren. Ther. ermutigen Pat. dazu, einen Taschenkalender oder Handykalender anzulegen und stets mit sich zu führen. So können Pat. üben, eingetragene Termine vorzulesen, indem sie die Ziffern mit der nicht paretischen Hand demonstrieren und die Zeitangabe verbal ergänzen.

Im Verlauf der Folgestunden fragen Ther. die Pat. ungefähr zur vollen Stunde nach der Uhrzeit: Zunächst verwenden und betonen sie dabei das Zielwort [u:ɐ]; z. B. „Frau X, wieviel *Uhr* ist es?", allmählich fragen sie indirekter: „Frau X, wie *spät* ist es?" Pat. schaut auf die Armbanduhr, zeigt 3 Finger mit der linken Hand und artikuliert dann [u:ɐ].

Beispiele für häusliche Übungen zu ersten Lautsynthesen

- **[u:ɐ] /Uhr/**

Schwer betroffene Personen erhalten die Ziffernkärtchen (1–12) mit nach Hause, um sie nochmals der bereits bezifferten Uhr zuzuordnen und sich im visuellen Vergleichen zu üben. Eine Patientin erhält z. B. geschriebene Ziffern mit nach Hause, die sie in korrekter Reihenfolge auf die Uhr legen und anschließend schreiben kann. Ther. notierte zuvor in der Therapiestunde die Ziffer 1 als Orientierungshilfe. Eine *andere* Person bekommt die Aufgabe, die Ziffern selbstständig an die markierten Punkte einer gezeichneten großen Uhr zu schreiben und ggf. von einer Küchenuhr abzuschauen. Pat. werden zusätzlich gebeten, ihre Angehörigen zuhause oder beim Besuch in der Klinik nach ihrer Armbanduhr zu fragen, indem sie das Zielwort sprechen: [u:ɐ]? oder nonverbale Strategien des Zeigens oder Malens zu nutzen. Ther. ermutigen Pat., ihre möglichst analoge Armbanduhr in die nächste Therapieeinheit mitzubringen.

Grundsätzlich werden zunächst nur analoge Uhrzeiten eingeübt und alle Nachmittags- und Abendzeiten vereinfacht (vgl. Kap. 6.6.5, Zahlen). Angehörige, die bei Therapien hospitieren und die Übung bereits kennenlernten, werden eingeladen, die betroffene Person von nun an 1x am Tag nach der Uhrzeit zu fragen, eine Tagesplan-Besprechung am Vorabend oder morgens vor dem Kalender durchzuführen und sich die ungefähre Uhrzeit eines Termins mitteilen zu lassen (vgl. Transferideen Zahlen, Kap. 6.6.6). Frau Wagner fragt ihren Sohn: „Wann hast Du morgen Sprachtherapie?“ Der Sohn zeigt 5 Finger, dann nochmal 4 Finger und ergänzt [u:ɐ]. Frau Wagner verbalisiert nochmals: „Neun Uhr, aha, dann weiß ich Bescheid, danke.“

- **[ha:] /Haar/**

Zum Situationsbild des Grundprogramms /frisiert Haar/ kann eine Transferübung bzw. *häusliche Übung* entstehen: Pat. malen Haarlängen und Haarfarben an die von Ther. individuell vorgezeichneten Gesichter und beschriften diese mit den entsprechenden Vornamen der Familienangehörigen. Z. B. suchte Herr K. in der Therapiestunde für sein Haar den passenden braunen Buntstift aus einer Menge an Buntstiften heraus, was ihm zunächst sichtlich schwer fiel. Ther. verringerte zunächst die Anzahl der Stifte auf die der gängigen Haarfarben. Herr K. hatte anschließend die Aufgabe, seine Figur zu benennen, und wollte zunächst seinen Vornamen notieren. Ther. verwies jedoch auf die gemalte Zeigegeste, führte sie „ich“ lautierend vor und erklärte nochmals vereinfacht die Notwendigkeit des Personalpronomens /ich/. Herr K. wurde dann aufgefordert, der im Therapieraum anwesenden und von d. Ther. auf das Blatt gezeichneten Person einen passenden Rufnamen zu geben (/Mama/) sowie die passende Frisur ([ha:]) zu malen. Die beiden weiteren männlichen Figuren ohne Haar (Vater und Bruder, mit angedeuteter Polizeiuniform) wurden zur *häuslichen Übung* mitgegeben. Ein Pfeil verweist darauf, weitere Familienangehörige auf der Rückseite des Übungsblatts malen zu können (Schwägerin mit zwei Kindern).

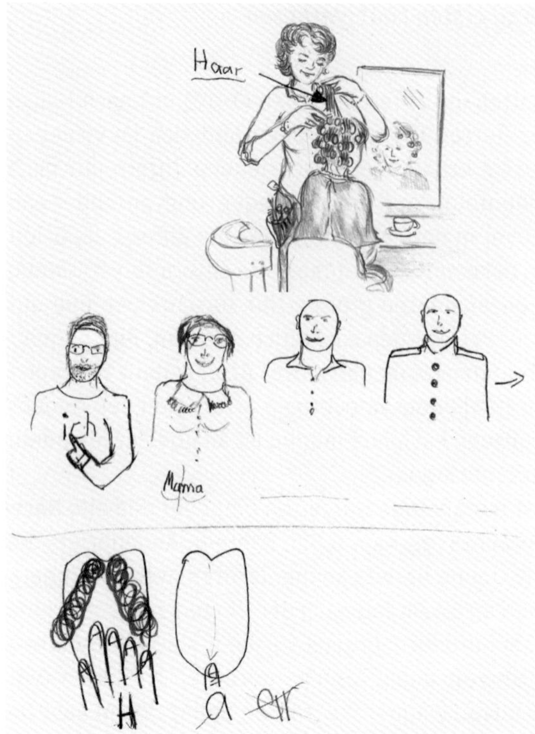

ABB. 39 *Transfer und häusliche Übung /Haar/ [ha:]*

Es macht Pat. häufig großen Spaß, ein Kinderfoto oder eine Aufnahme mit einer besonderen Frisur aus vergangenen Zeiten mitzubringen, insbesondere, wenn auch Ther. ein entsprechendes Foto beisteuern. Dabei werden Erinnerungen getriggert und humorvolle Situationen entstehen, wenn gemeinsam mit Pat. z. B. Fotos aus den 60er-/70er-Jahren mit langem Haar von männlichen Patienten oder Dauerwellen von weiblichen Patientinnen, Jugend- oder Kinderfotos angesehen werden.

Angehörige können zum häuslichen Weiterführen der Übungen aus der Therapiestunde motiviert werden, müssen jedoch dringend darauf hingewiesen werden, dass sie Zielwörter nicht (!) hochfrequent hintereinander wiederholen oder gar drillen, sondern stets kommunikativ evozieren. In natürlicher Kommunikation findet kein wiederholendes Üben statt - im Gegenteil: Wenn die übermittelte Information verstanden wurde, wird sie nicht wiederholt. Es sollten jedoch viele Gelegenheiten gesucht werden, damit Wortfindung, phonologische und sprechmotorische Planung sowie Artikulation ausgeführt und erste Lautsynthesen sicherer abgerufen werden. Mit diesen wachsen kommunikativer Mut und eigenaktives Sprechen von Pat.

6.5 Kombination SpAT® und MODAK®: Grundprogramm

Die Arbeit in allen sprachlichen Modalitäten mit dem MODAK®-Grundprogramm (**Mod**alitäten**ak**tivierung) kann erfolgen, sobald Pat. willkürliche Lautsynthesefähigkeiten zeigen (keine Automatismen / Recurring Utterances). Ohne die sprechmotorischen Voraussetzungen der Koartikulation kann kein Wortabruf stattfinden und am Ende des MODAK®-ANLAUFS kein artikulatorischer Output erreicht werden. Ziel des „ANLAUF"-Nehmens in sieben Schritten ist der Wortabruf im DIALOG. Luise Lutz fand in unzähligen Therapien heraus, dass ein Benennen bei schwerer Aphasie nicht möglich ist. Vergleichbar mit der Sportdisziplin Weitsprung kann ein Sprung aus dem Stand in die Sandkuhle nicht gelingen. Damit Pat. auf eine DIALOG-Frage (Ablenker-Frage) antworten können, wird dieses gewünschte Turn-Taking im DIALOG in sieben ANLAUF-Schritten vorbereitet.

Bei Menschen mit schwerer Aphasie *und* schwerer Sprechapraxie bedarf es jedoch weiterer sprechmotorischer Vorbereitungen.

Wann steigen sprechapraktisch-aphasische Pat. in das Grundprogramm ein?

1. Die einzelheitliche phonetische Enkodierungsroute und die silbische phonetische Enkodierungsroute müssen vor dem Grundprogramm bereits aktiv sein: Alle Laute der Zielwörter/Objektnamen und erste Lautsynthesen müssen zuvor artikulatorisch möglich sein oder müssen erarbeitet werden. Wenn Pat. in der Diagnostik keinerlei Lautbildungsprogramme zeigen, werden zunächst **vier Vokale** (z. B. [a], [o], [u], [i]) und mindestens **ein Konsonant** (z. B. [h]) angebahnt sowie die Lautsynthesefähigkeit exemplarisch erarbeitet, z. B. anhand der Koartikulationen **[o:ɐ]**, **[u:ɐ]**, **[i:a:]**, **[ha:]** (vgl. Kap. 6.4.1).
2. Der MODAK®-ANLAUF wird um den 8. ANLAUF-Schritt erweitert, um auch die Artikulation vor dem DIALOG vorzubereiten (vgl. Kap. 5.6, Logogen-Modell).
3. Die ersten Objektnamen des Grundprogramms sind zunächst einsilbig und bestehen aus 2 Lauten (Wortgruppe 1; vgl. Kap. 5.3, Therapiematerial), mit zunehmender Anzahl an Lauten; später können zweisilbige Objektnamen und schließlich Verben erarbeitet werden.
4. Das Therapiematerial (4 Situationsbilder) wird nach MODAK®-Kriterien und zusätzlichen SpAT®-Kriterien zusammengestellt, um alle Modalitäten im Grundprogramm bestmöglich zu fördern (vgl. Kap. 5.3, 6.2).

MODAK®-Kriterien für die Zusammenstellung der Situationsbilder (für aphasische Personen):

- Verwendung von Situationsbildern mit handelnden Personen im Alltag
- Verwendung von Verb-Objekt-Sätzen mit transitiven Verben (3. Person Sing. Präsens) und direkten Objekten (enge Kollokation)
- 4 verschiedene Verben (keine Partikelverben)

- 4 verschiedene Objektnamen
- 4 verschiedene Anlaute (um Perseverationen zu vermeiden)
- 4 verschiedene Vokale (für eine bessere auditive Diskrimination und für die Merkfähigkeit von 4 verschiedenen Graphemen im 5. ANLAUF-Schritt)
- Bei Doppelvokalen /oo/, /aa/ werden im 5. ANLAUF-Schritt beide Vokalplättchen entfernt.
- Semantische Nähe sollte zu Therapiebeginn bei schwerer SV-Störung vermieden werden; später bewusst einsetzbar.
- 4 schwarz-weiße Bilder oder 4 farbige Bilder (falls anderes Material zum Einsatz kommt), um visuelles Perseverieren zu vermeiden

SpAT®-Kriterien für die Zusammenstellung der Situationsbilder, zusätzlich zu den MODAK®-Kriterien, für sprechapraktisch-aphasische Personen:

- Therapiebeginn mit einsilbigen Objektnamen
- Alle 4 Objektnamen gehören der gleichen Wortgruppe an, je nach sprechmotorischen Fähigkeiten: 4 x WG 1 oder 4 x WG 2 oder 4 x WG 3.
- Die innere Silbenstruktur kann gezielt 4 x gleich gewählt werden, muss aber nicht einheitlich sein:
  WG 2, z. B. 4 x KVK oder VVK, KVK, KVK, KVK oder KVV, KVK, KVK, KVK.
- nur 1 initiales Cluster pro 4 Objektnamen
- Zur gezielten Auslautübung kann sich der Auslaut 3x wiederholen, 1 Kontrastlaut ist nötig zur Vermeidung von Übergeneralisierungen / neuen Automatismen.
- Die Affrikate [ts] gilt als ein Laut (vereinfachte, verkürzte Variante von [s]).
- Bei Diphthongen wird der zweite Vokal (Graphemplättchen) entfernt (im 5. ANLAUF-Schritt).
- Ther. wählen das Verb je nach Dialekt, Sprachverständnis der Pat. und eigener Vorliebe aus: z. B. /putzt Ohr/ versus /reinigt Ohr/ versus /säubert Ohr/.
- Ther. wählen Objektnamen je nach Dialekt aus: z.B. /fährt Zug/ oder /fährt Bahn/ oder /fährt Tram/.
- Ther. spricht Artikel unbetont mit oder lässt sie zunächst aus; später werden Artikel gezielt erarbeitet.

Materialeinteilung in Wortgruppen

Wortgruppe 1 → 2 Laute → VV / KV / VK
z. B. /brät Ei/, /beobachtet Reh/, /hebt Arm/

Wortgruppe 2 → 3 Laute → VVK / KVV / KVK
z. B. /isst Eis/, /fotografiert Meer/, /putzt Rad/

Wortgruppe 3 → 4 (–5) Laute → KVVK / KVKK / KKVV / VKKK / KKVVK / KKVKK
z. B. /massiert Bein/, /zählt Geld/, /küsst Frau/, /wiegt Obst/, /macht Sport/, /sagt Prost/

Beispiel für das erste Grundprogramm in WG 1 mit folgenden vier Situationsbildern: /frisiert Haar/, /putzt Ohr/, /repariert Uhr/, /holt Ei/

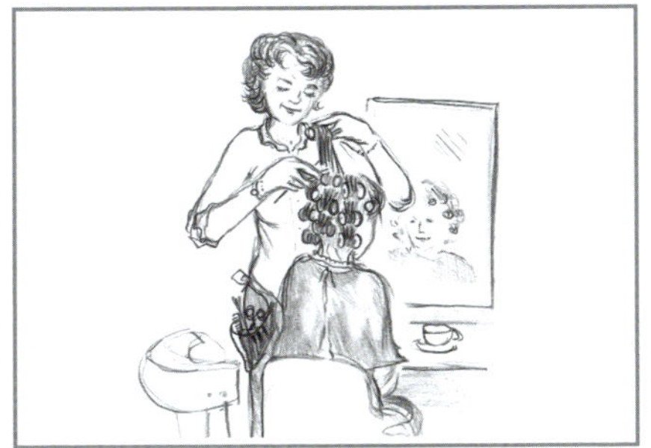
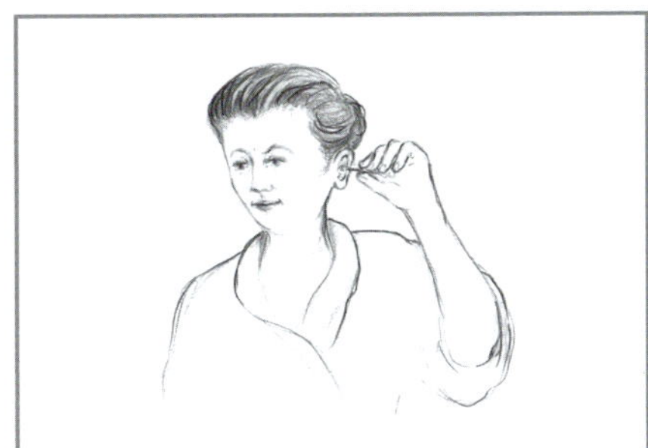
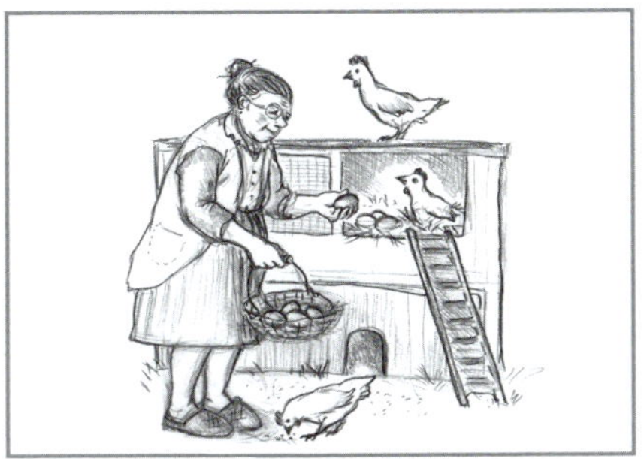
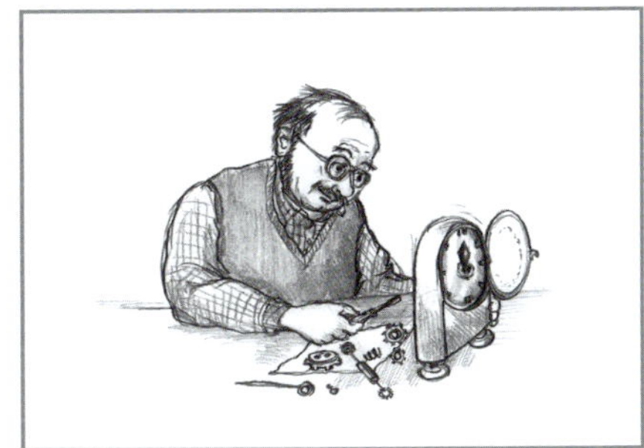

Pat. mit noch bestehenden Lautbildungsfähigkeiten und entsprechend erarbeiteten Lautsynthesen erhalten möglicherweise diese vier Situationsbilder: */gipst Arm/, /besucht Zoo/, /fährt Ski/, /stellt Uhr/*

Eine Auflistung aller vorhandenen Situationsbilder für die Kombination von MODAK® mit SpAT® lässt sich über die QR-Codes im Anhang abrufen. Zur Optimierung der Behandlung empfiehlt es sich, die verwendeten Situationsbilder in einer Liste mit Durchführungsdatum zu dokumentieren (s. Anhang). Anhand dieser Auflistung lässt sich rasch ermitteln, in welcher Wortgruppe die Pat. mit welchem Material und seit wann üben (vgl. Kap. 9.2), sodass Ther. auch gut im Team arbeiten können. Gelingt der Abruf eines Objektnamens im DIALOG beim ersten Mal nur mit maximalen Hilfen (z. B. Situationsbild /sie trinkt *Tee/*) kann er mit Hilfe einer Bildvariante /er trinkt *Tee/* im nächsten Grundprogramm wiederholt oder in Kollokation mit einem anderen Verb (kocht *Tee*) angeboten werden. Entsprechende Markierungen in der Liste sind für die Therapieplanung nützlich.

6.5.1 Artikulatorische Erarbeitung der Objektnamen Wortgruppe 1

Wie bereits in Kapitel 5.5 und 5.6 beschrieben, durchläuft jeder Objektname in enger Kollokation mit dem Verb sieben ANLAUF-Schritte: Sprachverständnis, Lesesinnverständnis, Aufbau der schriftlichen Wortform / Legen der Objektnamen, Schreiben der Objektnamen, visuelles Merken und nochmaliges Schreiben. Nachdem der erste Objektname gelegt und schließlich aus dem Kopf geschrieben wurde, erfolgt mit sprechapraktischen Pat. unmittelbar die artikulatorische Erarbeitung des Objektnamens: Im 8. ANLAUF-Schritt wird jeder Objektname unterstützt von SpAT®-Hilfen (Lautgesten, gezeichneten dynamischen Mundbildern und verbalen Hilfen, Vorstellungshilfen, ggf. taktilen Hilfen, vgl. Kap. 5.2) sprechmotorisch erarbeitet und semantisch verknüpft. Die Erarbeitung von Objektnamen der Wortgruppe 1 im Grundprogramm erfolgt ähnlich wie bei exemplarischen Lautsynthesen (vgl. erste Koartikulationen, Kap. 6.4.1):

8. ANLAUF-Schritt WG 1

Beispiel: /Uhr/ → [u:ɐ]

Ther.: „Wir wollen das Wort auch sprechen – (verweist auf das Situationsbild/ Semantik und auf das geschriebene Wort auf dem Blatt) - ich mache vor – [u:ɐ].“

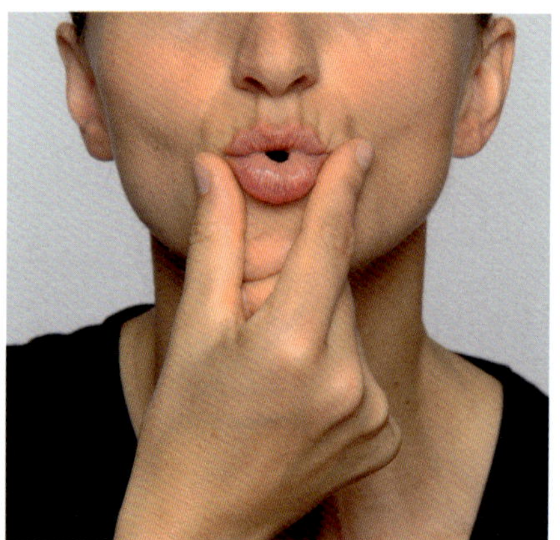

Lautgeste [u]

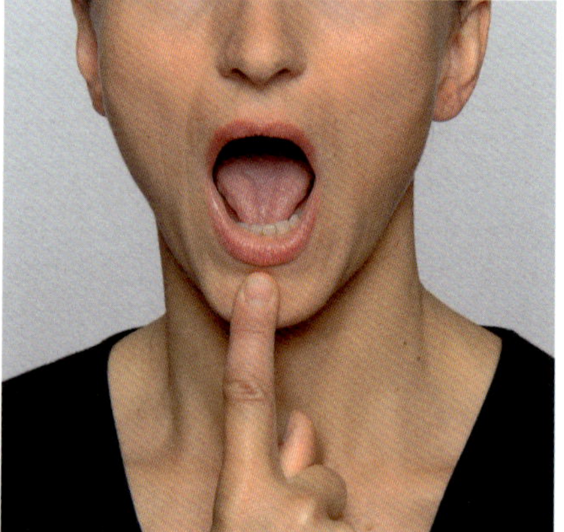

Lautgeste [a]

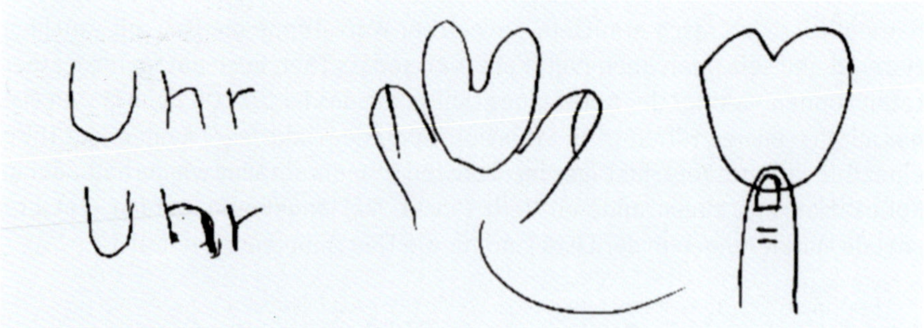

ABB. 40 *Therapie-Beispiel 8. ANLAUF-Schritt: Wortgruppe 1 /stellt Uhr/, phonematisch realisiert [u:ɐ] mit vokalisiertem /r/*

Nachdem ein, zwei, drei oder bestenfalls alle vier Objektnamen die acht ANLAUF-Schritte durchlaufen haben, kommen alle vier Bilder auf den Tisch und die erarbeiteten Wörter in den DIALOG (vgl. Kap. 5.5, 5.6).

6.5.2 Artikulatorische Erarbeitung der Objektnamen Wortgruppe 2

Pat. üben erfahrungsgemäß nur kurze Zeit in der Wortgruppe 1, meist werden 2–3 Grundprogramme mit Objektnamen der WG 1 durchgeführt und diese bzw. weitere Substantive der Wortgruppe 1 in *zusätzlichen* Techniken evoziert. Dann kündigen Ther. den Pat. ihren Therapie-Fortschritt an: „Heute werden die Wörter länger. Wir verbinden drei Laute (Ther. zeigt drei Finger)." Mit Hilfe der live gezeichneten Mundbilder können Pat. die Wortlänge/Phonemanzahl visuell erkennen. Die ersten zwei Laute werden jeweils artikulatorisch „vorbereitet" und dann die erste Lautsynthese artikuliert. Der dritte Laut wird „ vorbereitet", um schließlich alle drei Laute in Koartikulation zu verbinden. Pat. werden von den Lautgesten artikulatorisch „bis zum Ende der Silbe geführt". Häufig tritt eine Verzögerung nach der Verbindung der ersten beiden Laute auf bzw. es muss vor dem dritten Laut eine artikulatorische Pause eingelegt werden, um diesen Laut mit zeitlicher Verzögerung anhängen zu können (z. B. [aɪ-s], [fu:-s], [ho:-f]). Es erfolgt eine unmittelbare korrekte Wiederholung mit Lautgestenbegleitung und Parallelsprechen der Ther.

Die Programmierung der neuen Silbenstrukturen mit nun *drei* zu artikulierenden Lauten bedeutet gestiegene phonologische, phonetische und koartikulatorische Planungsanforderungen (vgl. Kap. 2.9). Einen guten Einstieg in die Wortgruppe 2 stellen offene Silben dar (KVV), z. B. /fotografiert Meer/ → [me: ɐ], /schreibt Vier/ → [fi:ɐ], deren finaler Laut (vokalisiertes /r/) durch Kieferöffnung leicht zu realisieren ist. Ebenfalls geeignet ist die Verb-Objekt-Verbindung /isst Eis/ → [aɪs] (VVK), deren Silbenkern bereits in WG 1 (VV) /isst Ei/→ [aɪ] erarbeitet und nun um den finalen Konsonanten [s] erweitert wird.

Die Erarbeitung von Objektnamen der Wortgruppe 2 erfolgt ähnlich wie bei ersten Koartikulationen bzw. der Erarbeitung von Objektnamen der WG 1, wie das folgende Beispiel veranschaulicht:

8. ANLAUF-Schritt WG 2

Beispiel: /Eis/ → [aɪs]

Ther.: „Wir wollen das Wort auch sprechen - (verweist auf das Situationsbild/Semantik und auf das geschriebene Wort auf dem Blatt) - ich mache vor – [aɪs]." Ther. artikuliert mit allen Lautgesten.

Ther. artikuliert den 1. Laut und begleitet die Phonation dabei mit der 1. Lautgeste.

Ther. malt das 1. Mundbild auf und erklärt die Lautbildung durch ihre verbalen Hilfen (vH).

Ther. fordert Pat. zur Lautimitation/Parallelsprechen des 1. Lautes auf (mit LG). (Bei Abweichungen erfolgen korrektive Hilfen sowie eine korrekte Wiederholung des Lautes.)

Ther. artikuliert den 2. Laut mit Lautgeste und zeichnet das 2. Mundbild mit vH; Ther. fordert zur Artikulation auf.

Pat. imitiert den 2. Laut; ggf. gibt es korrektives Feedback und eine korrekte Wiederholung.

Ther. zeichnet den Silbenbogen unter die zwei MB und fordert zur Lautsynthese auf (Parallelsprechen mit beiden LG); ggf. korrektives Feedback und eine korrekte Wiederholung.

Ther. artikuliert den 3. Laut mit Lautgeste, zeichnet das 3. Mundbild mit vH und fordert Pat. zur Imitation des 3. Phonems auf (Parallelsprechen mit LG).

Ther. zeichnet einen großen Silbenbogen unter alle drei Phoneme und fordert zum Parallelsprechen auf: „Und jetzt alle drei Laute zusammen – das ganze Wort – (z. B.) [aɪs]."

Pat. artikuliert parallel mit Ther., während Ther. die ganze Silbe mit den drei ineinander übergehenden Lautgesten begleitet; ggf. korrektives Feedback und eine korrekte Wiederholung.

Ther. fordert zur Wiederholung auf, indem sie nochmal nachfragt, als ob sie schlecht zugehört hätte, mit Bezug zum Situationsbild, z. B.: „Was isst er nochmal?"

Ther. begleitet die Artikulation der Pat. mit allen LG, schaltet dabei evtl. die eigene Stimme leiser oder aus.

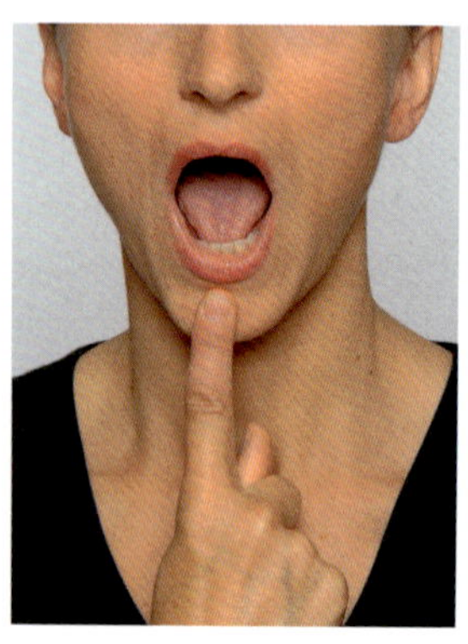
Lautgeste [a]

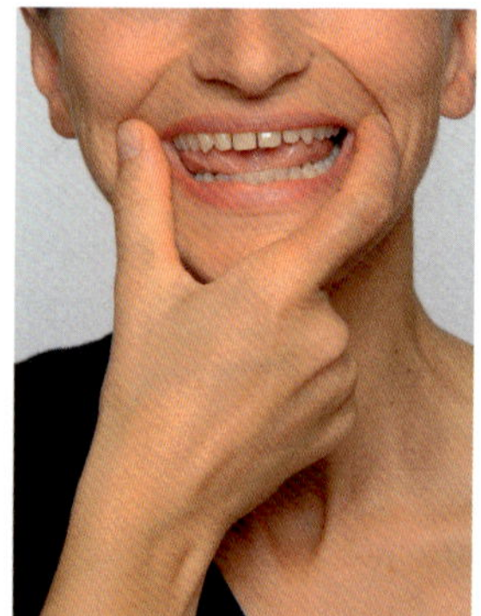
Lautgeste [i]

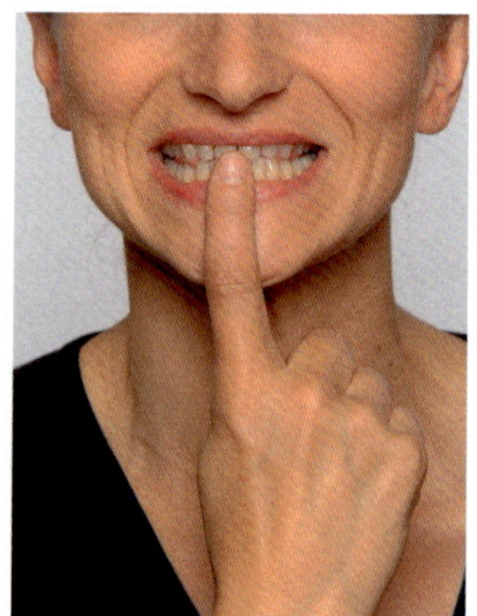
Lautgeste [s]

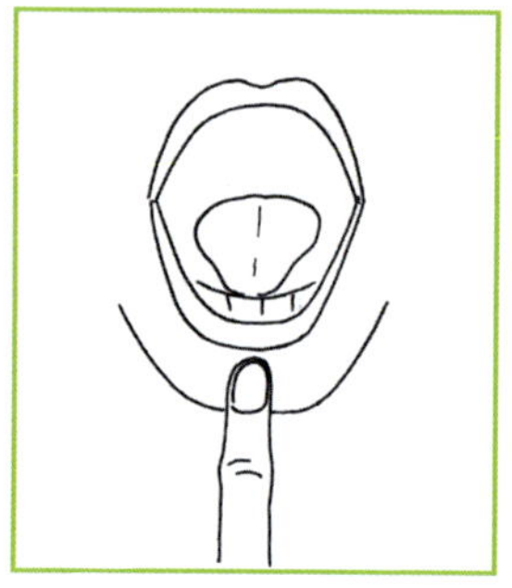
Mundbild [a]

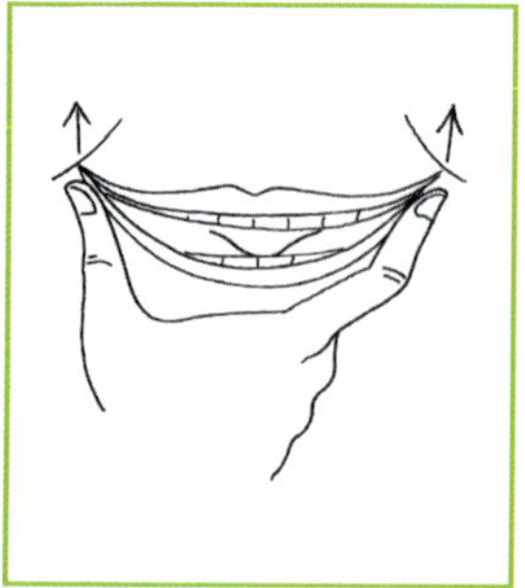
Mundbild [i]

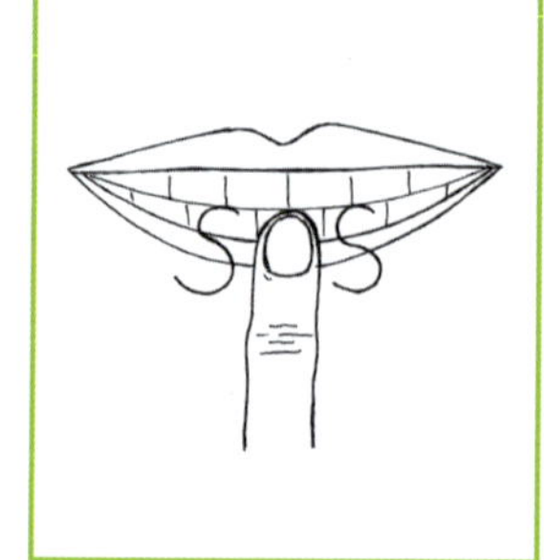
Mundbild [s]

Zunächst werden alle Laute etwas gedehnt artikuliert, damit sie für Pat. hörbar, spürbar und leichter zu koartikulieren sind. Feinheiten in der Programmierung des Kieferöffnungswinkels, z. B. für halboffene Vokale wie [ɔ] für /bohrt Loch/, sind zu Therapiebeginn eine Überforderung und können zunächst vereinfacht werden, auch wenn diese phonetischen Differenzen für therapeutische Ohren anfänglich etwas artifiziell anmuten (vgl. Kap. 6.3.1). Die meisten Pat. nehmen diese Abweichungen nicht wahr und könnten das korrektive Feedback noch nicht umsetzen. Zunehmendes artikulatorisches Tempo und Selfmonitoring lassen Pat. die minimalen Stellungsveränderungen ihrer Artikulatoren mit jeder Wiederholungsmöglichkeit flüssiger und natürlicher anpassen. „Der bewusste Feinschliff kann später kommen."

6.5.3 Artikulatorische Erarbeitung der Objektnamen Wortgruppe 3

Objektnamen der Wortgruppe 3 stellen mit 4 Phonemen komplexere Silben dar, deren sprechmotorische Programmierung serielle und koartikulatorisch höhere Anforderungen sowie eine längere Luftführung erfordert. Ther. kündigen an, dass nun Wörter mit jeweils vier Lauten geübt werden. Die zu artikulierenden Objektnamen der S-V-O-Sätze können zunächst gezielt die gleiche Silbenstruktur aufweisen (4x KVKK), zunehmend werden unterschiedlich komplexe Silbenstrukturen angeboten, Diphthonge und erste initiale Konsonantencluster eingeübt, z. B. /saugt Raum/ → [Raʊm], /backt Brot/ → [bRo:t]. Für die erste Therapiestunde mit Wortgruppe 3 wählen Ther. jedoch keine Objektnamen mit initialer Konsonantenverbindung, sondern gezielt 3 Objektnamen mit *gleichem Auslaut* aus, um die Programmierung der Silben zu erleichtern und auf diese Weise ein zuvor angebahntes Phonem (z. B. -t im Auslaut) systematisch einzuüben. Da viele Pat. Hemmprobleme zeigen und zu neuen unerwünschten Automatismen neigen, ist das Angebot *eines* Objektnamens mit anderem Auslaut (Kontrast) wichtig, um einer Übergeneralisierung vorzubeugen (vgl. Kap. 6.5, SpAT®-Kriterien).

Beispiel: /bürstet Hun*d*/, /fotografiert Wal*d*/, /sieht Mon*d*/, /massiert Bei*n*/

Ungünstig: nochmals Objektname mit Auslaut [-t] wie /zählt Gel*d*/

Silben mit initialen Clustern (KKVV bzw. KKVVK oder KKVKK) und mit der Silbenstruktur VKKK (z. B. wiegt [o:pst]) stellen die höchsten artikulatorischen Steuerungsanforderungen. Aus diesem Grund sollte erfahrungsgemäß nur *ein* Objektname mit initialer Konsonantenverbindung pro 4er-Block gewählt und eine Clusterart in verschiedenen Stunden eingeübt werden: z. B. /backt *Br*ot/. Das nächste Grundprogramm könnte mit /schreibt *Br*ief/ oder /liest *Br*ief/ erfolgen. Weitere Techniken wie z. B. das STUFENSPRECHEN (vgl. Kap. 6.8.1) bieten sich an, um die jeweilige initiale Doppelkonsonanz zu festigen oder ein neues initiales Cluster zu erarbeiten, z. B. [tR].

8. ANLAUF-Schritt WG 3

Beispiel: /Hund/ → [hʊnt] → vereinfacht [hu:nt]

Die Erarbeitungsschritte von Objektnamen der Wortgruppe 3 erfolgen zunächst wie bei Wortgruppe 2 (s. oben). Anschließend wird die Silbe um ein Phonem erweitert und der Ablauf um folgende Schritte ergänzt:

Ther. artikuliert den 4. Laut mit Lautgeste, malt das 4. Mundbild mit vH und fordert Pat. zur Imitation des 4. Phonems auf (Parallelsprechen mit LG).

Ther. zeichnet einen großen Silbenbogen unter alle vier Phoneme und fordert zum Parallelsprechen auf: „Und jetzt alle vier Laute zusammen – das ganze Wort – [hʊnt].“

Pat. artikuliert parallel mit Ther., während Ther. die ganze Silbe mit den vier ineinander übergehenden Lautgesten begleitet; ggf. korrektives Feedback und eine korrekte Wiederholung.

Ther. fordert zur Wiederholung auf, indem Ther. nochmal nachfragt, als ob Ther. schlecht zugehört hätte, mit Bezug zum Situationsbild, z. B.: „Wen füttert er nochmal?“

Ther. begleitet die Artikulation der Pat. mit allen bzw. notwendigen LG, schaltet dabei evtl. die eigene Stimme leiser oder aus.

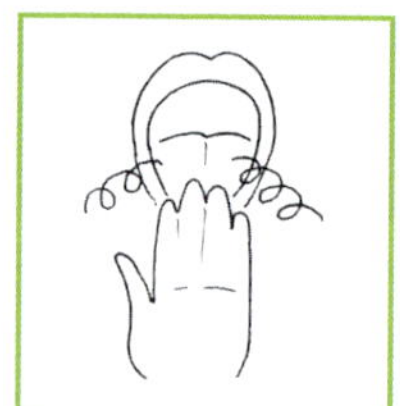

Mundbild [h]

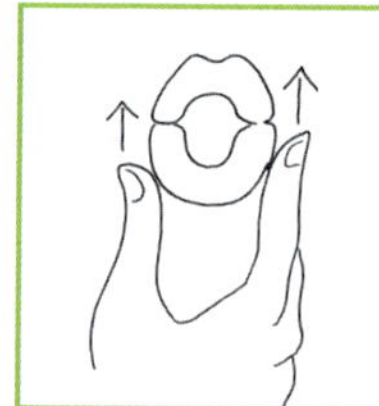

Mundbild [u:]

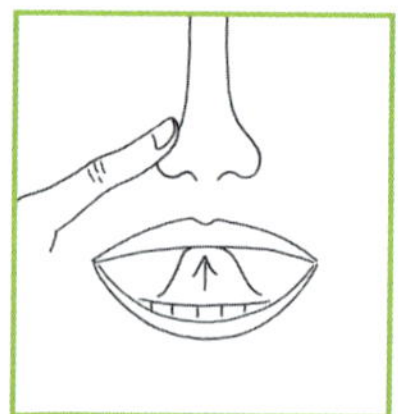

Mundbild [n]

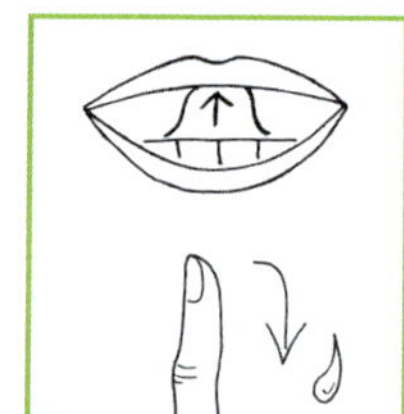

Mundbild [t]

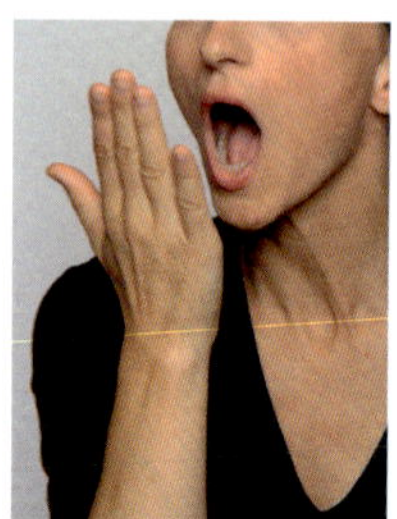

Lautgeste [h]

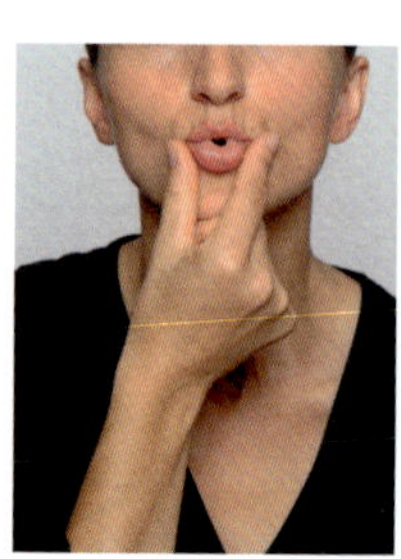

Lautgeste [u:]

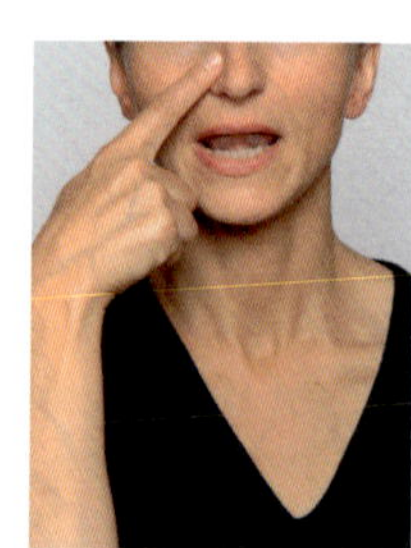

Lautgeste [n]

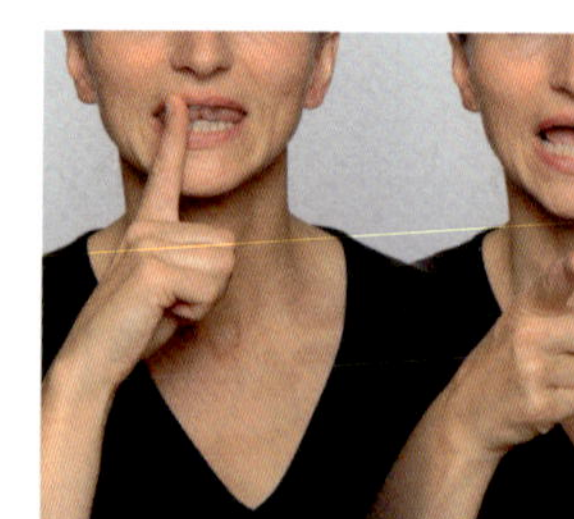

Lautgeste [t]

Initiale Konsonantenverbindungen (z. B. [bR:]) lassen sich ebenso durch gezeichnete dynamische Mundbilder visualisieren, die Lautbildung dabei verbal erklären (vH) sowie die Lautverbindungen durch Silbenbögen veranschaulichen. Ther. machen jedoch deutlich, dass die ersten beiden Laute sehr schnell hintereinander gesprochen werden. Der erste Konsonant [b] wird gemeinsam artikuliert, der zweite Konsonant [R:] wird gemeinsam gesprochen und schließlich beide in Lautsynthese eingeübt [bR:]. Dabei wird die Geschwindigkeit durch das

Tempo der beiden ineinander übergehenden Lautgesten gut sichtbar. Das Dehnen des zweiten Lautes ermöglicht seine Wahrnehmung, verschafft Zeit für den Lautübergang in den folgenden Vokal [o:]. Der finale Laut [-t] muss zunächst meist mit „artikulatorischer Pause" verzögert angehängt werden [bRo: - t]. Wiederholungen in verschiedenen Settings bringen zunehmende artikulatorische Flüssigkeit. Gute Übungsmöglichkeiten für initiale Konsonantencluster bieten die TAGESSCHAU, die Arbeit mit Schlagzeilen (vgl. Kap. 6.6.1) oder ein STUFENSPRECHEN.

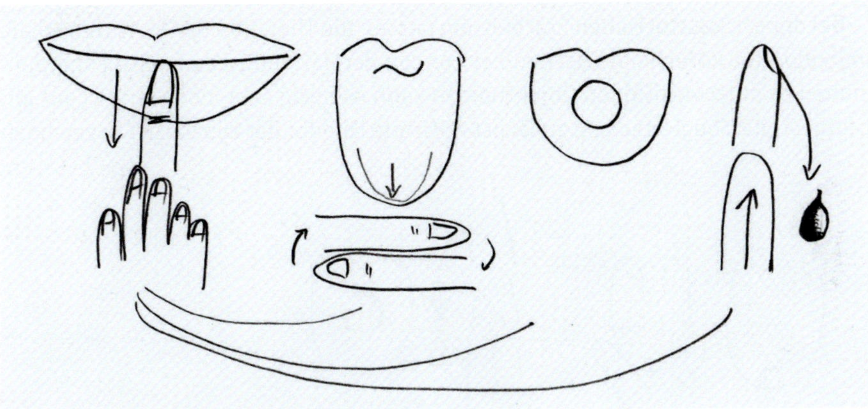

ABB. 41 *Therapie-Beispiel: Mundbilder Wortgruppe 3 /backt Brot/*

6.5.4 Artikulatorische Erarbeitung der zweisilbigen Objektnamen

Nachdem Pat. einige artikulatorische Sicherheit mit komplexeren Silben, also Wörtern bestehend aus 4 Lauten (WG 3), sammeln konnten, haben sich die sprechmotorischen und seriellen Programmierungsfähigkeiten sowie die koartikulatorischen Anpassungsfähigkeiten deutlich verbessert. Auch die Artikulationsgeschwindigkeit zeigt sich nun erhöht, sodass eine größere Menge an Lauten im phonologischen Kurzzeitspeicher gehalten werden kann. Damit sind Pat. gut vorbereitet für die artikulatorische Einübung zweisilbiger Objektnamen, die in der Regel aus mindestens 4 oder mehr Lauten bestehen, eine kurze intersilbische Pause sowie zwei Silbenanlaute und die Programmierung eines Wortakzents (Prosodie) erfordern (vgl. Kap. 2.14, 5.1, 6.8.1). Der Einstieg in die Therapiephase mit zweisilbigen Wörtern stellt durch den erforderlichen **Silbenschnitt** jedoch einen markanten Punkt im Therapieprozess dar und wird Pat. als Veränderung und Therapiefortschritt deutlich gemacht:

„Jetzt können Sie *alle* Laute sprechen und viele kurze Wörter gemeinsam mit mir und auch allein sprechen. Ab heute üben wir *längere* Wörter. Wir üben jetzt Wörter mit *zwei* Silben (Teilen). Hören Sie mal [aʊ – to:]. Sie sind heute mit dem [aʊ – to:]."

Um die neue Wortform einzuüben, kann ein biografisch relevanter Vorname oder Nachname gewählt werden oder Ther. führen zweisilbige Objektnamen im MODAK®-ANLAUF in Kombination mit SpAT® ein. Ther. wählen dafür alle 4 Situationsbilder mit zweisilbigen Objektnamen mit einfacher Silbenstruktur ohne

Schwa-Laut [ə] und initiale Cluster aus, z. B. KV-V, VV-KV, KV-KV, KVV-KV wie z. B. **/brät Eier/, /fährt Auto/, /trinkt Kaffee/, /trägt Leiter/**. Pat. kennen den Übungsablauf inzwischen gut, fühlen sich sicher und sind deutlich gebessert im Verstehen von Handlungsaufforderungen. Manche Pat. schreiben die Objektnamen bereits selbstständig auf, ohne Buchstabenplättchen zu benötigen, reagieren insgesamt humorvoller und schneller. Somit können in einer Therapiesitzung alle 4 zweisilbigen Objektnamen im 8. ANLAUF-Schritt artikulatorisch erarbeitet werden und in den DIALOG kommen.

Bei der artikulatorischen Erarbeitung passen die Ther. ihre SpAT®-Hilfen an die individuellen sprechmotorischen Leistungen der Pat. an: In den ersten Therapieeinheiten mit zweisilbigen Objektnamen kann es nötig sein, noch jeden Laut mit Lautgesten zu begleiten und zunächst noch alle Mundbilder dynamisch zu zeichnen.

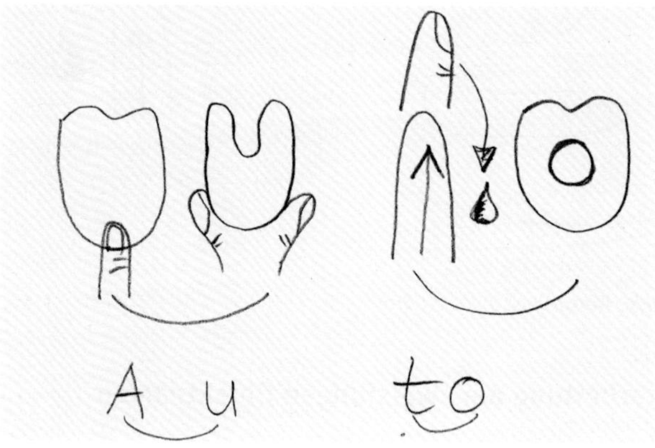

ABB. 42 *Therapiebeispiel: Gezeichnete dynamische Mundbilder für exemplarische Silbenstruktur zweisilbige Objektnamen*

Sobald die Silbenstruktur vertraut ist und sicher imitiert werden kann, ist das Zeichnen der Mundbilder entbehrlich: Die Pat. können die Anzahl und Reihenfolge der Laute selbstständig oder durch Lautgesten geführt programmieren. Lautgestenhilfen werden in der zweisilbigen Phase auf **beide Silbenanlaute** beschränkt, z. B. /fährt Auto/ → [**a**ʊ-**t**o:] → Ther. zeigen nur noch die LG für [a] und die LG für [t] beim Vorsprechen und lautlosen Begleiten bzw. Parallelsprechen, je nach Bedarf.

Wenn biografisch relevant und für den Alltag wichtig, kann auch früher mit einzelnen zweisilbigen Wörtern in KV-KV-Struktur begonnen werden, deren Laute bereits angebahnt wurden, z. B. /Hallo/ → [**h**a: - **l**o:] oder /Wasser/ → [**v**a: - **s**a].

Nach ersten Objektnamen in KV-KV-Struktur ist es allmählich möglich, komplexere Silbenstrukturen wie KVK-KV (z.B. /sammelt Pilze/), KVV-KVK (/pflückt Birnen/) und KKV-KVK (/kauft Blumen/ zu erarbeiten, die u.a. final bzw. medial den Schwa-Laut [ə] erfordern. Häufig ist eine Vokalvereinfachung des Schwa-Lauts zum halbgeschlossenen Vorderzungenvokal [e] erforderlich. Falls Pat. die Kieferöffnung und Zungenposition nicht mit zunehmendem Artikulationstempo und gebessertem Selfmonitoring selbst anpassen, können Ther. den Zentralvokal Schwa vereinfacht als halboffenen Vorderzungenvokal [ɛ] mit Lautgestenhilfe und verbaler Hilfe anbahnen (vgl. Kap. 6.3.1).

Die SpAT®-Hilfen „gezeichnete dynamische Mundbilder" und „Lautgesten" werden allmählich abgebaut und zunehmend nur noch **bei Bedarf** zur **Korrektur** eingesetzt, z. B. bei phonematischen Paraphasien.

Beispiel: Korrektives Feedback /Fenster/ → [fɛn_tɐ] (Elision Silbenauslaut [s])

Ther. gibt ein korrektives Feedback durch eine verbale Hilfe und begleitet alle vier Laute der ersten Silbe mit Lautgesten. Sie spricht den zuvor fehlenden Auslaut [s:] mit Lautgestenbegleitung überdeutlich und gedehnt vor. Die Anlautgeste für [t] führt in das sich anschließende vokalisierte /r/ – [tɐ]. Und in der Wiederholung schaltet Ther. die eigene Phonation aus, begleitet evtl. noch mit der relevanten Lautgeste [s].

6.5.5 DIALOG

Im Anschluss an die artikulatorische Erarbeitung der Objektnamen, 8. ANLAUF-Schritt im MODAK®-ANLAUF, kann der DIALOG erfolgen. Zu Therapiebeginn sind Pat. jedoch sehr verlangsamt und weder 45 noch 60 Minuten reichen aus, um vier Objektnamen legen und schreiben zu lassen sowie artikulatorisch zu erarbeiten. Ther. können dennoch ein Grundprogramm durchführen, indem sie es ab Schritt 5–8 verkürzen: Die ANLAUF-Schritte 1–4 erfolgen stets mit vier Bildern, Ther. lassen anschließend aber nur *ein oder zwei Objektnamen* legen und schreiben; es werden zudem nur dieses *eine* bzw. diese *zwei Zielwörter* artikulatorisch erarbeitet (ANLAUF-Schritte 5–8). Am Ende des ANLAUFS, im DIALOG, liegen wieder *alle vier Bilder* auf dem Tisch, Pat. erhalten jedoch nur DIALOG-Fragen zu den soeben erarbeiteten Objektnamen (vgl. Kap. 5.5, 5.6).

Dabei empfiehlt es sich, das Situationsbild mit dem zuletzt erarbeiteten Objektnamen (z. B. /isst Eis/→ „Eis") als erstes in den DIALOG zu nehmen und dieses Bild zur leichteren Durchführung oben links in den 4er-Block zu legen.

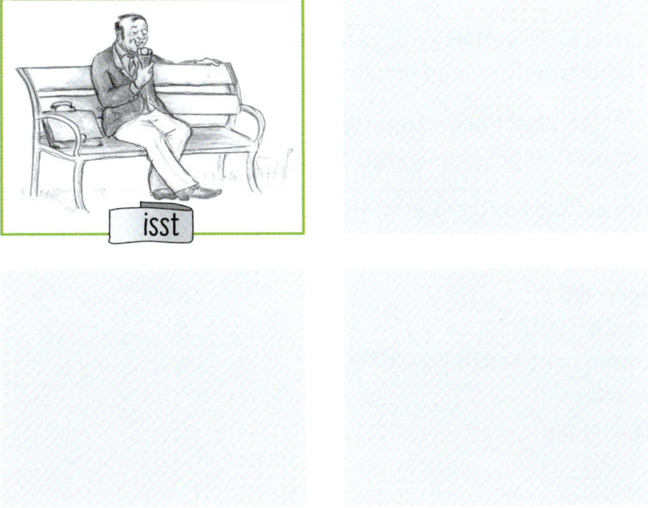

ABB. 43
Erste DIALOG-Frage

Ther. sollten bei schwer betroffenen Pat. rasch mit der ersten DIALOG-Frage beginnen, um das soeben artikulatorisch erarbeitete, im phonologischen Kurzzeitspeicher zwischengespeicherte und noch aktivierte Zielwort [aɪs] mit Hilfe des Verbs deblockieren und noch einmal aus dem phonologischen Buffer abrufen zu können. Ther. legen den passenden Schriftstreifen unter das erste Situationsbild (oben links) und knicken ihn zwischen Verb und Substantiv so um, dass nur noch das Verb sichtbar ist. Wie bereits in den Kapiteln 5.5 und 5.6 beschrieben und im Modell dargestellt, stellen DIALOG-Fragen „Ablenker-Fragen" zum Objektnamen dar. Im folgenden Beispiel wird ein semantisch passender Ablenker (Lebensmittel), jedoch keine semantisch enge Assoziation (Süßigkeit/Nachspeise), gewählt, um Pat. nicht bereits bei der rezeptiven Verarbeitung zu verwirren. Aus diesem Grund ist auch darauf zu achten, dass die Anlaute der Assoziationen des Zielwortes den Anlauten der Zielwörter ungleich sind (vgl. Kap. 5.3, 6.2).

Beispiel: /isst Eis/ [aɪs]

Mögliche DIALOG-Frage: „Isst er Schinkenbrot?"
Ungünstige DIALOG-Frage: „Isst er (den) Apfel?", da beide Objektnamen mit [a] beginnen

Das „Ablenkerwort" sollte bei schwer Betroffenen ruhig ein mehrsilbiges und akustisch abwegiges Wort sein, das Pat. nicht perseverieren und auch semantisch nicht dekodieren können bzw. müssen. Hilfreich und humorvoll wirkt es, wenn Ther. vor Beginn des DIALOGs ankündigen, dass sie jetzt „Quatsch" fragen.

DIALOG-Beispiel: Situationsbild /isst Eis/ WG 2

Ther.: „Ich lenke Sie jetzt ab. Ich frage Blödsinn. Und Sie lassen sich nicht ablenken." Ther. zeigt auf das Situationsbild und spricht Pat. direkt an.

DIALOG-Frage: „Frau T., isst er Fliegen?"
(oder: Kaviar, Salzstangen, Müsli o. ä.)

Sobald der Laut [n] und die Lautsynthese [ne:] angebahnt wurden, verneinen Pat. selbstständig; vorher schütteln Ther. und möglichst auch Pat. den Kopf.

Ther.: „Nein, er isst ...?" Ther. hebt erwartungsvoll fragend die Stimme und gibt evtl. nötige Lautgesten zur Deblockierung (vgl. SpAT®-Hilfen).

Pat. artikuliert mit Blick auf die Lautgesten von Ther. selbstständig bzw. parallel mit Ther.: „Eis" [aɪs].

Beispiele DIALOG-Fragen WG 1:
/stellt Uhr/ → „Stellt er die Tische?"
/untersucht Ohr/ → „Untersucht er den Bleistift?"
/malt See/ → „Malt sie Schuhe?"
/holt Ei/ → „Holt sie Zeitungen?"

Beispiele DIALOG-Fragen WG 2:
/fotografiert Meer/ → „Fotografiert sie Häuser?"
/öffnet Tor/ → „Öffnet sie Briefe?"
/knackt Nuss/ → „Knackt er den Safe?"
/isst Eis/ → „Isst er Schinkenbrote?"

Beispiele DIALOG-Fragen WG 3:
(engere Ablenker bei semantisch gebesserten Pat.)
/schneidet Brot/ → „Schneidet sie Kuchen?"
/pflügt Feld/ → „Pflügt er den Garten?"
/streut Sand/ → „Streut sie Erde?"
/isst Reis/ → „Isst sie Kartoffeln?"

In den ersten DIALOG-Settings sind evtl. maximale semantische Hilfen notwendig und auch der Wortabruf wird nach Bedarf als Parallelsprechen durchgeführt: Ther. begleiten bei schwer Betroffenen mittels Lautgesten und Stimme durch die Silbe. Dennoch haben Pat. das Gefühl, das Wort eigenständig abgerufen zu haben und erleben mitunter zum ersten Mal das beglückende Erlebnis selbstständigen Antwortens. Personen mit gebesserten Speicher- und Programmierungsfähigkeiten benötigen allmählich nur noch die Lautgestenbegleitung und können mit Hilfe der initialen Lautgeste die vollständige Silbe abrufen. Therapeutisches Ziel des DIALOGs ist es, die Objektnamen nur mit Hilfe des Verbs „primen" zu können, sowohl für rein aphasische als auch für sprechapraktisch-aphasische Pat.

SpAT®-Hilfen zur Deblockierung im DIALOG

Beispiel: Hilfen zur Deblockierung eines Objektnamens aus Wortgruppe 2 [aɪs]

- alle Lautgesten + Parallelsprechen
- alle Lautgesten + Parallelsprechen leiser/aus (Ther. reduziert eigene Phonation)
- Anlaut-Lautgeste + Parallelsprechen + Auslaut-Lautgeste
- Anlaut-Lautgeste + Parallelsprechen leiser/aus + Auslaut-Lautgeste
- Anlaut-Lautgeste + Parallelsprechen
- Anlaut-Lautgeste + Parallelsprechen leiser/aus
- Anlaut-Lautgeste
- ohne Hilfen

6.5.6 Transfer: *erweiterter DIALOG* und *häusliche Übungen*

Ein *erweiterter DIALOG* und *häusliche Übungen* dienen der sprechmotorischen und semantischen Wiederholung, insbesondere aber helfen sie dabei, die zuvor aktivierten und artikulierten Objektnamen von den sichtbaren Situationsbildern zu lösen und einen **Transfer** in die Alltagswelt der betroffenen Personen und somit in die Spontansprache zu erreichen (vgl. Kap. 2.12, 5.4). Der *erweiterte DIALOG* kann im Anschluss an den ANLAUF + DIALOG durchgeführt werden oder aus zeitlichen Gründen auch in der folgenden Therapieeinheit.

Vorgehen *erweiterter DIALOG:* Ther. kommen ins Gespräch über eines der vier Situationsbilder. Sie wählen *ein* Bild nach den biografischen Vorkenntnissen über die Pat. aus: Eine in der Reha-Phase B arbeitende Ther. mit wenig oder keinen prämorbiden Informationen über die Pat. kann eine interessierte, allgemein relevante Frage zu einer abgebildeten Tätigkeit stellen; eine ambulant arbeitende Ther. mit hospitierenden Angehörigen und einem größeren Wissen über prämorbide Interessen, Beruf und Alltagsgewohnheiten der betroffenen Person, vermag mit ihren Fragen individuelle Bezüge herzustellen, Erinnerungen zu aktivieren und persönliche Bilder im Kopf zu erzeugen. Lutz' folgender wichtiger Satz über die Rolle der neuronalen Verknüpfungen und persönlichen Assoziationen bestätigt sich im Therapieprozess mit jedem schwer sprechapraktisch-aphasischen Menschen:

> ***„Die Welt in den Kopf zurückholen ...“*** (Lutz, 2016, S. 64)

Der *erweiterte DIALOG* kann eine erste Brücke zu Erinnerungsbildern ermöglichen: Die auf den Situationsbildern dargestellten Handlungen aktivieren erlebte Tätigkeiten, visualisieren Situationen in spezifischen Lebensabschnitten. Auf diese Weise kommen Pat. auch in Kontakt zu ihren Gefühlen (vgl. limbisches System, Kap. 2.11). Emotional gefärbte Erlebnisse steigern die kommunikative Motivation, die Wortfindung und die Bereitschaft zum sprechmotorischen Üben mit korrektiven Hilfen. *Häusliche Übungen* wiederholen die Auseinandersetzung mit dem Thema der Therapiestunde nochmals und knüpfen an diese unmittelbar an. Stets aus dem semantischen Kontext der Stunde entstehend, setzen sie am individuellen Fähigkeitsstand der jeweiligen Person an (vgl. Kap. 2.12, 6.4.2). Sie dienen auch dazu, die Pat. und ihre Angehörigen wieder in Kommunikation miteinander zu bringen. Die Zielwörter der Therapieeinheit bekommen umso mehr persönliche Relevanz.

Beispiele für allgemeine Fragen und *häusliche Übungen* (ohne biografische Vorkenntnisse über Pat.)

Im *erweiterten DIALOG* zu Situationsbildern unterstützen Ther. das Sprachverständnis durch ergänzende Skizzen, Abkürzungen von Wochentagen, Gestik (früher, Angehörige, groß/klein, Zeigen von Zahlen mit Fingern), sodass Pat. verbal mit „Ja“, „da!“ oder Gesten reagieren, bestätigen oder auf der Skizze ankreuzen können.

- /isst Ei/ → „Essen Sie auch Ei? Wie essen Sie das Ei gerne? An einem besonderen Wochentag?“ Pat. erhalten die *häusliche Übung*, die Namen der Angehörigen zu legen bzw. selbstständig zu schreiben und darunter die jeweilige Art der Zubereitung der Eier zu malen, die Garzeit in Minuten zu schreiben, die Menge an gegessenem Ei oder den Wochentag anzukreuzen.
- /kauft Uhr/ → „Tragen Sie auch eine Uhr? Am Arm? Wir schauen mal nach. Wie spät ist es jetzt ungefähr? Haben Sie die Uhr selbst gekauft?“ bzw. „Wo ist Ihre Uhr? Können Sie die Uhr beim nächsten Mal mitbringen?“ bzw. „Wer kann

Ihre Uhr holen?" „Hat die Uhr auch Zeiger?" Pat. erhalten die *häusliche Übung*, eine Uhr mitzubringen, ggf. eine passende zu kaufen. Von Vorteil ist es, wenn Pat. eine Armbanduhr mit Zeigern an ihrer *rechten*, paretischen Hand (evtl. mit Gummizug) tragen, sodass sie mit dem linken Zeigefinger zunächst auf die Uhrzeit, anschließend diese mit den Fingern zeigen, sich zu einem späteren Zeitpunkt laut bzw. schließlich leise bis zur Zielzahl „hochsprechen" können und das Wort „Uhr" ergänzen.

- /streichelt Hund/ → „Hatten Sie früher auch einen Hund? Als Kind vielleicht? Wie groß war der? Wissen Sie noch den Namen? Eine Hündin? Wie alt ist der Hund geworden? Hat er *einmal* Futter bekommen am Tag? Wer hat den Hund gefüttert? Wer ist raus gegangen, „Gassi", morgens?" Pat. könnten zuhause ein Foto des Hundes suchen oder eine Zeichnung anfertigen mit der passenden Fellfarbe. Angehörige können unterstützen, indem sie Buchstabenplättchen anbieten, sodass der Name des Hundes als Anagramm gelegt und nochmals aus dem Kopf notiert werden kann.

Beispiele für individuelle Fragen (mit biografischen Vorkenntnissen über Pat.)

Beispiel erweiterter DIALOG: /fängt Dieb/ (WG 2)
Einen Patienten, der von Beruf Polizist ist, fragt Ther. zu diesem Situationsbild, ob er auch schon einmal einen Dieb gefasst und mit Handschellen gefesselt hat. Sie kommen ins Gespräch darüber, ob sich die Diebe wehrten, was sie gestohlen hatten, ob es brenzlige Situationen gab, ob er allein unterwegs war, mit welchen Verkehrsmitteln. Die Ther. bittet den Patienten, ihr im Stadtplan sein Einsatzgebiet zu zeigen. Nach einem späteren Grundprogramm mit dem Bild /reitet Pferd/ (WG 3) fragt sie den Patienten interessiert, ob er Kollegen hat, die bei der berittenen Polizei sind. So kann sich in Folge eine längere Kommunikation über die Einführung von Polizeipferden in Hamburg entwickeln.

Beispiel häusliche Übung zur Therapiestunde:
Der gleiche Patient wird z. B. ermutigt, in *häuslicher Übung* ein solches besonderes Erlebnis aufzumalen, die Vornamen der Kollegen und Kolleginnen zu notieren und ein Foto von sich in Dienstkleidung mitzubringen. Der Hamburger Hauptkommissar fertigt eine Skizze von einer für ihn spektakulären Verfolgungsjagd eines Einbrechers an, mit Straßennamen und Uhrzeiten. Ther. evoziert in der Folgestunde erneut bereits geübte Zielwörter „Dieb", „Uhr", „Mann" sowie „Ja", „Nee" und artikuliert neue Hauptwörter der Wortgruppe 2: „Weg", (zu) „Fuß", „weg!"

Beispiel erweiterter DIALOG: /trinkt Tee/
Ther. fragt Frau B., von der sie weiß, dass sie zu Hause Tee trinkt, welchen Tee sie zum Frühstück bevorzugt. Ther. bittet die Dame, ihre Tasse mit Tee aufzumalen. Bei Bedarf malt Ther. zuvor *ihre* Teetasse mit heißem Dampf, die Patientin imitiert dann oder zeichnet ihre eigene erinnerte Tassenform. Anschließend interessiert sich Ther. für die präferierte Teesorte und reicht der Patientin einen Becher mit

Buntstiften oder legt eine kleinere Auswahl passender Buntstifte vor sie auf den Tisch (z. B. rot, grün, schwarz und evtl. braun, gelb) und bittet sie, den Tee in der Tasse auszumalen. Ist die Patientin noch schwach im **Visualisieren,** holt die Sprachtherapeutin eine Auswahl an Teebeuteln aus der Küche und hilft dabei, diese den Farbstiften zuzuordnen und schließlich die Teetassen anzumalen: roter Stift für Hagebuttentee/Früchtetee, grüner Stift für grünen oder Kräuter-Tee, schwarzer Stift für schwarzen Tee und ggf. brauner Tee für Rotbusch-Tee, gelber Tee für Ingwer-/Zitronen-Tee. Auch übt die Patientin das Lesesinnverstehen von Teesorten, indem sie Wortstreifen mit Farbnamen und Teesorten zu den bemalten Tassen sortiert.

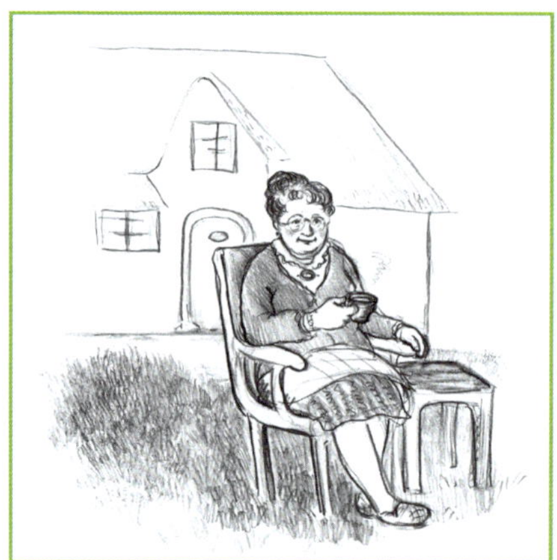

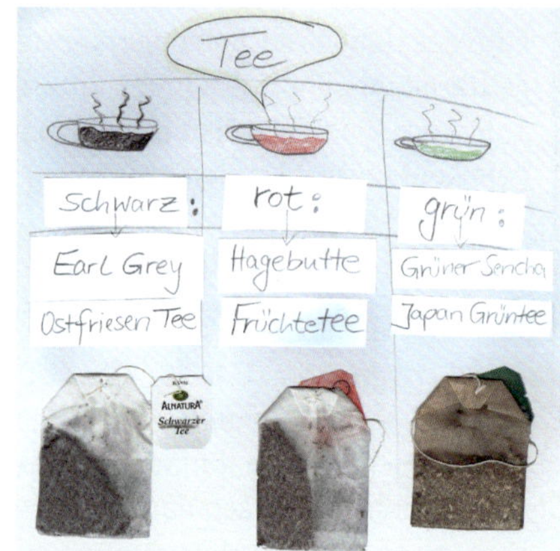

ABB. 44 *Therapiebeispiel, Transfer Semantik und Lautsynthese /Tee /*

Beispiel häusliche Übung zur Therapiestunde:

Zum Transfer erhält die Patientin die Teebeutel mit nach Hause und kann sie den Tassen noch einmal zuordnen. Auch wird sie ermutigt, die eigenen Teesorten in der Küche anzuschauen und aufzuschreiben, ggf. eine Lieblingssorte mitzubringen. Diese Lieblingssorte bzw. eine vorhandene akzeptierte Teesorte der Praxis/Klinik kann noch in der gleichen oder nächsten Therapieeinheit gemeinsam zubereitet werden. Dabei wird das Wort [te:] erneut situativ eingebunden, evoziert und einmal wiederholend geübt. Ab dieser Therapiesitzung ist es sinnvoll, Pat. stets nach ihrem Getränkewunsch zu fragen oder das Getränk der Ther. vor sich auf dem Tisch nennen zu lassen. Ther. zeigt auf die eigene Tasse: „Was trinke ich? Trinke ich Schnaps?" Pat.: „Nee" (lacht, blockiert). Ther. hilft mit erster oder beiden Lautgesten → Pat.: [te:]. Auch können die Namen der Familienangehörigen notiert bzw. nach dem Legen aus Buchstabenplättchen in der Therapiestunde aufgelistet werden. In *häuslicher Übung* malen oder schreiben die Pat. die jeweils präferierten Teesorten zu den Familienmitgliedern. Nebenbei eignen sich viele Teebeutel-Etiketten zum lauten Lesen der Ziehdauer, z. B. „8 bis 10".

Beispiel erweiterter DIALOG: /fährt Rad/ (WG 2)
Ein Patient macht nach dem DIALOG beim Anblick des Situationsbildes /fährt Rad/ ein trauriges Gesicht. Die Sprachtherapeutin spiegelt die Mimik des Patienten: „Sie machen ein trauriges Gesicht. Sind Sie früher Rad gefahren? (Geste) – Und das geht jetzt nicht mehr? Warum eigentlich nicht?" Sie zeigt fragend auf seinen Körper hoch und runter. Der Patient seufzt, zeigt, dass er es nicht erklären könne. Die Ther. macht durch eine schwankende Bewegung auf dem Stuhl Gleichgewichtsstörungen vor; der Patient nickt heftig. Sie erzählt ihm, dass es vielen Menschen nach Schlaganfall so geht und zeigt ihm eine Broschüre von Lastenrädern (mit drei Rädern) als mögliche **Perspektive** für die Zukunft auf. Sie fragt auch nach einem Trainings-Rad in der Physiotherapie-Praxis. Der Patient überlegt und zeigt dann zum Boden, möchte erklären, dass er ein solches im Keller habe und es hochholen wolle. Als seine Ehefrau am Ende der Stunde hereinkommt, zeigt ihr Mann abwechselnd auf die Kopie des Situationsbildes /fährt Rad/, auf den Boden, dann auf den Lastenrad-Prospekt und hebt dabei fragend die Stimme. Ther. ist dann bei der Aufklärung des Anliegens etwas behilflich.

Beispiel häusliche Übung zur Therapiestunde:
Das Paar nimmt die Tipps d. Ther. gerne an, sich mit der Physiotherapeutin abzusprechen, ggf. mit einem Heimtrainer zu beginnen und demnächst ein Lastenrad im Geschäft anzusehen sowie sich nach Zuschüssen durch die Krankenkasse zu erkundigen. Der Patient hat die Aufgabe, seine Frau an den jeweiligen Schritt zu erinnern, indem er das Zielwort „Rad" nennt. Er verlässt beschwingt die Praxis. Ther. hakt in einer der nächsten therapeutischen Sitzungen nach, ob es etwas Neues gäbe und evoziert die Wortfindung durch die Geste „strampelnde Beine", sodass der Patient zurückfragt: „Rad?" und Neuigkeiten mit allen kommunikativen Mitteln berichtet (vgl. Kap. 6.7). Zu einem späteren Zeitpunkt wird das Zielwort „Rad" erneut aufgegriffen, indem z. B. über das wichtige Thema „Kopfschutz" gesprochen und das Zielwort „Helm" artikuliert wird.

Die im Grundprogramm und erweiterten DIALOG semantisch, artikulatorisch und orthographisch erarbeiteten Objektnamen können in vielfältigen Therapiesettings weiter gefestigt werden, damit sie von Pat. in allen sprachlichen Modalitäten flexibel abrufbar werden. Diese Techniken sollen im folgenden Kapitel dargestellt werden (vgl. Kap. 2.12, 5.4).

6.6 Kombination SpAT® und MODAK®: zahlreiche Techniken

Menschen mit Aphasie *und* schwerer Sprechapraxie sind in besonderem Maße kommunikativ eingeschränkt, wie bereits in den Kapiteln 1 und 2.7 erläutert wurde. Dank der ganzheitlichen Auffassung von Gesundheit und Behinderung wird das Recht auf soziale und gesellschaftliche Teilhabe betont, dabei jedoch eine besonders gravierende negative Folge der beeinträchtigten sprachproduktiven und rezeptiven Fähigkeiten vernachlässigt: Menschen mit Aphasie und

Sprechapraxie fällt es sehr schwer, sich Informationen und neues Wissen anzueignen und prämorbides Wissen zu aktualisieren, da weder Fortbildungen, Umschulungen, Vorträge, Gespräche noch die Lektüre von Fachliteratur oder Zeitungen gelingen. Viele Betroffene sind zudem vorübergehend oder dauerhaft erwerbsunfähig und leiden unter der ungewohnten Beschäftigungslosigkeit und Langeweile. Aus diesem Grund ist die Arbeit mit Zeitungen, Karikaturen und Zahlen in der Therapie schwerer Aphasien und Sprechapraxien besonders wertvoll. Sie ermöglicht lebensweltbezogene, individuelle, interessante und aktuelle Übungen, die an das im Laufe des Lebens erworbene und noch vorhandene Weltwissen der Betroffenen anknüpfen. Es lassen sich effektive und zugleich kreative Lesesinnverständnis-Aufgaben, semantisch-lexikalische, morphologisch-syntaktische und sprechmotorische Übungen erstellen.

- **Schlüsselwörter finden, legen, schreiben, artikulieren**
- **Schlagzeilen finden, verbessern und artikulieren**
- **Inhalte von Schlagzeilen verstehen, angeben und artikulieren**
- **Arbeit mit Karikaturen**
- **Sätze legen**
- **Zahlen**

Mit sich besserndem Sprachverstehen möchten die meisten von Schlaganfall betroffenen Person wieder über das Tagesgeschehen informiert sein. Beim Versuch, eine Zeitung zu lesen, sind sie jedoch schnell entmutigt, da ihr sinnentnehmendes Lesen (Lesesinnverständnis) kaum gelingt. Mit Hilfe der Kombination von MODAK® + SpAT® können Ther. auch Menschen mit Aphasie und schwerer Sprechapraxie wieder an das Medium Zeitung und mit ihnen an komplexe Themen und Inhalte heranführen, die nach Lutz „*Diskurswelten*" eröffnen (2016, S. 64). In den folgenden Teilkapiteln wird dargestellt, wie Ther. das Übungsmaterial entsprechend der aphasischen und sprechmotorischen Problematik vorbereiten sollten (vgl. Kap. 5.5.2, MODAK®), um auch das Laute Lesen zu reorganisieren. Zusätzlich zu den sprechmotorischen Einschränkungen haben viele Betroffene Begleitsymptome, wie z. B. **visuelle Verarbeitungsprobleme** (u. a. ausgeprägte Hemianopsien), und können sich zu Beginn der Arbeit mit Zeitungen nur schwer auf einer ganzen Zeitungsseite orientieren. Zur Erleichterung kann die Seite gefaltet werden, um den Ausschnitt zu verkleinern. Ther. führen Pat. langsam an den Umgang mit Schlagzeilen, Bildern und Texten heran.

Es lassen sich erfahrungsgemäß in den meisten deutschsprachigen Tages- oder Wochenzeitungen passende Schlagzeilen finden und systematisch archivieren (vgl. Kap. 6.2, Archivierung des Therapiematerials).

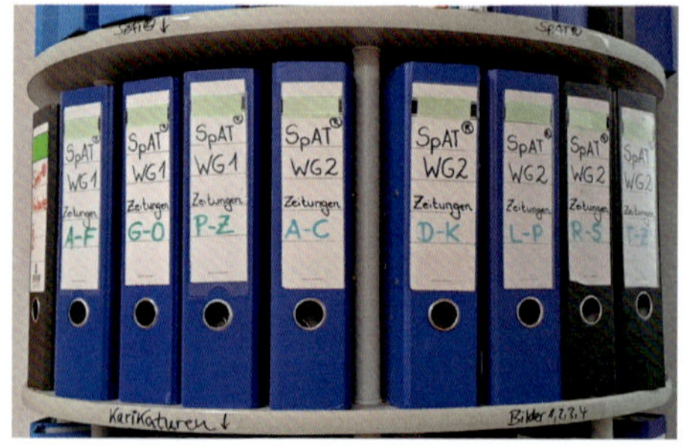

ABB. 45 *Sammlung von Artikeln für die Arbeit mit Schlagzeilen; Praxis für Aphasietherapie Karen Lorenz*

6.6.1 Schlagzeilen

Technik 1: Schlagzeilen finden, verbessern und artikulieren

Das Laute Lesen hilft beim Verstehen. Im Gegensatz zu rein aphasischen Pat. ist es Betroffenen mit ausgeprägten sprechmotorischen Beeinträchtigungen nicht möglich, eine beliebige Schlagzeile gemeinsam mit den Ther. laut zu lesen. Silbenanzahl und -komplexität müssen Beachtung finden, damit ausgesuchte Zielwörter artikuliert werden können. Daher wählen Ther. Zeitungsschlagzeilen mit zunächst einsilbigen Objektnamen und der aktuellen Wortgruppe aus. Zusätzlich berücksichtigen sie die individuellen sprechmotorischen Fähigkeiten der betroffenen Person: Alle Laute des Zielwortes müssen zuvor artikulatorisch angebahnt worden sein. Hat eine Patientin z. B. gerade erste exemplarische Lautsynthesen eingeübt, wird ihr eine Schlagzeile mit einem Objektnamen aus der Wortgruppe 1 (zwei Laute) als Zielwort angeboten. Wurde in der vorausgegangenen Therapiestunde der stimmhafte Frikativ [z] angebahnt und eine erste Lautsynthese /sie/ [zi:] (Personalpronomen/weibl. Vornamen) eingeübt, kann für die nächste Therapieeinheit eine passende Schlagzeile mit einer weiteren Koartikulation, z. B. dem Übungswort /See/, genutzt werden. Artikel lassen sich dafür in Ordnern nach Wortgruppen sortiert archivieren, sodass im Laufe der Zeit für jeden Anlaut bzw. Auslaut sowie für initiale Cluster eine Auswahl an Zielwörtern und koartikulatorischen Übungsmöglichkeiten zur Verfügung steht (vgl. Kap. 6.2).

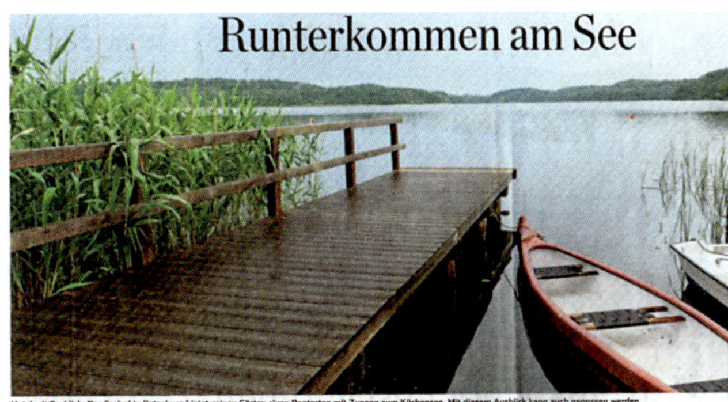

Runterkommen am See

Hotel mit Seeblick: Der Seehof in Ratzeburg bietet seinen Gästen einen Bootssteg mit Zugang zum Küchensee. Mit diesem Ausblick kann auch gegessen werden

Den Norden neu entdecken, Teil 4: In der waldigen Gegend westlich des Biosphärenreservats Schaalsee wird auf die sanfte Tour um Touristen geworben

Rundgängen durch Mölln und Ratzeburg oder das Wassernahe mit Führungen durch den Naturpark Lauenburgische Seen. „Funkelstunde" heißt die neueste Kampagne, mit 17 Orten für die schönsten Sonnuntergänge am See. Sanfter Tourismus? Sanfter geht's nicht.

Günter Schmidt ist der Mann, der das Potenzial der Region touristisch zur Geltung bringen soll. Ein Hesse in Schleswig-Holstein, Chef der örtlichen Marketing GmbH und routinierter

ten der Küstenorte zu treten, geht das Herzogtum deswegen naturverträgliche Wege ohne Massentourismus. Mit vernetzten Hofcafés, einem speziellen Kultursommer oder dem Ausbau der Dinnerplätze direkt am Wasser. Das Herzogtum biete alles, was das Touristenherz, insbesondere das gestresste, urbane Touristenherz, begehrt: Orte zum Runterkommen.

zent gesteigert werden. 8,5 Millionen Tagesgäste kamen zuletzt, 645.000 blieben über Nacht. „Im Sommer fehlen uns in der Spitze etwa 1000 Betten", sagt Schmidt. Neue Unterkünfte entstehen deshalb im Schlosspark Lauenburg oder sind auf dem Ratzeburger Marktplatz geplant. Die moderne Ratzeburger Jugendherberge am See werde bereits gut gebucht. Genau wie der modernisierte Seehof in Ratzeburg, „das Hotel am Platz", wie Schmidt sagt. Es firmiert inzwischen

ABB. 46 *Schlagzeile WG 1 „See"; Hamburger Abendblatt, 04.07.2017 Foto: Andreas Laible/ Funke Medien*

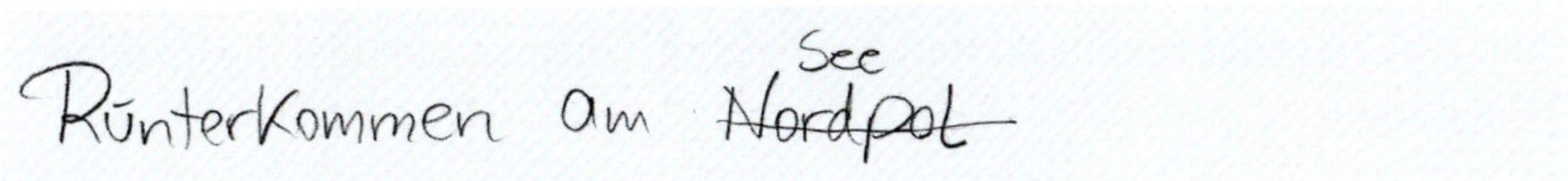

Runterkommen am ~~Nordpol~~ See

ABB. 47 *Therapiebeispiel, Schlagzeile finden, verbessern und artikulieren, WG 1 Zielwort „See"*

Vorgehen und Durchführung

Beispiel Herr E.

Ther. bereitet vor der Therapiestunde eine für Herrn E. vermutlich interessante Schlagzeile zur Wortgruppe 1 vor. Herr E. ist früher viel geschwommen und geht auch inzwischen wieder zum Schwimmtraining; daher hat das Zielwort /See/ eine große Alltagsrelevanz. Der stimmhafte Frikativ [z] wurde zuvor angebahnt, der Vokal [e:] zeigte sich diagnostisch unauffällig im Lautinventar vorhanden. Die Sprachtherapeutin präsentiert die ganze Zeitungsseite auf dem Tisch. Sie reicht Herrn E. ein DIN A4-Blatt mit einer geschriebenen Schlagzeile, die jedoch statt des Zielwortes /See/ den Ablenker /Nordpol/ aufweist.

Ther. zeigt über die gesamte Zeitungsseite, dann auf die von ihr handschriftlich notierte Schlagzeile und leitet die Übung mit ihrer Frage ein:

Ther.: „Heute gibt es etwas Interessantes für Sie. Suchen Sie mal – wo steht dieser Satz?"

Herr E. hat gute visuelle Fähigkeiten und findet die Schlagzeile schnell. Ihm fällt bei dieser ersten Übung mit Schlagzeilen keine Abweichung zur gedruckten Schlagzeile in der Zeitung auf. Ther. fragt daher gezielt nach:

Ther.: „Habe ich die Schlagzeile richtig abgeschrieben? Ich glaube, ich habe mich vertan, ein Wort stimmt nicht."

Herr E. wird aufgefordert, mit seinem Zeigefinger jedes Wort zu vergleichen, das gefundene abweichende letzte Wort anschließend mit einem deutlichen Strich „durchzustreichen" und das richtige Wort aus der gedruckten Schlagzeile darüber zu schreiben.

Ther. liest zunächst die veränderte Schlagzeile laut vor, bekräftigt den Unsinn der Aussage, übt mit Herrn E. das Zielwort und begleitet es dabei mit Lautgesten und leiserer Stimmgebung. Dann fordert sie Herrn E. auf, das letzte Wort der Schlagzeile nun alleine laut lesend zu übernehmen.

Ther.: „Ich lese mal vor. Runterkommen am Nordpol? – Nein, das passt nicht. – Schauen Sie mal, wir sprechen das einmal zusammen [ze:] - Ich lese nochmal bis hier und Sie lesen gleich das letzte Wort." - Kurze Pause – „Runterkommen am – ?"

Herr E. blockiert, schaut auf den Mund d. Ther., die ihre Stimme ausschaltet, aber Herrn E. mit Lautgesten begleitet, der erfolgreich artikuliert: „See".

Ther. gibt lobendes Feedback, Herr E. ist sichtlich überrascht über die gelungene Artikulation.

Anschließend sprechen Ther. und Pat. über ihren gemeinsamen Sport „Schwimmen"; in vielfältigen Details kann zum Thema kommuniziert werden: „Wie oft in der Woche schwimmen Sie? An welchem Tag? Um wieviel Uhr? Wie lange? Allein? Wo schwimmen Sie? Wie kommen Sie dorthin? Und im Sommer? In welchem

Hamburger See kann man schwimmen?" Gesten, Skizzen, Stadtplan oder Autoatlas unterstützen die Kommunikation. Herr E. erhielt weiterführende notierte Sätze und eine *häusliche Übung* (vgl. Kap. 6.6.6, 6.7.1).

Führen Ther. die Arbeit mit Schlagzeilen bei schwer betroffenen Menschen mit sehr eingeschränkten visuellen Fähigkeiten zum ersten Mal ein, wird die veränderte Schlagzeile besser auf einem beweglichen Schriftstreifen notiert, der mit den Pat. zum visuellen Vergleichen von Überschrift zu Überschrift geschoben werden kann, bis Pat. die entsprechende Schlagzeile gefunden haben.

Ther. helfen beim Verstehen ihrer Handlungsanweisungen, indem sie die Handlungen vorführen: Ther. vergleichen jedes Wort des Streifens mit dem der Schlagzeile. Dabei rutscht ihr Zeigefinger hin und her. Sie sprechen bei Bedarf parallel mit den Pat. und begleiten mit den notwendigen Lautgesten. Sie schalten sich in der artikulatorischen Wiederholung dann ggf. leiser, führen dabei weiterhin mit den individuell notwendigen Lautgesten.

Beispiel: Schlagzeile WG 2, Zielwort /Huhn/

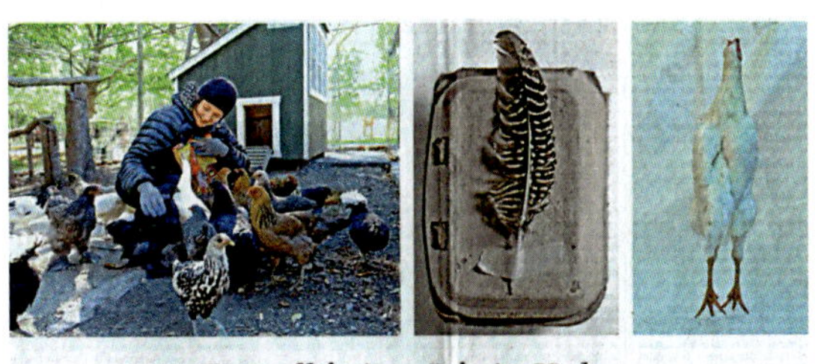

Sie wollt', sie wär' ein Huhn

Isabella Rossellini züchtet jetzt Geflügel. Ihre Erfolge hat sie für einen Band dokumentieren lassen

ABB. 48 *Süddeutsche Zeitung, 31.03.2017; Foto/Verlag: Schirmer/Mosel, 2020 (s. Lit.)*

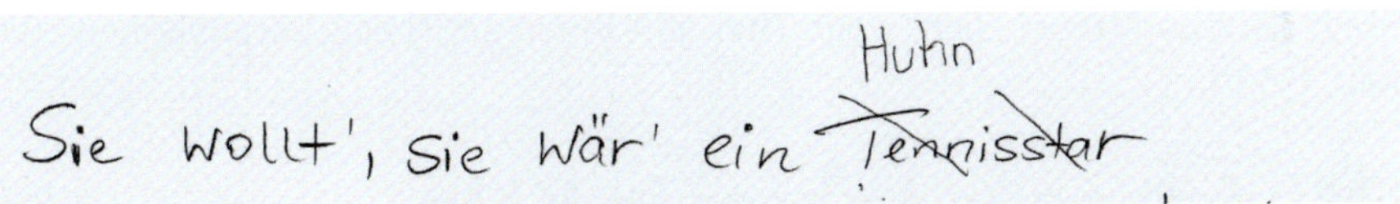

ABB. 49 *Therapiebeispiel: Schlagzeile finden, korrigieren und artikulieren, WG 2 Zielwort /Huhn/*

Dieser Artikel eignet sich für Pat., die in der Wortgruppe 2 oder 3 arbeiten. Für das Zielwort /Huhn/ sind die Laute [h], [u:], [n] zuvor angebahnt und jeweils in einer exemplarischen Lautsynthese koartikulatorisch geübt worden (vgl. Kap. 6.3–6.5).

Nachdem das Zielwort von Pat. laut gelesen wurde, können Ther. ein Gespräch zum Thema initiieren. Manche Pat. signalisieren eigenaktiv Interesse und Assoziationen; z. B. werden persönliche Kindheitserinnerungen geweckt, über die mit allen kommunikativen Möglichkeiten gesprochen werden kann. Andere Pat. erkennen den Namen der berühmten Schauspielerin wieder, erinnern sich an Modelaufträge auf Plakaten und in Zeitschriften oder an ihre beeindruckenden „Film-Eltern". Häufig entwickelt sich ein weiterführendes Interesse zum Thema, sodass die Schlagzeilen ausgiebiger mit Hilfe der Technik 2 „Inhalte von Schlagzeilen verstehen, angeben und artikulieren" bearbeitet werden können und die ergänzende Literatur hinzugenommen werden kann (vgl. Technik 2).

Weitere Beispiele von möglichen Schlagzeilen aus deutschsprachigen Zeitungen

Beispiel: Schlagzeile WG 2, Zielwort /Gas/

Nachdem der velare Laut [g] und die erste exemplarische Lautsynthese (z. B. /gar/ → [ga:] oder /geh!/ → [ge:]) eingeübt wurde, eignet sich die folgende Schlagzeile zur Artikulationsübung, zum Lauten Lesen und zum Diskurs über die aktuelle Energie-Situation und ihre politischen Zusammenhänge.

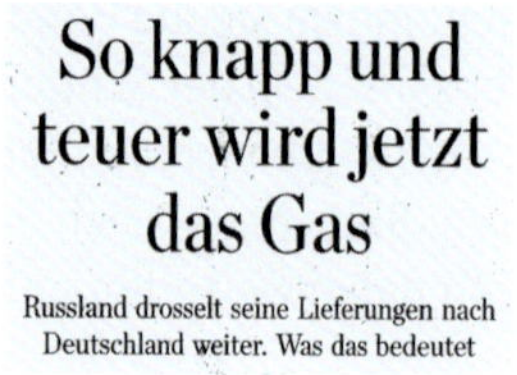

So knapp und teuer wird jetzt das Gas

Russland drosselt seine Lieferungen nach Deutschland weiter. Was das bedeutet

ABB. 50 *Hamburger Abendblatt, 17.06.2022*

Beispiel: Schlagzeile WG 3, Zielwort /Köln/

Haben Pat. einen biografischen Bezug zur angegebenen Stadt Köln, bietet die folgende Schlagzeile viele Möglichkeiten der semantischen Elaboration, der Wortfindung und Artikulation, ausgehend von dem sichtbaren Zielwort /Köln/. Der zuvor angebahnte velare Plosiv [k] kann gefestigt und ggf. diese Therapieeinheit zur Anbahnung des „Umlauts" /ö/ genutzt werden. Der erforderliche halboffene Vorderzungenvokal [œ] wird zunächst vereinfacht als halbgeschlossener Vorderzungenvokal [ø:] angebahnt. Auch der Stadtteil /Porz/ [poɐts] kann artikuliert und dabei der bilabiale Plosiv [p], das vokalisierte /r/ sowie die finale Affrikate [ts] gefestigt werden. Die meisten Pat. aktivieren eine Erinnerung zur Stadt Köln und freuen sich, wenn Ther. mit ihnen am Thema „dranbleiben" (vgl. Kap. 6.6.6).

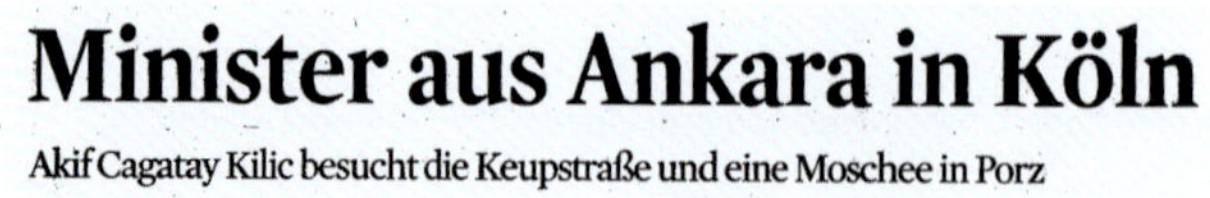

Minister aus Ankara in Köln

Akif Cagatay Kilic besucht die Keupstraße und eine Moschee in Porz

ABB. 51 *Hamburger Abendblatt, 17.06.2022*

Beispiel: Schlagzeile WG 2, Zielwort /Schnee/

Zahlreiche initiale Konsonanten-Cluster lassen sich mit Hilfe der Technik 1 artikulatorisch einüben und sich die silbische phonetische Enkodierungsroute somit verbessern (vgl. Kap. 6.3.4, 6.5.3). Die Sammlung der Praxis für Aphasietherapie Hamburg weist Schlagzeilen zu allen hochfrequenten und auch niedrigfrequenten initialen Clustern auf, die ab der Wortgruppe 2 eingeübt werden können:

[bl], [bR], [pl], [pR], [ps], [tsv], [fl], [fR], [ʃm], [ʃp], [ʃpR], [ʃv], [ʃl], [ʃn], [ʃt], [ʃtR], [ʃR], [dR], [tR], [gl], [gn], [gR], [km], [kl], [kn], [kR], [ks].

Schlagzeile in der Zeitung:	**Hamburg versinkt im Schnee**
Von Ther. veränderte, abgeschriebene Schlagzeile:	Hamburg versinkt im Chaos
Von Pat. verbesserte, abgeschriebene Schlagzeile:	Hamburg versinkt im ~~Chaos~~ Schnee

ABB. 52 *Beispiel zu WG 2, Zielwort /Schnee/*

Suchen Ther. eine Schlagzeile zum Einüben einer initialen Konsonantenverbindung aus, ist es notwendig, deren Einzellaute zuvor sicher angebahnt zu haben (vgl. Kap. 6.3.4). Das Cluster [ʃn] wird von vielen Betroffenen spontan durch das Cluster [ʃl] substituiert. Durch die bereits erwähnte Dehnung des initialen Lautes, eine vorübergehende Silbentrennung nach dem ersten Frikativ und die gezielte SpAT®-Hilfe (z. B. Zeigefinger am Nasenflügel) für die Programmierung des Nasals und die Deblockierung der bereits möglichen Silbe [ne:] wird die Koartikulation in der Wiederholung flüssiger und sicherer:

[ʃ—ne:]

Ther. können in der folgenden Therapiestunde eine weitere Schlagzeile anbieten, die das anspruchsvolle initiale Cluster erneut evoziert oder gezielt weitere Transferideen entwickeln (z. B. Wetternachrichten im Winter), sodass die intersilbische Trennung sowie die taktile Hilfe nur noch assoziiert werden.

Technik 2: Inhalte von Schlagzeilen verstehen, angeben und artikulieren

Bei der von Lutz beschriebenen Technik zur Förderung des Lesesinnverständnisses werden für aphasische Pat. keine Einzelwörter verändert, sondern der Inhalt der Schlagzeile in zwei anderen Worten ausgedrückt (2016, S. 66 ff.). Die Ther. übernimmt entweder Wörter der Originalschlagzeile oder formuliert einen passenden Satzbeginn zum Thema und hängt zwei inhaltlich gegensätzliche Wortergänzungen an. Die betroffene Person wird gebeten, den geschriebenen Satz zu lesen und zu entscheiden, welches Folgewort nicht passend, also durchzustreichen ist. Besonders vor politischen Wahlen (z. B. Bundestagswahlen) bietet es sich an, das Ankreuzen passender Aussagen zu üben (vgl. Abb. 54). Für Menschen mit schweren Sprechapraxien denken sich Ther. Zielwörter aus, die den jeweiligen sprechmotorischen Fähigkeiten der Pat. angepasst sind. Auch können und müssen die betroffenen Personen nicht den vollständigen Satz vorlesen, sondern wie in der Technik 1 nur das Zielwort laut lesen.

Das folgende Beispiel zeigt, wie sich beide Techniken anhand eines Zeitungsartikels und Buches für viele aphasisch-sprechapraktische nutzen lassen. Nicht nur tieraffine Personen können profitieren.

Die „gemeinsam" laut zu lesenden Sätze entsprechen inhaltlich der Zeitungsschlagzeile bzw. dem Buchinhalt.

Beispiel: Schlagzeile WG 1, Zielwort /ich/

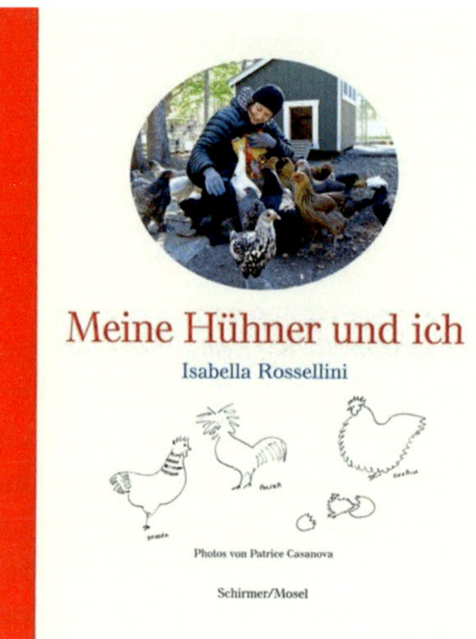

ABB. 53 *Arbeiten mit Isabella Rossellinis Buch: Meine Hühner und ich. Schirmer/Mosel Verlag, 2020*

Der Titel dieses Buches eignet sich sehr gut, um den zuvor angebahnten Approximanten [ç] und seine bereits eingeübte erste exemplarische Lautsynthese nochmals anzubieten und die hochfrequente Silbe /ich/ mit ihrer Semantik zu festigen.

Ther.: „Ich? Wer ist denn – Ich?“ (zeigt auf sich dabei, hebt fragend die Stimme) „Meine Hühner und ich?“ (wieder auf sich zeigend)

Ther. kopfschüttelnd: „Nein, ich habe keine Hühner. Wer ist „Ich“?“ (zeigt auf den Bucheinband)

Pat. nickt verstehend, zeigt auf das Gesicht der abgebildeten Frau und bittet um eine Lautgeste zur Unterstützung der Artikulation „Frau“.

Ther.: „Prima, genau. Wie heißt sie denn, diese Frau?“

Pat. hebt erst die Schultern, nach einer Ermutigung, nochmals auf das Foto zu sehen, zeigt sie auf den Namen der Autorin /Isabella Rossellini/.

Ther. schreibt spontan Sätze in der Technik 2 auf, um das verstehende Lesen zu fördern und wählt sowohl geübte als auch ungeübte einsilbige Hauptwörter aus: */Huhn/, /Frau/, /Buch/, /Hof/, /Film/, /Tier/, /alt/* (vgl. folgende Abbildung). Alle erforderlichen Phoneme wurden zuvor artikulatorisch erarbeitet und können nun in z.T. neuen Koartikulationen geübt werden. Bereits im Grundprogramm angebotene Objektnamen (/liest *Buch*/, /schaut *Film*/) lassen sich in diesem Therapiesetting erneut aus dem Lexikon abrufen und nochmals abspeichern (vgl. Kap. 2.12, 5.4).

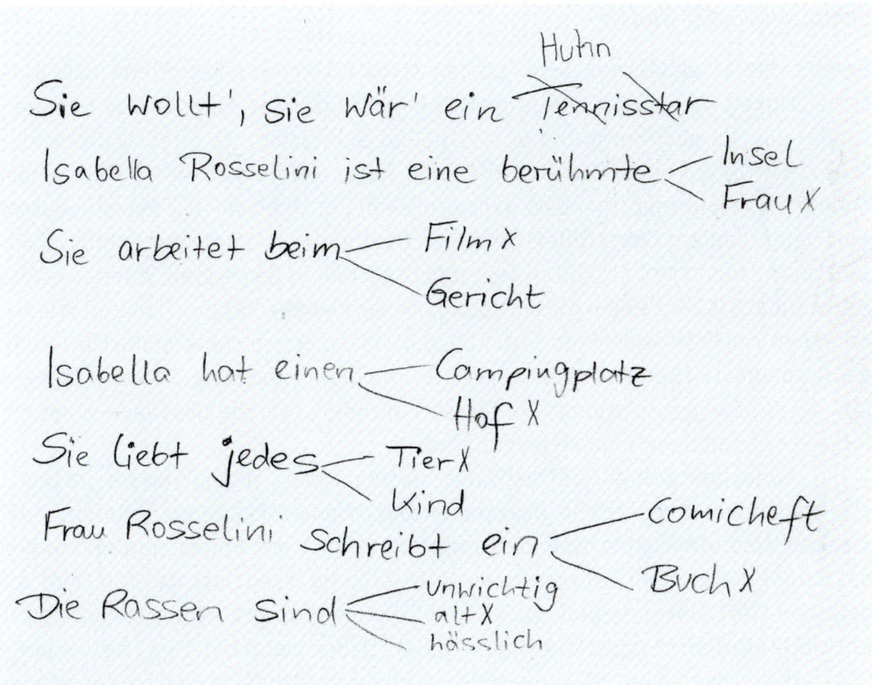

ABB. 54 *Therapiebeispiel: verbesserte Schlagzeile WG 2, Zielwort „Huhn" und Inhalte der Schlagzeile verstehen, angeben und artikulieren*

6.6.2 Schlüsselwörter

Lutz beschrieb Übungen mit Schlüsselwörtern für Menschen mit Aphasie als Einstieg in die Arbeit mit Zeitungen (vgl. Kap. 5.5). Auch schwerst und schwer sprechapraktische Pat. profitieren von dieser Therapietechnik. Es ist empfehlenswert, zu den von Lutz (2016) beschriebenen MODAK®-Techniken im Umgang mit Zeitungen auf der Wortebene zwei weitere Teilschritte zu ergänzen: „Schlüsselwörter finden" und „Schlüsselwörter artikulieren" (vgl. Kap. 5.5.2).

Ohne vorherige bzw. begleitende gezielte Sprechapraxietherapie gelingt diesen Pat. jedoch weder Lautes Lesen noch Nachsprechen von erarbeiteten Schlüsselwörtern. Damit Betroffene sich nicht nur schriftsprachlich üben, muss das Wortmaterial an die individuellen artikulatorischen Fähigkeiten angepasst sein. Begonnen wird bei SpAT® daher wieder mit **einsilbigen Zielwörtern** und so bald wie möglich kommen **zwei- und mehrsilbige Schlüsselwörter** hinzu (vgl. Kap. 2.7, 2.14, 6.1). Ther. suchen folglich Zeitungsartikel, die einsilbige Objektnamen evozieren, ein Foto aufweisen und möglichst den persönlichen Interessen der Pat. entsprechen.

Schlüsselwörter finden

Bereits das Erkennen von Schlagzeilen stellt für schwer betroffene Pat. eine Schwierigkeit dar, sowohl aufgrund des eingeschränkten Sprach- und Lesesinnverstehens als auch aufgrund von visuellen Schwächen. D. Ther. schreibt das Schlüsselwort auf einen Papierstreifen und fragt: „Können Sie das Wort nochmal finden? Das steht hier irgendwo ganz groß – in der Überschrift." Manche Betroffene verstehen das Wort „Überschrift" zu Beginn der Therapie mit Schlüsselwörtern nicht, suchen im gesamten Text und brauchen in den ersten Stunden etwas Hilfe. Zunächst geht es bei dieser Übung um das **visuelle Vergleichen und Wiedererkennen von Graphemfolgen** (vgl. Kap. 5.6). Ziel dieser Technik ist die Förderung der graphematischen Verarbeitungsroute. Die *Graphematische Analyse* setzt ein und der *Graphematische Input-Buffer* wird aktiviert, um die gesehene Graphemfolge kurz zu speichern und wiederzufinden.

Pat. benötigen Zeit zur Betrachtung und zum Lesen. Häufig äußern sie lautliche oder mimisch-gestische Reaktionen des Wiedererkennens, Staunens oder Fragens. Neurologisch schwer betroffene Menschen mit Sprechapraxie können das dargebotene Schlüsselwort weder selbstständig lesen noch das von Ther. vorgelesene Wort imitieren (vgl. Lutz, 2016). Daher wird das Schlüsselwort artikulatorisch erarbeitet (vgl. Kap. 6.5.1–6.5.4). Dabei benutzen Ther. notwendige SpAT®-Hilfen (vgl. Kap. 5.2), um eine parallele Artikulation und in der Wiederholung zunehmend selbstständigeres Sprechen bzw. Lautes Lesen zu ermöglichen. Wie bereits beschrieben, werden Lautgesten, verbale Hilfen, gezeichnete dynamische Mundbilder und auch korrektive Hilfen mit zunehmenden Selfmonitoring-Fähigkeiten und gebesserten phonetischen Enkodierungsrouten im Therapieverlauf immer entbehrlicher.

Schlüsselwörter legen, schreiben, artikulieren

Wenn die betroffene Person sprechmotorisch noch sehr eingeschränkt ist, müssen Ther. die Schlüsselwörter zu interessanten Artikeln vor der Therapiestunde gut vorbereiten. Nicht zu jedem Zeitungsfoto lassen sich geeignete einsilbige Schlüsselwörter heraussuchen oder entwickeln. Daher ist es zu Beginn nicht wie bei rein aphasischen Pat. möglich, spontan die Zeitung aufzuschlagen und die Pat. nach einem interessanten Artikel suchen zu lassen, da viele Wörter mehrsilbig und artikulatorisch zu komplex sind (vgl. Lutz, 2016). Es ist notwendig, einsilbige Schlüsselwörter vorzubereiten, zu einem durch Fotos genügend illustrierten Artikel (z. B. Tageszeitungen, GEO, PM. u. a.). Manche Pat. können die Schlüsselwörter selbstständig aufschreiben, andere benötigen Buchstabenplättchen, aus denen das jeweilige Anagramm gelegt, anschließend der entfernte Vokal eingesetzt und das Zielwort nochmals aus dem Kopf geschrieben wird (orthographisches Kurzzeitgedächtnis). Mit mehr oder weniger individuell benötigten SpAT®-Hilfen können die sprechapraktischen Pat. die Schlüsselwörter dann parallelsprechend, nachsprechend oder selbstständig artikulieren.

Beispiel /Spiel/: Thema Fußball-WM (Tageszeitung)

Ther. legt Herrn S. einen Zeitungsartikel auf den Tisch. Das dazugehörige Foto zeigt einen jubelnden deutschen Fußballspieler nach dem Spiel Deutschland-Spanien.

Schrittweise kommen Ther. und Herr S. in ein kurzes Gespräch, über das Fußballspiel, die Weltmeisterschaft 2022 und ihre Umstände in Katar sowie über die Haltung des Patienten zum Thema. **Ther. stellt dabei gezielte Fragen, die artikulatorisch mögliche, einsilbige Antworten evozieren.** Zugleich übt sich der Patient in Wortfindung und Artikulation zuvor erarbeiteter Wörter in diesem neuen semantischen Setting (vgl. Kap. 2.12, 5.4).

Ther.: „Haben Sie das gesehen?"

Herr S.: „Ja." (zuvor geübte Lautsynthese [ia:])

Ther.: „Und wie finden Sie das Ergebnis?"

Pat. überlegt, sucht nach passender Antwort: „Ja – äh – gut." (zuvor geübte Lautsynthese, häufig am Beginn der Therapiestunde evoziert, auf die Frage „Wie geht es Ihnen, Herr ...?" „Gut.")

Ther.: „Wir schreiben jetzt mal alles dazu auf. Sie haben ferngesehen, Deutschland – Spanien, schreiben Sie mal: *Spiel.*"

Herr S. überlegt, schüttelt den Kopf, bittet um Hilfen und artikuliert parallel mit Ther., die mit Lautgesten begleitet: „Spiel."

Ther. gibt Graphemplättchen vor, Pat. legt die jeweiligen Schlüsselwörter, korrigiert sich (/Speil/). Ther. entfernt jeweils den betonten Vokal, sodass Herr S. diesen erinnern muss, das Zielwort nochmals mit korrektem Vokal kopiert und schließlich vollständig aus dem orthographischen Kurzzeitspeicher schreibt und anschließend nochmals laut liest. Artikulatorische und korrektive Hilfen erfolgen je nach Bedarf.

Ther.: „Gab es Frauenfußball?"

Herr S.: „Nee – Mann." (zuvor geübte Lautsynthese im Grundprogramm /rettet Mann/)

Ther.: „Genau, und wie ist das Spiel ausgegangen?"

Herr S.: „Eins – Eins", deblockiert sich durch seinen gezeigten linken Daumen.

Ther.: „Da haben die Zuschauer aber gejubelt, und was haben die geschrien? Sie auch?"

Herr S.: „Tor." (zuvor geübte Lautsynthese im Grundprogramm /schießt Tor/)

Ther.: „Ja, und *der* hat das Tor geschossen, welche Nummer hat der?"

Herr S. schaut aufs Trikot, überlegt, hebt seinen Zeigefinger Richtung Nasenflügel: „Neun." und freut sich, dass er das Zahlwort sofort abrufen konnte, ohne sich „hochzählen" zu müssen (zuvor geübte Strategie).

Ther. lobt und fragt dann: „Warum kritisieren viele Menschen diese Weltmeisterschaft? Was ist in Katar ein Problem?"

Herr S. überlegt, schaut fragend, hebt die linke Schulter und verneint: „Nee."

Ther. ergänzt: „Viele Menschen finden die Arbeitsbedingungen dort schlimm. Was ist passiert – in Katar?"

Herr S. nickt nun und macht Geste am Hals: „Tod – eins, zwei, drei." (mit seinen Fingern zählend)

Ther.: „Prima, Sie sind gut informiert. Und wie finden Sie das? Viele Tote beim Bau von Fußballstadien?"

Herr S. schüttelt den Kopf, rundet die Lippen, stoppt und bittet um Hilfe.

Ther.: „Ich schreibe Ihnen Wörter auf. Welches wollten Sie sagen?"

Ther. schreibt /schlecht/, /schlimm/, /mies/ jeweils auf einen Papierstreifen.

Herr S. zeigt zuerst auf /schlimm/, dann nickend auch auf /schlecht/, schiebt das Wort /mies/ zur Seite.

Ther. und Pat. artikulieren gemeinsam mit Lautgesten d. Ther. „schlimm".

Herr S.: „Gas – Öl – schlimm."

Ther.: „Jaja, Deutschland kauft trotzdem Gas und Öl. Das können Sie dort mal aufschreiben."

Ther. anschließend: „Aber beim Fußball ist Deutschland raus. Gucken Sie die WM noch weiter?"

Herr S.: „Ja."

Ther.: „Kommt bald wieder ein Spiel?"

Herr S. entschieden nickend: „Ja – vier – Uhr." (zählt sich leise mit den Fingern hoch; Uhrzeiten in Therapiestunden zuvor bereits eingeübt)

Ther.: „Morgen?" Geste für „morgen" zeigend.

Herr S.: „Nee." Zeigt vor sich auf den Tisch, als Geste für „heute" (zuvor bereits eingeübt).

Ther.: „Ach, heute?"

Herr S. beginnt eigenaktiv zu zeichnen und malt ein Trikot des Lieblingsspielers Nr. 19, das sein Sohn besitzt.

Herr S.: „Hand – nein – H…?“ (bricht die Artikulation ab).

Ther. artikuliert das intendierte Zielwort „Hemd“ einmal mit allen Lautgesten und fordert dann zum gemeinsamen Sprechen auf, während sie mit Lautgesten begleitet, ihre Stimme aber deutlich leiser schaltet. In einer letzten Wiederholung, nur mit Lautgesten, aber „ausgeschalteter Stimme“, kann sich Herr S. als selbstständig sprechend erleben.

Ther.: „Schön, ein echter Fan. Na, dann viel Spaß für Sie und Ihren Sohn!“

Herr S. schreibt die Namen der Spieler und ergänzt ein Fragezeichen mit der festen Absicht, seinen Sohn nochmals zu Hause nach der korrekten Schreibweise der Fußballer zu fragen oder sie mit dem Handy zu recherchieren.

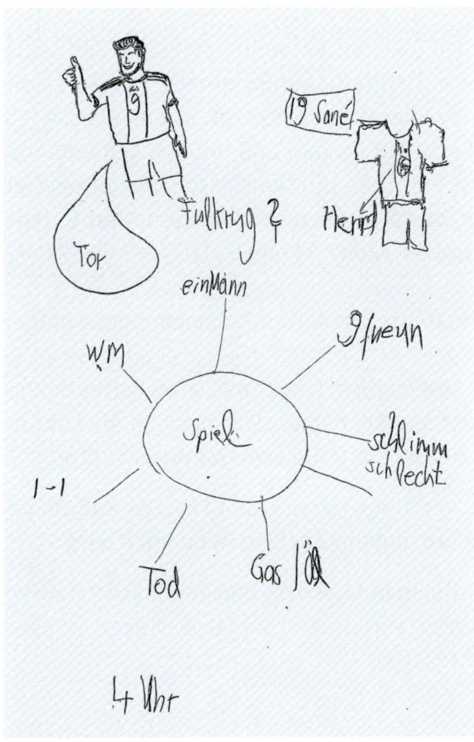

ABB. 55 *Schlüsselwörter legen, schreiben, artikulieren /Spiel/*

Das Foto des Fußballers wurde aus lizenzrechtlichen Gründen für den Abdruck nachgezeichnet.

Beispiel: /Bahn/ – Thema „Bahnstreik“ (Tageszeitung)

Die Sprachtherapeutin bereitet für Herrn G. Schlüsselwörter zum aktuellen Ereignis Bahnstreik vor und verwendet entsprechend der artikulatorischen Fähigkeiten Herrn G.s wieder Zielwörter mit einer Silbenkomplexität der Wortgruppe 2 und 3 (KVK, KVVK, KVKK). Sie hat vor, in dieser Sitzung den bereits angebahnten Frikativ [ʒ] zu festigen („Job“) und ein weiteres, neues Clusterwort einzuüben („Streik“). Ther. legt die geschlossene Tageszeitung auf den Tisch und bittet Herrn G., die passende Zeitungsseite zu der von ihr notierten Ziffer aufzuschlagen. Herr G. blättert im Hamburger Abendblatt und findet die entsprechende

Wirtschaftsseite mit etwas Unterstützung. Herr G. zeigt auf den abgebildeten Redner am Pult und äußert mit deutlich empörter Stimme und Mimik „nee, nee, nee“.

Ther. fragt ihn, ob er dazu gestern etwas im Fernsehen gesehen habe. Herr G. nickt zufrieden darüber, verstanden worden zu sein und bestätigt laut: „Ja.“ Ther. gibt ihm daraufhin zunächst das große Graphem /B/ und anschließend die drei kleinen Grapheme für das Zielwort /Bahn/ locker unsortiert auf den Tisch und bittet ihn, das Wort zu legen. Herr G. schiebt die Buchstabenplättchen zusammen und schreibt das Wort mittig auf ein unliniertes DIN A4-Blatt.

Ther. spricht das Wort [ba:n] vor, begleitet ihre Artikulation mit allen drei Lautgesten und fordert Herrn G. zur Imitation des Wortes auf. Ther. bestätigt und wiederholt die korrekte Artikulation mit der Bemerkung: „Genau, es gibt wieder Ärger bei der – Bahn.“

Nun versucht sie ein lockeres Gespräch über das aktuelle Geschehen und seine Folgen für viele Menschen, indem sie mit Hilfe unaufdringlicher Fragen eigenständige Wortäußerungen des Pat. zu evozieren beabsichtigt. Können Pat. noch keine Assoziationen zum Foto bzw. Thema entwickeln und folglich keine phonologischen Wortformen aktivieren, sprechen Ther. ein thematisch relevantes Zielwort vor und legen die benötigten Graphemplättchen auf den Tisch. Herr G. legt, schreibt und artikuliert z. B. die Zielwörter /Zug/, /Lohn/, /Lok/, /Job/, /Wut/, /Chef/, /Zeit/, /Geld/, /Streik/.

Je nach Interesse, Ausdauer und Therapiezeit erhalten Pat. mehr oder weniger Schlüsselwörter.

Zur nochmaligen artikulatorischen Festigung erfragt Ther. eine korrekte Wiederholung, als ob sie wieder mal nicht zugehört hätte: „Was machen die Lokführer nochmal?“ Herr G. wiederholt das Zielwort mit nun weniger Hilfen: „Streik“

Lebendig wird das Thema für die Pat. vor allem dann, wenn Ther. es auf die betroffene Person oder sich selbst beziehen und ein Austausch möglich wird.

So könnte Ther. z. B. fragen, ob die S-Bahnen bei Herrn G. immer pünktlich fahren und/oder sie erzählt von ihrer eigenen Erfahrung mit langer Wartezeit in überfüllten Waggons und mit gereizten Fahrgästen.

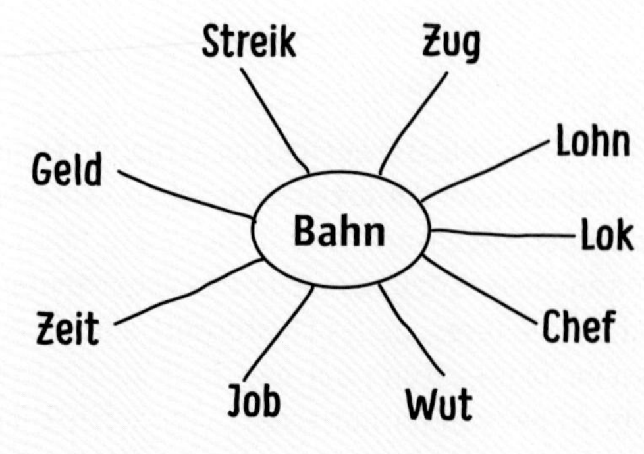

ABB. 56 *Schlüsselwörter legen, schreiben, artikulieren /Bahn/*

6.6.3 Karikaturen

Für viele Ther. ist es kaum vorstellbar, dass Menschen mit einer „Globalen Aphasie" zum selbstständigen Schreiben angeregt werden können. Lutz (2016) betonte, wie wichtig es ist, von Aphasie Betroffenen zu einem frühen Therapiezeitpunkt parallel zum Grundprogramm interessantes Bildmaterial anzubieten, zu dem sie sich sowohl mündlich als auch schriftlich ausdrücken können. Sie bot ihren Pat. Bilder bzw. Bildergeschichten an, um sie daran zu gewöhnen, wieder eigenständig zu schreiben. Die Übermittlung des Inhalts der Aussage hatte dabei Vorrang vor der orthographischen Korrektheit.

Humorvolle Zeichnungen bieten die Möglichkeit, innerhalb des dargestellten Sujets lexikalisch und gezielt in einem semantischen Feld zu üben. Karikaturen können zugleich die Stimmung einer Therapiesitzung aufheitern, da sie durch ihren Witz emotionale Reaktionen auslösen. Sie eignen sich daher sehr gut, die innere Sprache, den Wortabruf und das selbstständige Schreiben zu aktivieren (vgl. Kap. 5.6, Aktivierung des Phonologischen und Orthographischen Output-Lexikons).

Für aphasisch-sprechapraktische Personen lassen sich Karikaturen gezielt nach individuellen artikulatorischen Fähigkeiten auswählen und alltagsrelevante Zielwörter sowie biografisch relevante Vornamen oder Nachnamen mit einbeziehen.

Pat. schätzen Karikaturen: Sie bieten neben den Lautanbahnungen, dem strukturierten Vorgehen im Grundprogramm und der Arbeit mit Zeitungen eine humorvolle Abwechslung.

Gemeinsames Lachen verbindet und Humor wirkt entlastend, aufheiternd, deblockierend. Daher stellt Humor einen zentralen Baustein der SpAT®-Therapie dar.

Vorgehen: Die kopierte Karikatur liegt auf dem Tisch und Pat. erhalten Zeit, sie in Ruhe visuell zu verarbeiten und spontan verbal oder nonverbal zu reagieren. Ther. kommen mit Pat. ins Gespräch über die Abbildung. Es findet also kein Benennen statt, sondern eine möglichst lockere Situation gemeinsamen Betrachtens und Sich-Erschließens der z.T. komplexen menschlichen Verhaltensweisen. Ther. ermutigen, je nach Therapieziel, entweder zur mündlichen oder schriftlichen Wortfindung.

Schwer betroffene Pat. benötigen **aktivierende Fragen**, die nach semantisch-lexikalischen und artikulatorischen Fähigkeiten gestaffelt werden können: Ther. stellen dafür zunächst ***offene Fragen:*** „Ach je, was ist denn da los?" Häufig reagieren Pat. jedoch blockiert, aufgrund der großen Auswahl möglicher sprachlicher Reaktionen. ***Geschlossene Fragen*** lenken deutlich stärker, engen die lexikalischen Suchprozesse ein und erleichtern damit den Wortabruf. Fragen mit Fragepronomen, sogenannte „W-Fragen" (z.B. „Wie viele Leute sehen Sie?"), können bei ausgeprägten Sprachverständnisproblemen jedoch nicht präzise dekodiert und daher nicht oder nicht adäquat beantwortet werden. Für schwerer Betroffene bieten sich daher ***„Ablenkerfragen"*** an, die als „Quatsch-Fragen" bzw. rhetorische

Fragen eine Ablehnung mit Gegenbehauptung evozieren. So könnten Ther. zur Abb. 57 fragen: „Ist der Tisch schon leer?" → Pat. widerspricht: „Nee – voll."

Häufig schmunzeln Pat. unmittelbar beim Anblick einer Karikatur und zeigen auf ein wesentliches Detail der Zeichnung. Manche sprechen spontan ein Wort, andere Pat. äußern zu Beginn nur ihren sich wiederholenden Automatismus bzw. *Recurring Utterances*. Ther. geben die von ihnen vermutlich beabsichtigten, evozierten Schlüsselwörter im Gespräch über die Zeichnung schrittweise rezeptiv vor und fordern die Pat. dazu auf, das jeweilige Zielwort aus Buchstabenplättchen zu legen, abzuschreiben, den Vokal einzusetzen bzw. das Wort direkt aus dem Kopf zu schreiben. Anschließend wird es gemeinsam artikuliert (Modalitätenverknüpfung, vgl. Schlüsselwörter legen, Kap. 5.5.2). Ther. geben wie immer nur so viele Hilfen, wie nötig sind und staffeln diese bei Bedarf. Im Anschluss können Ther. die Zielwörter auf Satzstreifen schreiben und die Pat. zum Legen von einfachen Sätzen auffordern.

Mit sich aufbauendem Silbenspeicher zeigen sich spontane Äußerungen zuvor geübter und zunehmend auch ungeübter Wörter (Transfereffekte). Ther. können kognitive Transferleistungen fördern, indem sie personelle und kausale Zusammenhänge erfragen. Die Vorstellungskraft wird aktiviert, nicht sichtbare vergangene oder zukünftige Handlungen (zeitliche Abläufe) werden visualisiert, um die abgebildete Situation verstehen zu können.

Karikaturen erfordern die **Bildung von Assoziationen und Analogien.**

Die sich entwickelnden Assoziationen fördern die Aktivierung von **Erinnerungen und Emotionen** (vgl. limbisches System, Kap. 2.10, 2.11). Wie das folgende Beispiel von Frau T. verdeutlicht, können Pat. an eigene Erlebnisse anknüpfen, emotionale Reaktionen werden ausgelöst und sprachproduktive Prozesse aktiviert.

Manchmal führen ungehemmte Assoziationen oder visuelle Verarbeitungsstörungen zum Missverstehen der abgebildeten Situation. Ein wichtiges Detail bleibt mitunter nicht erkannt, der semantische Zusammenhang kann nicht hergestellt und die Pointe nicht erfasst werden. Dieses tritt erfahrungsgemäß häufiger bei rechtshemisphärischen Insulten auf. Bleibt die abgebildete Situation unverstanden, können Ther. indirekt auf ein wichtiges Detail hinweisen („Was ist denn *hier* los?") oder es in der Abbildung nachzeichnen, z.B. mit der Bemerkung: „Das kann man wirklich nicht gut sehen auf der Kopie."

Pat., die im MODAK®-ANLAUF bereits einige Wörter selbstständig schreiben können und Objektnamen nicht mehr legen müssen, werden ermutigt, sich schriftlich ohne Hilfen zur Karikatur zu äußern, also „frei zu schreiben" (vgl. Lutz, 2009, S. 51). Ther.: „Vielleicht können Sie dazu schon etwas aufschreiben?"

Wichtig: Damit sich aphasisch-sprechapraktische Pat. zu den Abbildungen verbal äußern und artikulatorisch üben können, sind die sprechmotorischen Fähigkeiten und Einschränkungen zu berücksichtigen: Ther. wählen Zeichnungen mit evozierbaren Zielwörtern aus, deren Laute bereits angebahnt wurden und deren Phonem- und Silbenzahl die Koartikulationsfähigkeit der Pat. nicht überfordern. Bei schwer Betroffenen sind dies zunächst vor allem einsilbige Zielwörter, später auch zwei- und mehrsilbige. Alle gelegten und geschriebenen Wörter sollten auch gesprochen werden, um einer „Spaltung" von Schrift- und Lautsprache entgegenzutreten.

Mit Hilfe von Karikaturen lassen sich ungeübte Koartikulationen anbieten. Die humorvollen Zeichnungen eignen sich aber besonders gut zur Transferarbeit zuvor geübter Wörter, die nun in einem neuen und mitunter doppeldeutigen Kontext erinnert, selbstständig vorgeplant und mit mehr oder weniger SpAT®-Hilfen (Lautgesten und verbalen Hilfen) erneut artikuliert werden können (vgl. Kap. 2.12, 5.4). Bei schwer betroffenen aphasisch-sprechapraktischen Personen sprechen Ther. und Pat. vollständig parallel, mit Lautgestenbegleitung. In der Wiederholung „schalten sich" die Ther. stimmlich leiser bzw. aus. Die Zielwörter können im Anschluss noch einmal laut gelesen werden. Darüber hinaus besteht die Möglichkeit, Satzstreifen zu Sätzen zu legen, diese laut zu lesen, gemeinsam aufzukleben oder zum *häuslichen Üben* mitzugeben (vgl. Kap. 6.6.4, 6.6.6).

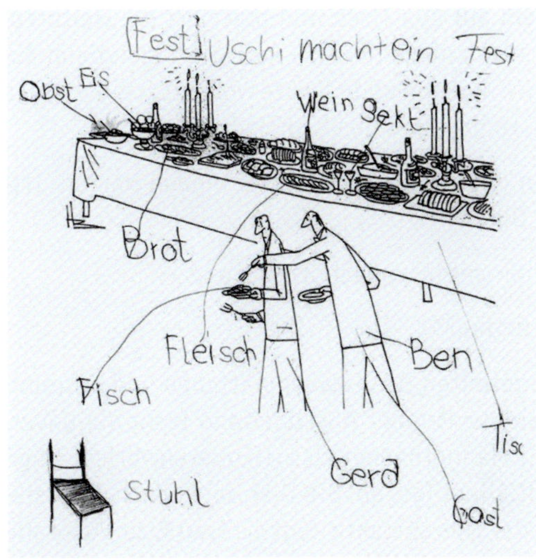

ABB. 57 *Therapiebeispiel Schlüsselwörter zur Karikatur von Henry Büttner (1995)*

Beispiel: Karikatur „Fest"

Frau T. betrachtet die Abbildung eine Weile, bewegt ihren Zeigefinger über das Bild, um aufgrund ihrer Hemianopsie kein Detail zu übersehen. Sie verkündet dann mit einem Lächeln und folgender Äußerung, dass sie die Pointe erfasst hat: „Ach ja!"

Die Patientin zeigt auf die Gabel des Akteurs in der Mitte des Bildes und schaut Ther. auffordernd an.

Ther.: „Jaja, das ist ein seltsamer Typ, wer ist das?"

Frau T.: „Dieb." (zuvor im Grundprogramm geübter Objektname)

Ther.: „Prima. Genau. Sagen Sie mal, was *macht* der denn?"

Frau T.: „Klauen." (ungeübt)

Ther.: „Ja, er klau**t**."

Frau T. bemerkt die morphologische Abweichung und möchte das konjugierte Verb noch einmal wiederholend üben. Die Ther. artikuliert das finale Phonem [t] einmal mit Lautgesten und Betonung (Vorstellungshilfe des Spuckens), dann sprechen beide gemeinsam mit Lautgestenbegleitung den korrigierten Satz „Er klaut." Frau T. kann dabei den Infinitiv hemmen und das Verb korrekt konjugiert artikulieren.

Ther.: „Sagen Sie mal, feiern die eine Beerdigung?"

Frau T.: „Nee – (überlegt, schaut zur Wortfindung in die Ferne) – Fest" (in der TAGESSCHAU/WOCHENENDSCHAU zuvor geübt).

Ther.: „Oh ja, toll, was Ihnen schon alles einfällt, Frau T.! Legen Sie bitte das Wort /Fest/!"

Ther. legt das große Anfangsgraphem auf den Tisch und platziert die weiteren drei Buchstabenplättchen lose verteilt dahinter. Frau T. korrigiert sich beim Zusammenschieben, schreibt das gelegte und nun abgedeckte Wort noch einmal aus dem Gedächtnis, schüttelt den Kopf, radiert und nickt zufrieden.

Ther.: „Sehr gut. Und jetzt brauchen die beiden Männer erst einmal Namen. Haben Sie einen Namen? Wie heißt der Dieb?"

Frau T. überlegt und bricht ihre Suchprozesse kopfschüttelnd ab.

Ther.: „Wir nennen ihn Ben, einverstanden?"

Frau T. nickt, legt den Namen aus zugeteilten Buchstabenplättchen und schreibt ihn an den Strich neben die abgebildete Person. Anschließend lacht sie unvermittelt und versucht einen weiteren Männernamen zu artikulieren, bricht aber nach der ersten Silbe / dem ersten Initiallaut [ga] ab. Die Ther. sucht nach der Liste der befreundeten Personennamen in der Therapieakte, legt sie Frau T. zur Auswahl vor und bekommt den Vor- und Nachnamen des engen Freundes /Gerd/ gezeigt.

Ther.: Haben Sie an Ihren Freund Gerd gedacht? Feiert er auch?"

Frau T. nickt, lacht laut und macht mit ihrer linken Hand eine Geste des „Dickseins" vor ihrem Bauch, sodass Ther., erfreut über diese Assoziation und aktive nonverbale Kommunikation, mitlacht.

Frau T. artikuliert mit LG-Unterstützung: „Gerd". Sie holt ihren kleinen Terminkalender aus der Tasche und blättert darin, bis sie den gesuchten Eintrag findet: /Geburtstag Uschi/. Uschi ist Gerds Frau und Frau T. hat mit ihrem Mann am vergangenen Wochenende an Uschis Feier teilgenommen, auf der Gerd wohl viel gegessen hat. Ther. schreibt sogleich drei Satzstreifen und ermutigt Frau T., diese zu einem korrekten Satz anzuordnen:

Uschi **macht** **ein Fest**

Der Name der Freundin wird mit Lautgestenbegleitung parallel sprechend geübt und muss aufgrund der Zweisilbigkeit zunächst mit deutlicher Silbentrennung und somit intersilbischer Pause realisiert werden: [u: – schi:] (vgl. Kap. 6.5.4). Das konjugierte Verb „macht" spricht Frau T. mit Hilfe von Lautgesten für den An- und Auslaut lautrein, den unbestimmten Artikel „ein" ruft sie mit Hilfe des linken Daumens eigenaktiv ab (geübte Strategie) und der Objektname „Fest" gelingt ohne Hilfe. Frau T. bemerkt ihre sprechmotorischen Verbesserungen.

Sie bittet die Ther. aufgeregt, diesen Satz über die Karikatur zu schreiben, freut sich sichtlich über die zeitliche und biografische Übereinstimmung und deutet an, ihren Mann hereinholen zu wollen. Die Ther. ermutigt sie, ihn am Ende der Therapieeinheit hereinzurufen und zuvor noch zu schauen, welche Speisen Gerd denn gerne vom Buffet isst. Frau T. äußert spontan „Fisch", „Wein", „Brot", zeigt auf ein Detail und bittet um artikulatorische Hilfen. Die Ther. überlegt und fragt: „Ich vermute, es gibt auch Fleisch?" Da Frau T. nickt, bekommt sie von der Ther. die initiale Lautgeste [f] gezeigt, die jedoch nur den Einzellaut und noch nicht die ganze Silbe deblockiert. Daher spricht die Ther. das Clusterwort noch einmal mit allen Lautgesten vor und gemeinsam artikulieren sie „Fleisch". Die Ther. erreicht eine Wiederholung, indem sie vorgibt, nicht richtig zugehört zu haben bzw. die Zeichnung nicht erkennen zu können. Ther.: „Ähm, was soll das nochmal sein?" Frau T. wiederholt entschieden: „Fleisch". Ther.: „Ach ja." und zwinkert.

Ther. und Frau T. sprechen über die dargestellte kuriose Situation, erarbeiten schriftlich und artikulatorisch einsilbige Wörter von Speisen und Getränken auf dem Buffet.

Am Ende der Stunde holt Frau T. ihren Mann mit zuvor geübter Geste und Aufforderung herein: „Komm!" Fröhlich-aufgeregt zeigt sie ihm die gemeinsame Arbeit der Stunde und steckt ihren Mann mit ihrer Freude sichtlich an.

6.6.4 Sätze legen

Das Legen von Sätzen aus Satzstreifen (vgl. Kap. 5.5.2; Lutz, 2009) bietet parallel zum Grundprogramm die Möglichkeit, mit Pat. die Subjekt-Verb-Objekt-Struktur vorzubereiten und lexikalische, morphologisch-syntaktische und artikulatorische Übungen durchzuführen. Ther. können Sätze zu biografisch relevanten Alltagserlebnissen, Fotos, zu aktuellen Themen in der Zeitung, zu Fotoreportagen oder Karikaturen anbieten. Sie sollten *vor* der Therapieeinheit überlegt und notiert sein, wenn zeitlich möglich, werden sie dann in der Übung vor den Augen der Pat. satzweise in nicht serieller Reihenfolge auf die Papierstreifen geschrieben. Ther. legen die Streifen in loser Anordnung vor die Pat. auf den Tisch und fordern dazu auf, diese zu einem Satz zu ordnen. Bei Verständnisproblemen veranschaulichen die Ther. die Aufgabe, indem sie selbst die Satzstreifen des ersten Satzes hintereinander schieben, sich dabei bewusst korrigieren und ihre Gedanken verbalisieren: „So und so und so? Nein, erst der Name (die Person) und dann? Legen Sie den Satz. Alle Wörter nacheinander und am Ende der Punkt." Jeder gelegte Satz wird anschließend mit mehr oder weniger artikulatorischen Hilfen der Ther. laut gelesen. Bei schwachen artikulatorischen Fähigkeiten findet zunächst ein Parallelsprechen/ Parallellesen statt. Bessern sich die sprechmotorischen Programmierungsfähigkeiten, können Pat. über die ganzheitliche phonetische Enkodierungsroute vollständige Silben imitieren und gelegte Sätze Wort für Wort laut lesen.

Die Pat. erleben sich als selbstständig laut lesend, auch wenn sie noch „geführt" werden.

Damit aphasisch-sprechapraktische Pat. die gelegten Sätze laut lesen üben können, muss die artikulatorische Komplexität der Zielwörter individuell angepasst werden und alle Phoneme müssen zuvor angebahnt bzw. bereits sprechmotorisch realisierbar sein. Das Bildmaterial kann nach linguistischen Kriterien und zugleich nach Interessen der Pat. ausgewählt werden.

An den folgenden Beispielen soll verdeutlicht werden, wie das Legen und Artikulieren von Sätzen zu Karikaturen (*Beispiel 1*) oder zu Alltagserlebnissen *(Beispiel 2)* gestaltet werden kann.

Beispiel 1: Sätze legen zur Karikatur „Fest" (vgl. S. 289)

Ther. überlegt sich vor der Therapieeinheit Sätze zu den mit Frau T. bereits gemeinsam erarbeiteten Schlüsselwörtern der WG 2 und WG 3: /Ben/, /Gerd/, /Dieb/, /Fest/, /Tisch/, /Fleisch/, /Fisch/, /Wein/, /Sekt/ (vgl. Kap. 6.6.3). Sie wählt dabei artikulatorisch mögliche einsilbige Verben aus (/holt/, /macht/, /kauft/, /liebt/) und beabsichtigt eine wiederholende Übung für den initialen Konsonantencluster [kl], der zuvor bereits mit Hilfe des Objektnamens /Kleid/ im Grundprogramm erarbeitet wurde. Ther. plant zudem, das initiale Cluster [fl] bei /Fleisch/ nochmals zu festigen, nachdem sie es mit Frau T. in einer vergangenen Therapiestunde im Gespräch über Essgewohnheiten einübte (vgl. Kap. 6.7.2, TAGESSCHAU).

Mit sieben Sätzen lässt sich die abgebildete Situation lexikalisch vereinfacht versprachlichen und dabei eine Fülle von artikulatorischen Übungsmöglichkeiten anbieten. Das Verhältnis zwischen den dargestellten Personen kann treffend und dennoch in syntaktisch einfachen Strukturen beschrieben werden, sodass Frau T. die Pointe artikulierend wiedergeben kann.

Vorgehen: Nachdem Ther. die Satzstreifen vor den Augen der Patientin schrieb und in loser Reihenfolge auf dem Tisch platzierte, fordert sie Frau T. auf, die Schriftstreifen zu einem ersten Satz zusammenzuschieben. Eventuell hilft sie ihr beim Auffinden des Satzbeginns, indem sie darauf hinweist, dass die Person (Gerd bzw. das Personalpronomen /er/) an den Satzanfang geschoben werden muss. Anhand der Kleinschreibung und des Verbsuffixes (-t) lernt die Patientin allmählich, die Verb-Zweitstellung einzuhalten und die korrekte Subjekt-Verb-Objekt-Struktur der Hauptsätze zu legen. Sobald die Wörter in syntaktisch adäquater Reihenfolge liegen, sollen sie anschließend laut vorgelesen bzw. gemeinsam artikuliert werden.

Da Frau T. noch nicht sicher verstehen und selbstständig laut lesen kann, spricht Ther. jedes Wort zunächst mit Lautgestenbegleitung einmal vor, während die Patientin nur zuhört und auf die Artikulatoren und Lautgesten ihrer Ther. schaut. Anschließend imitiert Frau T. jedes Wort noch einmal bzw. spricht es parallel mit. Ther. passt ihre Hilfen dabei individuell an, sie unterstützt nach Bedarf. Frau T. sieht auf den nächsten gelegten Satzstreifen, unter dem ihr Zeigefinger liegt, hört und schaut auf Ther. und imitiert nochmals mit mehr oder weniger SpAT®-Hilfen. Auf diese Weise wird Wort für Wort bis zum Satzende artikuliert. Im Anschluss fordert Ther. dazu auf, den ganzen Satz noch einmal „alleine" laut vorzulesen und gibt erfahrungsgemäß weniger Hilfen als zuvor.

Maximale Hilfen: Ther. artikuliert vollständig parallel mit Pat. und begleitet dabei jedes Phonem mit der entsprechenden Lautgeste.

Weniger Hilfen: Ther. zeigt die Lautgeste für das Initialphonem, ggf. auch für das finale Phonem, und artikuliert mit reduzierter Lautstärke parallel mit Pat.

Minimale Hilfe: Ther. zeigt nur die Lautgeste für den Anlaut.

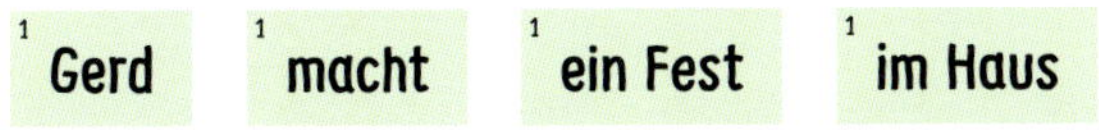

...

ABB. 58 *Legen von Sätzen zur Karikatur „Fest" / häusliche Übung*

Nach der Übung empfiehlt es sich, die gelegten Satzstreifen auf der Vorderseite zu nummerieren und den Pat. als *häusliche Übung* zum erneuten Legen und Aufkleben mitzugeben. So bald wie möglich übernehmen Pat. das Ziffernschreiben selbst. Bei Menschen mit Hemiplegie halten die Ther. dabei lediglich die Satzstreifen etwas fest. Auch das Aufkleben mit einer Hand kann in einer exemplarischen Therapiesitzung eingeführt und ggf. ein Klebestift mitgegeben werden. Es bereitet mitunter aufgrund der Hemiparese rechts, der Handapraxie links, der beeinträchtigten allgemeinen Handlungsplanung oder visuellen Einschränkungen Mühe und trägt doch allmählich zur Verbesserung dieser Fertigkeiten bei.

Beispiel 2: Sätze legen zu biografisch relevanten Alltagserlebnissen

Mit zunehmender Vertrautheit erfahren Ther. von wichtigen Alltagserlebnissen ihrer Pat. Eine gute Übung zur Vorbereitung und zum Festigen von Satzstrukturen sowie zum korrektiven Feedback der unvollständigen Äußerungen von Pat. stellt das Legen von Sätzen zu Alltagssituationen dar.

Vorgehen: Pat. erzählen in der Therapiestunde, was sie erlebt haben. Das können sehr freudige Situationen sein oder auch traurige Ereignisse. Ther. hören zunächst zu, spiegeln das von ihnen Verstandene, fragen ggf. nach und klären das Verstandene bei Bedarf durch Skizzen oder Gesten ab.

Im Anschluss des Gesprächs können Ther. kurze Subjekt-Verb-Objekt-Sätze, ggf. mit präpositionalen Ergänzungen auf Schriftstreifen schreiben. Pat. erhalten die mit Nummer 1 markierten Streifen für den ersten Satz unsortiert vor sich auf den

Tisch. Sie schieben die Wörter in die korrekte Reihenfolge und werden aufgefordert, den ersten Satz nochmals laut vorzulesen. Ther. helfen dabei nur so weit wie nötig, in der Wiederholung lesen die Pat. mit weniger Hilfen bzw. selbstständig laut vor. Auf die gleiche Weise geht es mit den folgenden Sätzen weiter. Beim Legen und Lauten Lesen werden die zuvor spontansprachlich noch ausgelassenen Wörter ergänzt und artikulatorisch verbessert. Die Pat. lesen ihre eigene kleine Geschichte vor. Dabei achten die Ther. darauf, die spontanen Wörter aufzugreifen und artikulatorisch mögliche Wörter zu ergänzen. Die Verbzeiten können vereinfacht werden, müssen also noch nicht einheitlich konjugiert sein. Pat. werden zum Schluss aufgefordert, das Anfangsgraphem vom Satz jeweils groß zu schreiben, also zu korrigieren und am Ende jedes Satzes einen Punkt zu setzen. Ther. geben die Satzstreifen in unsortierter Reihenfolge nochmals als *häusliche Übung* zum Legen und Lauten Lesen oder gerne auch zum Lauten Vorlesen für eine angehörige Person mit. Manche Pat. möchten die Streifen zuhause anschließend aufkleben, andere schreiben ihre „Geschichte" nochmals in eigener Schrift auf.

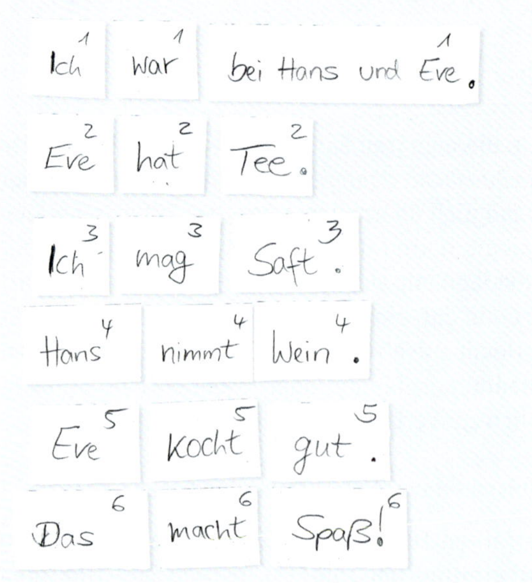

ABB. 59 *Therapiebeispiel: Legen von Sätzen zur erlebten Situation*

Therapiebeispiel Sabine: Dialog am Beginn der Therapiestunde

Ther. und Pat. begrüßen sich gleichzeitig: „Moin!"

Ther.: „Sabine, wie geht's Dir?"

Sabine: „Gut. Ich – ." Sabine deblockiert „ich" mit Hilfe der Zeigegeste auf sich selbst, bricht ihren Satz ab, da sie nicht gleichzeitig sprechen und ihre Jacke ausziehen kann. Sie lacht ungeduldig.

Ther.: „Komm' erstmal rein. Ich bin gespannt, Du hast etwas Schönes erlebt."

Sabine (nun im Therapieraum sitzend): „Ja, schön. Ich – geh" – (schüttelt den Kopf, korrigiert sich) – „nee – war – Hans – Eve [i:f]."

Ther.: „Oh, schön. Du warst bei Hans und Eve. Ich weiß, wer das ist. Ja, toll. Warst Du eingeladen?"

Sabine: „Ja, Tee. Eve hat Tee. Gut." Sabine dehnt die Wörter „Tee" und „gut" mit genussvoller Mimik.

Der weitere Dialog ist den gelegten Sätzen zu entnehmen; siehe Abb. 59 (oben).

6.6.5 Zahlen

Zahlen werden in vielen alltäglichen Situationen benötigt. Wie bereits in Kapitel 2.7 erwähnt, haben Menschen mit Aphasie häufig und z. T. schwere Beeinträchtigungen in der Zahlenverarbeitung. Diese wirken sich auf folgende Bereiche aus: Uhrzeiten, Termine, Preise, Wetterdaten, Altersangaben, Geburtsdaten, Hausnummern, Bus/Bahnlinien, Umgang mit Geld und Konten, Mengen bei Einkäufen, Anzahl von Gästen, Urlaubstagen, Zeitangaben: Stunden, Tage, Monate, Jahre u.v.a. Therapeutische Übungen bei aphasisch-sprechapraktischen Personen bedürfen der besonderen Berücksichtigung artikulatorischer Fähigkeiten und Einschränkungen. Das Artikulieren von Zahlen kann früh beginnen, wird aber zunächst auf den einsilbigen Zahlenraum 1–12 beschränkt, später ausgeweitet und bedarf stets individuell angepasster artikulatorischer Hilfen (vgl. Lautanbahnung/Lautsynthese).

Die in Kapitel 5.5.3 dargestellten Techniken von Lutz (2009) können zur Anwendung kommen, sollten jedoch für die Zielgruppe aphasisch-sprechapraktischer Betroffener modifiziert und individualisiert werden. Lutz betonte, dass die Therapie der Zahlen zunächst rezeptiv beginnen solle und Pat. besonders profitieren, Zahlen häufig auditiv angeboten zu bekommen. Erfahrungsgemäß erleichtern frühe produktive Übungen zur aktiven Kommunikation von Zahlen die Verständigung mit Angehörigen und dem weiteren Umfeld: Wenn Pat. Zahlen noch nicht artikulieren können, lassen sich diese zu einem frühen Therapiezeitpunkt gut mit der nicht gelähmten Hand bzw. beiden Händen vermitteln.

Die Therapie der Zahlen nach SpAT® beginnt bei aphasisch-sprechapraktischen Pat. daher früh, aktiv und kommunikativ.

Folgende Techniken werden dafür in diesem Kapitel beschrieben:
- Zahlen zeigen mit der Hand imitativ und rezeptiv
- Zahlen zeigen mit der Hand nonverbal-kommunikativ
- selbstständiges lautes und leises „Hochzählen" mit der Hand
- *eingeschränktes Reihensprechen* und Reihensprechen
- Uhrzeiten artikulieren und kommunizieren
- Grundprogramm WG 2 und Grundprogramm Zahlen
- vielfältige alltagsrelevante Transferübungen (vgl. Kap. 6.6.6)

Zahlen zeigen mit der Hand imitativ und rezeptiv (1–5 und 1–12)

Übung imitativ: Ther. zeigen eine beliebige Zahl mit den Fingern (zunächst 1–5) und Pat. imitieren diese mit ihren Fingern.

Das Zeigen von Zahlen beginnt mit dem linken Daumen, den handmotorischen Fähigkeiten der Pat. und der Leserichtung von links nach rechts entsprechend. Schrittweise üben die Pat., ihre linke Hand der „vormachenden" linken Hand der Ther. anzugleichen. Dabei muss ihr Blick ständig zwischen der eigenen Hand und dem Vorbild hin- und herwandern. Die Ther. beobachten ihrerseits, ob die betroffene Person den Ringfinger für die Zahl 4 ausstrecken und den kleinen Finger angewinkelt halten kann oder besser die vereinfachte Version mit eingeklapptem Daumen realisiert. Ther. passen sich dann der Variante der Pat. an. Die rechte Hand der Pat. wird nur dann hinzugenommen, wenn ihre Finger sich autonom strecken können, sonst zählt die linke Hand weiter von 6 bis 10. Der linke Daumen übernimmt demnach sowohl die Zahl 1, 6 als auch die Zahl 11, der linke Zeigefinger entsprechend die 2, 7 und die 12. Für visuell, handapraktisch oder kognitiv schwächere Pat. wird zunächst nur der Zahlenraum 1–5 erarbeitet. Zahlen ab 6 erfordern Additionsprozesse, wenn mit einer Hand gezeigt und keine Zahlenreihe von 1 bis 10 sichtbar ist, sondern Pat. sich die zuvor gezeigten fünf Finger merken und die folgende Anzahl der Finger addieren müssen.

Übung 1 rezeptiv: Ther. zeigen eine Zahl mit den Fingern, Pat. zeigen die Ziffer.

Ther. veranschaulichen die Bedeutung der gezeigten Finger durch eine Zeichnung mit notierten oder von Pat. zugeordneten Ziffern an den Fingern. Anschließend üben Pat., die Anzahl der gezeigten Finger zu verstehen und einer Ziffer zuzuordnen: Pat. können auf die entsprechende Ziffer zeigen. Mit Hilfe der Zeichnung kann die Zahlenreihenfolge von 1 bis 10 visualisiert werden; soll der Zahlenraum bis 12 erweitert werden, ergänzen Ther. die Zeichnung um einen weiteren Daumen und Zeigefinger.

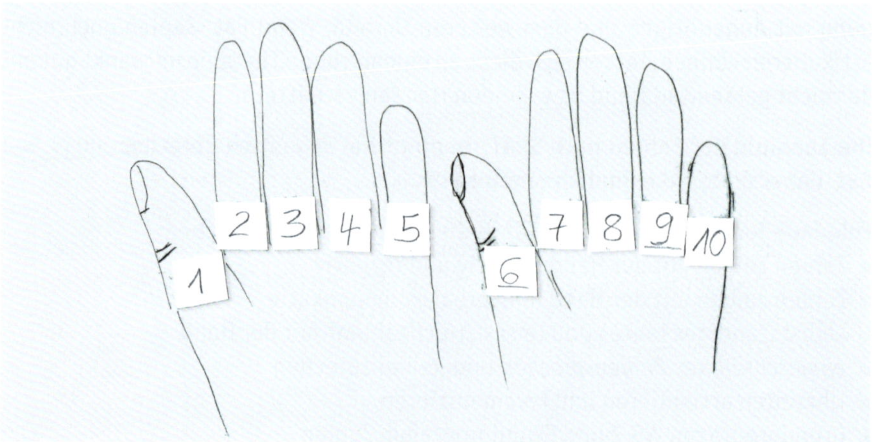

ABB. 60 *Therapiebeispiel: Zuordnen von Ziffern zu Fingern; Übung 1 rezeptiv*

Übung 2 rezeptiv: Ther. zeigen eine Zahl, Pat. schreibt die Ziffer.

In dieser Übung haben Pat. die Aufgabe, die passende Ziffer zu einer gezeigten Anzahl von Fingern zu notieren. Sie schreiben die Ziffern nach Diktat. Zu Beginn ist es hilfreich, die o.g. Zeichnung auf dem Tisch sichtbar liegen zu lassen, damit Pat. die Ziffer auswählen und abschreibend notieren können. Nach ein paar Durchgängen entfernt Ther. die Vorlage und führt die Übung fort, z.B. mit den wohlwollenden Worten „Das schaffen Sie jetzt auch ohne die Zeichnung." Pat. müssen die zum jeweiligen Finger gehörige Ziffer nun aus dem visuellen Zahlengedächtnis abrufen und notieren.

Zahlen zeigen mit der Hand nonverbal-kommunikativ

In einer Folgestunde können Ther. die Fähigkeit des Zeigens von Zahlen ausweiten: Pat. üben nun, Zahlen zu *kommunizieren*. Aufgrund des häufig noch eingeschränkten Sprachverständnisses, reduzierter pragmatischer und kognitiver Transferleistungen werden dafür erfahrungsgemäß zunächst Hilfen und konkrete Beispiele benötigt, um Zahlenmengen visuell und haptisch-räumlich erfahrbar zu machen.

Übung 1 nonverbal-kommunikativ: Pat. liest Ziffer und zeigt sie Ther. mit der Hand.

Ther. bereitet einen Becher mit Papierstreifen vor, auf denen jeweils eine Ziffer von 1 bis 12 notiert ist. Pat. wird aufgefordert, einen Papierstreifen zu ziehen, vor sich auf den Tisch zu legen und Ther. die abgebildete Zahl mit der Hand zu zeigen. Ther. notiert die verstandene Zahl und zeigt sie Pat. zum Vergleich.

Wichtig: Pat. zeigen Ther. häufig unmittelbar die notierte Ziffer auf dem Streifen. Um den symbolisch-kommunikativen Charakter der Zahlengeste zu verstärken, kann ein Sichtschutz zwischen Ther. und Pat. aufgebaut werden. Die Pat. legen den gezogenen Papierstreifen hinter dem Sichtschutz ab, werden sich dann bewusst, dass Ther. die Ziffer nicht lesen können, also von ihnen vermittelt bekommen müssen.

Übung 2 nonverbal-kommunikativ: Pat. zeigt die Anzahl anwesender Personen.

Ther: „Schön, heute sind wir mehrere Personen hier. Wie viele Menschen sitzen jetzt hier im Raum?" Ther. zeigt eine kreisende Geste für „Raum" und zählende Finger mit der linken Hand und wiederholt ihre Frage: „Wie viele sind wir?" Ther. wartet, ob Pat. die Aufgabe ausführen kann, da Fragepronomen häufig noch nicht dekodiert werden können. Ther. verstärkt verbal: „Zeigen Sie mit den Fingern. Zählen Sie mit den Fingern." Bei Bedarf zeigt Ther. mit dem rechten Zeigefinger auf jede anwesende Person, nennt evtl. den Namen und zeigt mit der linken Hand allmählich einen Finger mehr pro Person. Ther. und Pat. zählen auf diese Weise ggf. zunächst gemeinsam, imitativ.

Variante: Ther. und Pat. schauen gemeinsam eine ausgewählte Seite in der Tageszeitung bzw. Illustrierten oder auf privaten Fotos an und zählen die abgebildeten Personen.

Einstieg in die Artikulation von Zahlen

Der Einstieg in die Artikulation von Zahlen beginnt bei SpAT®, sobald im Grundprogramm mit Objektnamen der Wortgruppe 2 gearbeitet wird: Erste Zahlwörter erfordern die Koartikulation von mindestens 3 Lauten. Sie werden wie Objektnamen erarbeitet (vgl. Kap. 6.5.2).
Zunächst kommen auf Grund der Silbenanzahl und -komplexität nur einsilbige Zahlen von 1 bis 12 in Frage. Sobald die notwendigen Lautbildungs- und Synthesefähigkeiten reorganisiert sind, können die ersten ausgewählten Zahlwörter eingeübt werden:

0 [nʊl], 1 [aɪns], 4 [fiɐ], 8 [axt], 9 [nɔin], 10 [tse:n], 11 [ɛlf].

Initiale Konsonantencluster [tsv] (2,12), [dR] (3), die Umlaute [ʏ] (5) und [ø] (12), das finale Cluster [-ks] (6) sowie die zweisilbige Zahl 7 erfordern höhere sprechmotorische Anforderungen, sodass diese zu einem etwas späteren Zeitpunkt erarbeitet werden.

Eine starre Reihenfolge der anzubahnenden Zahlen ist jedoch nicht sinnvoll, da sie von den diagnostizierten bzw. erarbeiteten Lautbildungsfähigkeiten der Pat. abhängt.

So kann eine Person die Zahl 8 aufgrund des nicht möglichen velaren Frikativs [x] oder des plosiven Finallautes [t] noch nicht ausführen, eine andere Person den Nasal [n] für die Zahlen 9 und 10 noch nicht realisieren. Sobald die Affrikate [ts] als verkürzte Variante von [s] sowie der Nasal [n] angebahnt wurden, wird die Zahl 10 [tse:n] geübt und mit den Händen begleitet: Die gezeigte linke Hand schließt sich zur Faust und öffnet sich wieder; oder: Beide Hände auf den Tisch klopfend, die paretische Hand bleibt dabei auf dem Tisch liegen. Für ein artikulatorisch begleitetes „Zahlen zeigen mit der Hand" von 1 bis 10 bzw. von 1 bis 12 ist es notwendig, alle dafür erforderlichen sprechmotorischen Lautprogramme zu erarbeiten.

Ther. wählen bei Pat. mit schwer betroffenem Zahlenverständnis pro Therapieeinheit zunächst eine Zahl aus, die sie erarbeiten und die sich multimodal in verschiedenen Transferübungen wiederholt (vgl. Kap. 6.6.6). Für mittelgradig bis leichter rezeptiv betroffene Personen eignet sich das Grundprogramm Zahlen (vgl. Kap. 5.5.3), in dem gleich vier Zahlen berücksichtigt werden.

Das „laute Hochzählen" mit der linken Hand sollte beginnen, sobald die Zahl [aɪns] artikuliert werden kann, insbesondere wenn sie biografisch relevant ist: Hat eine Person z. B. 1 Kind oder Enkelkind, kommt stets um 1 Uhr zur Therapie oder wohnt in der Hausnummer 1.

Eingeschränktes Reihensprechen / Reihensprechen

Das Reihensprechen von Zahlen (und Wochentagen) wird in zahlreichen Diagnostiken überprüft. Aphasische Personen mit zusätzlich bestehender Sprechapraxie können je nach Schweregrad der sprechmotorischen Einschränkungen keine, unverständliche oder nur unvollständige Leistungen zeigen. Mit Hilfe des eingeschränkten Reihensprechens ist es möglich, serielle Zahlenfolgen rezeptiv zu fördern und erste artikulatorische Erfolge beim Zahlenabruf zu erreichen. Das Vorgehen baut auf das in Kapitel 5.5.3 beschriebene „Reihensprechen 1" von Lutz (2016) auf.

Beim *eingeschränkten Reihensprechen* arbeiten Ther. und Pat. im Team.

Pat. artikulieren zunächst nur *ein* ausgewähltes Zahlwort, die Ther. übernehmen die anderen Zahlwörter der Reihe. Mit jedem weiteren erarbeiteten Zahlwort können Pat. mehrere Zahlwörter abrufen üben, bis allmählich ein vollständiges Reihensprechen 1–12 möglich wird, vgl. u.g. *Übung Reihensprechen.*

Übung eingeschränktes Reihensprechen: Beispiel „10"

Ther. zählt von 1 bis 9 hoch und schiebt beim Sprechen jeder Zahl die passende Ziffernkarte zur Seite. Angekommen bei der Zahl 9, verlangsamt Ther. und hebt erwartungsvoll-auffordernd die Stimme, damit Pat. die folgende Zielzahl 10 [tse:n] ergänzt. Zur Deblockierung können Ther. die sprechmotorische Position des Anlauts mittels Lautgeste [ts] demonstrieren, die Lautgeste für den Auslaut geben oder die Artikulation beim ersten Durchgang vollständig begleiten. Sinnvoll sind mehrere Durchgänge, sodass die Hilfen allmählich verringert werden können.

Sobald wie möglich wird mit Pat. ein eingeschränktes Reihensprechen mit zwei und mehr Zahlen eingeübt: z. B. „... 4 ... 10".

Übung Reihensprechen

Nachdem Pat. alle erforderlichen Laute für die Zahlen 1–12 artikulieren, kann das Reihensprechen 1–12 durchgeführt werden. Pat. werden ermutigt, den linken Daumen zu heben und zeitgleich bewusst den Mund zu öffnen, um sich über den leicht gedehnten Anlaut [a:] in die Silbe [aɪns] zu sprechen. Der Daumen wirkt deblockierend. Ther. bahnen den Beginn des lauten Zählens bzw. Reihensprechens zumeist als Parallelsprechen an und müssen im Therapieverlauf zunächst an die Verwendung des Daumens erinnern, bis Pat. diese Strategie automatisiert haben. Zu einem späteren Zeitpunkt setzen Pat. ihren Daumen nur noch bei Bedarf ein. Ther. „schalten" ihre Stimme allmählich leiser, schließlich aus und geben gezieltes korrektives Feedback oder deblockierende Hilfen.

Übung abwechselndes Zählen

Eine weitere Variante, die Lutz als Reihensprechen 2 bezeichnete (vgl. Kap. 5.5.3), stellt das *abwechselnde Zählen* dar. Verwendet werden können Ziffernkarten, die im Wechsel zur Seite geschoben werden (vgl. Transferbeispiel, Kap. 6.6.6).

Dabei wechseln sich Ther. und Pat. beim Zählen ab; die Pat. üben folglich, das Mitsprechen der gehörten Zahl zu unterdrücken (Hemmung) und nur jede zweite Zahl laut zu sprechen.

Bei ausreichend Zeit empfiehlt es sich, die Ziffernkarten live entstehen zu lassen, entweder von den Ther. notiert und von den Pat. in die korrekte Reihenfolge gelegt oder von den Pat. selbst der Reihe nach notiert.

Erfahrungsgemäß sind Lautgesten für den Anlaut notwendig, damit Pat. die Zahl zur korrekten Zeit sprechmotorisch präzise ansteuern und abrufen können. Die Ziffernkarten liegen als visuelle Hilfe auf dem Tisch.

Wichtig: Im Gegensatz zum Vorgehen bei rein aphasischen Personen können sprechapraktische Pat. die Zahlenfolge 13 bis 20 erst zu einem fortgeschrittenen Therapiezeitpunkt verbal einüben. Die seriell „vertauschte" Einer-Zehner-Reihenfolge und Mehrsilbigkeit stellen deutlich höhere neuropsychologische, phonologische und sprechmotorische Anforderungen (vgl. Kap. 2.7, 2.11).

Bevor sprechapraktische Pat. die zweisilbigen Zahlen 13–20 artikulieren, sollten die Zahlwörter gelegt und die „kurzen und langen" Endsilben [tse:n], v.a. [tsɪk] bzw. [tsɪç], erarbeitet und mit Hilfe von Lautgesten, verbalen Hilfen und bei Bedarf gezeichneten dynamischen Mundbildern verdeutlicht werden. Die Ther. entscheiden sich je nach prämorbiden (regionalen und individuellen) Gewohnheiten und aktuellen artikulatorischen Möglichkeiten der Pat. für die passende Zahlwort-Endung [tsɪk] bzw. [tsɪç]. Die Länge des betonten Vokals der Endsilbe [ts**e**:n] kann durch einen langen Strich unter dem Graphem oder gezeichneten Mundbild verdeutlicht werden (vgl. Lautanbahnung Vokale/Vokallängen). Vielen Pat. fällt die Differenzierung zwischen „kurzen und langen" Endsilben schwer, insbesondere bei semantischen Einschränkungen. Sich wiederholende Lautgesten und verbale Hilfen zur sicheren sprechmotorischen Programmierung sind indiziert.

Die „zusammengesetzten Zahlen" ab „ein*und*zwanzig" erfordern viele serielle, sprechmotorische und prosodische Planungsprozesse, die in den ersten Wochen bzw. Monaten überfordernd wirken. Somit entfällt das Reihensprechen 3 (vgl. Kap. 5.5.3) bei schwerer bis mittlerer Sprechapraxie zunächst.

Biografisch sinnvolle Zusammenhänge wie das Alter von Kindern oder Enkeln, Geburtstage, Termine, Uhrzeiten, Wetterdaten u. a. bieten therapeutisch Tätigen viele individuelle Möglichkeiten, Pat. zu gegebener Zeit zu motivieren, die Zahlen von 21 bis 100 artikulatorisch einzuüben.

Vor der Verwendung ggf. in Praxen oder Kliniken vorhandener erworbener Übungssammler mit Kopiervorlagen zur Zahlenverarbeitung (vgl. Hüttemann 1998; Lauer, 2011) sollten Ther. diese grundsätzlich hinsichtlich ihrer Verwendbarkeit für sprechapraktische Pat. prüfen und das Material den aktuellen artikulatorischen Fähigkeiten der Pat. anpassen.

Selbstständiges lautes und leises „Hochzählen"

Da es vielen schwer betroffenen Pat. nicht möglich ist, ein bestimmtes Zahlwort gezielt abzurufen, benötigen sie eine Strategie, um sich im Zahlenraum sowohl rezeptiv als auch produktiv zu orientieren: das laute und später leise (innere) Hochzählen. Es ermöglicht ihnen, Zahlen (1–10 bzw. 1–12) selbstständig zu kommunizieren. Sobald das Reihensprechen beginnend gelingt, kann das Hochzählen und anschließende Stoppen nach der gewünschten Zahl eingeübt werden.

Vielen Pat. fällt das Hochzählen mit Ziffernfolgen und Fingern leichter, da diese dabei helfen, den Zählrhythmus einzuhalten und schließlich zu stoppen. Fortgeschrittene Pat. benötigen keine visuellen Hilfen.

Übung lautes Hochzählen zur gewünschten Zahl mit Fingern

Nach einigen Übungsmöglichkeiten des lauten Hochzählens führen Ther. das leise flüsternde Hochzählen bis zu einer bestimmten Zahl ein. Ziel ist es, die Zahlenreihe im inneren Sprechen „hochzuzählen", bei der gewünschten Zahl die Stimme „anzuschalten" und zu stoppen, um der Gesprächsperson nur die laut gesprochene Zahl zu kommunizieren. Ther. führen wieder als Vorbild in die Übung ein.

Beispiel: Lautes Lesen eines Preises

Aus gesammelten Bons oder Eintrittskarten lassen sich von den meisten Pat. sehr geschätzte Übungen kreieren, z. B. das Sprechen von Preisen.

Ther. legt für eine kunstaffine Pat. eine erste Eintrittskarte mit glatter Summe auf den Tisch und erzählt kurz etwas zum Hintergrund, hier zum Museumsbesuch in Schleswig-Holstein beim Maler Nolde.

Ther.: „Es war wunderschön und nicht teuer. Wie viel Euro habe ich bezahlt?"

Frau T. versteht die Frage scheinbar nicht.

Ther. zeigt die Geste für Geld (vgl. Kap. 6.7.1): „Wie viel *Geld* kostet der Eintritt, ins Museum?"

Frau T. sucht den Preis und zeigt ihn auf der Eintrittskarte.

Ther.: „Ja, genau, zeigen Sie mir mal den Preis."

Frau T. zögert, überlegt, schaut auf ihren linken Daumen und zeigt schließlich die ganze linke Hand, schließt sie und ergänzt langsam nochmals Daumen, Zeige- und Mittelfinger. Sie nickt.

Ther.: „Super. Und jetzt zählen Sie sich leise hoch, das haben wir gestern geübt." Sie unterstützt Frau T. durch ein paralleles geflüstertes bis stimmloses überdeutliches Artikulieren mit den Fingern von 1 bis 5, weiter mit 6, 7, während Frau T. v. a. auf die Anlautbildung am Mund der Ther. achtet. Beide öffnen den Mund weit, um die geplante Silbe „acht" mit dem lauten Vokal [a] zu deblockieren. Ther. erfragt eine sofortige Wiederholung, für die sie keine Hilfen mehr gibt: „Was kostet der Eintritt nochmal?"

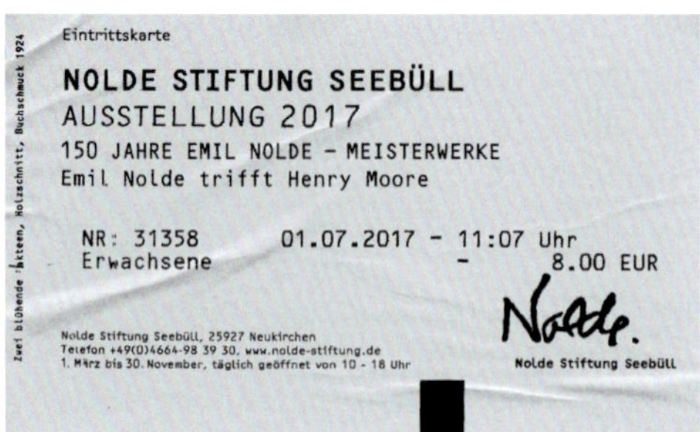

ABB. 61 *Artikulation Preis*

Weitere Übungsmöglichkeiten mit Bons werden im Kapitel 6.6.6 dargestellt.

Übung leises Hochzählen zur gewünschten Zahl mit Fingern

Beispiel: Anzahl eigener Kinder oder Variante (s.u.)

Ther. stellt dem Pat. zunächst eine einführende Frage zum Thema (Semantik), hier Anzahl eigener Kinder:

Ther.: „Haben Sie Kinder?" Ther. zeigt Geste für kleine Menschen mit der rechten flachen Hand, rechts neben sich; vgl. Kap. 6.7.1. Ther. veranschaulicht die Antwortstrategie: „*Ich* habe so viele." Sie zeigt die Anzahl eigener Kinder mit dem linken Daumen, öffnet deutlich den Mund und artikuliert: „Eins [aɪns]."

Ther. fragt nun Pat.: „Und Sie?" Ther. zeigt auf Pat., verstärkt ggf. nochmal die Frage: „*Wie viele* Kinder haben Sie, Herr Schmidt?"

Pat. zeigt Daumen und Zeigefinger.

Ther. freut sich über die korrekte Vermittlung; sie weiß, Herr Schmidt hat zwei Söhne. Ther. nickt: „Wir zählen uns leise hoch." Ther. öffnet überdeutlich ihren Mund und hebt den linken Daumen, flüstert mit Pat. zusammen: „Eins." Dann mit dem Zeigefinger deutlich lauter gemeinsam artikulierend: „Zwei."

Häufig unterstützt es die Betroffenen, wenn Ther. das Flüstern und Lautwerden durch die folgende Skizze veranschaulichen:

Für Pat. mit 2 Kindern: 1 **2**

Für Pat. mit 4 Kindern: 1 2 3 **4**

Je mehr biografische Informationen Ther. einholen, je persönlicher die Therapie verläuft, desto gezielter können sie fragen. Für kinderlose Pat. wird eine andere Frage verwendet: Anzahl der Zimmer in der Wohnung, Anzahl der Etagen des Mehrfamilienhauses, Anzahl der Autos, Anzahl von Mitarbeitenden der eigenen Firma, Anzahl von Haustieren etc. Auch die Zahl 0 kann als Kreisgeste des linken Daumens und Zeigefingers gezeigt werden. Bei Sprachverständnisproblemen hilft eine Zeichnung von großen (Erwachsenen) bzw. kleinen Strichmenschen, mit der Betonung auf Kinder (vgl. Kap. 6.7.2).

Uhrzeiten artikulieren und kommunizieren

Menschen mit Aphasie und Sprechapraxie können üben, alltagsrelevante Uhrzeiten nonverbal *und* verbal zu kommunizieren. Sobald die Lautsynthese /Uhr/ [uɐ] erarbeitet wurde, bieten sich in der folgenden Therapieeinheit mehrere Möglichkeiten an, diese Fähigkeiten mit Hilfe einer auf dem Tisch liegenden Wanduhr mit Zeigern (ohne Batterien) zu verbessern. Diese ermöglicht es, analoge Uhrzeiten (1–12 Uhr) zu dekodieren und produzieren. Digitale Uhrzeiten (13–24 Uhr) werden erst zu einem späteren Therapiezeitpunkt behandelt, da sie höhere kognitive und sprechmotorische Voraussetzungen erfordern. Ersatzweise können Ther. eine ausreichend große Uhr auf ein weißes Papier zeichnen, die Zeiger durch Streichhölzer improvisieren.

Beispiel: Sprechen der Uhrzeit „1 Uhr"

Ther. stellt die Übungsuhr auf 1 Uhr. Sie zeigt mit ihrer rechten Hand auf den kleinen Zeiger und die dazugehörige Ziffer: „So spät ist es jetzt. Das können Sie mit den Fingern zeigen und sprechen." Ther. hebt den linken Daumen mit Schwung und öffnet zeitgleich überdeutlich ihren Mund zur Artikulation des Zahlworts und seines leicht gedehnten Anlauts [a:ɪn], macht eine kleine Pause und ergänzt [uɐ]. Die Patientin wird zur Imitation aufgefordert; je nach Bedarf begleitet Ther. die Artikulation vollständig mit Lautgesten oder zeigt nur die Lautgeste für den Anlaut bzw. Auslaut. Das zeitgleiche handmotorische und sprechmotorische Programmieren ist bei der ersten Realisation noch ungewohnt; allmählich wirkt der Daumen deblockierend auf die Kieferöffnung und den Wortabruf. Wird das vollständige Zahlwort [a:ɪns] realisiert, korrigiert Ther., indem sie den Nasal mit der finalen Lautgeste an ihrem Nasenflügel dehnt und ein Zeichen des Artikulationsstopps demonstriert. Auch kann sie visuelle und verbale Hilfen einsetzen und die Differenz zwischen geschriebener und gesprochener Sprache zugleich veranschaulichen.

1 = ein**s** ains

1 Uhr = ei**n** Uhr ain Ua

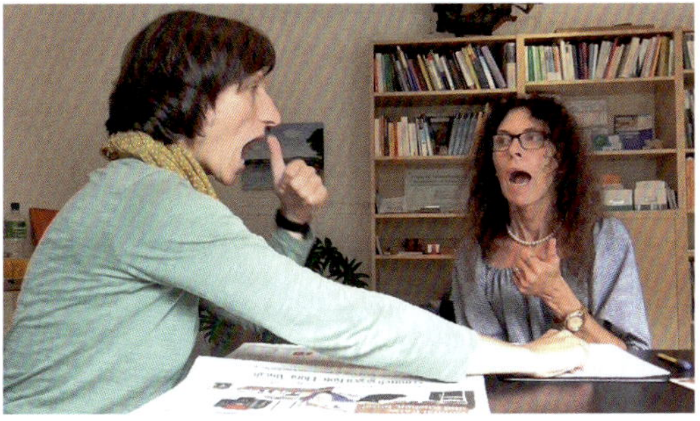

ABB. 62 *Therapiebeispiel Artikulieren der Uhrzeit*

Beispiel: Kommunizieren der Uhrzeit 3 „Uhr“

Nonverbale und verbale Vermittlung: Verfügen Pat. noch nicht über alle für Zahlen notwendigen Lautbildungsprogramme, lassen sich Uhrzeiten durch einen Mix aus nonverbaler und verbaler Kommunikation mitteilen. Wenn Pat. auf diese Weise eine Uhrzeit mitteilen können, erleben sie sich bereits als erfolgreich sprechend. So bald wie möglich wird die erforderliche Zahl ebenfalls artikuliert bzw. zählen sich Pat. „hoch“.

Die Ziffer wird mit Fingern gezeigt und der zentrale Gesprächsanlass (Thema/Semantik) wird verbalisiert: 3 Uhr → 3 Finger + Wortabruf [uɐ]

Ther.: „Wie spät ist es jetzt?“

Pat. zeigt 3 Finger und ergänzt: „Uhr“ [uɐ]

Ther. kann die Anlautbildung und den Wortabruf [uɐ] bei Bedarf unterstützen: Pat. üben die Strategie der gerundeten, gehobenen Lippen und des gehobenen Kopfes/Kinns (vgl. Lautanbahnung [u], Kap. 6.3.1 und erste Koartikulationen, Kap. 6.4.1). Diese Strategie wird von Pat. imitiert, selbstständig zur Artikulation von Uhrzeiten genutzt und allmählich wieder vernachlässigt, wenn der Wortabruf souverän gelingt.

Grundprogramm WG 2

Um eines der Zahlwörter „zehn“, „vier“ oder „null“ artikulatorisch zu erarbeiten oder es nochmals in einem anderen Kontext artikulatorisch zu wiederholen, zu festigen sowie den Wortabruf zu üben, eignet sich das für diesen Zweck entwickelte Situationsbild „schreibt (die) Zahl“. Es wird mit 3 weiteren Situationsbildern der Wortgruppe 2 in einem Grundprogramm angeboten (vgl. Kap. 6.5.2). Die jeweilige Zielzahl wird im 8. ANLAUF-Schritt wie in Kapitel 6.5 beschrieben sprechmotorisch erarbeitet, wiederholt artikuliert und schließlich im DIALOG (vgl. Kap. 6.5.5) aus dem phonologischen Speicher abzurufen geübt.

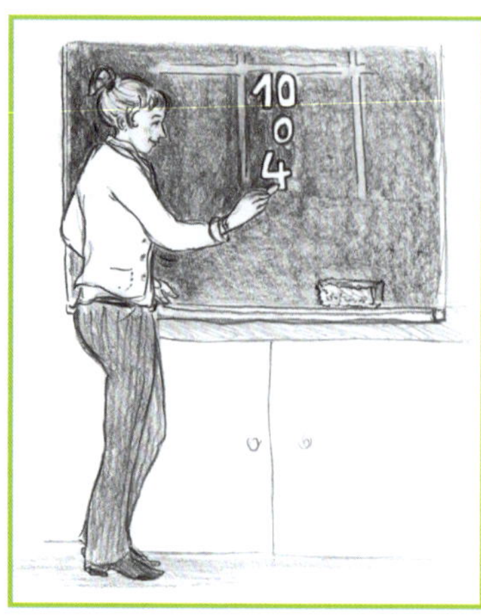

ABB. 63 *Situationsbild „schreibt Zahl“ bzw. „schreibt Zehn/Null/Vier“ (Grundprogramm WG 2)*

Grundprogramm Zahlen

Das von Lutz entwickelte „Grundprogramm Zahlen" (vgl. Kap. 5.5.3) kann auch für die Verbesserung der rezeptiven und produktiven Zahlenverarbeitung bei sprechapraktisch-aphasischen Pat. genutzt werden. Alle erforderlichen Laute müssen jedoch im Lautinventar vorhanden bzw. bereits angebahnt (reorganisiert) sein. Möchten Ther. z. B. ein Grundprogramm mit erstellten Ziffernkarten 1–4 anbieten, werden folgende Laute artikulatorisch vorausgesetzt [a, i, n, s, ts, v, d, R, f]. Eine Lautsynthesefähigkeit von 3 bis 4 Lauten ist zudem notwendig. Gleiche Anlaute sollten vermieden werden, insbesondere bei Perseverationsneigung.

Vielfältige alltagsrelevante Transferübungen

Zeigen sich Sprachverständnis und -produktion schwer betroffen, benötigen Ther. eine Auswahl an Übungen, um Zielwörter, Zielstrukturen und auch die relevanten Zahlenräume 1–12, 13–20, 20–100 multimodal zu erarbeiten, zu wiederholen und im Alltag nutzbar zu machen. Das Artikulieren von Zahlenreihen und Wochentagen ist hilfreich, sollte jedoch rasch in ein handlungspraktisches Üben übergehen, indem alltägliches Material verwendet wird. Das folgende Kapitel 6.6.6 soll einige erprobte Therapiesettings veranschaulichen, die zugleich häusliche Übungsmöglichkeiten darstellen, insbesondere wenn Angehörige in der Therapieeinheit partizipieren und sich das dialogische Vorgehen „abgucken". Transferübungen dienen einem flexiblen Umgang mit Wörtern und Zahlen. Diesen hatte auch Lutz im Sinn, als sie z. B. vom „Jonglieren mit Worten bzw. Zahlen" sprach (vgl. Lutz, 2016, S. 41, 63, 79). Ideen sind gefragt, um das mitunter mühsame Zurückerobern von Sprache und Sprechen sinn- und freudvoll zu gestalten.

6.6.6 Transfer und *häusliche Übungen*

Alle in Kapitel 6.6 beschriebenen Techniken werden den Therapieprozess begleiten, um zuvor geübte Zahlen, Zielwörter, Strukturen und Strategien aufzugreifen, zu festigen und allmählich in die spontane Sprache zu bringen. Eine selbstständige Anwendung von Strategien (wie z. B. das Zahlenzeigen mit der Hand) bedarf mehrfacher Trainingsmöglichkeiten mit allmählich reduzierten Hilfen der Ther. Insbesondere Menschen mit neuropsychologischen Defiziten benötigen sowohl wiederkehrende gleiche Übungen als auch diverse Angebote, die von ihnen flexible Reaktionen einfordern. Starre Übungsabläufe verhindern kognitive Transferleistungen eher. So empfiehlt es sich erfahrungsgemäß, gleiche Wörter mit unterschiedlichem (Bild-)Material, in unterschiedlichen Modalitäten und in unterschiedlichen semantischen Kontexten einzuüben. Ein immer gleicher „Stimulus" ermöglicht keinen Transfer. Das Ziel ist der **Aufbau eines Netzwerks** an assoziativen Verknüpfungen. Je alltagsrelevanter und individueller, desto bedeutsamer und damit nachhaltiger (vgl. Kap. 2.12, 2.14, 5.4).

Transferübungen von bereits Eingeübtem finden sowohl in der Therapiesitzung als auch zuhause, als *häusliche Übungen* statt. Wie in Kapitel 6.4.2 beschrieben, werden diese von Ther. so gestaltet und an einem Beispiel in der Therapiestunde gemeinsam durchgeführt, dass sie von den Pat. *eigenständig* ohne Hilfe der Angehörigen durchgeführt werden können. Für kommunikative Erfolge im häuslichen Alltag und im Freundeskreis sind zusätzliche Transferübungen mit nahestehenden Personen empfehlenswert. Vielen Pat. gelingt auf diese Weise allmählich ein automatisierter Abruf von geübten Wörtern und Zahlen. Allmählich treten auch im persönlichen Umfeld ungeübte spontane Äußerungen auf, wenn sich die Pat. auch dort trauen, also außerhalb des Therapieraums. Die folgenden Transferideen sollen dazu beitragen und werden zur Veranschaulichung detailliert dargestellt.

Häusliche Übungen

Bei SpAT® beziehen sich die *häuslichen Übungen* stets auf das Eingeübte der vorangegangenen Therapiestunde, um dieses nochmals zu wiederholen und v.a. fester mit dem Leben der Pat. zu verbinden. *Häusliche Übungen* ermöglichen, dass Pat. Zielwörter und Strategien in der Kommunikation mit einem Familienangehörigen oder einer befreundeten Person anwenden. Viele Angehörige möchten den Therapieprozess unterstützen, können jedoch aus beruflichen oder anderen Gründen nur sehr selten an einer Sitzung partizipieren. Bei schwerster und schwerer Sprechapraxie werden sie zu Beginn daher *keine* artikulatorischen Übungen zuhause aufgreifen, aber mit der betroffenen Person z. B. alltagsrelevante Wörter aus Buchstabenplättchen (Anagramme) legen und andere Tipps für ein gemeinsames Kommunizieren erhalten. Angehörige, die ab und zu an der Therapiesitzung teilnehmen, übernehmen gezielte Ideen für den häuslichen Transfer gerne und melden gute Fortschritte zurück. Voraussetzung für Transferübungen mit Angehörigen ist ein wechselseitiges wohlwollendes Einvernehmen. Dieses lässt sich im Therapieverlauf auch therapeutisch fördern und entwickeln (vgl. Kap. 8).

Eine nahestehende Person, die häufig partizipiert, kann die Lautgeste für den neu angebahnten Laut mit den SpAT®-Ther. gemeinsam einüben, damit sie der betroffenen Person auch zuhause diese Lautgeste bei Bedarf für den Wortabruf des Zielwortes zeigen kann. Neigen Pat. zu **Perseverationen**, ist von einem häuslichen artikulatorischen Üben mit Angehörigen eher abzusehen, da sich schnell sehr **ungünstige Automatismen** prägen können, durch übereifriges, hochfrequentes Wiederholen (vgl. Kap. 2.12, 5.4, 6.4.2, 8).

Angehörige oder Freundeskreis, die am Therapieprozess partizipieren, d.h. regelmäßig nach Absprache an Sitzungen teilnehmen, können zahlreiche der folgenden Übungsideen auch zuhause unterstützen, eigenaktiv aufgreifen und allmählich gemeinsam in ihren Alltag integrieren. Denn die betroffene Person sollte auch in ihrem persönlichen Umfeld die Chance erhalten und nutzen, die in der Therapie exemplarisch eingeübten Wörter, Zahlen und Strategien in ausgesuchten Situationen zuhause erneut zu erinnern und kommunikativ anzuwenden.

Während der **Intensivtherapie**-Wochen in der Praxis für Aphasietherapie Hamburg gehören die Partizipation von Angehörigen und ihre aktive Einbindung in kommunikative Übungen ganz selbstverständlich zum Therapiekonzept.

Bezugnehmend auf Kapitel 2.12 zur Übungs- und Therapiefrequenz lässt sich festhalten, dass *häusliche Übungen* bei einer niedrigen Therapiefrequenz von 1–2mal pro Woche dringend indiziert sind, um Inhalte der Therapiestunde in sich wiederholenden Aufgabensettings nochmals anzubieten und die mitunter noch fragile Verknüpfung von Semantik und mündlicher sowie schriftlicher Wortform zu festigen (vgl. Logogenmodell, Kap. 5.6). Bei einer hohen Therapiefrequenz von 5mal pro Woche 60 min. und weiteren ambulanten Therapien, erhalten Pat. ggf. eher handlungspraktische, kurze *häusliche Übungen*, die eine Zielstruktur nochmals rezeptiv oder produktiv aufgreifen.

Legen von Wörtern (Anagramme)

Pat. können mit Unterstützung einer angehörigen Person relevante Wörter zu ihrem alltäglichen oder prämorbiden Leben als Anagramme aus Buchstabenplättchen legen, zur Verbesserung der Schriftsprache (orthographisches Lexikon): Eigennamen der Familie, des Freundeskreises, ggf. von Haustieren, vom Wohnort, von Urlaubsorten u.v.a.

Nach einer kurzen therapeutischen Einführung könnte die Vertrauensperson das Anfangs-Graphem des Hauptwortes vorgeben und die weiteren kleinen Buchstaben unsortiert rechts davon platzieren. Wie im 5. ANLAUF-Schritt des MODAK®-Grundprogramms beschrieben (vgl. Kap. 5.6), haben die Pat. die Aufgabe, das Zielwort selbst fertigzustellen, sich zu korrigieren, ggf. den entfernten Vokal beim Abschreiben zu erinnern oder das zuvor gelegte Wort nochmals ganz aus dem Gedächtnis aufzuschreiben. Darüber hinaus lassen sich Gespräche initiieren, um sich an gemeinsame Erlebnisse zu erinnern.

Bei schwer betroffenen Personen empfiehlt sich die Anschaffung eines eigenen Buchstabenkastens für das *häusliche Üben*; auch ein Leihkasten könnte von der Praxis zur Verfügung gestellt oder nur die jeweils benötigten Graphemplättchen könnten mit nach Hause gegeben werden.

Transferübungen für Zahlen in der Therapie und als *häusliche Übung*

Wetternachrichten: Mit Tageszeitungen oder dem Smartphone: Pat. werden gebeten, zu einem Wochentag (Sprachverständnisübung Wochentag) die jeweilige Temperatur zu nennen und dabei die eigene Strategie zu wählen (sofortiger Abruf, leise hochzählen oder laut hochzählen, Finger zur Hilfe nehmen). Im deutschsprachigen Raum eignen sich die Wintertemperaturen gut für den Zahlenraum 0–12 Grad, Frühling/Herbst für die Zahlen 10–20 Grad, Sommer für 20–35 Grad. Je nach artikulatorischen Fähigkeiten können Pat. gezielt nur die kälteren „Nachttemperaturen" üben; oder Pat. artikulieren bereits im Zahlenraum ab 13 und lesen die wärmeren „Tagestemperaturen" vor. Pat. könnten zur nächsten Therapiestunde ihre Tageszeitung mitbringen bzw. sich eine kaufen, zuhause nach den tagesaktuellen Temperaturen schauen. Manche Personen haben ihre Zeitung prämorbid online gelesen oder benutzen bereits eine Wetter-App auf ihrem Handy, sodass Ther. mit ihnen die entsprechenden Websites zu recherchieren üben können bzw. Pat. die Temperaturen dort in *häuslicher Übung* nachsehen und notieren könnten. Eine schöne *häusliche Übung* besteht darin, der angehörigen Person täglich oder regelmäßig die Temperatur laut vorzulesen bzw. sich laut oder leise zur Zahl hochzusprechen (vgl. Kap. 6.6.5).

WEITERE AUSSICHTEN HAMBURG UND UMGEBUNG

Freitag	Sonnabend	Sonntag	Montag	Dienstag
14° ▲▼ 8°	14° ▲▼ 6°	13° ▲▼ 8°	14° ▲▼ 9°	15° ▲▼ 10°

ABB. 64 *Nacht-Temperaturen zeigen mit der Hand bzw. artikulieren*

Würfel: Pat. können die Würfelpunkte Ziffern zuordnen. Sie üben beim Würfeln das selbstständige Zeigen der Zahlen 1–6 mit der Hand. Mit 2 Würfeln können die Zahlen von 1–12 trainiert werden. Sobald alle notwendigen Laute reorganisiert sind, lässt sich das laute oder leise Hochzählen zur gewürfelten Zahl festigen (vgl. Kap. 5.5.3, 6.6.5). In manchen Familien wird gerne gespielt, insbesondere mit Kindern oder Enkeln. Angehörige sind dankbar für therapeutische Spiel-Hinweise.

Spielkarten: Während Pat. die Augen schließen, nehmen Ther. eine Spielkarte aus der gelegten Reihenfolge 1–10 heraus. Anschließend haben die Pat. die Aufgabe, leise zur fehlenden Zahl hochzuzählen und diese dann laut zu nennen. Die Pat. drehen schließlich die verdeckte Karte um. Bei dieser Übung müssen sie über die letzte sichtbare Zahl hinaus weiterzählen und sich die verdeckte Ziffer visualisieren. Auch können Pat. die Kartenreihe eigenständig legen, den Namen der Spielkarte „Ass" einüben und seinen Wert (11 bzw. 1 Punkt) diskutieren und artikulieren.

Im Anschluss werden Pat. gefragt, welche Kartenspiele sie bisher gespielt haben. Ther. schreiben bei Bedarf drei Spielnamen zum Ankreuzen bzw. Durchstreichen auf (Lesesinnverständnis). Ther. können nach dem Alter der Pat. fragen, in dem sie Karten spielten, nach der Anzahl der für das Spiel notwendigen Personen und diese mit der Hand zeigen oder aufschreiben lassen. Als *häusliche Übung* eignet sich die Aufgabe, ein Kartenspiel von zuhause mitzubringen und die Vornamen der Angehörigen/Freunde zu notieren, mit denen früher Karten gespielt wurde. Manche Pat. werden ermutigt, das Spielen mit ihren Angehörigen wieder aufzunehmen und sich zunächst helfen zu lassen. Haben Pat. noch kleinere Kinder, können sie von Ther. für das gemeinsame Kartenspielen mit ihren Kindern vorbereitet werden; so übte z. B. die Autorin mit Frau F. das Mau Mau- und UNO-Spielen. Dabei konnten sowohl Zahlen als auch Farben artikuliert und die Personalpronomen „Ich", „Du" abgerufen werden (vgl. Kap. 7.1, Therapiebeispiel).

Bons/Fahrkarten/Eintrittskarten: Therapierende können sich (wie in der Praxis für Aphasietherapie Hamburg) eine individuelle Sammlung an Bons, Bus- und Bahnfahrkarten, Eintrittskarten u. a. mit glatten Preisen anlegen. Mit diesen lassen sich motivierende Übungen erstellen. Je nach sprechmotorischen Fähigkeiten werden Preise nonverbal oder verbal mitgeteilt. Zusätzlich bieten sie wertvolle Gesprächsanlässe: Pat. werden gebeten, der jeweiligen Quittung auf

Nachfragen oder eigenständig Detailinformationen zu entnehmen, z. B. Preis, Ort/Stadt, Verkehrsmittel, ungefähre Uhrzeit, ggf. Datum/Jahr. Ther. beziehen die Quittung direkt auf die Pat. und fragen z. B., ob die Pat. auch schon einmal dort gewesen sind, mit wie vielen Personen, ggf. mit wem, in welchem Jahr, mit welchem Verkehrsmittel sie sich damals bewegt haben, wie sie dorthin gereist sind etc. Zusätzlich kann eine Übung mit Geld erfolgen: Pat. üben, passende Münzen zurecht zu legen. Falls eine Person seit dem neurologischen Ereignis noch nicht wieder über ein eigenes Portemonnaie verfügt, bekommt sie die *häusliche Übung*, sich ein passendes zu kaufen (ggf. informiert Ther. die Angehörigen).

Vienna
Airport Lines
PBW
FLUGH VP
am: 22.06.19 ab: 05:26
von: MORZINP/SCHWED.
nach: FLUGHAFEN WIEN
EUR***8.00 inkl. 10% UST
00098 1185000107
07847 220619 05:26 1926
www.postbus.at
VAL-Ticket-Nr. 07847192625

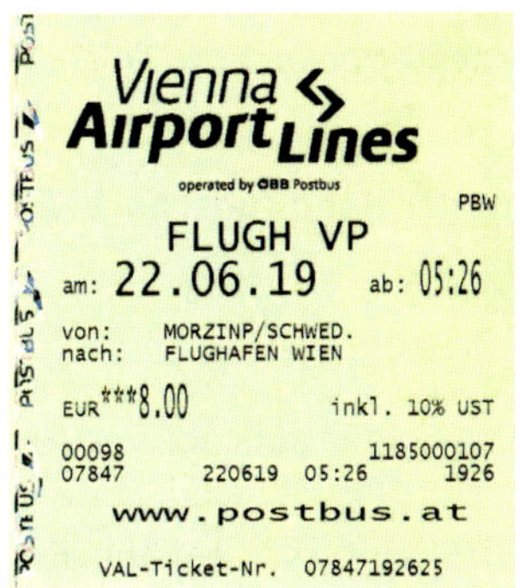

ABB. 65 *Fahrkarte „8", „Bus", „Wien"*

Therapeutische Transferübung rezeptiv „Zeigen von Uhrzeiten (Diktat)": Ther. haben eine Liste mit Uhrzeiten vorbereitet, z. B. zu bestimmten für Pat. relevanten Terminen. Ther. zeigen eine Uhrzeit mit den Fingern und ergänzen das Zeitwort „Uhr". Pat. sollen die Ziffer notieren und anschließend ihre schriftliche Variante der Zeitangabe verwenden. Ther. geben bei Bedarf mehrere Beispiele zur Auswahl vor. Später sind Erweiterungen mit genannten Wochentagen und Daten möglich, z. B. am Kalender.

3 Uhr 3°° 3:00 3.00

***Häusliche Übung* mit Angehörigen „Verstehen/Merken von Uhrzeiten":** Angehörige könnten am Abend vorher oder morgens eine gemeinsame Tagesplanung vornehmen: Dabei zeigt die angehörige Person die relevante Uhrzeit mit der Hand, die betroffene Person notiert sich die Uhrzeit und ist selbst dafür verantwortlich, zu dieser Zeit vorbereitet zu sein (ggf. rasiert, passend angezogen, ausgestattet mit Material/Portemonnaie/Brille etc.).

Therapeutische Transferübung „Zahlen zeigen mit der Hand; ggf. hochzählen laut/leise":

Beispiel: Anzahl Personen/Gläser

Diese Übung bietet sich zu Beginn jeder Stunde an, wenn Pat. ihr Getränk wählen bzw. Getränke organisieren.

Ther.: „Ich trinke Wasser. Sie auch?"

Pat. nickt und artikuliert mit Anlaut- Lautgestenhilfe: „Ja."

Ther.: „Wie viele Gläser brauchen wir?" Ther. steht am Regal vor den Mineralwasserflaschen und Gläsern.

Pat. zeigt den Daumen (zu sich gedreht) und streckt den Zeigefinger (auf Ther. weisend), nickt und bestätigt nochmals mit zwei Fingern.

Ther.: „O.k., ich hole *zwei* Gläser."

Die Partizipation von Angehörigen oder Auszubildenden in der Therapieeinheit hat den Vorteil, dass neben der Zahl „zwei" auch die Zahlen „drei" oder sogar „vier" gezeigt bzw. artikuliert werden können. Wenn gemeinsam Tee gekocht wird, fragt Ther.: „Wie viele Tassen brauchen wir?"

Häusliche Übung **mit Angehörigen „Zahlen zeigen mit der Hand (ggf. hochzählen laut/leise)":**

Beispiel: Tischdecken

Angehörige können die betroffene Person durch gezielte Fragen zum aktiven Mitdenken, zur Kommunikation und Mitarbeit motivieren.

„Wie viele Teller/Gabeln/Messer/Löffel brauchen wir?" Unterschiedliche Ess- und Trinkgewohnheiten von Angehörigen und Gästen erfordern differenziertere Antworten, so z. B. die Frage nach Weingläsern, Dessertlöffeln u. a.

Therapeutische Transferübung „Kommunizieren von Uhrzeiten":

Beispiel: Tagesroutinen

Ther.: „Wann trinken Sie morgens Ihren Tee?"

Frau B. überlegt; Ther. erinnert Frau B. daran, dass sie wieder eine Armbanduhr trägt.

Frau B. zeigt auf die Ziffer 8.

Ther.: „Das können Sie sprechen."

Frau B. zeigt erst 5 Finger, schließt sie zur Faust, ergänzt drei Finger, schaut Ther. bittend an. Ther. zeigt die Anlaut-Lautgeste für [a], Frau B. öffnet den Mund und artikuliert erfolgreich: „Acht."

Ther.: „Acht Euro?"

Frau B.: „Nee – Uhr"

Ther. fordert zur vollständigen Wiederholung auf.

Frau B.: „Acht – Uhr" sehr konzentriert, mit deutlicher Kieferöffnung bzw. gehobenem Kopf zur Selbstdeblockierung des jeweiligen Anlauts.

Transferübungen mit Schlagzeilen in der Therapie und als *häusliche Übung*

Mit Hilfe von Schlagzeilen können die in anderem Kontext bereits artikulatorisch eingeübten Zielwörter nochmals schriftsprachlich angeboten und dabei semantisch und sprechmotorisch gefestigt werden. Im Grundprogramm wurde z. B. das Situationsbild /deckt Dach/ verwendet und der Objektname zur Wortgruppe 2 „Dach“ artikulatorisch erarbeitet. Nun erfolgt eine Transferübung mit Hilfe des Zeitungsartikels (Beispiel 3, unten). Wie in Kapitel 6.6.1 beschrieben, haben Pat. die Aufgabe, die Schlagzeile zu finden, zu verbessern und das Zielwort selbstständig oder mit wenig Hilfen laut zu lesen. Es lassen sich gut Kopien von Schlagzeilen bzw. Zeitungsseiten zur *häuslichen Übung* mitgeben. Je nach Lesesinnverständnis der Pat. können zusätzliche Entscheidungsaufgaben zum Ankreuzen bzw. Durchstreichen oder Fragen zur schriftlichen Beantwortung notiert werden, wie die folgenden Beispiele 2 und 3 veranschaulichen. Es besteht dabei die Möglichkeit, einsilbige Substantive als zu artikulierende Zielwörter zu wählen oder eine rein rezeptive Übung durchzuführen.

Beispiel 1: Schlagzeile finden, korrigieren und artikulieren

Bad Berleburg begrüßt das neue Jahr

Notierte Schlagzeile:
Bad Berleburg begrüßt das neue Königspaar

Alternativen, je nach Pat. individuell:
Bad Berleburg begrüßt das neue Model
Bad Berleburg begrüßt das neue Schwimmbad

Beispiel 2: Schlagzeile und notierte Entscheidungssätze zum Ankreuzen bzw. Durchstreichen

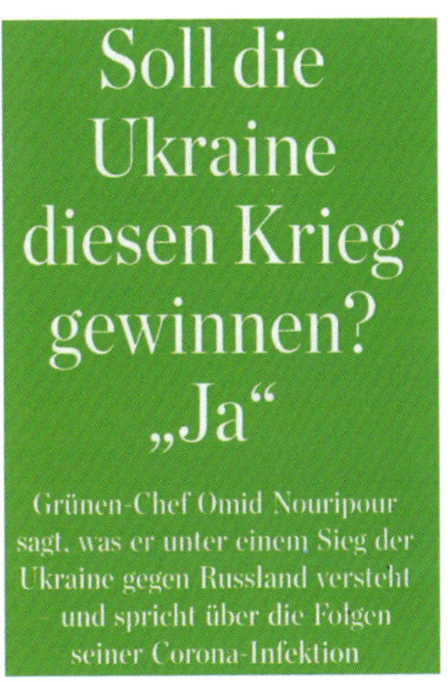
Soll die Ukraine diesen Krieg gewinnen? „Ja“

Grünen-Chef Omid Nouripour sagt, was er unter einem Sieg der Ukraine gegen Russland versteht – und spricht über die Folgen seiner Corona-Infektion

Notierte Entscheidungssätze:

Die Ukraine hat – Urlaub / Krieg / Frieden

Herr Nouripour ist – Unternehmer / Lehrer / Politiker

Beispiel 3: Schlagzeile korrigieren, Inhalte von Schlagzeile angeben, Recherche

Die folgende Abbildung zeigt im oberen Bereich die korrigierte Schlagzeile sowie eine Transferübung für den Objektnamen „See“, durchgeführt in der Therapiestunde (Kap. 6.6.1, S. 275). Als darüber hinausgehende *häusliche Übung* erhält der Patient Fragen zum Thema „Seen in verschiedenen Regionen“. Da der Patient um Hilfen bei der **Benutzung seines Handys** gebeten hatte, wurde in der vorherigen Therapieeinheit die Recherche von Orten mit der **Karten-App** eingeübt, als Hilfe zur selbstständigen Orientierung und Kommunikation über Orte der Vergangenheit, der Gegenwart und Zukunft. Der Patient soll diese Strategie zuhause mit seinem Smartphone zum Thema „See“ anwenden. Als ambitionierter Schwimmer und ehemaliger Surfer sind Kenntnisse zu Gewässern für ihn von Interesse.

Andere Pat. bevorzugen in der Therapiestunde das Nachschlagen im Atlas oder auf der Straßenkarte, sodass sie *diese* Strategie als *häusliche Übung* erhalten. Ist kein Nachschlagewerk vorhanden, könnte der Kauf eines solchen als erste *häusliche Übung* angeraten oder ein solches ausgeliehen werden. Frau F. z. B. erhielt die Kopie aus dem Atlas mit nach Hause und kommunizierte ihrem Mann den Wunsch nach einem eigenen Atlas, den sie zum Geburtstag erfüllt bekam.

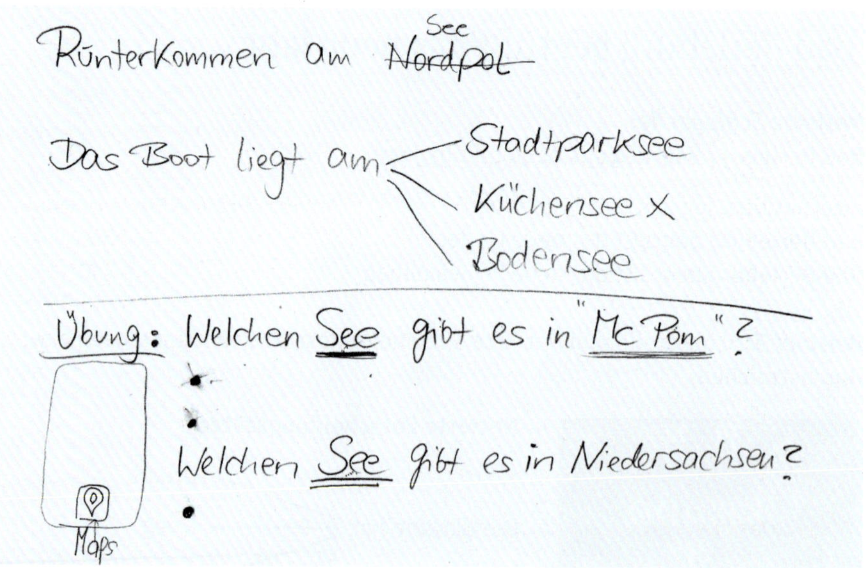

ABB. 66 *Beispiel einer häuslichen Übung*

Beispiel 4: Schriftliche Fragen mit Ablenkern zur Schlagzeile

Hauptbahnhof bekommt neues Dach

Von Sommer an saniert die Bahn die Gleishalle – die Arbeiten sollen vier Jahre dauern

Pat. schreiben ihre Antworten im vollständigen Satz hinter die markierten Kreuze, entweder in der Stunde oder zuhause. Ther. vermitteln die Strategie (Inversion) durch ein oder zwei exemplarische Beispiele mit graphischen Hilfen (Pfeile).

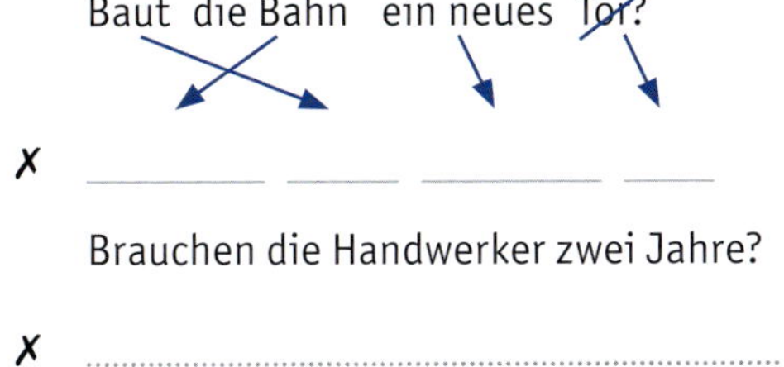

Beispiel 5: Diskurs zu Artikeln, Fotos

Es empfiehlt sich, mit Pat. über ihre Meinung zum Thema des Zeitungsartikels zu sprechen, um einen persönlichen Bezug herzustellen. So fragte Ther., wie Pat. das Hof- und Forschungsprojekt zum Erhalt alter Hühnerrassen von Isabella Rosselini findet (Kap. 6.6.1, S. 280). Pat. blockierte, konnte zunächst nicht antworten. Ther. erinnerte sie an ein zuvor eingeübtes Bewertungsranking und konnte mit Lautgestenführung ihre Meinung nun äußern: „gut" bzw. anschließend ergänzen: „toll". Ther. erzählte von ihrer Erinnerung: „Ich wohnte auch ein paar Jahre auf dem Land. Eine Frau, Dorle, trank ihren Kaffee oft draußen, vor der Tür, meist mit einem *Huhn* auf ihrem Schoß." Ther. fragte die Patientin, ob sie auch jemanden mit Hühnern kenne, schon einmal in einem Hühnerstall gewesen sei etc. Die Patientin konnte gestisch und stimmlich verständlich machen, dass sie auf dem Land aufgewachsen sei, wo Hühner frei herumliefen und morgens der Hahn krähte. Es wurde deutlich, dass sie sich gerne daran erinnerte. Das ein paar Stunden zuvor eingeübte Wort „Ei" konnte die Patientin nun spontan ohne Hilfen abrufen und „Hahn" wurde nachgesprochen sowie eine *häusliche Übung* vereinbart: Zur nächsten Therapiestunde wollte die Pat. ein altes Foto aus ihrem Heimatort mitbringen und dessen Namen in der Therapiemappe notieren. Ther. konnte beim Anblick des Fotos dann zahlreiche weitere Wortwiederholungen und Transfers evozieren:

Ther.: „Das sieht schön aus. *Wer* lebte dort in dem Dorf?"

Pat.: „Ich – eins, zwei" (Geschwister)

Ther.: „Gab es auch Tiere?"

Pat.: „Huhn – Kuh – Schaf – Sau"

Ther.: „Wie war das damals für Sie?"

Pat.: „Toll"

6.7 SpAT®: verbale und nonverbale Kommunikation

Übergeordnetes Therapieziel ist die Verbesserung der Kommunikationsfähigkeit d. Pat., z. B. über ihr körperliches Befinden, über Bedürfnisse, Gewohnheiten und Vorlieben. Es ist für sie wichtig, aktuelle Ereignisse berichten und dabei Zusammenhänge vermitteln zu können. Die alltägliche Verständigung erfordert neben der **Erzählfähigkeit** weitere **pragmatische Register**: zu antworten, zu widersprechen, zu fragen oder zu bitten. Eine zunehmende Relevanz bekommen für Pat. auch die im Genesungsprozess aktivierten Erinnerungsbilder sowie Gedanken und Gefühle im Zusammenhang mit ihrer veränderten Lebenssituation (vgl. Kap. 1).

Da bei schwerer sprechapraktischer und aphasischer Symptomatik mit einem längeren, intensiven Therapieprozess zu rechnen ist, benötigen die Betroffenen nonverbale, kompensatorische Kommunikationsmöglichkeiten, parallel zu den sich reorganisierenden sprachproduktiven und rezeptiven Fähigkeiten: Pat. üben z. B., Gesten einzusetzen und einfache Skizzen anzufertigen, wenn die verbale Sprache noch nicht ausreicht, um sich zu verständigen.

6.7.1 Gesten

Viele Menschen mit ausgeprägter Aphasie und Sprechapraxie verwenden wenig eigenaktive nonverbale Ausdrucksformen. Es scheint ihnen kein Repertoire an gestischen oder graphischen Symbolen zur Verfügung zu stehen. Häufig erschwert zudem eine Handapraxie die Programmierung von Gesten. Eine weitere Ursache liegt vermutlich darin, dass sie nicht auf nonverbale Kommunikationsanteile „umschalten“ können. Dafür sind kognitive Auswahl- und Steuerungsprozesse erforderlich (vgl. zerebrale Netzwerke, Willmes, 2017).

Der Leidensdruck von Primär- und Sekundärbetroffenen macht ein therapeutisches Angebot ergänzender nonverbaler Kommunikationsformen notwendig. Diese ersetzen oder blockieren die Lautsprache entgegen Vorbehalten oder gar Ängsten von Angehörigen und Behandelnden nicht. Anders als Konzepte, die sprachbegleitende Gestik bewusst vermeiden (vgl. Pulvermüller, 2008), werden Gesten bei SpAT® gezielt zur Sprechinitiierung und Deblockierung eingesetzt (vgl. Kap. 5.2). Es ist möglich, mit schwer betroffenen Pat. einige relevante Gesten imitativ und allmählich für kommunikative Zwecke einzuüben. Insbesondere semantisch schwer betroffene Personen mit ausgeprägten Automatismen oder Recurring Utterances profitieren erfahrungsgemäß sehr davon, mit Hilfe von Gesten die **Symbolfunktion von Sprache** wieder erfassen zu können. Durch Imitation und paralleles Ausführen einer kommunikativen Geste, z. B. der allgemeingültigen Zeigegeste „da“, „ich“ oder dem Zeigen von Zahlen/Mengen, werden sprachproduktive Prozesse beginnend reorganisiert (vgl. Kap. 6.6.2, 6.6.5). Menschen mit schwerer Aphasie und Sprechapraxie üben, Geste und Wort zu „koppeln“. Mit zunehmend erfolgreichem Wortabruf nimmt der Gebrauch von Zeigegesten bei Pat. allmählich wieder ab; sie werden entbehrlich.

Auch gezielte therapeutische Gesten unterstützen Pat. auf vielfache Weise: Sie begleiten Handlungsaufforderungen, Fragen und Erklärungen und helfen semantisch eingeschränkten Betroffenen beim Sprachverstehen. Die in den Kapiteln 6.3 bis 6.5 beschriebenen **Lautgesten** veranschaulichen und führen sprechmotorische Programmierungsschritte. Sie können die Artikulation bei Bedarf vollständig begleiten oder gezielt deblockieren.

Im folgenden Abschnitt kann nur eine exemplarische Auswahl an **Zeigegesten** für Pat. dargestellt und an einem Beispiel erläutert werden; auch würde es den Rahmen dieses Buches sprengen, weitergehende Fachliteratur zum Thema „Gesteneinsatz von Pat." zu zitieren.

Möglicher Gesteneinsatz im SpAT®-Konzept:

- Zahlen/Mengen zeigen mit der Hand (vgl. Kap. 6.6.5, 6.6.6)
- Zeigegeste „da" (allgemein für Dinge, Personen, Orte)
- Gesten „Ich"/„Wir"
- Gesten „gestern" (vorhin, früher) / „heute" (hier, jetzt) / „morgen" (demnächst, zukünftig)
- Gesten „klein"/„groß" (Dinge)
- Gesten „Kind"/„Erwachsener"
- Gesten „raus" („draußen") / „rein" („drinnen")
- Gesten „oben"/„unten"
- Gesten „gehen"/„fahren"
- Gesten „trinken" / „essen" / „kochen" / „auf's Klo müssen"
- Gesten „sprechen"/„schreiben"/„denken" u. a.

Geste „ich"

Die Zeigegeste auf sich selbst wird zum eigenaktiven Erzählen benötigt und kann im Rahmen der Technik TAGESSCHAU/WOCHENENDSCHAU (vgl. Kap. 6.7.2) eingeführt werden. Sobald der Approximant ch1 und die Lautsynthese [iç] angebahnt sind, wird die Zeigegeste „ich" angeboten. Ther. schlagen beide Varianten der Zeigegeste vor: deutliches Legen/Zeigen der flachen Hand auf das Brustbein oder Zeigen mit dem Zeigefinger auf das Brustbein. Pat. wählen die für sie passende Geste aus, die im Therapieverlauf in zahlreichen Settings wiederholt evoziert, sprachbegleitend deblockierend eingesetzt und erfahrungsgemäß nachhaltig automatisiert wird (vgl. Kap. 6.7.2, Beispiele TAGESSCHAU; Kap. 6.6.3, Karikaturen; Kap. 6.6.4, Sätze legen und laut lesen).

Gesten „gestern" – „heute" – „morgen"

Zur besseren Verständigung zwischen Ther. und Pat. werden die Gesten für Zeitangaben eingeführt. Mit Hilfe dieser können häufig auftretende Missverständnisse geklärt werden, die aufgrund der auf Substantive reduzierten Sprache entstehen. Aphasisch bedingt fehlen Verben oder es werden nicht bzw. nicht adäquat konjugierte Verben geäußert. Wochentage, Uhrzeiten und andere Zeitangaben bleiben aus (vgl. Kap. 1). Die Adverbien „gestern“, „heute“, „morgen“ werden von vielen Betroffenen zudem rezeptiv nicht erfasst, wie auch Wochentage nicht präzise dekodiert werden. Aufgrund bestehender sprechmotorischer Einschränkungen können Pat. die Zeitwörter und auch Wochentage sowie Monate und Jahreszahlen zu Therapiebeginn nicht artikulieren. Pat. vermitteln ohnehin zunächst nur Inhaltswörter, ihre Gesprächspartner müssen sich zeitliche Informationen folglich erfragen. Ther. unterstützen das **Verständnis von Zeiträumen** durch das Vormachen und Imitieren räumlich-körperlich erfahrbarer Zeigegesten. Eine Zeichnung mit Zeitleiste hilft zusätzlich.

Beispiel:

Am Montagvormittag kommt Frau N. allein mit dem Taxi zur Praxis. Im Therapieraum fragt Ther.: „Na? Wie geht´s?“

Frau N.: „Bus.“

Ther. erstaunt: „Erzählen Sie von *gestern*?“ Ther. zeigt über ihre Schulter zurück.

Frau N. schaut, nickt und imitiert die Zeigegeste.

Ther.: „Sie sind *gestern* Bus gefahren?“

Frau N. nickt erneut.

...

Pat. bekommen die Zeigegesten sprachbegleitend von Ther. präsentiert und üben sie gezielt parallel und imitativ ein. Im Rahmen des Erzählens mit allen Mitteln, in der Technik TAGESSCHAU/WOCHENENDSCHAU bzw. URLAUBSSCHAU, werden Pat. daran erinnert, sie einzusetzen und mit ihnen zu vermitteln, von „wann“ (welchem Zeitraum) sie in dem Moment sprechen.

So bald wie möglich werden die Adverbien „gestern“, „heute“ und „morgen“ auch artikulatorisch erarbeitet und an ihre jeweilige Geste „gekoppelt“. Ther. begleiten die Artikulation bei Bedarf zunächst durch Parallelsprechen mit Lautgesten. Erhalten Pat. wiederholte Anwendungsmöglichkeiten, aktiviert die Zeigegeste allmählich die initiale Mundbewegung und führt mit dieser ins Wort (vgl. Abb. 67–69).

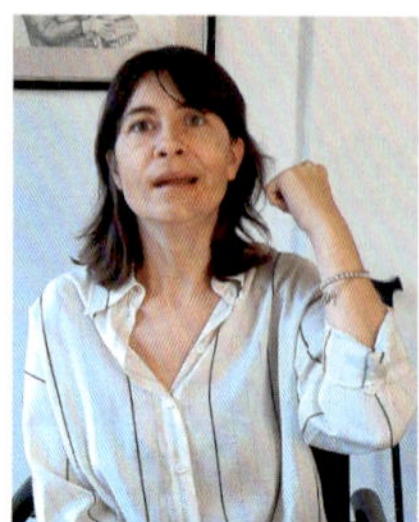

ABB. 67 *Geste „gestern“*

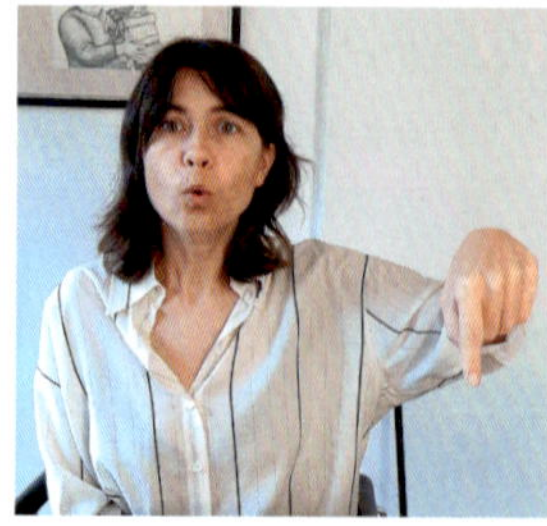

ABB. 68 *Geste „heute“*

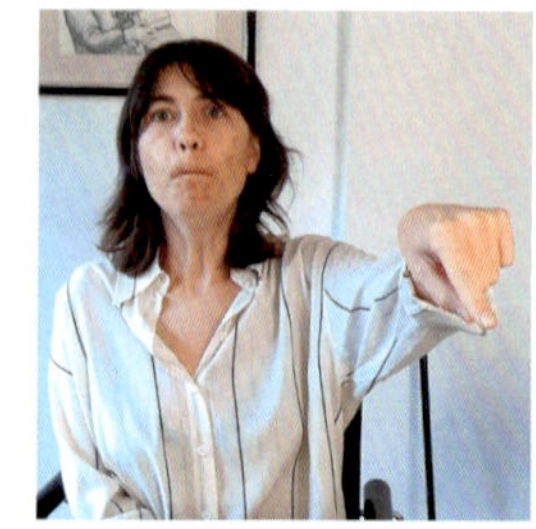

ABB. 69 *Geste „morgen“*

Die Geste „gestern" wird generell für die Vergangenheit eingesetzt, für alle zurückliegenden Zeitpunkte, so z. B. auch für vorgestern, vor ein paar Tagen, Wochen, Jahren, also auch für die Zeit „vor dem Schlaganfall".

Die Geste „heute" wird von Pat. auch für „jetzt" bzw. „hier", in dieser Therapieeinheit, in dieser Praxis/Klinik, in diesem Ort, z. B. Hamburg, genutzt.

Die Geste „morgen" symbolisiert alles Zukünftige: In der Zeigegeste nach vorne meint sie z. B. nachher, später, am Abend, morgen, nächste Woche, im Sommer und verweist auch auf eine unbestimmte zukünftige Zeit, „wenn sich die Sprache gebessert hat".

Nonverbale, sprachbegleitende und deblockierende Gesten erleichtern die Kommunikation im Alltag, zuhause und unterwegs.

6.7.2 Zeichnen und TAGESSCHAU/WOCHENENDSCHAU

Zeichnen

Eine weitere Möglichkeit der sprachunterstützenden Kommunikation ist das Zeichnen von sehr einfachen graphischen Elementen und Zusammenhängen. Weder Ther. noch Pat. brauchen eine künstlerische Begabung für diese Strichkonfigurationen. Manche von Schlaganfall betroffene Personen versuchen von sich aus aufzumalen, was sie weder sprechen noch schreiben können. Sie sind sich ihrer verbalen Einschränkungen bewusst. Zu beobachten ist auch, dass Personen, die prämorbid graphisch aktiv waren, das eigenaktive Skizzieren leichter fällt: Sie verwenden graphische Symbole, um semantische Inhalte zu vermitteln. Mit vielen schwer Betroffenen muss diese nonverbale Strategie jedoch, wie der zuvor beschriebene Gesteneinsatz, therapeutisch angeboten und eingeübt werden.

Anfänglich handelt es sich um eine reine Imitationsaufgabe: Ther. malen z. B. mit Bleistift ihr morgendliches Frühstück. Pat. kopieren anschließend die von Ther. gezeichnete runde Tellerform, malen Brotscheiben und die Tassenform nach, ergänzen ebenfalls Wellenlinien über der Tasse als Zeichen für aufsteigende Wärme des Heißgetränks. Pat. werden aufgefordert, sich an ihr morgendliches Essen und Getränk zu erinnern und sich ihr Frühstück genau vorzustellen. Ther. erfragen die Farbe der Speise und bieten Buntstifte an. **Über das Visualisieren, die Entstehung des Bildes im Kopf, kehrt die Erinnerung zurück und mit ihr zunehmend die Aktivierung eigener Wortfindungsprozesse.** Allmählich werden individuelle Abweichungen der Frühstücksgewohnheiten deutlich, wie z. B. „Lachs". Sobald Ther. anhand der Zeichnung ein einsilbiges oder zu **vereinfachendes Zielwort** erahnen, können sie die Artikulation dieser Zielwörter durch SpAT®-Hilfen unterstützen, z. B. Rührei → „Ei"; Orangensaft → „Saft". Es kann sich allmählich ein lockeres Gespräch entwickeln.

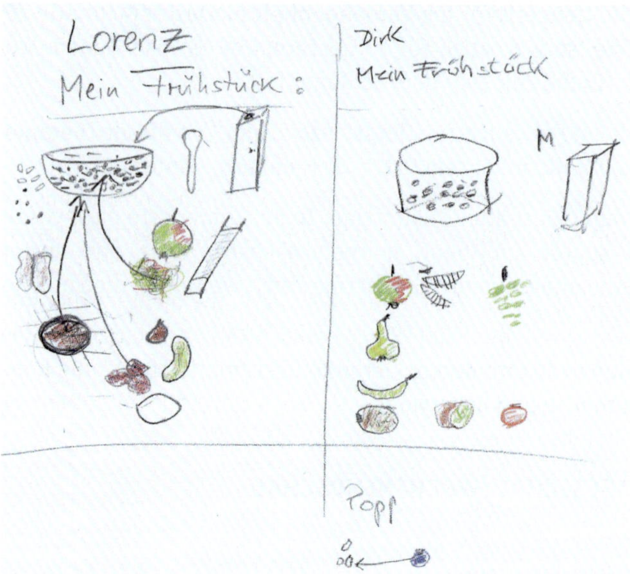

ABB. 70 *Therapiebeispiel: TAGESSCHAU/Frühstück*

Beim Zeichnen empfiehlt es sich, grundsätzlich mit dem Bleistift zu beginnen und anschließend die passenden Farben (Buntstifte) auszuwählen. Diese Strategie vermitteln Ther., indem sie den Pat. zunächst nur den Bleistift reichen, dann nach den Farben fragen und ihnen eine reduzierte Menge an Buntstiften auf dem Tisch anbieten, um den Auswahlprozess zu erleichtern.

Das Visualisieren eines nicht sichtbaren Objekts fällt Pat. zunächst schwer, ist jedoch von zentraler Bedeutung für semantisch-lexikalische Suchprozesse (Wortfindung). Die Erfahrung zeigt: Ohne das Bild im Kopf wird keine Spontansprache möglich.

Der Prozess der Entstehung innerer Bilder benötigt daher eine besondere therapeutische Aufmerksamkeit und lässt sich erfahrungsgemäß ausgezeichnet durch das Zeichnen entwickeln.

Beispiel: nonverbale Kommunikation Eiskugeln

Frau B. erarbeitete mit ihrer Ther. im 8. ANLAUF-Schritt des Grundprogramms den Objektnamen „Eis“ [aɪs]. Im Anschluss an den DIALOG nutzte Ther. die verbleibende Zeit, um mit der Patientin in den persönlichen Bezug zum Thema zu kommen (vgl. Kap. 6.5.6, *erweiterter DIALOG*). In diesem übte Frau B., sich nonverbal auszudrücken: Sie zeigte die Anzahl der Eiskugeln, die *sie* isst, mit der Hand (Geste) und malte sie anschließend auf (Zeichnen). Am Ende der Stunde erhielt Frau B. die *häusliche Übung*, die Namen ihrer Familienangehörigen (Mama, Papa, Anna, Max) zu schreiben (ggf. mit Anagrammhilfe) und zu diesen jeweils die passende Menge der verzehrten Eiskugeln aufzumalen. Frau B. benötigte, wie die meisten Pat., ein vorbereitendes Beispiel.

Eissorten können durch die Auswahl von Buntstiften symbolisiert werden; **diese Symbolfunktion einer Farbe** muss jedoch häufig erst therapeutisch vermittelt werden: Rot steht stellvertretend für Erdbeere, Dunkelbraun oder Schwarz bedeutet Schokolade, Hellbraun hingegen soll Nuss darstellen, Gelb steht für Zitrone oder Banane etc.

TAGESSCHAU

Die TAGESSCHAU ist eine SpAT®-Technik des *persönlichen* Erzählens von Ereignissen des vergangenen Tages, in Anlehnung an die zusammenfassenden Nachrichten im TV. Ther. ermutigen Pat. durch ihr eigenes Beispiel, indem sie es vormachen. Dabei wird geübt, sich an Handlungen oder Zustände zu erinnern, die nicht im Therapieraum sichtbar und bereits vergangen sind. Pat. können alle nonverbalen und verbalen Kommunikationsmöglichkeiten nutzen: Gestik, Zeichnungen, Abkürzungen für die Wochentage, geschriebene oder mit den Händen gezeigte Uhrzeiten, gezeichnete graphische Elemente, wie z.B. Pfeile oder auch notierte Wörter.

Nonverbal lassen sich viele Informationen vermitteln, wenn im inneren Sprechen Fragen zum Tagesablauf formuliert werden. Diese **inneren Rekonstruktionen** und Bemühungen, an Erinnerungsbilder zu gelangen, können Ther. vorbildhaft vermitteln, indem sie ihre Überlegungen laut aussprechen. Ther. erwecken den Eindruck, als ob sie sich angestrengt erinnern würden. Pat. übernehmen allmählich diese Strategie, häufig sichtbar an ihrem nach oben gerichteten Blick im Raum.

Beispiel: TAGESSCHAU Herr Schmidt (Name geändert)

Ther.: „Ich erzähle mal - heute (Geste für „heute") – was habe ich (Geste für „ich") gemacht? (Blick nach schräg oben). Wann bin ich heute eigentlich aufgestanden? Ach ja, früh." → Ther. zeigt 6 Finger, ergänzt „[uɐ]".

„Und was habe ich gefrühstückt? Habe ich etwas gegessen? Ach ja." → Ther. zeichnet eine Schale mit Körnern, Nussformen und malt diese hellbraun an, daneben einen großen Löffel und einen Apfel dazu, malt diesen rot-grün sowie einen Verbindungspfeil vom Apfel in die Schale, zeichnet eine Tasse mit dunkelbrauner Flüssigkeit darin, für Kaffee, geschwungene Linien darüber, für den heißen Dampf.

„Und danach ...?" → Ther. überlegt kurz, zeigt dann die Geste für „hier/Praxis" und zeigt aus dem Fenster zu ihrem abgestellten Fahrrad und artikuliert „Rad".

Herr Schmidt schaut auch in den Innenhof zum Rad und nickt verstehend, dass Ther. mit dem Rad zur Praxis gekommen ist. Das Rad hatte sie ihm und seiner Frau bereits an einem anderen Tag gezeigt, als der Patient mit dem Auto gebracht wurde und sie sich auf den Stellplatz direkt vor das Rad parken konnten.

Ther.: „Und Sie, Herr Schmidt, wann sind Sie heute aufgestanden?" Ther. zeigt auf den Patienten, unterstützt ggf. semantisch durch die Geste für „schlafen/schnarchen" und „wachwerden" sowie durch die Zeigegeste auf die Uhr „um wie viel Uhr". Patient wird mit deutlicher Geste aufgefordert, jetzt von sich zu erzählen.

Ther. unterstützen den **Prozess des Erinnerns** und Zeichnens durch interessierte Fragen. Da **Fragepronomen** wie z.B. Wo, Wer, Was zunächst häufig noch nicht dekodiert werden können, bieten sich *Ablenker-Fragen als rhetorische Fragen* an, die von den Betroffenen verneint werden und eine Antwort provozieren.

Ther.: „Sind Sie auch um 6 Uhr aufgestanden?", 6 Finger zeigend. „Sind Sie auch mit dem Rad gekommen?"

Herr Schmidt schüttelt dann den Kopf und zeigt auf das Auto vor dem Rad der Ther.

Alle Pat. profitieren sehr vom Vor- und Nachmachen, schaffen kognitive Transfers und nutzen Zeigestrategien für die eigene Kommunikation. In Abhängigkeit von ihrer Merkfähigkeit sind individuell mehr oder weniger Imitations- und Transferanlässe nötig (vgl. Kap. 2.9, 5.4).

WOCHENENDSCHAU

Nach einem Wochenende werden Pat. gefragt, was sie erlebt haben, ob etwas Neues oder Schönes passiert ist, über das sie erzählen können. Dabei ist es schwer Betroffenen mit eingeschränktem Zeitgefühl zunächst nicht möglich, serielle Abfolgen präzise darzustellen und dem passenden Tag zuzuordnen. Eine WOCHENENDSCHAU eignet sich ebenfalls gut als *häusliche Übung*. Am Montag entsteht auf diese Weise ein sehr vereinfachter wechselseitiger Austausch. Das folgende Beispiel von Frau F. zeigt, wie Pat. Ereignisse, Details und auch beginnend komplexe Zusammenhänge des Wochenendes darstellen können. Je nach orthographischen Fähigkeiten beginnen sie selbstständig zu schreiben. Beim gemeinsamen Betrachten in der folgenden Therapieeinheit können Ther. nicht nur Einblicke in den Alltag vom jeweilig betroffenen Menschen, sondern zugleich auch diagnostische Informationen über die nonverbalen und verbalen Fähigkeiten gewinnen.

Beispiel: WOCHENENDSCHAU Frau F.

Montags fragte Ther. Frau F., ob sie ein schönes Wochenende verlebt und etwas Besonderes gemacht hat. Nach einer Einführung (wie oben beschrieben) wurden TAGES- bzw. WOCHENENDSCHAU zum festen Bestandteil der Therapie: Es stellte sich schnell heraus, dass Frau F. mit Hilfe von Gesten und Lautmalerei kommunizieren und sie ihre Blockaden, ihr Kopfschütteln und deutliche Tendenzen zu Selbstabwertungsprozessen („Das kann ich sowieso nicht vermitteln.") überwinden konnte. Zunächst gelang es Frau F. nur schwer, an Erinnerungsbilder zu gelangen und einem Tag oder einer Tageszeit zuzuordnen. Ihre **episodischen Erinnerungsprozesse** zeigten sich schwer betroffen. Die selbstständige Wortfindung (Phonologisches Output- Lexikon) verbesserte sich mit jeder WOCHENENDSCHAU, ihr **kommunikativer Mut** nahm zu. Das folgende Beispiel zeigt eine von Frau F. angefertigte häusliche Zeichnung über ihre Aktivitäten am Wochenende, die sie am Montagmorgen fröhlich mit in die Therapiestunde brachte.

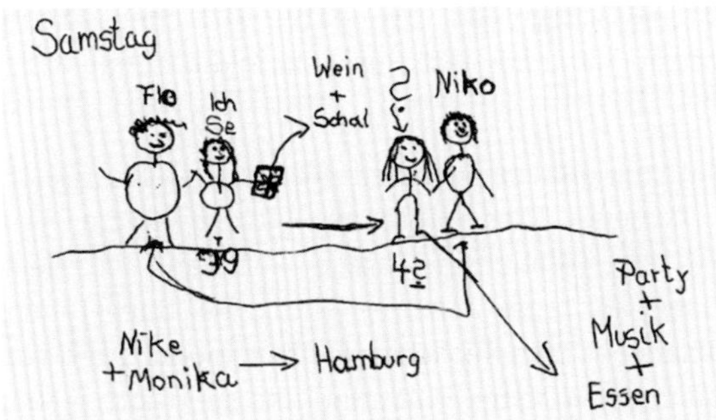

ABB. 71 *Therapiebeispiel: „WOCHENENDSCHAU" + Ergänzungen*

Die Patientin konnte mit Hilfe von einfachen Strichfiguren ein für sie offensichtlich schönes Erlebnis vom Wochenende vermitteln. Frau F. gelang es, die Verwandtschaftsverhältnisse zwischen den beiden gezeichneten Männern durch Pfeile zu verdeutlichen und auf diese Weise nonverbal eindrucksvoll zu vermitteln, dass sie mit ihrem Mann „Flo" zum Geburtstag der neuen Freundin ihres Schwagers (Niko) eingeladen waren. Frau F. hatte dieser gut gelaunt ein Geschenk überreicht. Über ihre eigene Figur hatte sie versucht, ihren Vornamen /Sabine/ zu notieren, musste ihn jedoch auf das erste und letzte Graphem „Se" reduzieren. Zur Verdeutlichung ergänzte sie daneben das bereits therapeutisch gut gefestigte Personalpronomen /ich/. Den Vornamen ihres Schwagers „Niko" konnte sie ebenfalls erfolgreich schreiben.

Auf die interessierte Nachfrage von Ther., was sie der Schwägerin geschenkt hätten, demonstrierte Frau F. die Stimme eines Betrunkenen, zeigte auf die stets bereitstehenden Buntstifte im Therapieraum und zog einen roten Stift heraus; eine zuvor therapeutisch einmal eingesetzte Strategie, die Frau F. erfolgreich übernommen hatte. Auf diese Weise konnte Ther. das Zielwort (Rotwein) erahnen und gab Frau F. die Lautgeste für das Phonem [v] vor, sodass der Wortabruf [vaɪn] aus dem Silbenspeicher gelang. Frau F. demonstrierte mit Daumen und Zeigefinger die Anzahl der Geschenke. Ther. fragte interessiert nach. Frau F. zeigte mit der Hand eine kreisende Bewegung um ihren Hals, sodass mit Hilfe der entsprechenden initialen Lautgeste auch der Wortabruf [ʃa:l] gelang. Anschließend wurden alle Zielwörter aus Buchstabenplättchen gelegt und noch einmal aus dem Kopf geschrieben. Als Ther. nach dem Namen der Schwägerin fragte, erklärte Frau F. gestisch und mimisch, dass sich Niko von seiner Frau getrennt und er nun eine neue Freundin hätte, deren Namen sie nicht erinnerte. Ther. hatte sich zwar alle Vornamen der Familie und Freunde auf einer Liste notiert, konnte in diesem Fall jedoch auch nicht weiterhelfen. Daher erinnerte sie Frau F. an die bereits eingeführte Strategie des *therapeutischen Fragezeichens:*

Ther.: „Wir können das jetzt nicht herausfinden. Kannst Du jemanden fragen, zuhause? Wen kannst Du fragen?"

Frau F.: „Flo" (Abkürzung ihres Mannes)

Ther.: „Ja, und was schreibst Du Dir auf, damit Du daran denkst? Du möchtest jemanden fragen ..."

Frau F. notierte sich eigenaktiv ein Fragezeichen „?" über die gezeichnete neue Freundin und nahm sich vor, ihren Mann gleich nach Rückkehr in die Wohnung zu fragen.

Auch das Alter der Freundin konnte nur ungenau erarbeitet werden, sodass Frau F. es erneut mit einem Fragezeichen versah. Ther. fragte, an welchem Tag die Feier stattgefunden hätte. Frau F. artikulierte mit Hilfe ihrer linken Hand (mit dem Daumen beginnend) bis zum Samstag, legte den Wochentag aus Buchstabenplättchen und schrieb ihn nochmals aus dem Kopf über die Zeichnung. Dann vermisste Ther. ein wichtiges Detail in der WOCHENENDSCHAU und sie fragte Frau F. nach ihrer Tochter, die nicht aufgemalt war. Die Patientin konnte mittels der erarbeiteten Geste für „hier" (vor sich auf den Tisch zeigend) ausdrücken, dass ihre Tochter in Hamburg durch die angereiste Oma betreut wurde.

Und auf die Frage, was sie alles auf dem Geburtstag gemacht hätten, antwortete sie zunächst singend und sich rhythmisch bewegend. Frau F. überraschte Ther. mit einem ungeübten zweisilbigen Wortabruf „Party". Auf Nachfrage, was es genau auf der Party gegeben hätte, dass sie so fröhlich sei am Montagmorgen, konnte Frau F. nur singend und gestisch kommunizieren, daher wurden die zweisilbigen Wörter „Mu - sik" und „E - ssen" eingeübt. Da gerade erst mit der zweisilbigen Therapiephase begonnen worden war, bereitete Frau F. die Programmierung von zwei aufeinander folgenden Silbenanlauten noch Mühe.

Die beiden hochfrequenten Zielwörter wurden gelegt und aus dem orthographischen Buffer heraus nochmals neben die Zeichnung geschrieben. Im Anschluss las Frau F. alle geschriebenen Schlüsselwörter zur artikulatorischen Wiederholung nochmals laut vor, mit leichten Lautgestenhilfen und korrektivem Feedback.

6.7.3 Therapeutisches Fragezeichen

Eine bereits im o.g. Beispiel erwähnte SpAT®-Technik zur Verbesserung der kommunikativen Fähigkeiten ist das „therapeutische Fragezeichen": **?**

Ther. verabreden mit Pat., ein Fragezeichen zu notieren, wenn ein Sachverhalt trotz beidseitiger Bemühungen nicht geklärt werden kann. Viele Pat. leiden sehr unter ihren Wortfindungsproblemen und steigern sich in emotionale Drucksituationen, die Gespräche sehr erschweren und Beziehungen belasten können. Gerade bei noch ausgeprägt betroffenen Personen ist es trotz zahlreicher nonverbaler Hilfen manchmal nicht möglich, ihr Anliegen zur Zufriedenheit zu verstehen (vgl. Kap. 1). Häufig ist folgendes Phänomen zu beobachten:

Je stärker der bewusste Wille zur Wortfindung bei Pat. in der Situation wird, desto mehr steigt die emotionale Anspannung, mit der Folge, dass die neuronalen Netzwerke wahrscheinlich über die Ausschüttung von Stresshormonen in ihrer Verarbeitungsfähigkeit blockiert werden.

Lutz verglich einmal die vergebliche willentliche Wortfindung mit dem Fischen eines Fussels in der Badewanne. Für Angehörige und Pat. lässt sich das Phänomen auch gut mit Hilfe der allseits bekannten Erfahrung der „Eierschale in der Eimasse" erklären, die gezielt zu schnappen ein schwieriges Unterfangen darstellt. So wie verirrte Eierschalen sich manchmal besser mit einem Löffel in der abgeschöpften Umgebungsmasse erreichen lassen, sind auch Wörter mitunter leichter abzurufen, wenn die angestrengte Suche „losgelassen" und stattdessen großzügig und wohlwollend eine *Coping-Strategie* gewählt wird:

Pat. notieren selbst ein Fragenzeichen **?** mit dem Ziel, die ungeklärte Angelegenheit später zu klären (vgl. WOCHENENDSCHAU, Frau F.). Manchmal ist es ihnen kurze Zeit danach schon möglich, das gesuchte Wort zu sprechen oder zu notieren. Der Einsatz der Strategie ermöglicht auf jeden Fall, in der Übung bzw. im Gespräch fortzufahren. Diese wohlwollende Akzeptanz schafft die Voraussetzung für einen lockereren **Umgang mit Defiziten** und leistet einen deutlichen Beitrag zur Psychohygiene, sowohl für Pat., Angehörige als auch für Ther.

6.8 SpAT® – Artikulationstrainings und Kommunikative Übungen

Menschen mit Aphasie und Sprechapraxie nach Schlaganfall benötigen intensive semantisch-lexikalische, morphologisch-syntaktische und sprechmotorische Übungsgelegenheiten (vgl. Kap. 2.12, 2.14, 5.4). Wie bereits dargestellt erschweren häufig bestehende weitere neuropsychologische Einschränkungen die Reorganisation der sprachlichen Prozesse, wie z. B. Defizite in der visuellen und auditiven Speicherfähigkeit. Daher sind zusätzliche Therapietechniken angeraten, die eine hohe Frequenz bieten und zugleich individuell und semantisch sinnvoll für jede einzelne Person gestaltet werden können.

6.8.1 STUFENSPRECHEN

Das STUFENSPRECHEN ist ein Artikulationstraining, vergleichbar mit einem sportlichen „Zirkeltraining". Es bietet gezieltes sprechmotorisches Üben bereits reorganisierter Phonemprogramme in neuen Koartikulationen und einen sich wiederholenden Abruf der Silben/Wörter. Ther. können STUFENSPRECHEN zu einer zuvor im Grundprogramm erarbeiteten Verb-Objekt-Verbindung anbieten, um den Objektnamen nochmals artikulatorisch zu festigen und die notwendigen Transferleistungen der Pat. zu fördern. Es kann direkt im Anschluss an den erfolgten DIALOG eingesetzt oder auch für die folgende Therapieeinheit geplant werden. Das ursprünglich von Lutz durchgeführte *Stufenlesen* für Aphasiker (vgl. Lutz, 2016, S. 37) wurde von Lorenz für Pat. mit Aphasie + Sprechapraxie weiterentwickelt, um individuelle sprechmotorische und neuropsychologische Fähigkeiten zusätzlich zu trainieren. Es kann im Therapieverlauf in der Phase mit der Wortgruppe 2 begonnen werden.

Grundsätzlich sollten alle im STUFENSPRECHEN geforderten Lautprogramme zuvor in exemplarischen Lautsynthesen eingeübt sein. In der zweiten Stufe der Stufensätze wird das transitive Verb vom Akkusativobjekt getrennt, damit das Verb separat artikuliert, die Anforderungen in der Stufe so klein wie möglich gehalten werden können. In der längeren dritten Stufe üben Pat. die Objektnamen der individuell möglichen Wortgruppe mit direkten Artikeln, da diese stets einsilbig sind.

Aufbau: Das STUFENSPRECHEN für schwere bis mittlere Sprechapraxien wird mit einsilbigen Wörtern eingeführt und beginnt mit einem einsilbigen Vornamen, der in der nächsten Stufe um das einsilbige Verb und in der dritten Stufe um den einsilbigen Objektnamen ergänzt wird. Optional können in weiteren Stufen präpositionale Ergänzungen mit Namen aus der Familie oder dem Freundeskreis, Städte- oder Ländernamen bzw. weitere individuell wichtige Zielwörter folgen. Allmählich können zweisilbige Wörter eingeübt werden (vgl. Einführung zweisilbiger Wörter). Dabei weisen möglichst viele Wörter das Anfangsgraphem des Objektnamens auf, um die Artikulation dieses Lautes, seine Graphem-Phonem-Kongruenz sowie die Hemmung von Wörtern mit gleichem Anlaut gezielt zu fördern. Die Komplexität des Wortmaterials richtet sich nach den artikulatorischen Fähigkeiten der Pat., die Anzahl der Stufen nach ihrer „Ausdauer“ und der zur Verfügung stehenden Therapiezeit. Aphasisch-sprechapraktische Personen profitieren erfahrungsgemäß am meisten, wenn sie bereits mit Objektnamen der Wortgruppe 3 arbeiten und mit STUFENSPRECHEN über 4–6 Stufen zurechtkommen. Dann ist es schließlich möglich, auch Übungen mit Konsonantencluster im STUFENSPRECHEN durchzuführen (vgl. Beispiele). Für sprechmotorisch fortgeschrittene Pat. lassen sich allmählich gezielt zwei- und mehrsilbige Wörter einführen bzw. trainieren, z. B. Wochentage, Monate, Länder u. a.

Ziele:

- Artikulation biografisch relevanter Zielwörter
- Training der phonetischen Enkodierung (einzelheitliche; v. a. silbische Route)
- Verbesserung der auditiven und taktil-kinästhetischen Selbstkontrolle *(Self-monitoring)*
- Förderung des auditiven Speichers mit dem Ziel des zeitlich verzögerten Nachsprechens (Phonologischer Output-Buffer)
- Förderung des Wortabrufs (Phonologisches Output-Lexikon)
- Einstieg ins Laute Lesen (Graphematische Route mit GPK und auditive Route mit APK)
- Verbesserung der visuellen Merkfähigkeit (Graphematischer Input-Buffer)
- Verbesserung des Lesesinnverstehens (Orthographisches Input-Lexikon und Semantisches System)
- Einführung von zwei- und mehrsilbigen Wörtern, Verben, Artikeln, Präpositionen
- Vorbereitung auf die zweite und dritte Therapiestufe des MODAK®-Grundprogramms

Einführung/Transfer zwischen Grundprogramm und STUFENSPRECHEN:
Ther. bereiten vor dem Therapietermin ein STUFENSPRECHEN zu einer der vier Verb-Objekt-Verbindungen des Grundprogramms vor, handschriftlich oder am PC geschrieben.

Sie legen das STUFENSPRECHEN unter die noch auf dem Tisch liegenden vier Situationsbilder des Grundprogramms und entfernen nun aber rasch die im DIALOG noch benötigten Schriftstreifen.

Ther.: „Ich habe etwas geschrieben, zu einem Bild. Zu welchem Bild passt das?" Ther. zeigt abwechselnd auf die vier Situationsbilder und hebt fragend beide Hände.

Pat. schaut zwischen Schrift und Bildern hin und her, sucht nach vertrauten bzw. passenden Wörtern zu einer der Abbildungen und findet optimalerweise selbstständig oder mit Hilfestellungen der Ther. das passende Situationsbild.

Ther. fragt weiter: „Sehr gut. An welchem Wort erkennen Sie das? Woher wissen Sie das?"

Pat. zeigt auf den im ANLAUF geübten Objektnamen oder Ther. verdeutlicht ihn nochmals.

Ther.: „Prima, genau. Darum geht es und das Wort können Sie schon sprechen."

Pat. artikuliert mit ggf. notwendigen SpAT®-Hilfen der Ther.

Nach kurzer Zeit verstehen Pat. diese Fragen und im Therapieverlauf verbessert sich sowohl die visuelle Merkfähigkeit als auch das Lesesinnverständnis, sodass die zuvor im ANLAUF geübte Verb-Objekt-Verbindung und der artikulatorisch erarbeitete Objektnamen wiedererkannt werden (Transfer). Mit zunehmenden auditiven Speicherfähigkeiten und dem Aufbau der motorischen Lautprogramme gelingt Pat. nach einiger Zeit der selbstständige Wortabruf des Objektnamens *vor* Beginn des STUFENSPRECHENS (Automatisierung).

Beispiel: STUFENSPRECHEN – Wortgruppe 2 (KVK)
(Situationsbild: /fährt Rad/; Junge auf dem Rad)

Ron
Ron fährt
Ron fährt Rad
Ron fährt Rad nach Rom
Ron fährt Rad nach Rom zu Ruth.

Beispiel: STUFENSPRECHEN – Wortgruppe 3 (KVKK)
(Situationsbild: /lobt Kind/; Vater/Onkel mit Schulkind)

Kurt
Kurt lobt
Kurt lobt das Kind
Kurt lobt das Kind in Köln.

Beispiel: STUFENSPRECHEN – Wortgruppe 3 (KKVV), Beginn Zweisilber (Situationsbild: /küsst Frau/; Mann küsst Frau)

Fred
Fred küsst
Fred küsst die Frau
Fred küsst die Frau aus Freiburg
Fred küsst die Frau aus Freiburg am Freitag.

Durchführung STUFENSPRECHEN:
Ther. erklären Pat., dass sie jedes neue Wort zunächst einmal vorsprechen und Pat. dabei zuhört und zuschaut. Danach spricht bzw. liest Pat. das Wort nochmal allein bzw. gemeinsam mit Ther. Mit zunehmenden Stufen bzw. Wiederholungen können Pat. jedes vertraute Wort sicherer und am Ende den ganzen Satz optimalerweise selbstständig laut lesen.

Nur *die* Stufe ist sichtbar, die gerade gesprochen wird, alle weiteren sind mit einem farbigen Papier (Trennstreifen) abgedeckt.

Pat. werden aufgefordert, ihren Zeigefinger unter das jeweils zu „lesende“ Wort zu legen und somit zwischen Schrift und Mundbild der Ther. hin- und herzuschauen.

Ther. artikulieren das erste Wort vollständig mit Lautgestenbegleitung.

Pat. und Ther. sprechen es nochmals parallel, mit Lautgestenbegleitung; wenn möglich, schalten sich Ther. etwas leiser und in den folgenden Stufen bei geübten Wörtern (Wiederholungen) evtl. stimmlos. Schwerer Betroffene stoppen jedoch ihre Artikulation, sobald sie sich nicht ausreichend stimmlich begleitet fühlen, trotz der weiterhin präsentierten Lautgesten. Manche Pat. benötigen v.a. die initiale und/oder finale Lautgeste. Ther. passen ihre Hilfen diesen individuellen Unterstützungsbedürfnissen an, zielen jedoch stets auf eine allmähliche Reduktion der Hilfen.

Die visuelle, auditive und taktil-kinästhetische Rückkopplung (Selfmonitoring) verbessern sich, sodass Pat. allmählich nicht mehr nur Parallelsprechen, sondern zeitlich verzögert vollständige Silben aus dem Silbenspeicher abrufen, also „nachsprechen“ können. Je nach Speicherfähigkeiten (phonologischer Buffer) gelingt ihnen zunehmendes selbstständiges Lautes Lesen und Ther. helfen schließlich nur noch bei Funktionswörtern oder wenn es zu Paralexien bzw. Parapraxien kommt. „Zirkeltraining“ kann Spaß machen.

Beispiel: Durchführung STUFENSPRECHEN /fährt Rad/

In der vorangegangenen Therapieeinheit wurde der uvulare Vibrant [R] angebahnt und die erste exemplarische Lautsynthese [Ro:] eingeübt sowie eine *häusliche Übung* mitgegeben (Garzeiten von Lebensmitteln). Im 8. ANLAUF-Schritt und DIALOG fiel eine noch unsichere verzögerte Anlautbildung auf, sodass sich Ther. spontan entschied, am Ende der Stunde noch ein STUFENSPRECHEN zu schreiben.

Das von der Patientin Frau T. ausgewählte Situationsbild /fährt Rad/ liegt auf dem Tisch über dem handgeschriebenen fünfstufigen STUFENSPRECHEN (s.o.).

Ther.: „Wir üben ja gerade dieses Geräusch [R:] – wir sprechen das nochmal zusammen – [R:].“ Ther. und Pat. artikulieren parallel, mit Lautgeste.

Ther.: „Schauen Sie mal, viele Wörter beginnen mit diesem Buchstaben. Unterstreichen Sie bitte jedes [R] und sprechen Sie es dabei gleichzeitig.“ Ther. veranschaulicht ein Beispiel mit einem roten Buntstift.

Frau F. unterstreicht und lautiert, zunächst benötigt sie einmal erneut die Lautgeste der Ther., anschließend ruft sie den Uvular fünfmal lautrein ab, benötigt dann wieder eine verbale Hilfe und ein Lautbeispiel mit Lautgeste, da sie ein stimmloses [ch2] realisierte, anschließend folgen korrekte Uvulare.

Ther.: „Der Mann hat diesen Vornamen, er heißt – [Rɔn].“, mit Lautgesten vorsprechend. „Und jetzt wir beide zusammen.“

Ther. und Pat. artikulieren parallel, mit Lautgestenbegleitung. Ther. deckt die zweite Stufe auf.

Ther.: „Wie heißt der Typ nochmal?“

Pat.: „Ron“, mit Zeigefinger am Wort, sehr unsicher auf die Artikulatoren der Ther. blickend, mit Lautgestenführung und Stimmbegleitung der Ther.

Ther.: „Ja, und was macht er? Er [fe:ɐt].“, mit Lautgesten vorsprechend. „Und jetzt Sie.“

Pat.: „fährt“, spricht unterstützt von Lautgesten und reduzierter Stimmbegleitung der Ther. nach.

Ther. deckt die 3. Stufe auf.

Ther.: „Und da kommt er wieder, der Mann mit dem Vornamen?“, prosodisch auffordernd.

Pat.: „Ron“, benötigt nur die initiale Lautgeste, lächelt erfreut.

Ther. auffordernd: „Und was tut er nochmal? Er ...“, prosodisch auffordernd.

Pat.: „fährt“

Ther. deckt die 4. Stufe auf, Pat. zeigt sich bei jedem neuen Wort unsicher, artikuliert bzw. liest jedes bekannte Wort allmählich mit weniger Hilfen und kann zum Abschluss den ganzen Satz mit einigen initialen Lautgesten-Hilfen laut lesen bzw. artikulieren. Die Zielwörter mit [R]-Anlaut ruft sie dabei selbstständig und lautrein ab.

Beispiele für weitere Transferideen oder für häusliche Übungen:

Schriftliche Fragen zum STUFENSPRECHEN; Rom suchen im Atlas bzw. Smartphone; Städte mit /R/ in Deutschland suchen; das eigene Rad fotografieren oder zeichnen; alte Fotos vom Radfahren mitbringen; Wer in der Familie fährt Rad, mit welcher Farbe?, Namen schreiben und zeichnen, u.v.a.

Das STUFENSPRECHEN kann auch zur **Einführung zweisilbiger Wörter** genutzt werden, wenn Pat. diese noch nicht im Rahmen des Grundprogramms erarbeitet haben (vgl. Kap. 6.5.4). **Biografisch relevante Namen** erhöhen die Motivation: z. B. der Name des Freundes /Walter/ [val - tɐ]. Dabei wird nach der ersten Silbe eine artikulatorische **„Kunstpause"** eingefügt. Diese **intersilbische Pause** kann im Wort mit einem senkrechten Silben-Trennungsstrich oder mit Silbenbögen erklärt und verdeutlicht werden.

Wal|ter   Wal ter

Da zweisilbige Wörter über zwei Silben-Anlaute verfügen, benötigen die meisten Pat. wieder ergänzende sprechmotorische Programmierungshilfen durch initiale Lautgesten. Das Vorsprechen durch die Ther. verdeutlicht Pat. die nun erstmals erforderliche prosodische Programmierung des **Wortakzents**, der zur Artikulation zwei- und mehrsilbiger Wörter erforderlich ist (vgl. Kap. 6.5.4).

Im STUFENSPRECHEN lassen sich unbestimmte oder bestimmte Artikel rezeptiv und artikulatorisch vorbereiten, während sie im Grundprogramm und DIALOG noch nicht gefordert werden und in der Spontansprache noch nicht zu erwarten sind (vgl. Lutz, 2016). Je nach bereits entwickelten artikulatorischen Fähigkeiten der Pat. ist es möglich, die **Satzlänge zu erweitern** und **komplexere Wörter** hinzuzunehmen, wie das Beispiel für Fortgeschrittene (s. unten) zeigt. Ortsnamen aus der Umgebung der Betroffenen (z. B. /Hamburg/, /Halstenbek/), biografisch relevante Personennamen (z. B. /Hanna/, /Helmut/) und artikulatorisch komplexere Substantive und Verben ermöglichen das Einüben und Festigen von Konsonantenclustern und Umlauten (z. B. /Freiburg/, /Lübeck/, /Sylt/, /trinkt/, /öffnet/).

Wenn dialektal möglich, bieten Ther. artikulatorische Vereinfachungen an:

Beispiele: /Walter/ → [val-tɐ]   /fährt/ → [fe:ɐt]
Der Umlaut /ä/ wird als gedehntes [e:] realisiert und jeweils ein vokalisiertes /r/ → [ɐ] artikuliert.

Beispiel: STUFENSPRECHEN für Fortgeschrittene – Wortgruppe 3 (KVKK)
und Zweisilber bis Viersilber
(Situationsbild: /wäscht Hund/; Mann wäscht einen Hund)

Heinz
Heinz wäscht
Heinz wäscht den Hund
Heinz wäscht den Hund im Haus
Heinz wäscht den Hund im Haus von Hanna
Heinz wäscht den Hund im Haus von Hanna und Helmut
Heinz wäscht den Hund im Haus von Hanna und Helmut bei Havelsee
Heinz wäscht den Hund im Haus von Hanna und Helmut bei Havelsee vor Heiligabend.

Häufig werden bei Pat. Assoziationen ausgelöst, sodass sich Gespräche über bereiste Städte, erinnerte Personen und Erlebnisse entwickeln. Beim anschließenden gemeinsamen Recherchieren im Atlas (oder auf dem Smartphone) können Pat. an ihr Weltwissen anknüpfen und ihre noch bestehenden Kompetenzen erleben. Ther. brauchen sich nicht zu scheuen, in der Therapiestunde Erinnerungen und Perspektiven zu erfragen oder diese als häusliches Angebot mitzugeben und zur Krankheitsverarbeitung beizutragen (vgl. *häusliche Übungen* / Transfer):

Pat. werden gebeten, darüber nachzudenken und zu notieren, wo es besonders schön war und wohin die Person gerne noch reisen möchte. Auch der Hinweis, die Angehörigen aktiv zu fragen, kann dazu beitragen, Pat. mit diesen vertrauten Personen wieder ins Gespräch zu bringen (vgl. Kap. 1, Auswirkungen).

6.8.2 Kommunikative Sprechapraxie-Dialoge

Lutz entwarf eine Sammlung grammatischer Dialoge (Lutz, 2010), mit denen sie Pronomen, Verben, Adjektive, Präpositionen und Satzstrukturen zu fördern beabsichtigte. Die in ihren Seminaren auch als „Kommunikative Grammatik" bezeichneten Übungen waren für die Zielgruppe der mittelschwer und leichter betroffenen Aphasiker konzipiert, die bereits „grundlegende grammatische Fähigkeiten mitbringen" (Lutz, 2010, Vorwort; Lutz, 2016). Für sprechapraktisch-aphasische Pat. sind die gut strukturierten und lebensweltorientierten Dialoge jedoch nur bei leichteren Symptomen nutzbar.

Aus dem Grund entwickelte Lorenz für schwer- und mittelschwer betroffene Menschen mit Aphasie *und* Sprechapraxie *kommunikative Sprechapraxie-Dialoge*, die in diesem Kapitel anhand von zwei Beispielen vorgestellt werden. Sie berücksichtigen die noch eingeschränkten koartikulatorischen und kognitiven Fähigkeiten. **Ausgeprägt aphasisch-sprechapraktische Pat. profitieren von strukturierten dialogischen Übungen, die zunächst *Objektnamen* evozieren und passend zur aktuellen Wortgruppe entwickelt sind.** In Form eines Frage-Antwort-Settings wird der Wortabruf zuvor geübter Objektnamen trainiert und es lassen sich ungeübte Objektnamen evozieren. Ther. stellen rhetorische Fragen in der 3. Person Singular. Diese enthalten einen Objektnamen als „Ablenker", der zum Widerspruch auffordert und Pat. zur Verneinung und Korrektur aktiviert. Dabei können die Pat. alle Wörter der rezipierten Frage zum Antworten benutzen und das vorgeschlagene Zielwort (Objektname) dann ergänzen. Es wird im vollständigen Satz mit Personalpronomen bzw. ab Wortgruppe 3 mit Subjekt (+ bestimmtem Artikel), Verb in 3. Person Präsens Singular und Objektname geantwortet. Zu einem späteren Therapiezeitpunkt (vgl. Kap. 6.9) können Ther. *kommunikative Sprechapraxie-Dialoge* mit zwei- und mehrsilbigen Objektnamen, einsilbigen und zweisilbigen Verben sowie spezifischen Subjekten (z. B. Verwandtschaftsbezeichnungen, Berufsbezeichnungen) anbieten.

Durchführung: Ther. lesen die erste Frage laut vor und erklären, dass sie immer „Quatsch/Unsinn" fragen, die Pat. verneinen müssen und das falsche Wort sofort durchstreichen können. Strukturhilfen unterstützen die Planung der syntaktischen Antwortstruktur: Ther. zeigen auf die jeweiligen Wörter und veranschaulichen die Umstellung am Satzbeginn (Inversion), indem sie Pfeile zeichnen. Sie machen ein Beispiel vor, in dem sie ihr Tun sprachlich begleiten, um die Rezeption zu unterstützen und anschließende Imitation zu fördern. Es ist bei schwachen Pat. zunächst nötig, jede Antwort erst einmal vom Pat. schreiben zu lassen und diese anschließend mit den Pat. parallel sprechend laut zu lesen und dabei mit SpAT®-Hilfen zu unterstützen. Ziel ist es, dass Pat. allmählich selbstständiger ins Laute Lesen bzw. in den eigenständigen Wortabruf des Objektnamens kommen. Gebesserte Pat. werden zum freien, rein mündlichen Antworten ermutigt. Dieses erfordert und fördert die artikulatorische Flüssigkeit, Geschwindigkeit und phonologische Speicherfähigkeit.

Beispiel: WG 2 (3 Laute)

Ther.: Isst er Sch~~okolad~~e? **(Eis)**

Pat.: **Nein. Er isst Eis.**

Isst sie Möhren? **(Kohl)**

✗ ....

Hat sie Kamillentee? **(Bier)**

✗ ....

Hat er Tofu? **(Fisch)**

✗ ....

Ther.: „Isst er Schokolade? Nein. Schauen Sie mal, dort steht das richtige Wort."

Ther. zeigt rechts auf das vorgegebene Zielwort (**Eis**): „Also muss ‚Schokolade' weg, durchstreichen bitte. Und die beiden ersten Wörter tauschen immer den Platz. /er/ kommt nach vorne und wird jetzt *groß*geschrieben. /Isst/ kommt danach und wird jetzt *klein* geschrieben. Und *was* isst er? Das Wort kommt am Ende. Ich lese die Frage und Sie die Antwort."

Ther. liest jeweils die Frage, Pat. antwortet laut lesend mit Blick auf die artikulatorischen Hilfen von Ther.

Beispiel: WG 3 (4–5 Laute)

Ther.: Holt Dirk ~~Brötchen~~? **(Brot)**

Pat.: **Nein. Dirk holt Brot.**

Holt Dirk Briefmarken? **(Geld)**

✗ ....

Kauft Rolf Schwarzbrot? **(Toast)**

✗ ....

Kauft Rolf Kartoffeln? **(Lauch)**

✗ ....

Ther. verwenden Subjekte je nach individuellen artikulatorischen Möglichkeiten und biografischen Bezügen; sie können die Sprechapraxie-Dialoge gezielt schreiben, um Objektnamen zu wiederholen, Vornamen aus Familie und Freundeskreis oder bestimmte Anlaute einzuüben. Dabei ist zu beobachten, ob die Pat. den Wechsel zwischen verschiedenen Vornamen leisten können oder zunächst einen einheitlichen Aktanten benötigen. Für andere Pat. ist der Wechsel von Vornamen indiziert, um keinen neuen Automatismus zu prägen. Nicht bearbeitete Dialogfragen eignen sich gut als eigenständige schriftliche *häusliche Übung*. Auch können Pat. den Dialog mit einem partizipierenden Angehörigen nochmals zuhause gemeinsam mündlich durchführen (vgl. Kap. Transfer 6.4.2, 6.5.6, 6.6.6).

6.9 Therapieverlauf und Therapiestufen

Auf Grund der Schwere der Sprechapraxie ist das einzelheitliche Vorgehen, die Verwendung exemplarischer Koartikulationen und das Erarbeiten und artikulatorische Begleiten von einsilbigen Wörtern mit zunehmender Phonemanzahl zu Beginn der Therapie notwendig. In der *Basiskomponente Grundprogramm* gehen Ther. wie bei Lutz (2016, S. 17) in „3 Stufen vom Satzende zum Satzanfang" vor und berücksichtigen dabei zusätzlich die jeweilige Wortgruppe und Silbenanzahl. In der 2. Therapiestufe üben sprechapraktisch-aphasische Pat. im Gegensatz zu rein aphasischen Betroffenen zunächst einsilbige, anschließend zweisilbige Verben in der 3. Person Singular Präsens mit den in enger Kollokation folgenden Objektnamen. In der 3. Therapiestufe artikulieren Pat. schließlich vollständige Sätze mit Subjekt, Verb und Objekt in der 3. Person Präsens Singular. Anschließend üben sprechapraktisch-aphasische Pat. die 1. Person Singular Präsens ein, die artikulatorisch und syntaktisch einfacher sowie v.a. alltagsrelevanter ist als die im klassischen MODAK®-Vorgehen für rein aphasische Pat. vorgesehene 3. Person Perfekt Singular (vgl. Lutz, 2016, S. 17ff.). Nachdem zweisilbige Verben in der

3. Person Präsens sprechmotorisch möglich sind, kann die „Ich"-Form aufgebaut und mit ihr Pat. befähigt werden, präziser über die eigenen Handlungen, Gedanken und **Pläne, Wünsche und Bedürfnisse** zu sprechen. Danach bietet sich die 1. Person Plural Präsens an, die zu diesem Therapiezeitpunkt semantisch erfasst und erfolgreich von der in anderen Therapieverfahren ungünstig früh trainierten Infinitivform unterschieden werden kann. Anschließend sind auch „Du"-Form und Vergangenheitsformen ein kommunikativ wichtiges Therapieziel.

Dieser stufenweise Therapieverlauf beschränkt sich nicht nur auf die *Basiskomponente Grundprogramm,* sondern erstreckt sich auch auf *weitere Therapiekomponenten* wie z. B. auf die in Kapitel 6.8.2 beschriebenen Kommunikativen Sprechapraxie-Dialoge. Diese können mit einsilbigen, anschließend zweisilbigen Objektnamen begonnen werden, gezielt mit einsilbigen und zweisilbigen Verben in der 3. Pers. Präs. Sing. durchgeführt und später zum Einüben der 1. Pers. Präs. Sing. und weiterer Formen und Zeiten geschrieben werden, je nach artikulatorisch-syntaktischem Therapiestand der Pat.

Therapiestufen Grundprogramm: SpAT® in Kombination mit MODAK®

Einsilbige Objektnamen ***„kauft Eis"***
WG 1, WG 2, WG 3 (Artikel werden unbeachtet gelassen.)

↓

Zweisilbige Objektnamen ***„isst Kuchen"***
(Artikel werden zunächst unbeachtet gelassen; allmählich systematisch eingeführt.)

↓

Einsilbige Verben ***„isst Kuchen"***
3. Person Singular Präsens + Objektname

↓

Zweisilbige Verben ***„schneidet Torte"***
3. Person Singular Präsens + Objektname

↓

Subjekt ***„Er brät Eier." „Ein Mann brät Eier." „Frank brät Eier." „Ein Koch brät Eier."***
Er/Sie; Ein Mann/Eine Frau; Vorname; Beruf + Verb in 3. Pers. Sing. Präs. + Objektname

↓

Subjekt ***„Ich fahre Bus."***
„Ich" + Verb in 1. Person Singular Präsens + Objektname

↓

Zu einem späteren Zeitpunkt werden die Vergangenheitszeiten sowie die 2. Person Singular und die 1. Person Plural eingeführt, Satzergänzungen und Fragen erarbeitet (vgl. Lutz, 2016).

Während Ther. zu Therapiebeginn die Artikulation zunächst mit Lautgesten vollständig führen und mit Pat. parallel sprechen, reduzieren sie ihre Hilfen im Therapieverlauf allmählich individuell, z. B. auf die 1. Lautgeste jeder Silbe, auf die Lautgeste für An- *und* Auslaute, für initiale Konsonantencluster. Ther. schalten ihre begleitende Stimme so bald wie möglich leiser, schließlich aus und geben bei Bedarf korrektive verbale Hilfen. Mit zunehmender Automatisierung der Silben gelingt das *Cueing von Silben* bzw. der selbstständige Abruf von Silben aus dem Silbenspeicher bzw. *Mentalen Lexikon* beim evozierten Sprechen, in der Spontansprache und beim Lauten Lesen.

Sobald sich die Lautbildungs- und Synthesefähigkeiten verfeinern und sich die prosodische Steuerung automatisiert, nähert sich die Artikulation der Pat. immer mehr einem **natürlichen Sprechen** an. Phonematische Paraphasien und phonetische Abweichungen werden seltener, *intersilbische Pausen* kürzer und weniger hörbar, der Wortabruf gelingt unauffälliger. Pat. können auch mehrsilbige Wörter und Zahlen, bei günstigem Verlauf auch kurze Sätze wiederholen. Die Fähigkeit des lauten oder **inneren Nachsprechens** gehörter Informationen sichert das Verstehen und Abspeichern. Es kann zunehmend ein artikulatorischer „Feinschliff" erfolgen. Das Eigenhören und die taktil-kinästhetische Wahrnehmung (Selfmonitoring) verbessern sich, das Selbstkorrekturprogramm baut sich auf und der **artikulatorische Mut** wächst.

Angehörige berichten, dass sich Stimmklang und Sprechen wieder vertraut anhören.

Herr T.: „Meine Frau spricht wie früher, ich kann sie wieder hören."

Wie bereits erwähnt treten artikulatorisches Suchverhalten und Perseverationen bei schweren Sprechapraxien häufig später auf und sind dann als Therapiefortschritt zu deuten: Pat. probieren suchend, auf vorhandene Lautprogramme und Silben zuzugreifen und zeigen gelingende verbale Speicherfähigkeiten. Für Pat. mit hartnäckigen Perseverationen und Echolalien empfiehlt es sich, ihnen die DIALOG-Frage zusätzlich schriftsprachlich zu präsentieren; ggf. kann die „Ablenkerfrage" im DIALOG für eine gewisse Zeit entfallen und bei gebessertem Situationsverständnis, Sprachverständnis und Hemmfähigkeit wieder eingeführt werden, um dann doch eine dialogische Situation zu erreichen.

Therapiefortschritte zeigen sich auch in der Zunahme an nonverbalen Strategien wie Zeichnen und dem Einsatz von Gesten (vgl. Kap. 6.7.1, 6.7.2). Im Grundprogramm nehmen die Geschwindigkeit und Korrektheit der Reaktionen deutlich zu, z. B. beim Zeigen der Bilder und Zuordnen der Satzstreifen, da sich das Sprachverständnis und Lesesinnverständnis verbessert haben. So können allmählich auch semantisch nähere Situationsbilder für einen 4er-Block ausgewählt werden. Sprachproduktive orthographische Verbesserungen sind zu erkennen, wenn Pat. Zielwörter nicht mehr aus Buchstabenplättchen legen, sondern ganzheitlich erinnern und zunehmend spontan schreiben.

Deutliche Belege für sich reorganisierende sprechmotorische Prozesse zeigen sich im flüssigeren korrekten Parallelsprechen und der Fähigkeit, zunehmend komplexere einsilbige und zweisilbige Wörter mit weniger therapeutischen Hilfen „nachzusprechen", also im phonologischen Kurzzeitspeicher zwischenzuspeichern und nochmals eigenständig zu wiederholen. Die Wortfindung verbessert sich mit Hilfe gezielter semantisch-lexikalischer Transferübungen (vgl. Kap. 6.4.2, 6.5.6, 6.6.6): Pat. äußern spontan einsilbige, später mehrsilbige und zunehmend auch ungeübte Wörter in der TAGESSCHAU/WOCHENENDSCHAU, zu Zeitungsartikeln und Karikaturen. Es findet ein eigenständiger Wortabruf *vor* dem ANLAUF statt, ohne dass die Ther. zum „Benennen" auffordern müssen.

Im Verlauf der Therapie werden Pat. vor Beginn des ANLAUFs freilassend gefragt, ob ihnen schon etwas zu einem der Bilder einfällt, ob sie schon etwas erzählen können. Pat. aktivieren ihr semantisches System und ihr phonologisches Output-Lexikon, zeigen häufig auf das Detail, das sie versprachlichen möchten, suchen nach dem Eintrag in ihrem Lexikon und bitten ggf. um Hilfe bei der Programmierung der Sprechmotorik. Die SpAT®-Ther. können dann mit Hilfe der Lautgeste *(Lautgeste-Phonem-Kongruenz)* in die Silbe führen und das *Mentale Silbenlexikon* deblockieren. Gelingt der Abruf der Silbe bzw. mehrsilbiger Wörter, hat sich die silbische Verarbeitungsroute deutlich verbessert (vgl. Kap. 5.1).

Ther. erarbeiten in der zweiten Therapiestufe Verben und ermitteln verlaufsdiagnostisch *vor* dem Grundprogramm gezielt die aktuellen Wortfindungsfähigkeiten im Bereich Verben zu den Situationsbildern. Sie fragen: „Vielleicht können Sie auch erzählen, was die Person dort gerade *macht*? Was *tut* sie denn da mit ihren Händen eigentlich?" Allmählich treten Pat. in **willkürliche Suchprozesse nach Verben** ein, die sie bewusst konjugiert abrufen können. Der ANLAUF zu Verben wird von fortgeschrittenen Pat. deutlich schneller durchlaufen: Sie reagieren zügiger, ordnen die Satzstreifen rasch korrekt zu (gebessertes Lesesinnverständnis auf einfacher Satzebene), brauchen die Zielwörter nicht mehr aus Buchstabenplättchen zu legen und schreiben sie aus dem orthographischen Outputbuffer sofort selbstständig und immer korrekter auf. Auch im 8. ANLAUF-Schritt benötigen sie weniger Hilfen bei der artikulatorischen Erarbeitung. Daher wird das Zeichnen der dynamischen Mundbilder ab zweisilbigen Objektnamen nur noch für schwer zu artikulierende initiale Konsonantencluster benötigt, es entfällt in der Verbphase vollständig. Koartikulationsfähigkeit und Speicherfähigkeit verbessern sich und Pat. können sich häufiger erfolgreich selbst korrigieren, sowohl artikulatorisch als auch schriftlich.

Der artikulatorische Output im DIALOG weist immer seltener phonematische Paraphasien auf. Pat. ergänzen im DIALOG konjugiertes Verb *und* Objektnamen und vermögen anschließend ohne Grundprogramm im vollständigen Subjekt-Verb-Objekt-Satz mit Subjekten zu den Situationsbildern zu erzählen (3. Stufe des Grundprogramms).

Beispiel: Selbstständiges Erzählen zu den 4 Situationsbildern

Pat. mögen es sehr, sich eigenständig Vornamen für die abgebildeten Personen auszudenken. In der Subjekt-Phase können Ther. die beiden unbestimmten Artikel /ein/ und /eine/ einführen, deren Anwendung Pat. im Vergleich zur Auswahl zwischen *drei* verschiedenen bestimmten Artikeln /der, die, das/ deutlich leichter fällt.

„Maik isst Eis." oder: „Ein Mann isst Eis."

„Uli fährt Auto." oder: „Eine Frau fährt Auto."

Mit zunehmender artikulatorischer Verständlichkeit haben die sprechmotorischen Übungen allmählich begleitenden Charakter. Die Aphasietherapie tritt in den Vordergrund therapeutischer Bemühungen und Pat. üben, sich nun auch *differenzierter* auszudrücken. Gezielte alltagsrelevante semantisch-lexikalische Übungsanteile können in alle bereits dargestellten Therapietechniken einbezogen werden.

Beispiel: Lexikalisch präziseres Erarbeiten von Subjekten zu den Situationsbildern

Mit Hilfe der Situationsbilder können Berufsbezeichnungen mit passenden weiblich-männlichen Artikeln und Endungen erarbeitet werden.

„Eine Lehrerin schreibt Zahlen."
oder: „Eine Lehrerin schreibt eine Null, Zehn und Vier."

Die vier Bilder können Ausgangspunkt für weitere Transferübungen und *häusliche Übungen* zum Berufsleben der Pat. und anderen lexikalischen Übungen werden.

Beispiel: Wortgenerierungsübung zu einem Situationsbild

Auch lässt sich mit Pat. bei gebesserten artikulatorischen Fähigkeiten zu einem der Bilder nach erfolgtem DIALOG eine Wortgenerierungsübung anbieten. Pat. haben zum Bild /macht Sport/ die Aufgabe zu überlegen, welche Kleidung die Frau auf dem Crosstrainer trägt, welche Kleidung die Pat. selbst und die Ther. an diesem Tag tragen.

Unzählige *häusliche Übungen* zum Transfer lassen sich zu SpAT®-Situationsbildern entwickeln. Es bedarf nur therapeutischer Ideen.

Insgesamt nehmen spontansprachliche Äußerungen zu. Die Pat. sind verständlicher, semantisch-lexikalisch präziser und kommunikativ aktiver. Sie können auf ein reorganisiertes Lexikon und auf ein Repertoire an pragmatischen Reaktionsmöglichkeiten zugreifen. Sie setzen Strategien ein und ihre kommunikativen Fähigkeiten, ihr Mut und ihre Autonomie wachsen mit jeder Äußerung.

6.10 SpAT®-Therapie im Videotherapie-Format

Videotherapien (Teletherapien) haben sich seit März 2020 zu einem wichtigen Behandlungsformat in der sprachtherapeutischen Versorgung von Menschen nach Schlaganfällen entwickelt. Sie ermöglichten Pat. eine Anschlussbehandlung nach der Entlassung aus einer Klinik sowie Weiterbehandlungen bestehender ambulanter Therapieprozesse. In der Zeit epidemiebedingter Kontakteinschränkungen wurde deutlich, welche große Bedeutung vertraute Ther. für die betroffenen Personen haben. Insbesondere für alleinlebende Pat. ohne Familienanschluss waren sie emotional stabilisierende und tages- bzw. wochenstrukturierende Begegnungen, mitunter die einzigen kommunikativen Kontakte.

SpAT®-Therapien erweisen sich im Videotherapie-Format als gut durchführbar. Aufgrund der Kombination von visuellen, graphischen und verbalen Hilfen ist es Ther. möglich, auch über den Bildschirm Laute anzubahnen. Lautgesten spiegeln die wichtigsten Lauteigenschaften über den Monitor, Mundbilder können live vor den Augen der Pat. gezeichnet werden, entweder auf einem zu diesen gewandten Klemmbrett oder bei Bedarf mit Zusatzkamera. Die einfachen, kurzen Erklärungen (vH) zu den Lauteigenschaften sowie das korrektive Feedback und bei Bedarf Vorstellunghilfen unterstützen sehr. Im Gegensatz zu anderen Sprechapraxie-Therapieverfahren wie z. B. TAKTKIN®, die in erster Linie mit taktil-kinästhetischer Stimulation an den Artikulatoren der Pat. arbeiten, kommt die SpAT®-Therapie ohne taktile Hilfen aus, ein deutlicher Vorteil.

Bei strengsten Hygienevorschriften in Kliniken mit permanentem Tragen von FFP2-Masken in der Therapiesituation ist auch dort die Videotherapie die einzig mögliche Option, um Lautanbahnungen durchzuführen und das Sprechen von Wörtern zu reorganisieren: Die Artikulatoren der Behandelnden müssen aber für schwerst und schwer sprechapraktisch Betroffene sichtbar sein. Klinisch angestellte Ther. bestätigen jedoch auch, dass eine Vis-à-vis-Situation effektiver und weniger anstrengend ist.

Trotz gelungener technischer Umstellung auf das Videoformat zeigten sich erfahrungsgemäß die meisten Pat. erleichtert, als sie wieder in die Praxen zur Präsenztherapie kommen konnten. Die Überlegenheit von direkten menschlichen Begegnungen und direkter Kommunikation hat viele Facetten, die an dieser Stelle nicht näher ausgeführt werden können. Auch der zusätzliche Gewinn von Autonomie durch einen außerhäusigen Behandlungstermin und das möglichst eigenständige Erreichen der ambulanten Therapiestätte sollten nicht unterschätzt werden.

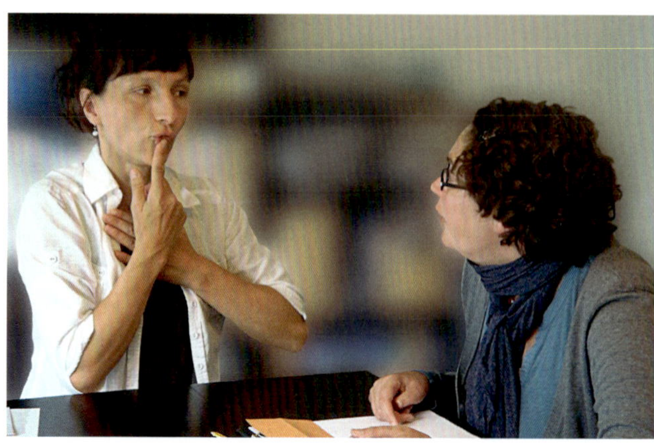

ABB. 72 *Therapiebeispiel: Lautgestenhilfe [v]*

Therapiebeispiele

7

Anhand von drei realen Therapiebeispielen aus der Praxis für Aphasietherapie Karen Lorenz lässt sich die therapeutische Umsetzung des SpAT®-Konzepts veranschaulichen. Es wird deutlich, wie systematisch und zugleich individuell jeder Therapieverlauf ist.

Eine vollständige Reorganisation der prämorbiden artikulatorischen und sprachlichen Fähigkeiten kann bei schwersten und schweren Sprechapraxien in Kombination mit Aphasien nicht erwartet werden. Ther., Pat. und Angehörige können hingegen gemeinsam große Verbesserungen der Sprachfunktionen, der alltäglichen Kommunikation und der Teilhabe am sozialen und kulturellen Leben erzielen – die therapeutischen Maßnahmen sind effektiv. Sie führen zu einer deutlichen Steigerung der Lebensqualität.

7.1 Beispiel 1

Frau F. erlitt bei der Geburt ihres ersten Kindes eine schwere linkshemisphärische intrakranielle Blutung in Folge einer Sinusthrombose. Nach erfolgter Notfallverlegung, Ventrikeldrainage, Entlastungstrepanation, überstandener Ventrikulitis und Tracheobronchitis konnte sie nach 7 Wochen in die Frühreha verlegt werden, tracheotomiert, ohne Sprechkanüle. Die Pat. überstand eine Lungenentzündung (verursacht durch multiresistente Pseudomonas-Stämme) und eine bakterielle Darminfektion. Nach 14 Wochen war es möglich, Frau F. mit reimplantierter Schädeldecke, ohne Magensonde, selbstständig gehend, mit rechtsseitiger Hemiparese des Beins und Arms, in die Anschlussrehabilitation zu entlassen. Die eingangs diagnostizierte „schwere motorisch führende Aphasie" mit „Stereotypien ma-ma-ma, la-la-la" persistierte bis zur Entlassung. Der Lebenspartner von Frau F. erhielt in einem der zahlreichen Arztgespräche die Diagnose, seine Frau werde „nicht wieder sprechen können."

Nach 6 Wochen weiterer Reha beschrieb dieses Rehazentrum im Abschlussbericht: „... erhebliche Einschränkungen der konzentrativen Leistungsfähigkeit und des Arbeitsgedächtnisses. Die schwere Aphasie besteht weiterhin in einem Ausmaß, dass nur Laute, jedoch keine Worte gebildet werden können." In keinem der Klinikberichte wurde eine sprechapraktische Diagnostik oder der Verdacht auf eine möglicherweise bestehende sprechapraktische Störung erwähnt.

Die ambulante Sprachtherapie in der Praxis für Aphasietherapie begann sechs Monate nach dem kritischen Ereignis mit hoher Frequenz (5mal pro Woche 60 Minuten). Familienangehörige und ein kleiner engagierter Freundeskreis ermöglichten die hohe Therapiefrequenz über viele Monate, bis Frau F. den Weg selbstständig mit öffentlichen Verkehrsmitteln bewältigen konnte. *Eine* Person begleitete Frau F. zur Praxis, während *eine weitere* das Baby betreute. Alle wichtigen Bezugspersonen partizipierten in regelmäßigen Abständen an Therapiesitzungen.

Frau F. versuchte, sich mittels prosodischer Variationen des *neologistischen Automatismus* „Olala" zu verständigen. Dabei verwendete sie kaum Gesten und zeigte keine schriftliche Wortfindung – ihre Kommunikationsfähigkeit war folglich maximal betroffen. Aufgrund depressiver Stimmungsanteile, verminderter Vigilanz sowie gelegentlicher Absencen konnte Frau F. die Artikulatoren d. Ther. zu Therapiebeginn nur eingeschränkt fokussieren. In der Überprüfung der lautbildungsrelevanten bukkofazialen Bewegungen waren leichte zungenparetische Symptome erkennbar, eine Mundastschwäche rechts, verlangsamte und suchende Bewegungsausführungen des Kiefers. Zusätzlich bestanden Sensibilitätseinschränkungen extra- und intraoral (Trigeminus). Lautbildungsfähigkeiten ließen sich nicht ermitteln, Frau F. zeigte diagnostisch nur inspiratorische Lautbildungsversuche. Eine Lautsynthesefähigkeit bestand nicht. Die Diagnose lautete daher: schwerste Sprechapraxie = schwerste Störung der einzelheitlichen und ganzheitlichen phonetischen Enkodierung.

Luftführung und Stimmgebung mussten kleinschrittig erlebbar gemacht und alle Laute mit ihren spezifischen Lauteigenschaften (Lautprogramme) systematisch wieder reorganisiert werden. Dabei offenbarten sich schwerwiegende Beeinträchtigungen in der parallelen Verarbeitung von Informationen. Die Artikulation eines Sprachlautes gelang nur gestaffelt in Einzelschritten (vgl. Kap. 2.7, 6.3). Die Lautsynthese bereitete Frau F. zunächst große Mühe, da sie die willkürliche exspiratorische Luftführung + Stimmgebung anstrengte. Nach dem ersten Phonem stoppte Frau F., um erneut einzuatmen. Die Koartikulationsfähigkeit konnte mit multimodalen Hilfen schließlich exemplarisch erreicht werden (vgl. Kap. 6.4.1). Die Verlangsamung der Artikulation hatte zur Folge, dass der phonologische Speicher schnell überlastet war und Frau F. über einen längeren Zeitraum nur drei Phoneme koartikulieren konnte und mit Wortmaterial der Wortgruppe 2 übte. Das Sprachverständnis der Patientin erholte sich im Vergleich zur Sprachproduktion deutlich besser.

Die rechte Hand zeigte sich ausgeprägt apraktisch, sodass zum Schreiben und zum Zeichnen (vgl. TAGESSCHAU) die Stifthaltung mit der linken Hand angebahnt und das Abschreiben zunächst geübt werden musste. Visuelle und graphematische Verarbeitungsrouten waren ebenfalls schwer gestört, Vokale konnten im ANLAUF über einen längeren Therapiezeitraum im Graphematischen Input-Buffer nicht kurzfristig gespeichert werden. Eine ausgeprägte Hemianopsie rechts erschwerte die räumliche Orientierung, auch auf dem Therapiematerial, sowie das Speichern von einsilbigen Objektnamen und das Lesesinn-Verstehen. Der Umgang mit Zahlen war vollständig ausgefallen. Frau F. benötigte im Alltag folglich maximale Hilfen ihrer Familie und in der Therapiesituation eine Erweiterung des MODAK®-Vorgehens um sprechmotorische Therapieanteile und nonverbale Strategien durch SpAT®.

Sobald die Lautsynthesefähigkeit stabiler wurde, begann die Kombination von SpAT® und MODAK®. Frau F. benötigte zunächst das Parallelsprechen mit Lautgesten d. Ther., konnte die zuvor artikulatorisch erarbeiteten Objektnamen im DIALOG dann mit initialer Lautgeste abrufen und schließlich zu den vier Situationsbildern *vor* dem ANLAUF gut verständliche, korrekte einsilbige Objektnamen selbstständig äußern. Die Pat. begann spontan ein- und zweisilbige Wörter in der TAGESSCHAU/WOCHENENDSCHAU zu sprechen, die sie anschließend entweder aus Buchstabenplättchen legte oder beginnend selbstständig schrieb. Die WOCHENENDSCHAU war lange Zeit fester Bestandteil der Begegnung am Montagmorgen und eine große Hilfe, um aktuell Erlebtes ausdrücken zu können. Wenn Frau F. aufgeregt war, begann sie im unvollständigen Telegrammstil zu erzählen, korrigierte sich mit Hilfe des internalisierten therapeutischen Feedbacks dann meist sofort, indem sie ihren Satz mit dem passenden Personalpronomen begann. Funktionswörter (Artikel und Präpositionen) wurden z. T. noch ausgelassen oder erfragt.

Frau F. überraschte immer wieder mit ungeübten Verben, z. B. „Ich faulenze.", oder „Ich chille.". Durch viele Gesprächsanlässe und artikulatorische Übungen benutzte sie die meisten Namen ihrer Familie. Im Verlauf der Therapie zeigten sich allmählich die typischen sprechapraktischen Suchbewegungen. Dann half ihr die Ther. mit einer verbalen Hilfe oder der Lautgeste des Anfangslautes ins Sprechen und Frau F. ärgerte sich darüber, dass sie das Wort nicht ohne Hilfe abrufen konnte. Die Tochter bemerkte zunehmend die Sprachprobleme ihrer Mutter und wurde daher spielerisch mit in die Therapie einbezogen. Frau F. wurde ermutigt, mit ihrem Kind Bilderbücher anzuschauen und gemeinsam einfache Wörter zu artikulieren. Frau F. artikulierte ein- und mehrsilbige Wörter auch zu Hause immer präziser. Das Silbenlexikon baute sich stetig weiter auf: Komposita, drei- und viersilbige, sogar englische Wörter konnten imitiert, zu Bildmaterial und vor allem auch in der Spontansprache geäußert werden. Ihre auditiven und taktil-kinästhetischen Rückmeldeprozesse verbesserten sich derart, dass sie gehörte Wörter häufig ohne Hilfen der Ther. oder Angehöriger imitieren üben konnte.

Beim STUFENSPRECHEN artikulierte Frau F. mit wenig Lautgestenunterstützung fast lautrein mit. Das STUFENSPRECHEN entwickelte sich zunehmend zum „Stufenlesen". Frau F. las Hauptwörter in Schlagzeilen allmählich selbstständiger. Mit Hilfe der Ther. konnte sie nun kurze Artikel aus der Zeitung und umgeschriebene vereinfachte Geschichten erfassen. Das Legen von S-V-O-Sätzen mit Ergänzung zu Zeitungsartikeln oder Karikaturen gelang sicherer und wurde nur noch zum Lauten Lesen genutzt.

Je älter ihre Tochter wurde, desto mehr wuchs Frau F.s Interesse am Schreiben: Sie stellte sich selbst *häusliche Übungen*, z. B. das Aufstöbern bekannter Wörter (Orthographisches Input-Lexikon) in den von ihr bevorzugten Illustrierten. Wörter, die sie dabei nicht selbstständig artikulieren konnte, erfragte sie und konnte diese dank des gebesserten *Selfmonitorings* mit ihren Angehörigen noch einmal gemeinsam wiederholen.

Beim Reihensprechen 1 übte Frau F., die Zahlen 1–20 relativ flüssig zu artikulieren, und sie nutzte ihre Hände zum leisen Zählen und Zeigen von Zahlen. Einfache Rechenoperationen, Addition und Subtraktion gelangen im Zahlenraum 1–100 mit visueller Unterstützung durch die geübte Strategie, sich selbst einen Zahlenstrahl aus Zehnerschritten zu notieren. Das auditive Verstehen von Zahlen blieb jedoch persistent schwer betroffen.

Frau F. verbesserte alle sprachlichen Modalitäten durch das Grundprogramm in der Objektphase (einsilbige Objektnamen, anschließend zweisilbige Objektnamen) sowie Verben in der 3. und schließlich 1. Person Präsens. STUFENSPRECHEN, *erweiterter DIALOG*, Übungen mit Zahlen, mit Geld, Kalender und Uhr, In-vivo-Training, TAGESSCHAU/WOCHENENDSCHAU sowie individuelle *häusliche Übungen* verbesserten die neurophysiologischen Prozesse der Sprachverarbeitung und -produktion zusätzlich.

Mit beeindruckender Ausdauer eroberte sich Frau F. mit der Unterstützung der Aphasie- und Sprechapraxie-Therapie nach MODAK® und SpAT® ihre sprechmotorischen und kommunikativen Fähigkeiten zurück. Die Aphasietherapie rückte in den Vordergrund, mit dem Ziel der semantisch-lexikalischen Elaboration, der Erarbeitung von Fragen und Perfekt-Strukturen.

Sieben Jahre nach der Hirnblutung zeigten sich noch immer deutliche, wichtige und messbare sprachliche Fortschritte. Die anfängliche schlechte Prognose erwies sich als Fehldiagnose.

Eine familiäre Krise bedeutete dann jedoch anhaltende emotionale Belastungen, führte zu sprechmotorischen Blockaden und insgesamt zu einer sprachlichen Plateaubildung. Kognitive Grenzen machen sich seitdem ebenfalls deutlich bemerkbar. Frau F. lebt wie viele einst schwerst betroffene Menschen nach Insult inzwischen mit enger Unterstützung ihrer Angehörigen ein relativ eigenständiges Leben.

Therapien strukturieren neben privaten Treffen ihre Woche. Regelmäßig oder im Intervall stattfindende sprachtherapeutische Sitzungen fördern, fordern und begleiten die Patientin und bei Bedarf auch ihre Angehörigen. Sprachtherapie hat im Sinne des bio-psycho-sozialen Modells von Krankheit und Gesundheit viele Aufgaben und Möglichkeiten: Restitution bestehender Fähigkeiten, Stabilisierung emotionaler Aspekte und Coping, aktive Ermutigung zur sozialen Teilhabe, begleitende Hilfen im Alltag (Schriftverkehr; Recherche), Anpassen und Training neuer Kompensations-Strategien. Sprachtherapie fördert, stützt und coacht.

7.2 Beispiel 2

Herr H. erlitt nach einem Mediateilinfarkt links laut Klinikbericht eine nichtklassifizierbare schwere Aphasie mit Tendenz zur Wernicke-Aphasie. Das Sprachverständnis zeigte sich sehr eingeschränkt. Die Spontansprache bestand aus einem unverständlichen Jargon und in der SpAT®-Diagnostik bestätigten sich schwere Einschränkungen lautbildungsrelevanter bukkofazialer Bewegungen sowie eine schwere Sprechapraxie beider phonetischer Enkodierungsrouten: Herr H. konnte bis auf die Vokale [a:] und [o:] nur die Konsonanten [m] und [l] imitieren, begleitet von einer auffälligen motorische Unruhe.

In der Überprüfung der Lautsynthesen wurden nur zwei Silben korrekt imitiert, [la:] und [ma:]. Die vermutlich prämorbid bereits bestehende und nun evtl. verstärkte Schwerhörigkeit schränkte die Wahrnehmung und Imitation von Einzellauten ein. Das reduzierte Blickfeld (Hemianopsie) verlangsamte zunächst die Hinwendung auf die Artikulatoren der Ther. (eingeschränkte Blickfokussierung). Herr H. hatte zu Therapiebeginn Mühe, seine Bewegungsimpulse zu hemmen und sich auf den kurzen, entscheidenden Moment des Zuhörens und Betrachtens zu konzentrieren. Er hatte das Bedürfnis, etwas auf dem Tisch oder im Raum zu ordnen, seinen Hausschuh am Fuß zurechtzurücken oder zum Telefon zu eilen, trotz Zuständigkeit seiner Frau. Viele verbale Hilfen waren nötig, um die Blickfokussierung allmählich zu verbessern und eine willkürliche Lautsynthesefähigkeit zu erreichen. Bald konnten die ersten Objektnamen der Wortgruppe 1 (VV, VK, KV) im MODAK®-ANLAUF artikulatorisch erarbeitet werden. Der Wortabruf gelang zunächst nur mit Unterstützung der Lautgesten und zusätzlicher verbaler Hilfen. Herr H. profitierte deutlich von den gezeichneten dynamischen Mundbildern beim Programmieren der Phonemfolgen.

Die gestörten neurophysiologischen Prozesse der Aktivierung, Hemmung und Parallelität zeigten sich in den ANLAUF-Schritten 1–7 deutlich. Beim Zeigen, Zuordnen und beim Legen von Wörtern benötigte Herr H. viel Hilfe. Die erforderlichen parallelen Verarbeitungsschritte strengten ihn an und der ANLAUF nahm viel Zeit in Anspruch. Die Handapraxie links erschwerte das Schreiben mit dieser ungewohnten Hand zusätzlich, sodass in den ersten Therapiemonaten der 6. ANLAUF-Schritt zunächst als ein reines *Abschreiben* ohne Vokal-Einsetzen erfolgte, auf Grund des schwachen visuellen Speicherns und der graphomotorischen Einschränkungen. So perseverierte Herr H. z. B. beim Einsetzen des Vokals über längere Zeit einen zuvor wahrgenommenen Konsonanten, häufig /s/ (gestörte Hemmung). Mit zunehmendem Sprachverständnis und dem Gefühl von Sicherheit im Handeln sowie verbesserter Blickfokussierung erreichte Herr H. insgesamt mehr Selbstkontrolle und die motorische Unruhe legte sich.

Im Verlauf der Therapie konnte er beim Betrachten der vier Bilder vor dem Beginn des ANLAUFS spontan Objektnamen äußern. Therapiefortschritte zeigten sich u. a. im Wortabruf verständlicher semantischer Paraphasien (vgl. Kap. 6.9). Der ANLAUF mit DIALOG konnte schneller durchgeführt werden als zu Beginn der Therapie, sodass in jeder Therapiesitzung noch genug Zeit blieb, für ein STUFENSPRECHEN zu einem der Situationsbilder oder für eine Übung zur Zahlenverarbeitung. Herr H. verbesserte sein Lesesinnverständnis und das Laute Lesen von Objektnamen in ausgesuchten Schlagzeilen und zu Fotos in der von ihm präferierten MOPO (Hamburger Morgenpost) zu interessanten Themen. Beim Hausbesuch am Montagnachmittag führte Ther. immer auch eine WOCHENENDSCHAU durch, in der Herr H. u. a. von seinen Speisen im Lieblingsrestaurant erzählte: „Fleisch", „Steak", „Bier – Null" (alkoholfreies Bier), „Reis" und „Eis" zum Dessert.

Auch die Arbeit mit Bons und Karikaturen sowie das Legen von Sätzen zu aktuellen Themen bereiteten Herrn H. viel Freude und förderten den Transfer geübter Zahlen und Wörter aus Wortgruppe 1–3, initialer Konsonantencluster und anschließend zweisilbiger Hauptwörter. Das Silbenlexikon baute sich auf und Herr H. konnte zunehmend Einzelwörter und kurze Subjekt-Verb-Objekt-Sätze spontan äußern und laut lesen. Er profitierte von korrektiven Hilfen (Lautgesten und verbalen Hilfen).

Nach dem Tod seiner Frau bedeutete die begleitende sprachtherapeutische Arbeit neben der Förderung und Erhaltung der Kommunikationsfähigkeit auch eine wichtige emotionale und soziale Unterstützung sowie eine nicht zu unterschätzende Alltagsstrukturierung. Herr H. fuhr einmal pro Woche mit öffentlichen Verkehrsmitteln in die Praxis (einziger Außentermin) und einmal pro Woche führte Ther. einen Hausbesuch durch, um eine möglichst alltagsnahe Kommunikation und Förderung anzubieten. Die vielfältigen, therapeutischen Anregungen (Einkaufspläne, Arbeit mit Terminen, Uhrzeiten und Geld, Urlaubsplanung, persönliche kommunikative Grammatikdialoge, Vorbereiten der Abholsituation einer Heilmittelverordnung beim Arzt; Umgang mit Telefonanrufen, Nachbarschaftskontakten, Streit mit und zwischen den Töchtern etc.) aktivierten Herrn H. und trugen mit dazu bei, dass er trotz des Schlaganfalls und seines hohen Alters (81) weiterhin autonom leben konnte.

7.3 Beispiel 3

Herr E. erlitt einen Mediainfarkt links mit den Folgen einer schweren Sprachstörung. Diese wurde in der AAT-Untersuchung/ALLOC während des Reha-Aufenthaltes als „Globale Aphasie“ klassifiziert. Im Abschlussbericht stand aufgrund der klinischen Beobachtung jedoch der „Verdacht auf Wernicke Aphasie“ und folgende Informationen waren notiert:

Der Tokentest war nicht durchführbar; der Patient war nicht ausreichend fokussiert, um die gestellte Frage wahrzunehmen; spontansprachlich bot der Patient einen phonematischen Jargon, wechselte stark ins Englische; die Produktion war überschießend; der Patient zeigte Störungsbewusstsein; Lautes Lesen gelang nicht; er konnte seinen Namen nicht schreiben; auch Zusammensetzen nach Diktat gelang nicht; die Benennleistung war fast aufgehoben, lediglich vereinzelte Farben konnten abgerufen werden; das auditive und das visuelle Sprachverständnis waren deutlich reduziert, das Lesesinnverständnis etwas besser erhalten. Im Verlauf der Reha-Maßnahme verbesserten sich Sprachverständnis, Schriftsprache und Benennen leicht, der Tokentest wurde in der Vergleichsdiagnostik erneut abgebrochen. Das Nachsprechen verbesserte sich nicht. (Auszug aus dem Reha-Bericht von Herrn E.; hier in Aufzählung, jedoch wörtlich übernommen und aus Datenschutzgründen ohne konkrete Punktwerte).

Frau E. meldete sich in der Praxis für Aphasietherapie, um eine ambulante Anschlussbehandlung nach der Rückkehr ihres Mannes aus der Reha zu verabreden. Kurz vor Weihnachten wurde ein Diagnostiktermin in der Praxis vereinbart; es bestand keine Mobilitätseinschränkung und die Familie wünschte sich möglichst viel Normalität. Am Tag vor der ersten Sitzung berichtete Frau E. jedoch am Telefon von einer schweren Depression ihres Mannes, der seit Tagen das Bett nicht mehr verlassen hatte. Die Ther. erkundigte sich nach der ärztlichen Betreuung und der bestehenden Medikation. Frau E. machte sich große Sorgen und bat um Hilfe. Die Ther. bot einen Hausbesuch an, erkundigte sich, welches Getränk ihr Mann bevorzuge und bestellte daraufhin Herrn E. ihren Gruß und Wunsch, mit ihm ebenfalls einen Cappuccino am Tisch zu trinken. Es war ein intuitiver Versuch, Herrn E. ihre feste Absicht zu vermitteln, mit ihm als Geschäftsmann einen verbindlichen Termin zu verabreden und nach einem Willkommensgetränk sprachtherapeutisch arbeiten zu wollen. Die Ther. konnte Frau E. kein Versprechen auf Erfolg geben, hoffte aber darauf, Vertrauen schaffen und Zuversicht wecken zu können.

Frau E. hieß die Ther. am Folgetag gemeinsam mit Tochter und Enkelkind in ihrem Haus willkommen. Herr E. kam ihr mit deutlicher Skepsis, depressiver Mimik und Körperhaltung entgegen. Wie selbstverständlich gab er ihr die Hand. Sie setzten sich an den Tisch, Frau E. brachte den Cappuccino und die Ther. redete offen über ihre Absicht, seine Sprache verbessern zu wollen und zunächst herausfinden zu müssen, welche Wünsche er habe. Die Ther. zeichnete die Symbole der vier Modalitäten der Sprache auf: Verstehen (Ohr), Lesen (Buch), Schreiben (Stift) und Sprechen (Mund) und erklärte, dass Sprache aus diesen vier Fähigkeiten (Modalitäten) bestünde. Sie fragte Herrn E., welche ihm wichtig sei, welche er mit ihr verbessern wollte. Er zeigte auf den Mund; dann auf das Buch und auf den Stift. Die Ther. befragte unmittelbar darauf auch seine Frau nach *ihren* Wünschen und Frau E. zeigte auf alle Modalitäten und deutete besonders auf das Ohr. Ihr Mann verstünde sie häufig nicht und es gäbe Streit. Herr E. reagierte unmittelbar in wütendem Tonfall und zunehmender Lautstärke: Es wurde klar, dass er seiner Frau mitteilte, nur *sie* verstände ihn nicht, obwohl er doch klar sagte, was er wollte.

Seine Sprache bestand dabei aus englischen Redeanteilen, die sich mit z.T. neologistischen und teilweise verständlichen deutschen Wörtern abwechselten. Die Ther. meldete ihm zurück, auch nicht jedes Wort zu verstehen, da ihr Englisch nicht so gut sei wie seines. Er schaute erstaunt. Die Ther. schrieb ihm das soeben vernommene englische Wort „places“ und das ihr unverständliche deutsch klingende Wort „Hastei“ auf. Sie fragte ihn, ob er das nochmal vorlesen könne und notierte augenblicklich die Lautfolgen vor seinen Augen. Dann verdeutlichte die Ther. Herrn E. mit Hilfe einer Zeichnung, dass er im Kopf eine Fülle intakter Sprache hätte, diese auf dem Weg zum Mund jedoch gestört, abgelenkt und mitunter unbemerkt und ungewollt in eine andere Sprache übersetzt würde, sodass er damit für alle unverständlich sei.

Herr E. konnte nur schwer zuhören, sprach mehrfach zeitgleich mit der Ther. Sie stoppte ihn schließlich gestisch und mittels Berührung am Arm. Sie bat ihn, ihr jetzt zuzuhören, das sei wichtig. Er schaute sie erstaunt an. Die Ther. zeigte auf die Zeichnung, in deren Sprechblase sich das englische Wort und der Neologismus befanden, die nicht der Redeabsicht des Gehirns entsprachen. Zugewandt erklärte sie dem Pat. das Phänomen der Diskonnektionen von Modalitäten:

„Sie denken das Richtige, sie wollen *das* hier sprechen und aus Ihrem Mund kommt etwas ganz Anderes, das versteht Ihre Frau nicht, Ihre Tochter nicht und ich auch nicht. Und Sie bemerken es nicht. Sie hören sich nicht, während Sie sprechen. Das ist bei vielen Menschen nach dem Schlaganfall so.“

Herr E. erwiderte etwas Unverständliches in englischer Prosodie. Die Ther. meldete zurück: „Sie sprechen jetzt wieder Englisch." Herr E.: „Me? Can't be." Sie antwortete: „Yes, you speak English, now I speak English too. Und jetzt bleiben wir im Deutschen, das kann ich besser."

Herr E. zeigte erstaunt auf die Sprechblase und hob fragend seine Stimme, äußerte neologistische Wörter, die die Ther. mit einem Nicken bejahte.

„Genau, das haben Sie gesprochen, aber Sie wollten eigentlich sagen, dass Sie wütend sind, Ihre Frau Sie nicht verstehe und Sie ein normales Leben führen möchten."

Herr E. bestätigte das gestisch und mimisch. Die Ther. erklärte ihm ihr Therapievorgehen:

„Ich mache Ihnen jetzt etwas vor und Sie versuchen das Gleiche wie ich. Ich möchte, dass Ihr Mund nichts anderes macht. Sie gucken genau auf meinen Mund."

Herr E. begann englische Wörter abzurufen, die der Ther. und Frau E. nicht bekannt waren. Die Ther. unterbrach Herrn E. verbal und gestisch und zeigte auf ihren Mund.

„Schauen Sie mal, *hier* passiert etwas, und Sie machen das Gleiche. Ganz leise. Es ist nur eine Bewegung. Wie mit dem Arm. Jetzt macht der Mund etwas. Ganz leise."

Die Ther. begann mit dem 1. Teil der SpAT®-Diagnostik, mit der Imitation der lautbildungsrelevanten bukkofazialen Bewegungen und nutzte diese zugleich als Therapieeinstieg in den Aufbau von Blickfokussierung, Imitationsfähigkeit und Selbstwahrnehmung.

Herrn E.s primäre Problematik lag in seinem stark beeinträchtigten *Selfmonitoring*. Seine auditiven und taktil-kinästhetischen Rückmeldeprozesse sprangen nicht an und gaben keinerlei Rückmeldung über seine sprachlichen Äußerungen. Aufgrund der Parallelitätsproblematik konnte er nur senden und sich nicht zugleich hören. Seine gestörte Hemmung führte zu ungebremster, unwillkürlicher Artikulation. Aus diesem Grund fühlte er sich unverstanden, isoliert, wütend und frustriert.

Die Ther. bahnte den Vokal [a:] an; dabei benötigte Herr E. jedoch zahlreiche SpAT®-Hilfen. Nachdem sie das Phonem einmal mit Lautgestenbegleitung vorsprach, zeichnete die Ther. das Mundbild auf. Dabei übte Herr E., seine Sprachproduktion zu stoppen. Er musste leise zuschauen, zuhören und anschließend aufmerksam auf die entstehende Zeichnung blicken. Unmittelbar danach forderte die Ther. ihn zum gemeinsamen Artikulieren auf. Da Herr E. den Mund nicht imitatorisch öffnen konnte, sondern ungehemmt neologistisch redete, setzte die Ther. die Mundlampe zur Evozierung der Kieferöffnung ein und Herr E. stellte das Sprechen sofort ein.

Dabei nutzte die Ther. die Situation, um eine intraorale Inspektion durchzuführen. Nach einer erneuten Aufforderung gelang die Kieferöffnung ohne Mundlampe und Herr E. konnte beim Öffnen und Schließen seine Sprachproduktion hemmen.

Die willkürliche Stimmgebung zum [a:] gelang jedoch anschließend noch nicht zeitgleich mit der Kieferöffnung (Parallelitätsproblematik), sodass die Ther. nun die verbale Hilfe gab: „Lauter, jetzt üben wir *einen* Laut [a:]. Ich höre gar nichts. Frau E. hören *Sie* einen Laut?" Frau E. verneinte kopfschüttelnd. Herr E. schaute erstaunt. Die Ther. präsentierte ihm ihren geöffneten Mund und klopfte mit ihrer rechten flachen Hand auf ihr Brustbein, um die Stimmgebung dort im Resonanzraum zu verdeutlichen. Dabei phonierte die Ther. erneut [a:] und forderte Herrn E. zur Imitation auf. Herr E. öffnete ebenfalls den Mund und nach kurzer Verzögerung gelang ihm nun zusätzlich die Stimmgebung. Die Ther. gab sofort positive Rückmeldung und sie wiederholten gemeinsam das Phonem [a:], begleitet von der Lautgeste. Herr E. wirkte angestrengt und zugleich erstaunt – es schien, als ob er seine Sprachproduktion soeben zum ersten Mal bewusst wahrgenommen hätte.

Die Ther. erklärte ihm die Symptome der Sprechapraxie als Programmierungsstörung und als fehlende Kommunikation zwischen Gehirn und Mund. Dabei malte sie ihm das Bild eines Computers auf, der ohne Software nicht nutzbar ist (s. Definition). Als Chef einer international agierenden Firma mit täglichem PC-Gebrauch schien Herr E. die Problematik über die Zeichnung zu erfassen. Nachdem die Ther. der Familie ihr geplantes Vorgehen zur Reorganisation der Artikulations-Software verdeutlichte, arbeitete sie mit Herrn E. noch mit Schlagzeilen aus dem Wirtschaftsteil des Hamburger Abendblatts. Anschließend einigten sie sich auf einen Folgetermin kurz nach Weihnachten in der Praxis und verabschiedeten sich.

Die Therapie konnte wie geplant nach den Feiertagen ambulant stattfinden und Herr E. erhielt zu Beginn 4mal pro Woche 60 Minuten Sprachtherapie. Der unbewusste Sprachenswitch zwischen Englisch und Deutsch wurde therapeutisch mehrfach gespiegelt und nahm schnell ab. Herr E. zeigte eine flüssige, aber zumeist phonologisch und phonetisch entstellte Sprachproduktion. Die Therapie begann mit der Verbesserung der einzelheitlichen Enkodierungsroute und des *Selfmonitorings*, das sich allmählich entwickelte. Herr E. übte die willkürliche Programmierung artikulatorischer Lautparameter und forderte die zunächst verweigerte Blickfokussierung vermehrt eigenaktiv ein. Alle Vokale und Konsonanten wurden systematisch einzelheitlich angebahnt und in exemplarischen Lautsynthesen eingeübt. Der Patient kniff zu Therapiebeginn die Augen zu, während er sich auf die Steuerung der Lautsynthese mit erforderlicher Kieferöffnung konzentrierte [o:ɐ]. Das gleichzeitige Schauen auf die Artikulatoren d. Ther. und die eigene Programmierung der Artikulationsbefehle fielen ihm sehr schwer. Auch die willkürliche Zungenhebung konnte nach einem kurzen Blick auf die Zunge der Ther. zunächst nur mit geschlossenen Augen imitiert werden. Es bestand zusätzlich zur Apraxie eine Hypoglossusparese. In kommunikativ eingebetteten Kontexten sowie im ANLAUF wurden die einsilbigen Objektnamen der Wortgruppe 1 in allen Modalitäten geübt. Die Verschlusslösung aller Plosive konnte nur stimmhaft silbisch mit Semantik bzw. Graphemplättchen gebildet werden: z. B. [ge:], [ka:], [te:], [da:] oder [du:]. In finaler Position fiel sie leichter, z. B. bei Objektnamen in Wortgruppe 2 (/fährt Boot/, /sucht Weg/).

Die ganzheitliche Phonetische Enkodierung reorganisierte sich schnell, sodass Herr E. häufig spontan mehrsilbige, gut verständliche Hauptwörter und Verben mit zunehmend korrekter Morphologie äußerte. Dabei traten viele phonematische Paraphasien auf. Bei hohem Sprechtempo nahm der Anteil unverständlicher Äußerungen zu. Prosodische Auffälligkeiten sowie Sprechanstrengung waren zunächst nicht zu bemerken. Mit zunehmender auditiver und taktil-kinästhetischer Selbstkontrolle versuchte sich Herr E. willentlich selbst zu korrigieren und das Sprechen wurde für ihn anstrengend.

Die Spontansprache wies allmählich längere verständliche Redeanteile auf: „Inseln störungsfreien Sprechens", sodass Herr E. im Alltag für Außenstehende mitunter unauffällig und eloquent wirkte. Die immer wieder auftretenden neologistischen Wörter und Sätze nahm er im Therapieverlauf zunehmend selbst wahr. Mit Hilfe der deutlich gebesserten einzelheitlichen Enkodierung wurde es Herrn E. möglich, die phonematischen Paraphasien im DIALOG, beim Lauten Lesen und in der spontanen Rede mit Hilfe der Ther. und allmählich auch von Familienangehörigen zu korrigieren, mit denen er das Zielwort noch einmal nachsprechend übte.

Herr E. reflektierte schließlich seinen Therapieverlauf:

„Es ist wunderbar. Bei mir baut sich alles wieder auf. Es geht nur aufwärts."

Er entdeckte zudem seine bereits im Kindesalter vorhandenen Zeichentalente wieder, entfacht in TAGESSCHAUEN/WOCHENENDSCHAUEN und *häuslichen Übungen*. Seine Frau unterstützte ihn, organisierte ihm Malunterricht; die Acrylmalerei wurde zur tagesfüllenden Passion. Mental anstrengend waren für ihn jedoch zunehmende physische Schmerzen im rechten Arm, der operierten Schulter, in der rechten Hand und im rechten Oberschenkel, die sich unmittelbar begrenzend auf Konzentration, Sprachrezeption und -produktion auswirkten. Die kommunikativen Fähigkeiten blieben insgesamt situations- und tagesformabhängig schwankend. Herrn E.s hohe Ansprüche an sich und seine Umwelt sowie mitunter ungehemmte verbale Attacken belasteten Partnerschaft und Familienleben. Während der Corona-Krise zog er sich weitgehend in sein Atelier zurück und die Sprachtherapie wurde im Einvernehmen beendet.

Mit großer Freude erlebte die Ther. dann seine mutige, emotionale und für alle ausreichend verständliche Rede, gehalten vor Familie, Freundeskreis und ehemaligen Geschäftspartnern, auf der Vernissage seiner ersten Bilderausstellung.

8 Angehörige und soziales Umfeld

Personen mit engem familiären oder persönlichen Verhältnis zum Menschen mit Aphasie und Sprechapraxie sind als „Angehörige" stets auch „Mitbetroffene" (vgl. Kap. 1). Die plötzlich eingetretenen Schwierigkeiten in der Interaktion verunsichern Partner und Partnerinnen, Eltern, Kinder und Enkel, Freundes- und Bekanntenkreis, Nachbarschaft und Kollegium. Sie alle sind damit konfrontiert, ihr zuvor routiniertes kommunikatives Verhalten umzustellen und anzupassen, wollen sie weiterhin in Kontakt bleiben. Dabei können Sprachther. Unterstützung bieten. Angehörige sind optimalerweise Teil der sprachtherapeutischen Intervention, um die stets reziproke Kommunikationsfähigkeit zu ermöglichen und allmählich zu optimieren.

Die häufig verwendete Begrifflichkeit „Angehörigenarbeit" ist überdenkenswert: impliziert sie doch unweigerlich einseitige Interventionen und vermittelt Assoziationen von verpflichtender und anstrengender Arbeit mit Angehörigen. Betrachtet man die Rückmeldung vieler Angehöriger, scheint der übliche Umgang mit ihnen wenig zielführend im Sinne der WHO-Vorgaben und Übereinkünfte: Mitbetroffene berichten, aus Diagnostik und Therapieeinheiten vollständig ausgeschlossen zu sein, erzählen davon, keine Ansprechpersonen zu finden. Sie erleben, dass ihre Fragen unerwünscht sind, werden auf Abschlussberichte verwiesen, die jedoch aufgrund verwendeter Fachtermini weder Aufklärung noch Hilfe bedeuten. Vielen Lebenspartnern und -partnerinnen wurde nur knapp und zudem im Beisein der Betroffenen mitgeteilt, dass eine Lautsprache nicht mehr erreicht werden könne und sie sich damit abzufinden hätten.

Im Therapiekonzept SpAT® stehen Therapierende und Angehörige im reziproken Austausch, mit dem Ziel bestmöglicher individueller Verbesserungen der Mitteilungsfähigkeit zwischen Betroffenen und ihrem nahen und weiteren sozialen Umfeld. Angehörige werden eingeladen, am Therapieprozess zu partizipieren. Wie bereits in Kapitel 3.4.1 und 5.1 erläutert, ist es empfehlenswert, eine relevante lebensbegleitende Person bereits in der Diagnostiksitzung und allmählich alle wichtigen Kontakte am Therapieprozess teilnehmen zu lassen, ihnen Rat zu geben und sie gezielt in dialogische Übungen einzubeziehen. Sie profitieren davon, die Reaktionen des vertrauten Menschen zu beobachten und den therapeutischen Umgang mit aphasisch-sprechapraktischen Symptomen und Blockaden kennenzulernen. Therapierende wiederum haben die Möglichkeit, die Pat. in ihren kommunikativen Reaktionen gegenüber nahestehenden Personen zu erleben, hilfreiche und hinderliche Kontextfaktoren zu erfahren. Gleichzeitig geben Angehörige den Therapierenden wichtige Rückmeldungen über den aktuellen Stand sprachlicher und nonverbaler Ausdrucksmöglichkeiten in alltäglichen Situationen.

Die Erfahrungen aus der Therapiepraxis zeigen eine deutliche Diversität in den Bedürfnissen von Angehörigen: Die Lebenssituationen unterscheiden sich sehr, die vorhandenen Ressourcen und bestehenden Belastungen sind nicht homogen.

Individuelle Gespräche über Fähigkeiten, Einschränkungen und Bedürfnisse der Pat., über Bedürfnisse der Angehörigen und Therapieziele sind indiziert. Unterstützend wirkt dabei ein wertschätzendes, achtsames und von Empathie getragenes Miteinander. Die meisten Personen des näheren und weiteren sozialen Umfelds zeigen ein fachliches Interesse und Bedürfnis danach, die Sprachstörung Aphasie und die ihnen vollständig unbekannte sprechmotorische Planungsstörung Sprechapraxie zu verstehen.

Durch allgemeine „Beratungsvorträge" und „Aufklärungsbögen" können Kliniken und Praxen diesen individuellen Anliegen nur bedingt gerecht werden.

Ebenso differenziert ist auch der Umgang mit dem *häuslichen Üben* zu betrachten: So individuell wie die Sprach- und Sprechstörung der Betroffenen und ihre Lebenssituationen sind, so individuell muss auch das *häusliche Üben* gestaltet werden. Die konzeptuellen Grundlagen zum Angebot und der Durchführung des *häuslichen Übens* sowie der Übungsfrequenz und der vielfältigen Transfermöglichkeiten wurden in den Kapiteln 5.4, 6.4.2, 6.5.6 und 6.6.6 detailliert dargestellt und erläutert. Ziel der häuslichen Tätigkeit ist es, das Interesse am Umgang mit Sprache auf allen Ebenen zu fördern, Kommunikationsanlässe zwischen Betroffenen und Angehörigen zu schaffen sowie Mut zu machen, im Alltag mit den noch begrenzten, aber sich entwickelnden sprachlichen Fähigkeiten umzugehen.

Ambulanten Praxen mit Klientel aus allen Altersklassen ist eine erhöhte Sensibilität bei der Verwendung von Begriffen angeraten:

Zunächst einmal wird der aus dem Schulalter abgeleitete Terminus „Hausaufgaben" bzw. „Therapeutische Hausaufgaben" besser durch den neutralen Begriff *häusliche Übung* ersetzt, um einer Infantilisierung von Erwachsenen vorzubeugen. Auch ist die Verwendung von Kindermaterialien, Vergleiche mit Kindertherapien oder der Sprachentwicklung von Kindern zu vermeiden. Betroffene entwickeln schnell Schuldgefühle, wenn sie eine Aufgabe nicht erledigt haben oder erledigen konnten. Daher ist es notwendig, immer wieder darauf hinzuweisen, dass sie ein freiwilliges Angebot darstellen zum selbstbestimmten individuellen Wiederholen und weiterführenden Transfer in den Alltag. Sie bieten zugleich die Möglichkeit zur Beschäftigung in der freien Zeit.

Partner bzw. Partnerinnen sollten niemals selbstverständlich als Co-Ther. in Anspruch genommen werden; sie sind in Folge des Insults durch vielfältige organisatorische Aufgaben sehr beansprucht. Eine weitere Rollenverpflichtung überfordert häufig, sowohl zeitlich als auch emotional. Zudem sind Angehörige selten didaktisch vorgebildet, sodass die Motivation gemeinsamen Übens auf beiden Seiten rasch abnimmt und Konflikte entstehen.

Häufig lassen sich weitere Angehörige finden, die an relevanten Therapieeinheiten partizipieren, in Transfermöglichkeiten eingeführt werden und sprachliche Strukturen/Äußerungen auch zuhause unterstützen und in die Alltagssprache integrieren können. Nach der funktionellen Erarbeitung und kommunikativen Einbettung von Äußerungen in der Therapiestunde üben die Betroffenen diese in ausgesuchten Situationen mit Familienangehörigen oder einem Freundeskreis im Gespräch gezielt ein.

Angehörige müssen manchmal in ihrer wohlgemeinten ehrgeizigen Hilfsbereitschaft gebremst werden. *Häusliches Üben* ist nur sinnvoll, wenn es an eine intrinsische Motivation der betroffenen Person anknüpft. Diese ist nicht durch Nachdruck zu erreichen. Auch ist es hilfreich, beide Beteiligten immer wieder daran zu erinnern, dass Erholung und freie Zeit zur Gestaltung gemeinsamer schöner Unternehmungen Priorität haben sollten.

Manche Angehörige arbeiten sich kompetent in relevante Lautgesten ein und unterstützen damit den therapeutischen Prozess: Sie können die korrekte Ausführung einer Lautgeste in der Therapiestunde beobachten und im Einverständnis mit der betroffenen Person erlernen, um diese auch im Alltag in ein verabredetes Zielwort „hineinzubegleiten", also zu deblockieren. Voraussetzung für das gemeinsame Üben bzw. Wiederholen eines Phonems oder später Objektnamens ist das wechselseitige Einverständnis der betroffenen Person und der Begleitperson. Z. B. fragt d. Ther. Herrn I.: „Herr I., können Sie sich vorstellen, dass Sie dieses neue Geräusch mit Ihrer Frau noch einmal zu Hause üben? Einmal am Tag?" Dabei ist aus Erfahrung eine Bandbreite an Reaktionen möglich: Ehrliches, ablehnendes Kopfschütteln mit erschrockener Mimik genauso wie ein liebevoller Blick und Händereichen zur Partnerin. Anschließend sollte die Angehörige gefragt werden, ob *sie* bereit ist, mit ihrem Partner zu Hause einmal locker mit Lautgestenhilfe zu üben.

Ther. können die verbalen Hilfen zur Lautbildung für die Angehörigen neben das in der Therapiestunde gezeichnete dynamische Mundbild schreiben. Es ist auch möglich, das Foto der Lautgeste bzw. der ersten Lautfolgen farbig ausgedruckt dazu zu kleben. Einige Pat. können den Laut zu Hause anhand der gezeichneten Mundbilder selbstständig üben und später auch erste Lautsynthesen vom Blatt „ablesend" artikulieren. Diese Mundbild- Phonem-Konversion sollte jedoch nicht erwartet werden.

Problematisch ist das *häusliche artikulatorische Üben* als reines Nachsprechtraining: Es ist unbedingt auf die Gefahr neuer Automatismen hinzuweisen, die bei schwer Betroffenen durch hochfrequente Wiederholungen eines Lautes, Wortes oder Satzes ausgelöst werden können (vgl. Kap. 5.4). Daher sollten Ther. in Abhängigkeit von der Perseverationstendenz der Person, der Therapiefrequenz und den Angehörigen abwägen, ob ein *häusliches Artikulationstraining* förderlich ist. Wie bereits in Kapitel 6.6.6 vorgeschlagen, können bei einer höheren Therapiefrequenz von 3–5 x pro Woche zu Beginn der Therapie *häusliche artikulatorische Übungen* unterbleiben und Pat. und ihren Angehörigen stattdessen andere sprachliche Übungsmöglichkeiten zur Verfügung gestellt werden (vgl. Kap. 6.4.2, 6.6.6).

Die zur Unterstützung des Transfers und kommunikativer Autonomie entwickelten *häuslichen Übungen* können vielgestaltig sein:

- Suchen von Fotos u. a. zu dem jeweiligen Thema der Therapiestunde
- Recherchieren (Atlas, Handy, Internet) zu einem Detail des Therapiethemas
- Klären einer Frage (vgl. Therapeutisches Fragezeichen)
- Anlegen eines Terminkalenders und gemeinsame Absprachen
- Legen von Namen, Orten u. a. relevanten Wörtern aus Buchstabenplättchen (Anagramme)

- Zeichnen und Schreiben von Schlüsselwörtern = TAGESSCHAU/WOCHENEND-SCHAU
- Legen, Kleben, Lesen von Sätzen
- Lesen-/Vorlesenlassen von Schlagzeilen
- Aktivierung eines Gesprächs zu einem Familienereignis, einer Schlagzeile, zu Nachrichten, aktuellem Weltgeschehen
- Artikulation von Uhrzeiten und Wetterdaten
- Verbale und nonverbale Spiele mit Kindern/Enkeln oder Freundeskreis
- Gezielte Ausflüge (in den Park, in eine Ausstellung, ins Kino, zur Aphasie-Selbsthilfe)
- E-Mails, Nachrichten schreiben / Einladung einer Person aus dem Freundeskreis

Häusliche Übungen sind folglich sehr individuell auf die jeweilige sprachliche und artikulatorische Fähigkeit und ihr Förderziel sowie auf die Lebenswirklichkeit der Personen zugeschnitten.

Was können Angehörige und soziales Umfeld tun?

Die herausfordernde wichtige Aufgabe von Angehörigen und dem sozialen Umfeld besteht darin, der betroffenen Person ihr echtes Interesse am Kontakt zu vermitteln, ihre prämorbid entstandene persönliche Beziehung aufrechtzuerhalten *und* neu zu gestalten. Therapierende können Betroffenen und Angehörigen dafür Hinweise geben und kommunikationsfördernde und sprachfreie Aktivitäten vorschlagen: Familie und Freundeskreis unterstützen die Autonomie der neurologisch betroffenen Person so weit wie möglich und ermutigen sie, die begrenzten, aber sich entwickelnden sprachlichen und artikulatorischen Fähigkeiten einzusetzen, z. B. beim gemeinsamen Einkaufen, Kochen, Organisieren von Terminen, beim Planen einer autonomen Mobilität selbstständigeren Wohnens, bei gemeinsamen Ausflügen, Reisen und anderen freudvollen Erlebnissen.

Ärzte und Ärztinnen sowie die ebenfalls im klinischen Alltag arbeitenden Berufe haben häufig nur geringe Erfahrungswerte über die sprachliche und biografische Weiterentwicklung der von ihnen betreuten Patienten und Patientinnen. Sie tun gut daran, keine vorzeitigen Prognosen zu äußern, sondern sich Zeit zu nehmen für die Angehörigen, ihnen zuzuhören, ihre Fragen zu beantworten und sie individuell zu unterstützen – also „Stütze" zu sein.

Alle begleitenden Berufe sollten Schuldgefühlen bei Betroffenen und Angehörigen vorbeugen, die nicht selten durch Äußerungen uninformierter Außenstehender und durch eine einseitig anmutende Berichterstattung in den Medien entstehen: Man müsse nur ehrgeizig üben, um die Sprachstörung zu überwinden. Die Darstellungen von Erfolgsgeschichten Betroffener, die angeblich infolge ihres „eisernen" Willens und durch intensives Üben ihre Sprache wiederhergestellt haben, entsprechen nicht der therapeutischen Realität schwerst und schwer betroffener Familien. Der Aufklärung des sozialen Umfeldes über die in den Kapiteln 1 und 2 dargestellten Bedingungshintergründe von Aphasie in Kombination mit Sprechapraxie wird daher eine wichtige Aufgabe zuteil.

Die von Karen Lorenz gemeinsam mit dem Deutschen Bundesverband für akademische Sprachtherapie und Logopädie (dbs e.V., 2021) veröffentlichte Informationsbroschüre „Sprechapraxie bei Erwachsenen. Informationen für Betroffene, Angehörige und therapeutisch-medizinische Berufe" stellt einen Überblick über die Pathologie von Sprechapraxien in Kombination mit Aphasien sowie Diagnostik- und Therapieverfahren dar. Sie zeigt Möglichkeiten auf, wie alle an der Kommunikation beteiligten Menschen aktive Unterstützung bieten können:

- indem sie ausreichend Zeit, Ruhe und Aufmerksamkeit bieten (Stehenbleiben oder Hinsetzen, direkt Anschauen, keine Störgeräusche wie TV, Radio, Nebengespräche)
- indem sie geduldig rückmelden, wenn das Sprechen nicht verständlich war
- indem sie die Redeabsicht hinter den unverständlichen Wörtern zu erahnen versuchen und nachfragen: „Meinst Du / Meinen Sie ...?"
- durch das Angebot von Papier und Stift, um ein Zielwort, Thema, Uhrzeiten, Daten, Namen aufzuschreiben und Missverständnisse aufzuklären bzw. ihnen vorzubeugen
- durch das Angebot, eine Skizze zu zeichnen, ggf. gemeinsam anzufertigen, wenn das Schreiben nicht möglich ist (bei zusätzlicher Aphasie)
- durch die Bereitstellung von Material wie z. B. Kalender, Fotos, Atlas (besonders bei zusätzlich bestehender Aphasie)
- durch das Angebot, Gesten einzusetzen (z. B., um Zahlen, Wochentage, Monate mit den Fingern zu demonstrieren)
- durch die unmittelbare Rückmeldung, das Anliegen verstanden zu haben.

(dbs e.V., 2021; Text Lorenz)

Ziel jeder Kommunikation sollten der inhaltliche Konsens und ein gelungener Austausch von Bedürfnissen, Meinungen und Informationen sein. Sobald es zu einer wechselseitigen Übereinstimmung kommen konnte, möchten viele Betroffene die zuvor undeutlichen Äußerungen nicht nochmals übend wiederholen. Für Angehörige ist es ratsam, die Beziehungsebene nicht zu verlassen und zu belasten, sondern die übende Rolle gerne an Sprachther. abzugeben.

8.1 Erfahrungsberichte von Angehörigen

Um den Rahmen dieses Buches nicht zu sprengen, sind an dieser Stelle nur *drei* Erfahrungsberichte bzw. Rückmeldungen von Angehörigen über ihre veränderte Lebenssituation und über ihre Rolle im sprachtherapeutischen Prozess zu lesen. Die Schilderungen sprechen für sich und bedürfen keiner Kommentierung.

Das Leben unserer Tochter (damals 39 Jahre) und der ganzen Familie änderte sich von einem auf den anderen Tag. Zuerst die Ungewissheit, ob sie es überlebt und danach: Wie wird ihr und unser Leben? Sie hat zum Glück überlebt! Aber sie ist einseitig gelähmt und kann nicht sprechen. Und dann standen wir wie im Nebel in einer Menschenmenge. Was machen? Wohin sollen wir gehen? Wir hatten noch das Pech, dass es in Corona-Zeiten passierte. Alle Türen waren geschlossen und wir standen unwissend da. Nach und nach kämpften wir uns durch und wir haben langsam rausbekommen, wie unser Weg aussehen wird. Dieses hatten wir aber durch Kontakte/Tipps von Ärzten, Therapeuten und vielen anderen Menschen bekommen. Es gab welche, die nur ihren Job machten und welche, die mit Herz mitgemacht haben. Dafür sind wir allen sehr dankbar. Unsere Tochter, die früher einen guten Job hatte, war im Büro und privat sehr präsent. Sie hatte sehr viel gelesen und diskutierte viel. Plötzlich nicht sprechen, nicht lesen und auch teilweise nicht verstehen, war für sie das schlimmste. Wir bekamen einen Tipp, Logopädie zu machen (...), die sich auf so Patienten wie unsere Tochter spezialisiert. Wir hatten großes Glück, da aufgenommen zu werden. Da hatten wir einiges erklärt bekommen und verstehen können, wie sich ein Mensch in so Fällen fühlt. Gelernt, dass Geduld das Wichtigste ist, dass es nur mit kleinen Schritten nach vorn gehen kann. In der Familie kümmert sich jeder nicht nur um sie, sondern auch um die anderen Familienmitglieder. Wenn alle zusammen an einem Strang ziehen, wird sie Erfolg haben. Man darf nie aufhören zu kämpfen. Man muss ihr mehr zutrauen, auch wenn es einfacher ist, selbst zu machen. Man soll sie aussprechen lassen (auch wenn keine Wörter kommen) durch Gesten, durch Zeichnungen. Sie darf sich nicht sicher sein, dass wir sie einfach so verstehen und muss Wege suchen, wie sie uns und den anderen ihren Gedanken klar machen kann. Man darf sie nicht verzweifeln lassen, sondern sie immer wieder ermuntern weiterzumachen. Beispiele bringen, wo sie erfolgreich war. Man muss ihr vermitteln, dass sie nicht alleine kämpft, dass es für uns auch nicht einfach ist und dass wir den Weg gemeinsam gehen und immer da sein werden, wenn sie uns braucht.

Wichtig: Für Partner Auszeiten zu organisieren, so dass man von der Pflege wegkommt und was anderes macht. Das hilft, sich zu beruhigen, Gedanken einordnen und Kraft tanken.

Erfahrungsbericht von Rita Rilling, Hamburg, 2023

Vor 9 Jahren ist unser Familienleben innerhalb nur eines Tages vor gänzlich neue Herausforderungen gestellt worden. Meine Frau hat im Alter von nur 50 Jahren eine Hirnblutung erlitten. Diese Hirnblutung führte zu einer Hemiparese auf der rechten Körperseite und einem völligen Verlust des Sprachzentrums. Eine Kommunikation war danach nur noch per Mimik und Gestik möglich ... ein bisschen wie bei den „Montagsmalern", nur nicht so lustig. Die zeitnah begleitende Logopädie hatte zum Inhalt, meiner Frau die Artikulation einzelner Buchstaben zu ermöglichen. Durch einen Hinweis der damaligen Logopädin sind wir auf Frau Lorenz aufmerksam geworden. Das folgende Analysegespräch gab uns neuen Mut und die Kraft, diesen durchaus herausfordernden Weg (...) gemeinsam zu gehen. Auch nach jahrelangen Therapiestunden und zweimaligen Intensivwochen pro Jahr (...) haben meine Frau und ich die Hoffnung nicht aufgegeben und arbeiten im Alltag täglich und mit viel Freude an einer Verbesserung der Situation. Diese gemeinsame Arbeit beinhaltet im Wesentlichen das situative Sprechen von kurzen Wörtern. Das ist zum Beispiel die Nennung von Kleidungsstücken beim morgendlichen Anziehen oder der Wunsch nach Kaffee/Tee/Saft/Brot/Ei/Lachs beim Frühstück. Darüber hinaus kann meine Frau von sich erzählen mit „ich", Wochentage und Uhrzeiten mitteilen, alle Familienmitglieder und den Hund mit Namen ansprechen und sie scheut sich nicht, mit einem freundlichen „Hallo" an das Telefon zu gehen. Bei allen Herausforderungen im Alltag sind wir unserem Grundsatz immer treu geblieben. Wir schauen stets positiv nach vorne und versuchen die Stärken zu stärken und die Schwächen zu akzeptieren. Wir feiern alle sprachlichen Erfolge und sind glücklich, dass wir füreinander da sein dürfen.

Erfahrungsbericht von Michael Schröder, Bielefeld 2022

Durch die Intensivtherapie kam eine Erkenntnis, was noch alles bei meinem Mann möglich ist und die Steigerung war klar ersichtlich. Dadurch war der Patient entsprechend motivierter und nicht deprimiert.

Video-Therapien waren zwar sehr nützlich, jedoch die Vor-Ort-Therapien wesentlich effektiver. Meiner Erfahrung nach muss man auf den Patienten, seine Interessen und seinen Bildungsstand persönlich eingehen. Man darf die Patienten nicht auf die intellektuelle Stufe eines Kindergartenkindes stellen – solange das Verständnis vorhanden ist. Das Interesse zu sprechen muss geweckt und dieser Fluss nicht limitiert werden durch zu großen Fokus auf die Theorie.

Es ist wichtig, sich mit den Interessen des Patienten auseinanderzusetzen und ihn daher nicht müde zu machen. Die Lernfähigkeit wird eindeutig und nicht überraschend am effektivsten durch Freude am Unterricht geweckt.

Korrekturen des Therapeuten werden als besonders wichtig empfunden, da sonst falsche Angewohnheiten einstudiert werden und bleiben. Es geht nicht nur darum, die tägliche Verständigung zu erleichtern, sondern auch um richtige Artikulation.

Ich empfinde die Partizipation der Angehörigen als äußerst wichtig, um die Möglichkeiten des Patienten besser zu erkennen und diese auch im Alltag zu wiederholen. Des Weiteren ermöglicht die Partizipation der Angehörigen, dem Therapeuten persönliche Eigenschaften des Patienten zu vermitteln und somit eine individuelle, auf den Patienten eingehende Therapie zu gestalten.

Wichtig ist es, längere Therapiepausen zu vermeiden, da sonst sehr rasch wieder Rückschritte zu bemerken sind. Die Aufgabe des Therapeuten sollte sein, den Patienten zu motivieren und seinen Ehrgeiz zu stimulieren, auch selbst an seiner Sprache zu arbeiten. Einmal in der Woche Klavierunterricht ohne entsprechende Übung bis zur nächsten Stunde ist genau so wenig effektiv, wie nur 1 x pro Woche Sprachtherapie ohne Motivierung zur Übung. Natürlich hängt alles vom Potential und der Persönlichkeit des Patienten ab, auf das sich der Therapeut auch einstellen sollte. Dazu können die Angehörigen beitragen.

Etwas habe ich an unserer Beobachtung der Logopädiestunden vergessen: die Erwartungshaltung der Therapeuten. Man muss alles erwarten und nicht eingeschränkte Ziele haben, sondern über das Ziel schießen.

You reach for the stars to land on the moon.

Rückmeldungen von Vera K., Wien 2022

9 Evaluation

Ziel jeder sprachtherapeutischen Intervention sind Therapiefortschritte: Therapierende engagieren sich für die Verbesserung der kommunikativen Fähigkeiten ihrer Klientinnen und Klienten. Sie sind und fühlen sich verpflichtet, Ziele, Vorgehen und Ergebnisse offenzulegen und nachzuweisen.

9.1 Evaluation, Evidenz und Testgütekriterien

Beginnend mit der Anamnese und Diagnostik führen die Behandelnden eine therapiebegleitende **Qualitätsüberprüfung** ihrer Maßnahmen durch: Sie dokumentieren jede Therapieeinheit in praxisinternen Dokumentationsbögen (manuell oder digital), führen Zwischendiagnostiken, Teamsitzungen, Supervisionen durch und legen in ärztlichen Zwischenberichten Rechenschaft über erreichte oder nicht erreichte Therapieziele ab **(Evaluation).** Auch über die Beendigung der Therapie gilt es anhand qualitativer und quantitativer diagnostischer Verfahren zu entscheiden, *„wenn keine weiteren Lernfortschritte mehr festgestellt werden können und auch die Möglichkeiten der Optimierung der Kommunikation ausgeschöpft sind"* (Aphasie Suisse, 2006).

Die berufliche Tätigkeit von Sprachtherapeutinnen und -therapeuten reicht häufig weit über die eigentliche Behandlungszeit hinaus: Gespräche mit Angehörigen, interdisziplinärer Austausch und notwendige Telefonate mit verordnenden Praxen, eine individuelle Vor- und Nachbereitungszeit, fachliche Recherche und Weiterbildung benötigen zusätzliche Zeit.

Kohler, Kohmäscher und Starke (2022) beschreiben den umfassenden Tätigkeitsbereich und die Praxis der funktionierenden Qualitätskontrolle ambulant arbeitender Sprachtherapeutinnen und -therapeuten treffend und würdigend. Sie geben der **internen Evidenz (therapeutische Expertise)** neben der **externen Evidenz (forschungsbasierte Evidenz)** einen gewichtigen Platz. Die Forderungen der **evidenzbasierten Medizin** nach Wirksamkeitsstudien einer therapeutischen Intervention sind verständlich, gehen jedoch z.Z. noch von *„idealen, künstlichen Bedingungen"* aus (Kohler, Kohmäscher, Starke, 2022, S. 108). Autor und Autorinnen fordern zurecht eine zunehmende Beachtung von Einzelfallstudien. *„Durch die Komplexität der Praxis ist aus unserer Sicht mindestens eine Einzelfallorientierung bei der Erbringung von Wirksamkeitsnachweisen notwendig."*

Der Anspruch eines standardisierten Vorgehens scheint mit den Grundsätzen der WHO/ICF nach ganzheitlicher Auffassung von Gesundheit und Individualisierung nur bedingt möglich zu sein: Zwischen den Ebenen (Funktionen, Aktivitäten, Partizipation und Kontextfaktoren) gibt es erwünschte wechselseitige Beeinflussungen. Eine individuelle Behandlung weist biografisch relevante Therapieanteile auf (z. B. semantisch-lexikalische Favorisierungen des Therapiematerials, den Einsatz persönlicher Namen, persönliche Vorstellungshilfen u. a.).

Persönliche Fähigkeiten, Reaktionen und Einschränkungen erfordern spezifische Hilfen und auch emotionale Unterstützungen, um den gewünschten Therapiefortschritt zu ermöglichen. Die Therapierenden selbst stellen keine homogenen Persönlichkeiten dar. Aus Sicht der Forschung wurden Subjektivität und Individualität des Einzelfalles jedoch häufig als Nachteil formuliert. Die Ergebnisse von Einzelfallstudien im Rahmen von universitär professionell begleiteten Abschlussarbeiten werden zudem bisher erfahrungsgemäß kaum genutzt und wie alle Studien mit kleinen Stichprobengrößen unter 20 Patienten pro Gruppe wegen geringer methodischer Qualität abgewertet, da sie keine *„statistisch belastbaren Aussagen"* liefern (vgl. Breitenstein & Baumgärtner, 2017). Kohler, Kohmäscher und Starke (2022) betonen hingegen das **Potential von Einzelfallstudien**, die mit qualitativen oder kontrolliert-quantitativen Studien individuelle Therapieverläufe erfassen und mit zunehmender Anzahl von Fällen (z. B. im Rahmen einer Versorgungsforschung) verallgemeinerbare Aussagen über Wirkzusammenhänge belegen können. In der Literatur werden Einzelfallstudien klar abgegrenzt in entweder qualitative (Fragebögen, Interviews, Gesprächsformen) oder quantitative Einzelfallstudien (kontrollierte Messungen) .

Für sprachtherapeutische Praxen und auch Kliniken ist die Durchführung von **kontrollierten Einzelfallstudien** im Berufsalltag jedoch nicht leistbar, ohne zeitintensive externe Unterstützung bzw. wissenschaftliche Anbindung bei Probandenrekrutierung, Studiendesign, Signifikanzprüfung, grafischer Darstellung der Ergebnisse. Auch die Evaluation einer neuen Therapiemethode oder einer Diagnostik kann im Praxisalltag nur mittels Fallstudien nicht homogener Probanden und Probandinnen erfolgen. Hinzu stellen sich Praktizierende die Frage, ob sie schwer betroffenen Personen eine für Studienzwecke notwendige mehrstündige, z. T. sich über mehrere Therapietage erstreckende Datenerhebung zumuten möchten und können, anstatt ihnen möglichst rasch therapeutische Hilfestellungen anzubieten. Die geforderten randomisierten Studien mit Vorliegen einer unbehandelten Kontrollgruppe sind bei schweren Störungen mit dringendem Therapiebedarf ethisch problematisch und für Therapierende im direkten Kontakt mit Angehörigen und ihrem Leid nicht erstrebenswert.

Bei ausgeprägten kombinierten Störungen wie Aphasie + Sprechapraxie ist es schwer, die **quantitativen Testgütekriterien** Reliabilität, Objektivität, Validität zu erfüllen, aufgrund häufig nicht eindeutiger differentialdiagnostischer Abgrenzbarkeit zwischen aphasischen und sprechapraktischen, dysarthrischen und sprechapraktischen sowie kognitiven Störungen (Arbeitsgedächtnis/Rehearsal), Wahrnehmungsbeeinträchtigungen (visuell, auditiv, taktil-kinästhetisch) und affektiven Aspekten.

Zur Eichung einer Diagnostik würden Testdaten an einer möglichst großen, repräsentativen Stichprobe unter standardisierten Bedingungen erhoben. Die Realität zeigt, dass Cut-off-Werte (Schwellenwerte) selbst bei international anerkannten Tests korrigierend angepasst werden.

Wie bereits in den Kapiteln 2.14 und 3 dargestellt, existiert derzeit *keine* standardisierte Sprechapraxie-Diagnostik.

9.2 SpAT® und MODAK® – Möglichkeiten der Qualitätskontrolle

Eine differenziertere Diskussion zur Evidenz kann an dieser Stelle nicht geführt werden. Zusammenfassend soll betont werden, dass die Entwicklung von Diagnostik/Screenings im Sinne einer Förderdiagnostik sowie innovativer und praxisrelevanter Therapien weder gebremst noch gescheut, sondern im Gegenteil gefördert werden sollte.

In diesem Teilkapitel wird die SpAT®-Diagnostik im Hinblick auf die Erfüllung der Testgütekriterien erläutert und es werden Vorschläge zu Qualitätskontrollen und Wirksamkeitsmessungen des Therapiekonzepts SpAT® in Kombination mit MODAK® anhand detaillierter Beobachtungen (Erfassungen) aufgezeigt (vgl. Kap. 3.4, diagnostische Fragen). Mit Hilfe dieser können qualitative Beobachtungen durchgeführt, die in diesem Buch aufgestellten Hypothesen nachvollzogen, überprüft und abgeleitet werden. Durch quantitative Datenerhebungen in Vergleichsdiagnostiken lassen sich Therapiefortschritte überprüfen und numerisch leicht darstellen. In Kooperation mit Hochschulen und anderen Forschungseinrichtungen können evidenzbasierte Forschungsdesigns entwickelt werden.

SpAT®-Diagnostik und Testgütekriterien

Sensitivität: Wahrscheinlichkeit, eine Person/Personengruppe mit Krankheit korrekt zu identifizieren.

- Die *SpAT®-Diagnostik, SpAT®-Kurzdiagnostik* und *Erweiterte Diagnostik* identifizieren Personen mit sprechmotorischen Beeinträchtigungen; sie ermöglichen mit hoher Wahrscheinlichkeit die Identifikation der Störung der einzelheitlichen und ganzheitlichen phonetischen Enkodierungsroute (Levelt-Modell) unter Berücksichtigung kognitiver und wahrnehmungsbedingter Begleitstörungen (*Rehearsal;* Verlangsamung).
- Gesunde Sprecher und Sprecherinnen zeigen vollständig unauffällige Leistungen, können alle Einzellaute und Silben korrekt parallel und nachsprechen. Personen mit eingeschränkten Leistungen in den SpAT®-Diagnostiken sind eindeutig therapiebedürftig (Sensitivität).

Validität: Die Gültigkeit einer Messung: Die Methode misst tatsächlich das, was sie messen soll.

- Die *SpAT®-Diagnostik* misst die einzelheitliche phonetische Enkodierungsroute sowie die „einfachste" silbische phonetische Enkodierungsroute mit einsilbigen Realwörtern, Lautverbindungen VV, KV, VK.
- Die *SpAT®-Kurzdiagnostik* sowie die *Erweiterte Diagnostik* untersuchen die silbische Enkodierung von einsilbigen Realwörtern mit zunehmend komplexerer Silbenstruktur (Wortgruppe 1–3) sowie von zweisilbigen Realwörtern mit einfacher und beginnend komplexerer Silbenstruktur.

Objektivität: Unabhängigkeit; die Methode ist von den beteiligten Personen unabhängig, sodass alle Untersuchenden mit der untersuchten Person zum identischen Ergebnis kommen.

- Durch eine genaue Durchführungsanleitung kann die SpAT®-Diagnostik objektiv durchgeführt werden; es kann von einer hohen Beurteiler-Reliabilität ausgegangen werden (Objektivität).

Reliabilität: Zuverlässigkeit/Genauigkeit von Messungen; bei wiederholter Durchführung werden gleiche Ergebnisse erzielt.

- Eine wiederholte Durchführung ist möglich und zeigt erneut nicht einheitliche sprechapraktisch und aphasisch bedingte inkonstante Ergebnisse oder dysarthrisch bedingte konstante Ergebnisse. Eine *unmittelbare* Wiederholung eines Tests ist jedoch bei allen Aphasie-Diagnostiken und Sprechapraxie-Diagnostiken aus Gründen von Überlastung sowie v.a. aufgrund von verzerrenden Lerneffekten nicht sinnvoll.

Qualitative Erfassungen durch die SpAT®-Diagnostiken:

Können angebahnte Laute in der SpAT®-Vergleichsdiagnostik parallel oder nachgesprochen werden? Hat sich die Fähigkeit zum zeitlich verzögerten „Nachsprechen" verändert, verbessert – und wie? Können ungeübte Laute und Wörter parallel bzw. nachgesprochen werden (Transfereffekte)? Können komplexere Wörter parallel bzw. nachgesprochen werden; ist eine andere Wortgruppe möglich? Welche Laute werden lautrein bzw. deutlicher artikuliert? Zeigen sich Veränderungen hinsichtlich der Artikulationsarten oder Artikulationsorte? Zeigen sich gelingende Selbstkorrekturen? Hat sich die Blickfokussierung verändert/verbessert? Zeigt sich die Hemmung von Automatismen gebessert? Treten weniger Perseverationen auf? Bemerken Pat. ihre Perseverationen? Sind veränderte Reaktionen erkennbar (Zufriedenheit, Freude, Stolz, Stress, Sekundärsymptome)? Zeigen Pat. Selbstkorrekturen und welche?

Weitere qualitative Erfassungen:

Sind die Verbesserungen auch beim Lauten Lesen in Schlagzeilen nachweisbar? Können Pat. geübte Wörter/Koartikulationen in einem STUFENSPRECHEN, in einer Schlagzeile laut lesen? Können Pat. geübte Wörter/Koartikulationen zu unbekanntem Bildmaterial *vor* dem MODAK®-ANLAUF äußern? Werden geübte Wörter/Koartikulationen zu einer Schlagzeile, Foto, in der TAGESSCHAU/WOCHENENDSCHAU u.a. selbstständig geäußert? Zeigen sich Verbesserungen (Ziellaute und Zielwörter) in der Spontansprache? Setzen Pat. geübte kommunikative Strategien ein und welche? Setzen Pat. eigene kompensatorische Strategien erfolgreich ein?

Quantitative Messungen durch die SpAT®-Diagnostiken:

Hat die Anzahl der korrekt imitierten Laute und Silben/Wörter insgesamt zugenommen? Zeigen sich gebesserte Leistungen in bestimmten Bereichen (Artikulationsorte/Artikulationsarten/Wortgruppen)? Kann die Diagnostik in kürzerer

Zeit durchgeführt werden; haben die Artikulationsgeschwindigkeit und Belastbarkeit zugenommen? Kann die Diagnostik vollständig durchgeführt werden? Hat die Anzahl der Selbstkorrekturen zugenommen? Treten weniger phonetische und phonematische Symptome auf? Hat die Anzahl korrekter komplexerer Silben zugenommen (Wortgruppen/Zweisilber)? Hat die Anzahl korrekter parallel gesprochener Laute bzw. Silben zugenommen? Hat die Anzahl korrekter nachgesprochener Laute bzw. Silben zugenommen? Können Pat. mehr ungeübte Silben korrekt parallel bzw. nachsprechen?

Quantitative Messungen durch das Grundprogramm MODAK® + SpAT®: ANLAUF + DIALOG

- Das Stundenprotokoll des Grundprogramms MODAK® + SpAT® erfasst die Reaktionen der Pat. Es kann zu qualitativen und quantitativen Auswertungen genutzt werden.
- Mit Hilfe der Dokumentationsbögen verwendeter Situationsbilder (Liste s. QR-Code) lässt sich ermitteln, in welcher Wortgruppe die Pat. seit wann und mit welchem Material übten.

Zeigt sich das Verstehen von Handlungsaufforderungen (Situationsverständnis) gebessert? Können Pat. im MODAK®-ANLAUF die Situationsbilder häufiger korrekt zeigen (Sprachverständnis)? Gelingt es schneller? Gelingt das Zuordnen der Satzstreifen häufiger korrekt (Lesesinnverständnis)? Gelingt es schneller? Können Pat. zuvor gesehene Objektnamen sicherer als Anagramm legen (Schritt 5), sich den entfernten Vokal merken, das Zielwort korrekt aus dem orthographischen Speicher abrufen? Können Pat. den Objektnamen im 5. ANLAUF-Schritt direkt ganzheitlich schreiben? Können Pat. *vor* dem MODAK®-ANLAUF geübte Objektnamen zu unbekanntem Bildmaterial selbstständig ganzheitlich schreiben? Hat die Anzahl evozierter korrekt artikulierter Äußerungen im DIALOG zugenommen? Zeigen Pat. im DIALOG erfolgreiche Selbstkorrekturen? Können Pat. im 8. ANLAUF-Schritt die erarbeiteten Zielwörter in der Wiederholung häufiger selbstständig mit Lautgestenbegleitung artikulieren bzw. ohne begleitende Stimme der Ther.? Sind im 8. ANLAUF-Schritt bzw. im DIALOG weniger Lautgesten nötig zur Deblockierung bzw. nur noch initiale Lautgesten oder finale Lautgesten oder keine Lautgesten? Nimmt die Notwendigkeit zur stimmhaften Deblockierung + initialer Lautgeste im DIALOG ab?

Weitere quantitative Messungen:

Nimmt die Anzahl spontansprachlicher Äußerungen, verständlicher verbaler Äußerungen insgesamt zu? Hat die Menge eigenaktiver kommunikativer Äußerungen zugenommen (inkl. nonverbaler)? Erreichen Pat. häufiger ihre intendierten kommunikativen Absichten? Nutzen Pat. das Zeichnen und andere geübte Strategien eigenaktiv in der Stunde? Berichten Angehörige von evozierbaren oder spontanen geübten Wörtern? Berichten Angehörige von neuen ungeübten spontanen Äußerungen? Verwenden Pat. geübte Strategien eigenaktiv im Alltag?

Das Konzept SpAT® wird von Lorenz seit 2010/2011 in zwei- bis dreitägigen Fortbildungen im deutschsprachigen Raum vermittelt. Inzwischen sind über 2000 Therapierende in Deutschland, Österreich, der Schweiz und Luxemburg nach Abschluss ihrer Berufsausbildung weitergebildet worden. Die unzähligen Rückmeldungen von Therapierenden aus Kliniken und Praxen bilden einerseits ihre Arbeitsrealität ab und zugleich stellen ihre sehr positiven Bewertungen der Umsetzung der erlernten Diagnostik und des Therapievorgehens eine Evaluationsmöglichkeit des Therapiekonzeptes SpAT® dar, so wie auch die Evaluationsergebnisse der SpAT®-Seminare. Im Rahmen dieser 3. Buchauflage ist es jedoch leider nicht möglich, diese zu veröffentlichen.

9.3 Evaluation durch Studien

In diesem Kapitel werden die bisher bekannten Einzelfallstudien zu SpAT® im Überblick beschrieben.

Einzelfallstudie von Thoma (2016)

Thoma untersuchte die Wirksamkeit des Therapiekonzeptes SpAT® in Kombination mit MODAK® in einer empirischen Einzelfalluntersuchung im Rahmen ihrer Bachelorarbeit (2016). Im Design A-B-A (Diagnostik-Interventionsphase-Diagnostik) erhielt ein 59jähriger Proband mit Sprechapraxie und globaler Aphasie 16 Therapieeinheiten à 45 Minuten in vier Wochen. Diese Therapiephase fand zehn Monate nach dem kritischen Ereignis statt. Sie bestand aus den Therapiebausteinen Phonemanbahnungen, Koartikulationsübungen, Kombination mit dem MODAK®-ANLAUF, Arbeit mit Zeitungen und Zahlen, STUFENSPRECHEN und TAGESSCHAU. Frau Thoma führte eine vergleichende SpAT®-Diagnostik sowie eine Vor- und Nachtestung mit Hilfe einer selbsterstellten Wortliste einsilbiger Substantive durch.

Der Vergleich zeigte, dass sich der Patient durch die vierwöchige Behandlung beim Nachsprechen von Einzellauten um 17 % verbesserte, beim Nachsprechen von Wörtern (mit KV-, VV-, VK-Struktur) um 9 % sowie beim Nachsprechen von Wörtern mit KVV- und KVK-Struktur um 22,5 % (Thoma, 2016, S. 45).

Die Nachsprechleistung komplexerer einsilbiger Wörter (KVKK- und KVVK-Struktur) stieg um 25 %. Thoma konnte ebenfalls Generalisierungseffekte auf ungeübte Wörter mit vergleichbarer Silbenstruktur nachweisen (20 % mehr richtige Items). Die phonetischen Fehler reduzierten sich um 10 % bei ungeübten Wörtern mit KVK- und KVV-Struktur und um 16,5 % bei ungeübten Wörtern mit KVVK- und KVKK-Struktur. Die phonologischen Fähigkeiten nahmen im Nachsprechen ungeübter Wörter (KVKK- und KVVK-Struktur) von 12,5 % auf 42 % korrekt artikulierter Items zu (Thoma, 2016, S. 49).

Aufgrund der kleinen Stichprobe musste eine reine visuelle Analyse erfolgen und auf ein statistisches Auswertungsverfahren wurde verzichtet. Die Studie zeigt, dass auch qualitative artikulatorische Therapiefortschritte durch die SpAT®-Therapie erreicht wurden: Weniger Frikative wurden fehlgebildet und Frikativierungen in finaler Wortposition traten in der Nachtestung um 9% weniger auf. Thomas Proband wurde aufgrund der Testung mittels der Hierarchischen Wortlisten (Liepold/Ziegler/Brendel, 2003) als mit „schwerer Sprechapraxie" eingestuft. Er konnte dennoch in der Eingangsdiagnostik (SpAT®-*Diagnostik Lautbildung*) bereits 58% der Einzellaute und 58% der Lautsynthesen (SpAT®-*Diagnostik Lautsynthese*) korrekt zeitlich verzögert nachsprechen, sodass nach der Schweregradeinteilung von SpAT® keine schwere, sondern eine „mittelgradige Sprechapraxie" diagnostiziert worden wäre (vgl. Lorenz, 2023, Kap. 2.6, 3.4.4, 3.4.5). Thoma weist im Fazit ihrer Bachelorarbeit korrekt darauf hin, dass SpAT® in Kombination mit MODAK® für schwerer betroffene Personen nach Insult entwickelt wurde (Thoma, 2016, S. 61).

Gewertet wurden in Thomas Studie nur die realisierten Wörter mit zeitlicher Verzögerung, zeitgleich (parallel) gesprochene Realisationen wurden von Frau Thoma streng nicht gewertet. Schwer betroffene Probanden können häufig aufgrund neuropsychologischer Speicherprobleme nicht „nachsprechen", sondern nur parallel artikulieren (vgl. Kap. 2.7, 3.4.2). Diese sprechmotorischen Planungsfähigkeiten wurden in der Studie nicht berücksichtigt.

Der 59jährige Studienteilnehmer profitierte von der vierwöchigen ganzheitlichen Aphasie- und Sprechapraxie-Therapie (SpAT® in Kombination mit MODAK®) nachweislich auch im Sprachverständnis, in der Wortgenerierung und im Schreiben. Die vergleichenden Testungen durch die ACL (Aphasie-Check-Liste; Kalbe, Reinhold, Ender, & Kessler, 2010) belegten nach der Interventionsphase höhere Leistungen (Punktzahlen) in den Untertests „Farb-Figur-Test", „Auditives Sprachverständnis", „Wortgenerierungsaufgaben" und „Schreiben nach Diktat". Bei Auswertung der Spontansprache (Vor- und Nachtestung) zeigten sich noch keine Veränderungen.

Einzelfallstudie von Liebl (2020)

In ihrer Masterarbeit untersuchte Liebl anhand einer Einzelfallstudie mit einer 63jährigen Probandin 12 Monate nach linkshemisphärischem Mediainfarkt die Wirksamkeit einer intensiven Sprechapraxie-Therapie bei schwerer Aphasie nach dem SpAT®-Konzept in Kombination mit MODAK®.

Die Probandin hatte die Ausgangsdiagnose „sensomotorische Aphasie und Sprechapraxie mit Aphonie" erhalten (Liebl, 2020, S. 62), zwei Reha-Aufenthalte sowie einmal wöchentliche Therapie im Hausbesuch bekommen. Dabei konnten alle Vokale angebahnt werden; Schreiben mit der ungewohnten Hand und alternative Kommunikationsmöglichkeiten außer „Ja/Nein" in Form von Daumenhoch/runter waren noch nicht erreicht worden.

Liebl formulierte u. a. folgende Hypothesen:

1. *„Bei einer schwergradigen Sprechapraxie in Kombination mit Aphasie zeigt sich nach dem intensiven sprachtherapeutischen Therapieintervall von 4 Wochen (4x2 Stunden pro Tag, 4x pro Woche) nach dem Therapieverfahren SpAT®*

ein Übungseffekt für die in der Therapie geübten Einzellaute und Lautsynthesen (bestehend aus Vokal-Vokal-Verbindungen und Vokal-Konsonant- bzw. Konsonant-Vokal-Verbindungen)." (Liebl, 2020, S. 66)

2. *„Bei einer schwergradigen Sprechapraxie in Kombination mit Aphasie sind nach der Intensivtherapie von 4 Wochen (4x 2 Stunden pro Tag, 4x pro Woche) mit dem Therapieprogramm SpAT® Verbesserungen der Selfmonitoring-Fähigkeiten – gemessen an den Selbstkorrekturversuchen – bei verbalen Äußerungen von Lauten oder Silben und beim Schreiben von Wörtern oder Zahlen bei der Patientin feststellbar. Ebenso kann eine Reduktion des Angebots an maximalen Hilfen (Lautgesten und Parallelsprechen) durch Ther., zur Deblockierung einer verbalen Äußerung bei der Patientin, festgestellt werden."* (Liebl, 2020, S. 67)
3. *„Da SpAT® auch auf die Behandlung von Sprechapraxie mit schwerer Aphasie abzielt, können nach der intensiven SpAT®-Therapie im Aachener Aphasie Test (AAT; Huber et al., 1983) Verbesserungen in den Bereichen auditives Sprachverständnis (Wörter und Sätze), Lesesinnverständnis (Wörter und Sätze), Schreiben und mündliche Produktion (Spontansprache, Nachsprechen, Benennen) festgestellt werden".* (Liebl, 2020, S. 67)

Sie verwendete das A-B-A-Design: An vier aufeinanderfolgenden Tagen mit je zwei Einheiten wurde die Erstdiagnostik durchgeführt, die alle vier SpAT®-Diagnostikbögen von Lorenz (2017a), die Diagnostik mit den *Hierarchischen Wortlisten* (HWL) von Liepold et al. (2003) und die Durchführung des vollständigen Aachener Aphasie Tests (AAT) von Huber et al. (1983) umfasste. Der Intensivtherapieblock (Phase B) über einen geplanten Zeitraum von vier Wochen musste krankheitsbedingt ausgeweitet werden auf fünf Wochen, mit insgesamt 32 Einheiten, 4x pro Woche zwei Therapieeinheiten pro Tag zu je 60 Minuten mit 15-minütiger Pause. Liebl dokumentierte den Therapieverlauf mit Hilfe des *Stundenprotokolls ANLAUF MODAK® + SpAT®* von Lorenz (2017a) sowie eigener schriftlicher Dokumentationen. Die vergleichende Diagnostik der abschließenden zweiten A-Phase entsprach identisch der ersten A-Phase.

Phase B von Liebls Einzelfallstudie SpAT® in Kombination mit MODAK®:

Woche & Einheiten	Laute	Lautsynthesen
1. Woche: EH 1–7	[a], [o], [u], [i], [m]	[o:a], [u:a], [ia:]
2. Woche: EH 8–15	[e], [h]	[a:m], [ha:], [ai:]
3. Woche: EH 16–21	[b], [l]	[e:ɐ], [ba:]
4. Woche: EH 22–29	[n], [s]	[a:l], [na:], [as]
5. Woche: EH 30–32	[s]	[se:]

ABB. 73 *Darstellung der Therapiewochen und -einheiten mit den geübten Lauten und Lautsynthesen. (Liebl, 2020, S. 69)*

Folgende Ergebnisse wurden ermittelt:

Die Lautbildungsfähigkeiten verbesserten sich durch die Intervention: Die Anzahl konstant korrekt realisierter Laute (alle parallel gesprochen) erhöhte sich von 13,04 % (3 von 23) auf 30,43 % (7 von 23 Lauten, alle parallel). Die Anzahl inkonstanter korrekter Laute stieg von 4,34 % auf 17,39 % und die konstant nicht gelungenen Laute konnte um 30 % reduziert werden (von 82,60 % auf 52,17 %). Die folgende Grafik von Liebl veranschaulicht die Übungseffekte in der Therapie geübter Laute.

Ergebnisse der Erst- und Re-Diagnostik der SpAT®-Diagnostik *Lautbildung*

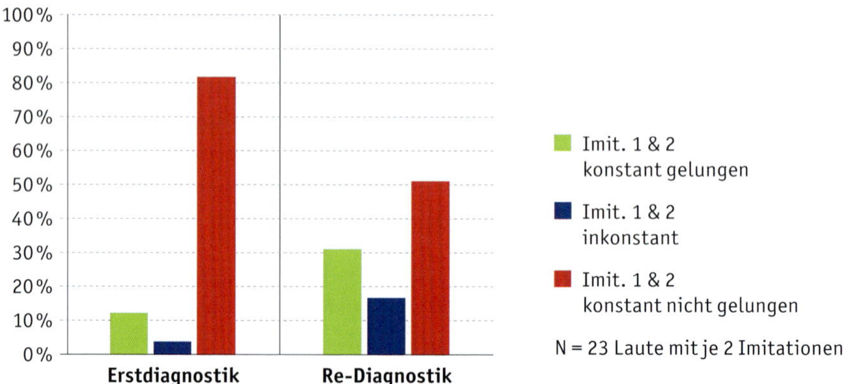

ABB. 74 *Ergebnisse der Erst- und Re-Diagnostik der SpAT®-Diagnostik Lautbildung (Quelle: eigene Darstellung; die x-Achse beschreibt die Zeitpunkte T1 – Erstdiagnostik und T2 – Re-Diagnostik; die y-Achse beschreibt die Angaben der konstant gelungenen, inkonstant gelungenen und nicht gelungenen Imitationen [Imit.] in Prozent; Liebl, 2020, S. 71)*

Ergebnisse der Erst- und Re-Diagnostik der SpAT®-Diagnostik *Lautsynthese*

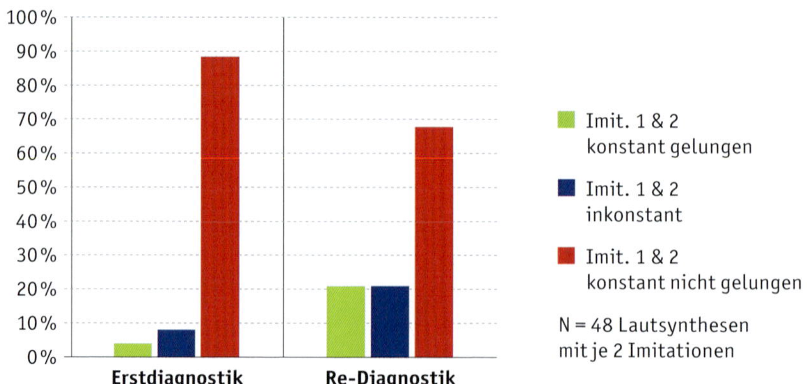

ABB. 75 *Ergebnisse der Erst- und Re-Diagnostik der SpAT®-Diagnostik Lautsynthese (Quelle: eigene Darstellung; die x-Achse beschreibt die Zeitpunkte T1 – Erstdiagnostik und T2 – Re-Diagnostik; die y-Achse beschreibt die Angaben der konstant gelungenen, inkonstant gelungenen und nicht gelungenen Imitationen [Imit.] in Prozent; Liebl, 2020, S. 73)*

Die Studie weist ebenfalls aufgetretene Transfereffekte auf ungeübte Laute und Silben nach:

„Die Probandin artikulierte den palatalen Laut [j], der als Lautsynthese [ia:] (gesprochen ‚ja') geübt wurde, in der Re-Diagnostik *Lautbildung* einmal korrekt. Gleiches gilt für den stimmhaften uvularen Vibranten [R], welcher nicht therapiert wurde. Das Wort [ɪç] (gesprochen ‚ich'), das den nicht geübten stimmlosen palatalen Frikativ [ç] beinhaltet, wurde einmal richtig gewertet. Ebenso wurden die nicht therapierten Lautsynthesen [Re:] und [Ro:] (gesprochen ‚Reh' und ‚roh') einmal positiv gewertet." (Liebl, 2020, S. 74). Eine Reduktion der therapeutischen Hilfestellungen Lautgesten und Parallelsprechen konnte bei Wörtern festgestellt werden, welche zweimal im angegebenen Zeitraum erarbeitet wurden. Zum Ergebnisvergleich beider durchgeführter MODAK®-Grundprogramme in Kombination mit SpAT® (8. ANLAUF-Schritt und DIALOG) ermittelte Liebl mehrfache Reduktionen maximaler Hilfen *(Lautgesten und Parallelsprechen)* bei Wörtern, die in beiden Grundprogrammen artikuliert wurden und Vokalsynthesen umfassten. Der Abbau maximaler Hilfestellungen während des Therapieverlaufs belege laut Liebl gebesserte Speicher- und Programmierfähigkeiten (Liebl, 2020, S. 78).

Die Probandin zeigte in der Interventionsphase nach SpAT® und MODAK® die zuvor noch abgelehnte Bereitschaft zum Schreiben. Und sowohl beim Legen von Graphemreihenfolgen als auch beim Schreiben von Wörtern und Zahlen wurden eigenständige und erfolgreiche Selbstkorrekturen gemessen (Liebl, 2020, S. 75).

Prä- und Posttestung der aphasich bedingten sprachlichen Einschränkungen belegten im Vergleich geringgradige Verbesserungen im Sprachverständnis; der Schweregrad der Störung blieb insgesamt unverändert.

Klinische Diagnostikstudie von Richert (2018)

„Sprechapraxie – eine Evaluation der Diagnostik nach SpAT® (Lorenz, 2012) und durch die Hierarchischen Wortlisten (Liepold et al., 2003)"

In der Einleitung ihrer Masterarbeit erläutert Victoria Richert ihren Beweggrund für die Auswahl des Themas:

> *Durch meine erste Arbeitgeberin bin ich auf eine Fortbildung von Frau Lorenz zum Thema „Sprechapraxie bei schwerer Aphasie" aufmerksam geworden, an der wir gemeinsam als Praxis teilnahmen. Erst bei ihrem Vortrag wurde mir bewusst, wie wenig Sprachtherapeutinnen eigentlich über die Sprechapraxie aufgeklärt sind. Dies wollte ich von diesem Tag an ändern. Ich möchte mit dieser Arbeit im Rahmen meines Masterstudiums Language Sciences an der Uni Bremen Betroffenen, Angehörigen, Ärzten und Ther. helfen, die Störung Sprechapraxie zu verstehen, zu erkennen, zu diagnostizieren und schlussendlich erfolgreich zu therapieren.* (Richert, 2018, S. 1–2)

Richert testete fünf Probanden mit Verdacht auf Sprechapraxie und Verdacht auf Aphasie mittels Aphasie-Schnell-Test (Kroker, 1999), SpAT®-Diagnostik (Lorenz, 2012) und Hierarchischen Wortlisten (Liepold et al., 2003).

Richert kam zu folgenden Ergebnissen und Schlussfolgerungen, die neutral zusammengefasst werden sollen und daher zitiert sind:

> *Beide Diagnostiken liefern teils übereinstimmende, teils voneinander abweichende Ergebnisse. Hierbei sind die Ergebnisse nach SpAT® (Lorenz 2012) genauer und zuverlässiger, eine Therapiekonsequenz lässt sich im Gegensatz zu den Ergebnissen durch die Hierarchischen Wortlisten (Liepold et al. 2003) besser ableiten.* (Richert, 2018, S.3)
>
> *Da eine Sprechapraxie nur selten isoliert und dagegen meist kombiniert mit einer Aphasie auftritt, ist zudem wichtig, dass die Ergebnisse der Sprechapraxiediagnostik auch in die Aphasietherapie einfließen können. SpAT® (Lorenz 2012) ist in Kombination mit MODAK® (Lutz 2009) genau hierauf ausgelegt. Die HWL (Liepold et al. 2003) liefern Ergebnisse für die Materialien zur Sprechapraxie-Therapie (Ziegler & Jaeger 1998). Diese ist jedoch für Sprechapraktiker mit einer Aphasie nicht geeignet (siehe Kapitel 3.5). Für Patienten mit reiner Sprechapraxie mittleren und schweren Grades ist die Diagnostik durch die HWL (Liepold et al. 2003) wenig nützlich und die auf ihnen aufbauende Nachsprechtherapie kann nicht die gewünschten Erfolge erzielen. Anhand von P5 wird deutlich, dass auch leicht betroffene Sprechapraktiker ohne Aphasie von einer Nachsprechtherapie nicht profitieren können, wenn das Problem auf subsilbischer Route lokalisiert wird. Die HWL (Liepold et al. 2003) können demnach in diesen Fällen keine für die Therapie nützlichen Ergebnisse liefern, da der Therapieansatz auf Lautebene und nicht auf Wortebene ansetzen muss. Insbesondere die schwer betroffenen Testpersonen waren deutlich motivierter, nur einzelne Laute und zwei zusammenhängende Laute nachzusprechen und fühlten sich von den komplexen Wortlisten eingeschüchtert. (Richert, 2018, S. 55).*
>
> *Auch die Auswertung selbst ist bei der Diagnostik nach SpAT® (Lorenz 2012) deutlich einfacher durchzuführen und eignet sich auch für Berufsanfänger. (Richert, 2018, S. 54).*
>
> *Auch die Erklärung der Ergebnisse gegenüber Probanden und Angehörigen ist anhand von SpAT® (Lorenz 2012) deutlich einfacher. Hier kann beispielsweise erklärt werden: „Sie können alle Vokale problemlos aussprechen. Was Ihnen aber noch schwerfällt, ist die Aussprache von (…). Deshalb ist es für Sie auch schwierig, Wörter auszusprechen, die diese für Sie schwierigen Laute beinhalten." Dem, mitunter aphasischen, Probanden jedoch zu erklären, wie viele phonetische und phonematische Fehler er bei welcher Silbenanzahl und Komplexität gemacht hat, ist dagegen eine Herausforderung. Für die Therapiemotivation ist es jedoch wichtig, dass der Patient weiß, was er weshalb mit der Ther. übt.* (Richert, 2018, S. 55–56).
>
> *Die Sprechapraxiediagnostik nach SpAT® (Lorenz, 2012) ist gegenüber den Hierarchischen Wortlisten (Liepold et al., 2003) die geeignetere Diagnostik für Sprechapraktiker mit und ohne Aphasie.* (Richert, 2018, S. 3)

MODAK® + SpAT® auf Lëtzebuergesch

10

Luxemburgische Sprachther., in Luxemburg „Orthophonistes“ genannt, stehen in der Arbeit mit Menschen nach Schlaganfall vor einer besonderen Herausforderung: Sie therapieren sowohl in ihrer Nationalsprache Lëtzebuergesch als auch auf Hochdeutsch. Zusätzlich spielt das Französische eine große Rolle sowohl bei der Verständigung im Alltag als auch in der Sprachtherapie, da die Luxemburger Bevölkerung im Allgemeinen dreisprachig ist (L/D/F). In der Therapie mit Personen, die einen Migrationshintergrund haben, wird häufig die französische Sprache benötigt.

Die etwa 100 luxemburgischsprachigen Orthophonist. haben zumeist in Belgien, Deutschland oder Frankreich studiert, da Luxemburg selbst keine Fakultät für Orthophonie hat.

In Kooperation mit Claudine Sauber, Orthophoniste und Mitglied der A.L.O. (Association Luxembourgeoise des Orthophonistes), hat Lorenz daher Wortlisten mit Verb-Objekt-Verbindungen für die Therapie nach MODAK®+SpAT® auf Lëtzebuergesch zusammengestellt. Es werden an dieser Stelle nur die linguistischen Unterschiede dargestellt und entsprechende Hinweise gegeben, die für die Adaptation des SpAT®-Vorgehens ins Luxemburgische relevant sind (s. QR-Code im Anhang).

Viele luxemburgische Objektnamen entsprechen exakt den deutschen Objektnamen, einige sind französische Lehnwörter (z. B. /lobt Sohn/ (WG 2) → /lueft Fils/ (WG 2)) und alle weiteren Objektnamen unterscheiden sich vom Deutschen durch ihre Silbenstruktur, Vokalrealisationen, lautlichen Realisationen der Konsonanten sowie eine größere Häufigkeit von Diphthongen. Diese linguistischen Unterschiede führen zu einer Verschiebung der Wortgruppen und mit ihr zu einer anderen Zusammenstellung des Therapiematerials für Betroffene mit der Muttersprache Lëtzebuergesch.

Beispiel 1:

Manche deutsche, einsilbige Objektnamen werden in der luxemburgischen Sprache als zwei- oder dreisilbige Objektnamen realisiert und scheiden für den Therapiebeginn mit schwer Betroffenen nach SpAT® daher aus.

- /stellt Uhr/ = [u:ɐ] → zweisilbig /dréit Auer/ = [au-ɐ]
- /untersucht Ohr/ = [o:ɐ] → zweisilbig /ënnersicht Ouer/ = [ou-ɐ]
- /repariert Rad / → möglich: /fléckt Rad/ = zweisilbig /fléckt Velo/ = [və-lo]
- /spült Topf/ → zweisilbig: /spullt Däppen/
- /putzt Herd/ → dreisilbig, 8 Laute: /botzt Kachmaschinn/

Beispiel 2:

Andere im Deutschen zweisilbige Objektnamen sind auf Lëtzebuergesch einsilbig, sodass die Luxemburger Ther. diese MODAK®-Situationsbilder (Lutz, 2009) bereits zu einem frühen Therapiezeitpunkt mit sprechapraktischen Personen im Grundprogramm nutzen können.

- /wirft Geldstück/ → /geheit Su/ = [su:] (Wortgruppe 1)
- /spielt Geige/ → /spillt Gei/ = [gai] (Wortgruppe 2)
- /feilt Nägel/ → /feilt Neel/ = [ne:l] (Wortgruppe 2)

Beispiel 3:
Einige luxemburgische Objektnamen weisen im Vergleich zur deutschen Übersetzung eine geringere Phonemanzahl auf, sodass sie zu einem früheren Therapiezeitpunkt artikuliert werden können (und einer anderen Wortgruppe zugehörig sind).

- Wortgruppe 2: /crèmt Been/ Wortgruppe 3: /cremt Bein/
- Wortgruppe 2: /planzt Bam/ Wortgruppe 3: /pflanzt Baum/

Beispiel 4:
Die Luxemburger Ther. können wie im deutschen Vorgehen bei schwer betroffenen Pat. zunächst die Kardinal-Vokale in folgender Reihenfolge und in Abhängigkeit von den diagnostischen Fähigkeiten anbahnen: [a:], [o:], [u:], [i:], [e:]. Als exemplarische Lautsynthesen eignen sich folgende Vokal-Vokal-Verbindungen, die in einen semantischen Kontext und kommunikativ eingebettet werden sollten. Vorstellungshilfen bewirken dabei mehr neuronale Aktivierung.

- /rifft: au!/ → /ruft au!/

Mögliche Vorstellungshilfen:

1. Sie schneiden Rosen im Garten und stechen sich an den Dornen. Es tut weh!
2. Eine Assistenzärztin nimmt Blut ab, mit einer Spritze. Es tut weh!
3. Ein Frisör schneidet aus Versehen in die Haut. Es tut weh!

Beispiel 5:

- /seet: ou?/ → /sagt: ach was?/

Mögliche Vorstellungshilfen:

1. Ein Kind erzählt der Großmutter eine abenteuerliche und unwahrscheinliche Geschichte, die sie kaum glauben kann, und sie antwortet: „ou?"
2. Eine Freundin ist im Urlaub. Sie berichtet am Telefon, dass es bei ihr auf den kanarischen Inseln in Strömen regnet. Die Luxemburgerin (im Büro) antwortet erstaunt: „ou?" Denn in Luxemburg scheint die Sonne.

Beispiel 6:

- /jo/ = [io:] → /ja/

Nachdem der Vokal [i:] mit Vorstellungshilfe (persönlicher Ekel) angebahnt wurde, kann der Beginn eines Antwortverhaltens über biografische Fragen initiiert werden.
Dialogbeispiel:
Ther.: „Leben Sie in Luxemburg?"
Pat.: „[io:]"
Ther.: „Heißen Sie mit Vornamen X?"
Pat.: „[io:]"

Beispiel 7:
Sobald das Phonem [l] angebahnt wurde, kann es in der Lautsynthese [al] (/All/) eingeübt werden.

Semantischer Kontext: Zeitungsartikel zum Thema „Weltall/Raumfahrt" und mit dem Objektnamen /All/ am Ende der Schlagzeile; oder ein Ausdruck des Programms des nächstgelegenen Planetariums.

Beispiel 8:
Aufgrund der größeren Relevanz des halbgeschlossenen Vokals [e:] im Luxemburgischen, ist es sinnvoll, das Phonem möglichst früh anzubahnen (sofern keine Zungenparese vorliegt) und nach angebahntem Nasal [n] als erste Lautsynthese [ne:] einzuüben. Ab dieser Therapiestunde könnten die Ther. die Verneinung in verschiedenen semantischen Kontexten alltagsnah durch gezielte Fragen evozieren. Die Lautgeste kann als Deblockierungshilfe zunächst weiterhin gezeigt werden.

Auch im DIALOG und während der TAGESSCHAU/WOCHENENDSCHAU lässt sich das [ne:] sanft fordern. Gut geeignet sind dafür bei semantisch leichter eingeschränkten Personen Ablenkerfragen, die einen Widerspruch auslösen.

Beispiel 9:
Einige luxemburgische, einsilbige Objektnamen aus der WG 2 weisen den Schwa-Laut [ə] auf, der für deutschsprachige Sprechapraxie-Pat. erfahrungsgemäß schwer zu imitieren und nach SpAT® daher zunächst vermieden wird. Als mittlerer Zentralvokal hat er eine uneindeutige Position im Mundraum, ist kurz und im Deutschen unbetont (vgl. Kap. 2.7, 2.9, 6.3.1).

- /fotografiert Meer/ → /fotograféiert Mier/ = [miə]
- /pflückt Birne/→ /pléckt Bir/ = [biə]

Nach Aussage von Frau Sauber bedeutet die sprechmotorische Planung des Schwa-Lautes auch für muttersprachlich luxemburgische Pat. mit schwerer Symptomatik zunächst eine Überforderung, kann nicht wie im Deutschen durch Schwa-[ɐ] realisiert werden.

Beispiel 10:
Leichter zu artikulieren sind gedehnte Kardinalvokale, sodass die Ther. die Verb-Objekt-Verbindung lexikalisch entsprechend geschickt wählen können, um ein Zielwort zum dargebotenen Situationsbild artikulieren zu können, ohne erforderlichen Schwa-Laut [ə].

- statt /fotograféiert Mier/ kann /fotograféiert Côte/ = [ko:t] genutzt werden.

Beispiel 11:
Zurückgestellt würden aus den o.g. Gründen ebenfalls alle Objektnamen, die das Graphem /ë/ aufweisen und auf Lëtzebuergesch phonetisch mit einem betonten Schwa-Laut [ə] realisiert werden.

- /fotograféiert Bësch/ = [bəʃ]

Beispiel 12:
Das luxemburgische Graphem /ä/ wird (wie auch das französische Graphem /è/) phonetisch als halboffener Vokal [ɛ] realisiert.

Das Wortmaterial lässt sich jedoch mitunter artikulatorisch vereinfachen, um den halboffenen Vokal [ɛ] zu umgehen. Die Ther. wählen z. B. die Singularform aus.

- /ënnersicht Zänn/ = /untersucht Zähne/
- /ënnersicht Zant/ = /untersucht Zahn/

Sollte der halboffene Vokal [ɛ] biografisch früh relevant sein, kann dieser gezielt in einer Therapieeinheit angebahnt werden.

Dafür wird zunächst ein gedehntes, halbgeschlossenes [e:] mit Lautgeste phoniert und das zugehörige Graphem /e/ notiert.

Anschließend könnte luxemburgischen Pat. das Graphem /ä/ geschrieben und der dazugehörige Ziellaut nun gedehnt vorgesprochen werden: Dieser entsteht als Lautkontinuum aus dem halbgeschlossenen [e:], das durch Kieferöffnung in den halboffenen Vokal [ɛ] „gleitet".

Das Lautkontinuum von [e:] zu [ɛ] sollte erfahrungsgemäß ein paar Mal hintereinander zur besseren visuellen und auditiven Wahrnehmung demonstriert werden. Auch wird erklärt, dass der Mund (Kiefer) zur Bildung des neuen Ziellautes nur etwas mehr geöffnet werden muss und Pat. werden zur Imitation aufgefordert.

Gemeinsam wiederholen Ther. und Pat. den lautlichen Übergang von [e:] zu [ɛ].

Beispiel 13:
Der stimmhafte Palato-Alveolar [ʒ] wird als ein Phonem des Französischen auch in der luxemburgischen Sprache benötigt, z. B. für die Verb-Objekt-Kombination (trinkt Saft) → /drénkt Jus/ in der Wortgruppe 2. Es kann nach erfolgter Anbahnung des stimmlosen Palato-Alveolars [ʃ] angebahnt werden, indem die Stimmgebung als zusätzlicher Lautparameter hinzuprogrammiert wird.

Beispiel 14:
Um das vorhandene Therapiematerial von MODAK® + SpAT® möglichst variantenreich nutzen zu können, lassen sich auch im Luxemburgischen viele verschiedene exemplarische Verb-Objekt-Kombinationen zu einem Situationsbild finden. Die Wahl ist abhängig vom individuell bestehenden bzw. reorganisierten Lautinventar.
Varianten:

- /planzt **B**am/ (pflanzt Baum)
- /planzt **L**ann/ (pflanzt Linde)

(s. Therapiematerial/Wortlisten deutsch-luxemburgisch, QR-Code im Anhang)

11 Literatur

Aichert, I. (2021): Update Sprechapraxietherapie. Leitlinienempfehlungen und aktuelle Forschungsansätze. Forum Logopädie, Jg. 35 (5), 38–43.

Aichert, I. & Staiger, A. (2007): Sprechapraxie. Neurolinguistik, 21, 7–28.

Aichert, I. & Ziegler, W. (2004): Sprechapraxie und die Silbe: Theoretische Überlegungen, empirische Beobachtungen und therapeutische Konsequenzen. Forum Logopädie, 2, 6–13.

Aichert, I. & Ziegler, W. (2010): Therapie bei chronischer Sprechapraxie. Forum Logopädie, 3, 6–13.

Anderson, J. R. (2001): Kognitive Psychologie. Heidelberg/Berlin: Spektrum.

Aphasikerzentrum Unterfranken (o.A.). Schlagworte. *aphasie-unterfranken.de/zfa/kontakt*

Ashby, W.R. (1952): Design for a brain. Chapman & Hall, London.

Baddeley, A. (1988): So denkt der Mensch. München: Knaur.

Baddeley, A. (2003): Working memory: looking back and looking forward. Nature Reviews Neuroscience, 4, 829–839.

Bauer, A., de Langen-Müller, U., Glindemann, R., Schlenck, C., Schlenck, K.-J. & Huber, W. (2001): Qualitätskriterien und Standards für die Therapie von Patienten mit erworbenen neurogenen Störungen der Sprache (Aphasie) und des Sprechens (Dysarthrie). Leitlinien 2001. Sprache, Stimme, Gehör, 25, 148–161.

Becker, E. & art service gbr (2022): fragile. Anna C. Becker 2010–2022. *schaalsee-galerie.de/Backyardgallery-Edition*

Bergmann, G. & R. (2010): Uns traf der Schlag. Wir haben alle daraus gelernt. Norderstedt: Books on demand.

Berthier, M.L. (2005): Poststroke Aphasia: Epidemiology, Pathophysiology and Treatment. Drugs Aging, 22. 163–182.

Beushausen, U. & Grötzbach, H. (2018). Evidenzbasierte Sprachtherapie. Idstein: Schulz-Kirchner.

Bhogal, S.K., Teasell, R. & Speechley, M. (2003): Intensity of aphasia therapy, impact on recovery. Stroke, 34, 987–993.

Binkofski, F. & Buccino, G. (2006): Neurologie. Gehirn & Geist, 10, 41–43.

Binkofski, F. & Buccino, G. (2006): The Role of Ventral Premotor Cortex in Action Execution and Action Understanding. Journal of Physiology, 99, 396–405.

Birner-Janusch, B. (2001): Die Anwendung des PROMPT-Systems im Deutschen – eine Pilotstudie. Sprache, Stimme, Gehör, 25, 174–179. doi: 10.1055/s-2001-20069 Chaval (Yvan Francis Le Louarn) (2006). Take it easy. Zürich: Diogenes.

Breitbach-Snowdon, H. (2003): Untersuchungsbogen neurogener Sprech- und Stimmstörungen. 3., überarb. Auflage. Köln: ProLog.

Breitenstein, C., Baumgärtner, A. & FCET2EC Autorengruppe (2017): Wie wirksam ist intensive integrative Sprachtherapie nach einem Schlaganfall? *sprachtherapie-aktuell.de/files/e2017-06_Breitenstein_Baumgaertner.pdf*

Bundesverband Aphasie e.V.: Aphasieausweis/Pictocom. Eine Kommunikationshilfe für Menschen mit Aphasie.
aphasiker.de/service/info-material

Busch, T. & Heide, J. (2011): Fehlerfreies Lernen als Methode der Aphasietherapie: Theoretische Grundlagen, praktische Umsetzung und aktuelle Befunde zur Wirksamkeit. Department Linguistik, Universität Potsdam, Spektrum Patholinguistik 4 (2011): 209–215
publishup.uni-potsdam.de/opus4-ubp/frontdoor/deliver/index/docId/5237/file/spath04_S209_215.pdf

Büttner, H. (1995): Das dicke Büttner-Buch. Berlin: Eulenspiegel.

Büttner, J. (2018): Diagnose und Therapie von Aphasien im kommunikativen Kontext. In: Grohnfeldt, M. (Hrsg.): Kompendium der akademischen Sprachtherapie und Logopädie, Band 4: Aphasien, Dysarthrien, Sprechapraxie, Dysphagien-Dysphonien (63–79). Stuttgart: Kohlhammer.

Clahsen, H. (2003): Aphasie nach Schlaganfall – ein Erfahrungsbericht. Frankfurt a. M.: Mabuse-Verlag.

Cloerkes, G. (2017): Soziologie in der Sprachtherapie. In: Grohnfeldt, M. (Hrsg.): Kompendium der akademischen Sprachtherapie und Logopädie, Band 2: Interdisziplinäre Grundlagen (223–231). Stuttgart: Kohlhammer.

Code, C. (1998): Major review: models, theories and heuristics in apraxia of speech. Clinical Linguistics and Phonetics, 12, 47–65.
doi.org/10.3109/02699209808985212

Darley, F. L., Aronson, A. E. & Brown, J. R. (1975): Motor Speech Disorders. Philadelphia: Saunders.

Deutsches Institut für Medizinische Dokumentation und Information, DIMDI (2005): Internationale Klassifikation der Funktionsfähigkeit, Behinderung und Gesundheit. Genf: World Health Organization.

Donner, M. (2006): Stroke Schlaganfall. Bad Honnef: Hippocampus.

Duffy, J.R. (2013): Motor speech disorders: substrates, differential diagnosis, and management. Elsevier Mosby, St. Louis.

Duffy, J.R, Strand, E.A. & Josephs, K.A. (2014): Motor speech disorders associated with primary progressive aphasia. Aphasiology 28: 1004–1017.

Eccles, J.C. (1991): Gehirn und Seele. Erkenntnisse der Neurophysiologie. München: Piper.

GAB & DGNKN (2000): Leitlinien 2000 für die Behandlung von Aphasie und Dysarthrie
aphasiegesellschaft.de/wp-content/uploads/2019/02/LL_2000_GAB_DGNKN.pdf

Gaschler, K. (2006): Die Entdeckung des Anderen. Gehirn & Geist, 10, 26–33.

Geißler, M. & Lauer, N. (2015). Sprechapraxie. Ein Ratgeber für Betroffene und Angehörige. Idstein: Schulz-Kirchner.

Giel, B. (2002). Zur Diagnostik bei Dysarthrie/Dysarthrophonie. In: Grohnfeldt, M. (Hrsg.): Lehrbuch der Sprachheilpädagogik und Logopädie, Band 3: Diagnostik, Prävention und Evaluation (256–274). Stuttgart: Kohlhammer.

Giel, B. & Iven, C. (2002). Evaluationsforschung in der Sprachtherapie. In: Grohnfeldt, M. (Hrsg.): Lehrbuch der Sprachheilpädagogik und Logopädie, Band 3: Diagnostik, Prävention und Evaluation (112–128). Stuttgart: Kohlhammer.

Grohnfeldt, M. (2001a). Schwierigkeiten der Klassifikation. In: Grohnfeldt, M. (Hrsg.): Lehrbuch der Sprachheilpädagogik und Logopädie. Band 2: Erscheinungsformen und Störungsbilder (17–23). Stuttgart: Kohlhammer.

Grohnfeldt, M. (2021b). Chronische Erkrankungen und Logopädie/Sprachtherapie. Was bedeuten sie für den Einzelnen und seine Umwelt? Logos Jg. 29 (2), 126–130.

Grohnfeldt, M. (2021c). Flüchten oder standhalten? Die Rolle der Angehörigen bei chronisch Kranken. Logos Jg. 29 (4), 288 – 290.

Grötzbach, H. (2018): Evaluationsstudien bei der Therapie von Aphasien. In: Grohnfeldt, M. (Hrsg.): Kompendium der akademischen Sprachtherapie und Logopädie, Band 4: Aphasien, Dysarthrien, Sprechapraxie, Dysphagien-Dysphonien (19–29).

Grötzbach, H. & Iven, C. (2009): ICF in der Sprachtherapie. Umsetzung und Anwendung in der logopädischen Praxis. Idstein: Schulz-Kirchner.

Grötzbach, H., Hollenweger Haskell, J.& Iven, C. (2014): ICF und ICF-CY in der Sprachtherapie. Idstein: Schulz-Kirchner.

Hansen, H. (2016): Kooperation in der Sprachtherapie. In: Grohnfeldt, M. (Hrsg.): Kompendium der akademischen Sprachtherapie und Logopädie, Band 1: Sprachtherapeutische Handlungskompetenzen. (213–231). Stuttgart: Kohlhammer.

Hansen, H. & Grohnfeldt, M. (2021): Die therapeutische Beziehung in der Logopädie/ Sprachtherapie – Eine Einführung. forum:logopädie, Jg. 35 (6), 8–11.

Hartje, W. & Poeck, K. (2006): Klinische Neuropsychologie, 6. unveränderte Aufl., Stuttgart: Thieme.

Heidler, M. (2013): Das Arbeitsgedächtnis – Ein Überblick für Sprachtherapeuten, Linguisten und Pädagogen. Bad Honnef: Hippocampus.

Hielscher-Fastabend, M. (2017): Lern- und kognitionspsychologische Grundlagen der Sprachtherapie. In: Grohnfeldt, M. (Hrsg.): Kompendium der akademischen Sprachtherapie und Logopädie, Band 2: Interdisziplinäre Grundlagen (252–275). Stuttgart: Kohlhammer.

Hönig, G. & Steiner, J. (2002): BREAK-Belastungen und Ressourcen im (Gesprächs-)Erleben von Angehörigen schwer kommunikativ beeinträchtigter Menschen. In: Steiner, J. (Hrsg.): Von Aphasie mitbetroffen. Zum Erleben von Angehörigen aphasiebetroffener Menschen (13–37). Idstein: Steiner Verlag/Schulz-Kirchner.

Huber, W., Poeck, K., Weniger, D. & Willmes, K. (1983): Der Aachener Aphasie Test. Göttingen: Hogrefe.

Hüther, G. (2016): Mit Freude lernen – ein Leben lang. Göttingen: Vandenhoeck & Ruprecht.

Hüther, G. (2017): Lernen muss unter die Haut gehen.

Hüttemann, J. (1998): Störungen der Zahlenverarbeitung. Hofheim: NAT.

Iacoboni, M. (2009): Woher wir wissen, was andere denken und fühlen. München: DVA.

Kalbe, E., Reinhold, N., Ender, U. & Kessler, J. (2002): Aphasie-Check-Liste. Köln: ProLog.

Karnath, H.-O. & Thier, P. (2006): Neuropsychologie. Heidelberg/Berlin: Springer.

Keller, U. (2010): Plötzlich sprachlos. Diagnose: Schlaganfall. Schritt für Schritt und Wort für Wort zurück ins aktive Leben. Konstanz: Hartung-Gorre Verlag.

Kempmann, M. (2005): Spiegelneuronen. Die zwischenmenschliche Kommunikation als neuronaler Nachahmungsprozess. Norderstedt: Grin.

Kohler, J., Kohmäscher, A. & Starke, A. (2022): Einzelfallorientierte Praxisforschung in der Sprachtherapie. Logos Jg. 30 (2), 107–114.

Kotten, A. (1997): Lexikalische Störungen bei Aphasie. Stuttgart: Thieme.

Kroker, C. (2002): Aphasie-Schnell-Test. Idstein: Schulz-Kirchner.

Kroker, C., Schock, A. & Steiner, J. (2018): Dysarthrie als Störung des Zeittaktes. Idstein: Schulz-Kirchner.

ICF (Internationale Klassifikation der Funktionsfähigkeit, Behinderung und Gesundheit), Stand 2010, Köln: Deutsches Institut für Medizinische Dokumentation und Information (DIMDI).
www.bfarm.de/DE/Kodiersysteme/Klassifikationen/ICF/_node.html

Lackner, J. R. & Teuber, H.-L. (1973): Alterations in auditory fusion thresholds after cerebral injury in man. In: Neuropsychologia, 11, 409–415.
doi.org/10.1016/0028-3932(73)90027-4

Lauer, N. & Birner-Janusch, B. (2010): Sprechapraxie im Kindes- und Erwachsenenalter. Stuttgart: Thieme.

Lauer, N. (2010): Excel-Tabelle für die HWL Kompakt.
logopaedie-lauer.de/category/sprechapraxie

Lauer, N. (2011): Alltagsorientierter Umgang mit Zahlen, Köln: ProLog.

Lehofer, M. (2017): Mit mir sein. Selbstliebe als Basis für Begegnung und Beziehung. Wien: Braumüller.

Lenneberg, E.H. (1967): Biological foundations of language. New York: John Wiley and Sons.
doi.org/10.1002/bs.3830130610

Levelt, W. J. M. (1989): Speaking. From intention to articulation. The MIT Press, Cambridge, Massachusetts.

Levelt, W.J.M., Roelofs, A. & Meyer, A. S. (1999): A theory of lexical access in speech production. Behavioral and Brain Sciences, 22, 1–38.

Liebl, Kathrin (2020): Intensive Sprechapraxie-Therapie bei schwerer Aphasie nach dem SpAT®-Konzept: Eine Einzelfallstudie. Masterarbeit, Fachbereich Linguistik. Paris/Lodron/Salzburg.

Liepold, M., Ziegler, W. & Brendel, B. (2003): Hierarchische Wortlisten. Ein Nachsprechtest für die Sprechapraxiediagnostik. Dortmund: Borgmann.

Lorenz, K. (2012): SpAT– SprechApraxieTherapie bei schwerer Aphasie. SpAT in Kombination mit MODAK. 1. Auflage. Köln: ProLog.

Lorenz, K. (2017a): SpAT® – SprechApraxieTherapie bei schwerer Aphasie. Entwicklung eines Konzepts. Logos Jg. 25 (1), 25–34.

Lorenz, K. (2017b): SpAT® – SprechApraxieTherapie bei schwerer Aphasie. SpAT® in Kombination mit MODAK®. 2. Auflage. Köln: ProLog.

Lorenz, K. (2018): Sprechapraxie bei Erwachsenen. In: Grohnfeldt, M. (Hrsg.): Kompendium der akademischen Sprachtherapie und Logopädie, Band 4: Aphasien, Dysarthrien, Sprechapraxie, Dysphagien-Dysphonien (165–182). Stuttgart: Kohlhammer.

Lorenz, K. (2021): Sprechapraxie bei Erwachsenen. Informationen für Betroffene, Angehörige und therapeutisch-medizinische Berufe. *www.dbs-ev.de/infothek/infomaterialien/broschueren-co*

Lorenz, K. (2022): Situationsbilder – Eine Ergänzung zum SpAT®-Buch. Köln: ProLog.

Lutz, L. (1992): Das Schweigen verstehen (1. Aufl.). Heidelberg/Berlin: Springer.

Lutz, L. (2009): MODAK – Modalitätenaktivierung in der Aphasietherapie (2. Aufl.). Heidelberg/Berlin: Springer.

Lutz, L. (2010): Das Schweigen verstehen (4. Aufl.). Heidelberg/Berlin: Springer.

Lutz, L. (2010): Grammatik im Dialog. Therapievorlagen zu MODAK. Köln: ProLog.

Lutz, L. (2016): MODAK – Modalitätenaktivierung in der Aphasietherapie (3. Aufl.). Heidelberg/Berlin: Springer.

Lüdtke, U. (2002): Emotionales Erleben als innovativer Gegenstand sprachheilpädagogischer Forschung. In: Steiner, J. (Hrsg.): „Von Aphasie mitbetroffen". Zum Erleben von Angehörigen aphasiebetroffener Menschen (120–156). Idstein: Steiner Verlag/Schulz-Kirchner.

Miller, G. A. (1956): The magical number seven, plus or minus two: Some limits on our capacity for processing information. Psychological Review, 63, 81–97.

Miller, N. (2002): The Neurological Base of Apraxia of Speech. Seminars in Speech and Language. 223–230.

Morton, J. (1980): The Logogen Model and orthographic structure. In: Frith, U. (Ed.), Cognitive Processes in Spelling (117–135). London/New York: Academic Press.

Müller, H. M. & Rickheit, G. (2003): Neurokognition der Sprache. Tübingen: Stauffenburg.

Niedecken, W. (2013): Zugabe. Die Geschichte einer Rückkehr. Hamburg: Hoffmann und Campe.

Patterson, K. (1988): Acquired disorders of spelling. In: Denes, G. / Semenza, C. / Bisiacchi, Pat. (Eds.), Perspectives on Cognitive Neuropsychology (213–229). London: Lawrence Erlbaum.

Pétursson, M. & Neppert, J. (2002): Elementarbuch der Phonetik. Hamburg: Buske.

Petzold, H. G. (1994): Integrative Therapie 3 Bände: Modelle, Theorien und Methoden für eine schulenübergreifende Psychotherapie. Paderborn: Junfermann Verlag.

Petzold, H. G. (2012): „Natürliche Resilienz" und Bonannos Trauerforschung. In: Bonanno, G. A.: Die andere Seite der Trauer. Verlustschmerz und Trauma aus eigener Kraft überwinden. Bielefeld: Aisthesis Verlag.

Pöppel, E. (1997): Grenzen des Bewusstseins. Frankfurt a. M./Leipzig: Insel.

Pöppel, E. (2006): Der Rahmen. Ein Blick des Gehirns auf unser Ich. München: Hanser.

Pöppel, E. & Wagner, B. (2012): Von Natur aus kreativ. Die Potentiale des Gehirns entfalten. München: Hanser.

Prosiegel, M. & Böttger, S. (2007): Neuropsychologische Störungen und ihre Rehabilitation (4. Aufl.). München: Pflaum.

Pulvermüller, F. & Berthier, M. L. (2008): Aphasia therapy on a neuroscience basis. In: Aphasiology, 22(6), 563–599.
doi/org/10.1080/02687030701612213
www .ncbi.nlm.nih.gov/pmc/articles/PMC2557073/pdf/paph22-563.pdf

Redaktion aphasie suisse (2006): Empfehlungen zur Behandlung von Aphasien. https://doi.org/10.4414/SMF.2006.05883

Redaktion Langenscheidt (2017): OhneWörterBuch. 600 Zeigebilder für Weltenbummler. Stuttgart: Langenscheidt bei PONS.

Redaktion Langenscheidt (2019): Mit Bildern sprechen – Kommunikationsbuch. 700 Zeigebilder für Menschen mit Aphasie. Langenscheidt bei PONS.

Redaktion PONS (2020): PONS Bildwörterbuch Deutsch als Fremdsprache: Deutsch als Fremdsprache. 8.000 Wörter und Wendungen mit landestypischem Sonderteil. Stuttgart: PONS/Langenscheidt.

Richert, V.V. (2018): Sprechapraxie – eine Evaluation der Diagnostik nach SpAT® (Lorenz 2012) und durch die Hierarchischen Wortlisten (Liepold et al. 2003). Fakultät für Sprach- und Literaturwissenschaften, Universität Bremen.

Richter, K., Wittler, M. & Hielscher-Fastabend, M. (2006): Bielefelder Aphasie Screening. Hofheim: NAT.

Richter, K., Wittler, M. & Hielscher-Fastabend, M. (2018): BIAS A&R. Bielefelder Aphasie Screening Akut und Reha. Zur Diagnostik akuter und postakuter Aphasien. Hofheim: NAT.

Rizzolatti, G. & Sinigaglia, C. (2018): Empathie und Spiegelneurone. Die biologische Basis des Mitgefühls. Frankfurt a. Main: Suhrkamp.

Rosa, H. (2020): Resonanz. Eine Soziologie der Weltbeziehung. Berlin: Suhrkamp.

Rossellini, I. (2020): Meine Hühner und ich. München: Schirmer/Mosel.

Roth, G. (2003): Fühlen, Denken Handeln – Wie das Gehirn unser Verhalten steuert. Frankfurt: Suhrkamp.

Schlenck, C., Schlenck, K. J. & Springer, L. (1995): Die Behandlung des schweren Agrammatismus. Reduzierte Syntax-Therapie (REST). Stuttgart: Thieme.

Schneckenburger, K. (2002): „Du musst stark sein!" – Zur Situation der Kinder von Aphasikern. In: Steiner, J. (Hrsg.): Von Aphasie mitbetroffen (104–119). Idstein: Steiner Verlag/Schulz-Kirchner.

Schnitzler, S. (1995): Das dicke Büttner-Buch. Berlin: Eulenspiegel.

Schubert, A. & Tesak, J. (Hrsg.) (2011). Dysarthrie: Diagnostik, Therapie, Beratung. Idstein: Schulz-Kirchner.

Schubi (o.A.): ABC-Lettera mit Buchstaben. Braunschweig: Schubi.

Schulte-Mäter, A. & Ziegler, W. (2002): Sprechapraxie. In: Grohnfeldt, M. (Hrsg.): Lehrbuch der Sprachheilpädagogik und Logopädie, Band 3: Diagnostik, Prävention und Evaluation (275–282). Stuttgart: Kohlhammer.

Shell, K. (2001): EMS – Erweiterte Mediationstechnik für Sprechapraxie. Köln: ProLog.

Singer, W. (1993): Synchronization of cortical activity and its putative role in information processing and learning. Annu. Rev. Physiol., 55, 349–374.

Spitzer, M. (2000): Geist im Netz: Modelle für Lernen, Denken und Handeln. Heidelberg/Berlin: Spektrum.

Steiner, J. (2002): Zentrale Aspekte der Diagnostik bei Aphasie. In: Grohnfeldt, M. (Hrsg.): Lehrbuch der Sprachheilpädagogik und Logopädie, Band 3: Diagnostik, Prävention und Evaluation (241–255). Stuttgart: Kohlhammer.

Tesak, J. (2006): Einführung in die Aphasiologie. Stuttgart: Thieme.

Thoma, M. (2016): Evaluation des SpAT-Konzeptes – eine Einzelfallstudie. Bachelorarbeit, Fakultät Wirtschafts- und Sozialwissenschaften. Hochschule Osnabrück.

Vallar, G. & Papgno, C. (2002): Neuropsychological impairments of verbal short-term memory. *www.researchgate.net/publication/313298948_Neuropsychological_impairments_of_verbal_short-term_memory*

Varley, R.A. & Whiteside, S.P. (2001): What is the underlying impairment in acquired apraxia of speech. Aphasiology, 15, 39–49. *doi.org/10.1080/02687040042000115*

Von Arnim, G. (2021): Das Leben ist ein vorübergehender Zustand. Hamburg: Rowohlt.

Wambaugh, J.L., West, J. E. & Doyle, P.J. (1998): Treatment for apraxia of speech: effects of targeting sound groups. Aphasiology, 12, 731–743.

Weikert, K. (2004): Auf einmal hat sich alles geändert: Beratung bei psychosozialen Problemen von Aphasikern und ihren Angehörigen. Köln: ProLog.

Wertz, R.T. (1985): Neuropathologies of speech and language: An introduction to patient management. In: Johns, D. F., ec.: Clinical Management of Neurogenic Communicative Disorders. Boston: Little, Brown & Co.; 1–96.

Willmes, K. (2017): Neuropsychologische Merkmale in der Sprachtherapie. In: Grohnfeldt, M. (Hrsg.): Kompendium der akademischen Sprachtherapie und Logopädie, Band 2: Interdisziplinäre Grundlagen (246–288). Stuttgart: Kohlhammer.

Yorkston, K.M., Beukelman, D. R., Strand, E. A. & Bell, K.R. (1999): Management of Motor Speech Disorders in Children and Adults. Second edition. Pro-ed, Austin.

Ziegler, W. (2001): Sprechapraxie bei Erwachsenen. In: Grohnfeldt, M. (Hrsg.): Lehrbuch der Sprachheilpädagogik und Logopädie, Band 2: Erscheinungsformen und Störungsbilder (262–267). Stuttgart: Kohlhammer.

Ziegler, W. & Brendel, B. (2003): Sprechapraxie. In: Grohnfeldt, M. (Hrsg.): Lehrbuch der Sprachheilpädagogik und Logopädie, Band 4: Beratung, Therapie und Rehabilitation (288–295). Stuttgart: Kohlhammer.

Ziegler, W. & Vogel, M. (2010): Dysarthrie. Stuttgart: Thieme.

Ziegler, W., Aichert, I. & Staiger, A. (2020): Sprechapraxie. Grundlagen-Diagnostik-Therapie. In: Thiel, M.M., Wanke, M. & Weber, S. (Hrsg.): Praxiswissen Logopädie. Berlin: Springer.

Ziegler, W., Aichert, I., Staiger, A. & Schimeczek, M. (2020): HWL-kompakt. *neurophonetik.de/sprechapraxie-wortlisten*

Der letzte Zugriff auf alle angegebenen Links erfolgte am 6.4.2024.

Anhang

Arbeitsmaterial zur Diagnostik und Therapie nach SpAT®

Unter diesem QR-Code bzw. unter
downloads.prolog-shop.de/uXMj
finden Sie die folgenden Arbeitsmaterialien.

1. SpAT®-Diagnostikbögen:

a) Anamnesebögen
b) SpAT®-Diagnostik
c) Auswertungsbögen
d) Kurzdiagnostik
e) Erweiterte Diagnostik

2. SpAT®-Therapiematerial und -Wortlisten:

a) 38 Situationsbilder
b) Wortlisten deutsch
c) Wortlisten deutsch – luxemburgisch

3. SpAT®-Dokumentation und -Evaluation:

a) Lautanbahnung und erste Lautsynthesen
b) Situationsbilder Grundprogramm
c) Grundprogramm Stundenprotokoll